国家出版基金项目
NATIONAL PUBLICATION FOUNDATION

“十四五”时期国家重点出版物出版专项规划项目
国家古籍工作规划重点出版项目

苏派中医珍稀未刊医籍集粹

金陵医派卷
山阳医派卷

JINLING YIPAIJUAN
SHANYANG YIPAIJUAN

主编　陈仁寿

江苏凤凰科学技术出版社 · 南京

图书在版编目（CIP）数据

苏派中医珍稀未刊医籍集粹. 金陵医派卷　山阳医派卷 / 陈仁寿主编. -- 南京 : 江苏凤凰科学技术出版社, 2025. 7. -- ISBN 978-7-5713-5340-7

Ⅰ. R2-52

中国国家版本馆 CIP 数据核字第 20259RU701 号

苏派中医珍稀未刊医籍集粹. 金陵医派卷　山阳医派卷

主　　编	陈仁寿
责任编辑	钱新艳　傅永红
责任设计	赵　清
责任校对	金　磊
责任监制	刘文洋
出版发行	江苏凤凰科学技术出版社
出版社地址	南京市湖南路 1 号 A 楼,邮编: 210009
出版社网址	http://www.pspress.cn
照　　排	南京凯建文化发展有限公司
印　　刷	南京爱德印刷有限公司
开　　本	889 mm×1 194 mm　1/16
印　　张	24
字　　数	530 000
插　　页	4
版　　次	2025 年 7 月第 1 版
印　　次	2025 年 7 月第 1 次印刷
标准书号	ISBN 978－7－5713－5340－7
定　　价	200.00 元(精)

本卷编委会

主　编

陈仁寿

副主编

薛　昊　顾珂溢

编　委（按姓氏笔画排序）

王以洲　王家豪　王露凝　伏海顺　刘昊辉　李　煜

李可心　陈仁寿　范茜茜　范崇峰　金　锴　娄峄杭

顾珂溢　程　茜　薛　昊

鸣谢

感谢刘昳晗、伏海顺等专家在本卷编纂过程中给予的指导、支持和帮助！

夏桂成序

在浩瀚的中医药发展长河中，古籍作为传承知识的载体，始终闪烁着独特而耀眼的光芒，其不仅记录着古代医者们的临床经验与智慧结晶，更是中华医学宝库中的瑰宝。然而，我们不得不正视一个事实：在这片广袤的古籍海洋中，仍有一部分不为世人所知的未刊古籍，它们如同沉睡的珍珠，等待着我们去发掘和整理。

江苏，素为人文荟萃之地，历来名医辈出，其人物之众、学说之丰均属难得。江苏中医流派纷呈，吴门医派、孟河医派、龙砂医派、金陵医派、山阳医派等各具特色。江苏医籍数以万卷，蔚然大观，在全国各省市名列前茅。我的故友朱良春先生概括上述事实，曾有“苏派中医”的提法，我深以为然。在卷帙浩繁的医籍之中，不少名家名著具有真知灼见，在实践中积累了许多独特的临床经验，形成了各有师承的地方流派。抢救、整理苏派中医珍稀未刊医籍，是保护中医药传承的“源头活水”，为挖掘中医药学术精华、开展中医药守正创新提供丰富的文献资源。

但发掘、整理这些未刊医著并不容易，甚至可以说难度很大，然而其意义深远。江苏中医药古籍浩如烟海，除公私刊行者外，有相当的部分是以手稿抄本的形式或由家族秘传，或由弟子私传，流行范围有限，故凝聚医家一生所长的学术精髓难以发扬。加之古医籍有的保存不善，有的散落民间，有的流失海外，幸存的孤本一旦毁损则永不可再生，这不仅是祖国医学的损失，也是中华文化的损失。因此，对存世的珍稀未刊医籍进行调查并甄选整理，就是对文化遗产的保护；对于赓续中华文脉、弘扬民族精神、提升国家文化软实力具有重要意义。

如今，江苏省中医流派研究院执行院长、南京中医药大学中医药文献研究院陈仁寿研究员率团队诸位同仁编纂的《苏派中医珍稀未刊医籍集粹》即将付梓，我心中感慨万千又满怀喜悦。据了解，该丛书已被列入“‘十四五’时期国家重点出版物出版专项规划项目”和“2021—2035 年国家古籍工作规划重点出版项目（第一批）”，并获得国家出版基金的资助，足见其具有很高的学术价值。他们耗费巨大的精力，吃尽千辛万苦，走遍乡野村落，收集江苏地区具有高价值的珍本未刊古医籍；又殚精竭虑，详加整理，把晦涩难懂的繁体草书手抄稿本录为简体横排本，令其重现于世，大放光彩！要知道，高质量的中医古籍校勘本十分有利于当代学人读古籍、学经典、做临床，把古代医家的学术经验应用到当今临床疾病的防治中，开展有效的中医临床应用具有现实意义。此诚杏林之幸！

翻看样稿，我非常乐意为广大读者推荐这套书，其出版极大补充了现有中医药文献，是全面了解江苏中医流派独到的学术思想和临床经验不可或缺的宝贵资料。他们的事业抢救性保护了江苏的未刊古医籍，使其充分发挥了文献价值、学术研究价值、临床参考价值以及收藏价值，可谓功在当代，利在千秋！

是为序。

国医大师 夏桂成

2024 年 5 月

前言

中医药是中华民族原创的医学科学，是中华文明的杰出代表，数千年来为中华民族的繁衍昌盛做出了重要贡献。中医古籍是中医药传承精华的源头活水，也是中医药守正创新的核心资源。当前，国家对中医药古籍整理工作高度重视。2022 年 4 月，中共中央办公厅、国务院办公厅印发《关于推进新时代古籍工作的意见》，其中明确指出要“梳理挖掘古典医籍精华，推动中医药传承创新发展，增进人民健康福祉”。对中医药古籍进行系统整理、修复、挖掘和利用，重视活态传承，建立与知识产权制度相互衔接、相互补充的中医药传统知识保护制度，已成为目前中医药工作的重要组成部分。

尽管近年来全国各地陆续整理出版了大量中医药古籍，在中医药临床、教学和科研中发挥着重要作用，但由于我国中医药发展历史悠久，历代医家众多，区域分布广泛，古医籍被分散收藏于各地的图书馆、民间医生和收藏家手中，或流失海外，使得我国古医籍“家底”始终不能完全明晰；且有的由于保存不善，这些稀世珍品或有损毁，这不仅是祖国医学的损失，也是中华文化的损失。因此，收集整理中医未刊古籍，把这些宝贵的文化遗产保护好、传承好、利用好，对于进一步赓续中华文脉、发扬中医药文化具有十分重要的意义。

“一源多流、流派纷呈”是中医临床与学术传承创新的基本特征，是贯穿于中医发展史的一个突出现象。江苏地区历来名医辈出，人物之众、学说之丰均居全国之冠；其流派纷呈、源远流长、学术底蕴深厚、临床疗效显著、特色优势鲜明，如吴门医派、孟河医派、山阳医派以及温病学派、外科学派等，无不兴盛于杏林，扬名于华夏，凝聚成颇具特色的“苏派中医”，数千年来为广大人民群众的健康保驾护航。

有资料统计显示，从后汉到民国的两千余年间，江苏医家见于著录的有 4150 人，而各种医学专著达 3715 部，数以万卷，在全国各省市名列前茅，其中不少名家名著具有真知灼见。尤其是明清时期，江苏医家对温病的发展规律和治疗方法取得了新的认识，相继出现了吴有性、叶天士、薛生白、吴鞠通等温病学家，并逐渐形成温病学派，苏吴地区几乎成为温病学派的发祥地，为指导后世直至当代防治疫病（即各种急性传染病）提供了丰富的文献资源。

降及近世，江苏医家继温病学派等余绪，在实践中积累了许多独特的临床经验，出现了各有师承的地方流派。这些都反映了江苏医家的贡献及其在中医学发展史中的影响。研究江苏中医流派及其医家名著，对于挖掘中医药学术精华、开展中医守正创新研究具有重要的价值和意义。

江苏省丰富的中医药文献资源大多数已为国内各图书馆收藏，其中大部分已被当代学者重新整理出版，但也有的至今未刊，仅见古籍版本；更有一部分江苏中医古籍散落民间，为个人收藏。有鉴于此，我们一直在开展未刊医籍的调研工作，并编纂了这套《苏派中医珍稀未刊医籍集粹》丛书。

本套丛书在对江苏中医历代名家医籍进行全面考察的基础上，选取学术价值高、版本珍贵、文献价值大却未曾刊行的珍稀文献，对其进行校注勘误。内容按医派分类，分为吴门医派、孟河医派、金陵医派、山阳医派，分卷纂集出版古籍校勘简体横排本；每种医派中再按古籍作者的出生年代排序；并根据人物撰写校记，阐明作者生平、医书内容提要以及版本等最新研究成果，便于读者了解和学习，为广大的中医药工作者和爱好者提供丰富的文献资料。

在整理的过程中，我们也遇到了前所未有的困难，医籍形式多样，体例各异，又以稿抄本为主，故常见原始医案散乱、书写字迹难以辨识、写法随意等现象。幸得各地前辈学者指点襄助，团队成员精诚合作，终得完稿。在此一并向该丛书编纂过程中对我们提供帮助的前辈们致以诚挚的感谢！

由于整理者能力有限，本丛书所收录医书种类仅是江苏中医未刊古籍的一部分；且限于学术水平，在校勘方面，不足之处也在所难免，敬请读者予以指正！

陈仁寿

2024 年 5 月

整理说明

1. 本丛书按江苏地区中医地域流派进行分卷，本册分为金陵医派卷（6种）和山阳医派卷（4种），每卷下医籍按作者出生年代时间排序。

2. 原书底本皆为竖排稿抄本或铅印本，今整理后均改为横排本加现代标点。按自然段落划分，原则上尊重原貌，个别风格不一者，酌情调整。

3. 全书标点采用国家颁布的《标点符号用法》(GB/T15834—2011)等有关规定执行，总以医理正确、文理通达、医文兼顾为原则。原书引用其他著作文献时，原原本本引用及摘录部分原文引用者，用引号，仅举称大意者，不加引号。

4. 原书中的繁体字、异体字、俗字、古字等，原则上依国家颁布的标准简化汉字律齐，如：四肢与四支（用四肢），痞满与否满（用痞满），杏人即杏仁等。原书中存在个别不合现今规范的音义相近字混用现象，依据文义进行了改正，不出注，如："症"表示疾病过程中的病理概括时，径改为"证"。错字属明显的笔画之误则径改，如"茯芩"改作"茯苓"，"胸膈不决"改作"胸膈不快"，"密丸"改作"蜜丸"等。若引起文义两可或疑惑者，则出注说明。

5. 凡属难字、僻字、异读字，需注明字音者，注音采用汉语拼音加同音字法，如：鼽（qiú，音求）。凡属通假字、冷僻费解或具有特定含义的字、词、古证名、古药名及部分专有名词或术语等，均予以训释，主要包括释通假、正字形、解词义、明句意及发义理等。

6. 原书引录他书文献多有省减，属一般性词语而无损文义者，则保留原书文字不改。若有疑误者，据所引文献改正或不改，均出注说明。

7. 原书引用书名常为省称，如《局方》(即《太平惠民和剂局方》)、《外台》(即《外台秘要》)等，或前后书名不一致者，保留原貌不改。

8. 每种古籍的药名考虑到医家不同及地方特色，原则上保持原貌，不做统一规范。原书药名所用异名者，保留原样不改；显属错字者，则改正。部分医家行文中使用多味药物时，单字连用简称，如"参术"(即人参、白术)、"青陈"(即青皮、陈皮)、"苓术"(即茯苓、白术)，此类不添加顿号分开，保留原貌。

9. 原书中部分药名因方言、当时书写习惯等因素被写同音字或近音字，如白夕利（白蒺藜）、全福花（即旋覆花）、鸡距子（即枳椇子）等，原则上在不影响辨识的基础上不做修改，冷僻、罕见者予以注释。

10. 原书药物剂量保留原貌，不作古今换算。

11. 原书处方单独成段时，药名之间留空，不加标点。药名后剂量、炮制等附注的字号小于药名。

12. 原书有批注者，依其原书中的具体作用进行调整。

13. 原书中版蚀、文字模糊难认者，或据他书补之，或用"□"表示；若字数难以统计者则以"▨"表示。

14. 原书目录编排有错漏之处，今据校订后正文补入。原书无目录者，据正文实际内容提取。

书目

金陵医派卷

目录

幼幼集

原著　明·孟继孔
点校　王家豪　薛昊

校记

《幼幼集》四卷，孟继孔辑。孟继孔，字春沂，生卒年不详，祖籍山东。据《江宁府志》，其为孟子后裔，自北宋靖康南渡之后，家族以医显名，世居吴门，明洪武初，隶籍南京太医院。孟继孔幼时颖慧，修习举业，游于焦竑（字弱侯，号漪园、澹园）之门。其父殁时，命孟继孔继承岐黄世业，遂道术日精，声满金陵。孟继孔擅长幼科，生平所活婴稚不可胜计。每逢痘疹流行，能从旁观察群童嬉戏中，预决生死，无不奇中。性格通脱不羁，所获金钱，辄随手尽予贫家，临去世时，囊无余物。其子三人，皆世其业，仲子孟景沂，尤以大方脉闻名。留有《幼幼集》四卷，今存，书成于明万历二十一年癸巳（1593 年），此时，孟继孔正因故遭刑部超限羁留已逾两年。

《幼幼集》为孟继孔所辑录的儿科专著，分为四卷，分别为“孟氏治痘详说”“孟春沂杂症良方”“钱氏经验良方”“上用方”。卷一“孟氏治痘详说”据其自序可知，乃借鉴参考了闻人规、钱乙、陈文中、魏直等前辈或时贤痘疹之论，结合自己的临床经验，汇编而成；卷二“孟春沂杂症良方”即孟继孔平日所治儿科其他病证的医论、歌诀、方药；卷三“钱氏经验良方”为辑录钱乙的医论、歌诀、经验方；卷四“上用方”为四十一首儿科常用方。全书篇幅不长，结构精炼，不失为一部实用性较强的幼科临床专著。

该书版本有：明万历二十一年（1593 年）绣谷履素居书坊唐鲤飞刻本、明万历二十三年乙未（1595 年）钱塘胡文焕辑校刻本，后者书名多作“新刻幼幼集”，亦被收入胡文焕《寿养丛书》。近又见日本国立国会书馆有日本宽文六年（即清康熙五年，1666 年）小森六兵卫刻本；内阁文库有江户刻本，系多纪家（丹波家）旧藏，此二种为同一套书板。今以宽文六年小森六兵卫刻本为底本点校。

治痘详说序

古人云：宁治十男子，莫治一妇人；宁治十妇人，莫治一小儿。黄帝曰：吾不能察其幼小，是以小儿医为难也。而不知其所最难者，犹莫甚于婴儿之痘疹。差之毫厘，失之千里，吉凶在反掌之间，生死在旦夕之内，可不慎欤！治痘者，若不能分表里虚实、气血寒温、毒势深浅而施治焉，未有不为害者。予深慨夫治痘之医，或有拘于日数者，或有拘于方书者，当用升麻药、保元汤而强执不用，不当用者则又妄用之，血不足矣反补其气，里本实矣反补其虚，热毒盛矣反助其火，阳气脱矣反解其毒，实实虚虚，损不足而益有余，如此死者，非医杀之乎？病死者不之知也，为人父兄者亦不之知也。至于方书所载，又有偏于温补者，有偏于凉泻者，有先人之妙用则可，无先人之妙用则误矣。岂应以当今粗率孟浪之见，滑诈嗜利之人为之哉？予素研穷于此，尚未得其奥旨，因被逮淹禁[①]比部[②]二载，遂将闻人氏、钱氏、陈氏、蔡氏及《痘疹全书》《玄机博爱心鉴》等书细加参详，将其已出未出、长发灌浆、收靥形色、治法肤浅易晓之说采集，及予素所经验者，编成一册，名为《治痘详说》。不特宜于东南，虽西北之人亦不越是矣。惟高明同志者校之。

时万历癸巳仲夏

后学孟继孔识

① 淹禁：指刑部、都察院、州县衙门等司法机构在受理案件之后，对犯人长期监禁而不判决，或已判决却不执行的行为，该行为属于断狱违限，但却是明代司法实践的一种常态。

② 比部：本意为隋唐刑部“四曹”之一，具有审计职能。明清时则是对刑部及其司官的习称。

孟春沂治痘详说一卷

南京太医院吏目孟继孔 著
钱塘胡文焕、秣陵陈邦泰 校

◉ 一 论种子不宜服热药

世人有无子嗣者，皆谓肾家不足，乃服鹿茸、鹿角胶霜、锁阳、苁蓉、龟板等辈以温肾，不知肾不可温也。盖肾水本寒，衰则热矣，故肾虚为病皆是热症。夫欲壮肾水以滋阴，而反以药助其热，则水益涸而肾益虚。盖人之得子，全赖肾水。故二八之年肾气胜，天癸至，阴静阳动即易之，所谓男女构精，万物化生，故能有子。是宜以和平之剂，壮水之源，如人参、当归、地黄、枸杞等药，服之则水滋火降，精满气充，何患无子？不然如刘河间所谓“病本热而无寒，又得热则病转甚”，世人不悟，乃谓服此热药，自夸阳事易举，行房不倦，甚得其助。不知热药助火，一时举阳有功，火易举则水易涸，徒知房中之乐而不知所损于肾者居多也。每每见服热药者，或生痈毒，或染风疾，色槁齿落，身瘦耳焦，既绝其子嗣，而又伤其身躯，不亦可哀也哉！《医学钩玄》[①]内云：五湖陆君兄弟，以文名缙绅儒林间，而独不悟此说，生平服壮阳固精药，兄弟俱染中风而卒，岂虚语哉！夫服热药，岂徒不能结胎生子，而热毒流注胞胎，虽生其子，往往为痘疹所患，故深为之戒也。世人欲种子者，幸勿以予言为迂。

◉ 二 论出痘根源

夫人禀天地阴阳之气以有生，受父精母血以成形，固自然之理。然父母交会之际，不无淫火之毒，至于儿在母胎数月，借母之气，饮母之血，为母者不能节房欲，忌口腹，冬则烘衣被，夏则频洗浴，日积月累，蕴于胎胞，蓄于儿身，谓之胎毒。降生以来，其毒不即发泄，俟外邪冲搏，与原受秽毒相激，遂令出痘。

先年痘气之行，多在子午卯酉之年。盖子午年君火司天，卯酉年君火在泉，诸疮痒痛皆属心火，况痘自顶至踵无所不到者，而岂泛常疮之痛痒可比者乎？故其发也，得于有生之先，受于已生之后，自始至终，无不假气血以生长收靥。其迟速之不同，则岁运之乘否，而轻重之互异，则毒气之浅深，此理之可测而亦势之必然。其曰痘疮者，盖象气以命名耳。至于所谓茱萸痘、菀痘、蚕痘、蛇皮痘之说，则又老妪之俗谈也。方书所载预备痘法甚为详切，如所谓挖去口中恶血，于啼声未出之先服甘草、黄连、朱蜜，于既去恶血之后，并瓜蒂散、兔血丸、稀痘丹、三豆汤、浴体法之类，以解逐胎毒，安调脏腑，无不善者。其间又有效于彼而不效于此，效于此而不效于彼者，学者不可以为无益而尽废之。至于沿街遍野，不分大小，一概染出疮痘，轻者俱轻，重者俱重，此则岁气并临，疫疠传染，天行瘟毒所致，岂可概以为胎毒？必须

---

① 《医学钩玄》：明代杜大章所撰综合性医著，成书于万历三年(1575年)。杜大章，字子华，苏州府吴县(今属江苏省苏州市)人，太医院吏目。

明岁气所及，人之气血虚实，天之寒暑温凉，地之东南西北，或消毒，或和中，或解，或表，或下，或补，或凉，或温，使正气得保全之功，邪气无留滞之患。若他乡市井老妪、幼妇之说，予不敢书以乱人心志，惑人之听闻也。为人父兄者，当熟思而详察之。

◉ 三 论大痘、水痘、斑疹分别

发热后，三五日之间，红点出水疱，成脓疱，脓疱结痂，干靥脱落者，总谓之痘。此则胎毒之所发也，其或隐隐见于皮肤之间，不发胖，不脓不痂者，谓之瘾疹。一见红色出而复没、没而复现者，谓之肤疹，北人谓骚疹。遍身红斑如蚊蚤所咬，如锦纹云霞者，谓之斑疹；吴人谓为疹，越人谓为瘄。其或初红点有类痘疮，不三日而灌水灌浆，颜色红润，方见浆而即焦者，谓之水痘。世人有以水痘误认为正痘者，或有医人奉承病家，妄言水痘内带过几粒大痘者。殊不知大痘之毒，五脏之毒，毒之重者也，出不易长，长不易浆，浆不易收。水痘之毒，毒之轻者也。出即生清浆，浆满即破，皮破即干结痂。间有家人不忌表药，妄食毒发之物，以致水痘遗脓成疮，作麻点者，又不可不辨也。且大痘毒重，水痘毒轻，重病兼轻病，容或有之，岂有患轻病而带过重病者耶?

以上诸症，乃脾肺经蓄热，或外感风热，或伤食积热，或惊后、伤寒后乘间而发，不可尽归于胎毒也。方书内皆谓痘疮色赤而小者，属心色；白而大者，属肺色；青而小者，属肝色；黄赤而浅者，属脾。又有陈氏三秽毒之说，皆以意逆之而云然耳。予何人斯而敢妄为议论耶?医者能审表里，察虚实，别寒热而施治焉，自无夭枉之患矣。

◉ 四 论发热

痘疮欲出，必先发热。然亦有因惊热、风热、温热、潮热、壮热之类，久而不去，内外激搏，而痘毒亦或因之而发见者，大概与伤寒相类，而实与伤寒大不相同。何也?盖伤寒所传，从表入里；痘毒所发，由里达表。故恶寒无汗，左额青纹，面色惨而不舒，此伤寒之所有而痘疹之所无也。目睛黄眵，耳后红纹，耳尖尻骨独冷，面色四肢俱赤，恶热而不寒，此痘疹之所有而伤寒之所无也。若疑似之间，辨认未真，先以升麻、葛根、惺惺散探之。若果见其痘矣，又当别其热之轻重，以知痘之多寡、痘之浅深。如温温微热，时作时止，或二三日，或四五日，呵欠盹闷，梦中惊悸，面色微红，沉沉喜睡，此痘必稀，其毒必轻，可俟见苗之后，随症调治，百不失一。盖外发热者，由内毒之所激也。毒浅则热轻，故迟延三四日而出者轻，身凉脉静而出者为尤轻也。其或骤发壮热如火，熏蒸炙手，不可扪摸，头面俱赤，闷乱昏眩，狂躁不定，或一日半日、二日之间即见红点，此由内毒太盛，疮必稠密，急宜投以解毒活血、消导清凉之剂。又有发热之时，腹中作疼，时时攻搅，上下不定，或烦躁作渴，谵语妄言，即当通其大便，得一大通利，其痛必定，其热必灭，疮亦随发。若不肯下，若下少迟，烦躁不定，胃热发斑，口臭唇燥，口角流血，白睛红赤，腹张喘满，身发紫疱而死者，非误乎?然则痘疮首尾不可下之说，则又一偏之见也。

痘疮发热，腰胁大痛，此毒在肝肾，孰不以为至恶之候不治之症。然亦有因气怒而起胁痛不能转侧者，当于本经药内倍加柴胡、酒炒白芍药、香附、青皮之类治之；亦有因闪肭[①]而腰痛者，当于本经药内加活血药及官桂、乳香、木香之类治之；亦有因外感风寒而腰痛者，当减本经药，倍加羌活、防风、白芷、肉桂之类以温散之，不可忽略，悉认以为痘之腰痛而弃之也。予每每试验，临时当细加审察，不可轻易发言，惊恐病家父兄，慎之！慎之！

痘疮或吐或泻并作，俱于发热时二三日内见者，乃其邪气、毒气、食积作吐作泻，当因其症而施治，不可骤然止之。俗云“千钱难买痘前泻”，盖言热随利减，毒随利诚也。若痘现苗已定而吐泻犹不止，恐损脾胃，当用人参调中汤、七味豆蔻丸，或参苓白术散治之。若火盛迫于上下而作者，又当斟酌连翘、牛蒡子、酒炒黄芩、黄连、山楂、枳壳，皆可选而用之也。

痘疮发热时发惊发搐如惊风状者，盖心为火，肝为风，风火相搏，是以抽搐不宁。如是见痘，俗呼为“惊痘”。惊痘多吉者何？盖惊属心火，痘发由惊则心经痘矣，是以多吉。若搐不定，痘不透，当用升麻、葛根汤加天麻、防风、木通，并抱龙丸、灯心汤调服。至如头额胸背手足之间微微自汗者，此腠理疏通，毒气发泄，不须服药。若疮已见形，惊风不定，昏昏如睡，痰壅气喘，人事不省，两目不开，谵言妄语，下后不减，毒气壅盛，邪气秘塞，清道不行，至恶之症，不可认以为惊痘。书云：惊之轻者，毒亦轻；惊之重者，毒亦重。正此之谓也。

痘疮发热之时，唇不红赤，脉不洪大，洒洒淅淅，颤颤兢兢，如恶寒之状，间作干呕，此表气素虚，疮毒流滞于腠理之间，欲出不出所致，宜参苏饮以和之，则痘自出而寒热俱退，慎勿轻用解表之剂，以成虚虚之误。若发热日久，绵绵不已，或外感风寒，腠理闭密，痘疮为邪毒所遏而不出，当用麻黄解表汤以表之。若大病之后失调理，或吐泻后脾胃气虚，痘毒内陷而不得出，须用参芪内托散以补之。若伤食腻膈，阻塞清道肠胃，与痘毒合并而不出，此内实也，当用枳实导滞汤以利之，自然痘出。若热不止，痘不出，当以药发之。升麻汤、羌活、防风、干葛、川芎、桔梗之类微发，不出再加药以发之。发后热退身凉，此邪气解散，无病症也，不必服药。若服表药后所出不多，热退气和，此疮本稀少，不可重发，以增斑烂之患。

痘疮发热之时，乱言狂语，见鬼见神，寻衣摸床，昏睡不醒者，此皆毒气内攻，心神不清所致。宜导赤散加连翘、黄芩、犀角、木通牛黄丸、抱龙丸、辰砂益元散，使小便流利，精神清爽，痘亦渐出，方望生意。若昏倦软弱，人事不省，口语喃喃不休者，则不可治矣。

出痘遍身皆热，独手足如冰，此脾胃虚也。盖脾窍通于四肢，急宜补中益气汤、理中汤、参苓白术散，以生胃气。若手足热者，可治，仍冷而厥者，则不可治矣。又有内伤冷食而手足逆冷者，当用香砂平胃、枳实曲蘖之剂，不可执以为虚而妄补也。

痘出发热，口鼻大小便皆有血出，此毒盛熏灼太过，逼血妄行，至为恶候。惟从鼻出者，由肺家大热，可投玄参解毒汤以解之。大便内去血者，热毒从利减也，当以黄连、当归、芍药、枳壳、山楂、木通、甘草、牛蒡子、连翘、酒蒸炒黑大黄治之。大抵痘疮见血，十不救一，医者审之。

---

① 闪肭：即挫闪。

治痘全在发热之时，看其轻重表里虚实寒热，分别明白，审真认实，当表则表，当解则解，当汗则汗，当下则下，当补则补，当泄则泄，使毒气不致于壅遏，慎勿泥于首尾不可汗下之说，以贻后患。其或痘出四五日，身热犹不除者，尚能加添痘疮，不可谓已出尽。大抵必待热退尽，方可谓痘疮出净也。

痘疮出至六七日，复又身热，此将行浆而血少也。当用保元汤加当归、川芎、白芍药以助之。若血少而有余毒者，用加味连翘散一二剂，世俗所谓“蒸浆热”者是也。若痘已出完，复又发热，此非余毒，即系血少，急宜随症施治。若发热兼咳嗽者，欲作疹也，俗云“痧盖痘”，当用前胡、防风、荆芥、蝉蜕、桔梗、陈皮、熟半夏、山楂以微透其毒。书云：热不可骤遏，宜轻解之。若无热则又不可发升，用药者不可不知。

◉ 五 论见形

痘疮发热三四日而出，或身凉而后出，大小不一等，颗颗相间，如痘如珠，摸之碍手，明润光泽，根颗红活，痘与皮肉红白分明，作三次出，天庭[①]无，年寿[②]无，喉下无，头、面、胸背稀少，饮食言动、大小便如故，至吉之兆，顺之症也。不须服药，当观其日后何如，随时调理而已。

热便出疮多稠密，当详视其稠密之中，根颗分与不分，颜色红润不红润，有无黑色痘疔、芋头皮色痘疔、紫色痘疔，更察其元气虚实，年纪少长。若疔少根脚分明，颜色红润，元气实，年力大，饮食强者，当以银针挑破疔口，括去恶水、恶血，涂以四圣丹拔其毒，内用小剂保元汤，加活血解毒之药治之。如顶不起者，倍加鼠黏子；小便秘者，灯心汤调益元散。用药后如饮食不减，大小便调，疮色饱满，光泽日长一日，依期灌浆，不烦躁，不痒塌，不泻，或痒而抓破鲜血淋淋，扶过十三日、十五日，自然平复。其或过用解毒之药，致寒气损伤脾胃，作泻作呕，痒渴不止，咬牙寒战者，投以陈氏异功散、七味豆蔻丸，止泻调元，温胃亦可得愈。

痘既见形，虽分根颗，身尚发热，疮色干焦枯紫，大便燥结，此火盛毒炽，气血分俱有热也。久则津液枯而发渴，当用四圣散、导赤散、犀角饮，使心火有所导引，则热自退。更用凉血解毒汤、辰砂益元散，无使其变坏转黑而为危恶症也。若身不热而止干焦者，此内热也，导赤散加木通即安。

痘色虽红活，却过于娇嫩，如水喷桃花之状，此皮嫩器薄，元气不实，毒入气分者也。当大剂保元汤，少加酒洗焙干当归身、酒炒白芍药、肉桂、糯米为治。

痘色淡白而嫩，或皮宽者，此毒虽少而元气至虚，不能扩充者也。宜参芪内托散，倍加糯米为主，保元汤加生磨木香汁、官桂等药治之。

痘疮起色虽红，但干燥口渴者，此火盛血不足，当用生地四物汤加牛蒡子、紫草、木通、连翘等治之。

痘虽光润，以手摸之即破，此血有余而气不足，或衣被过厚，汗出过多，或先用表药剂

① 天庭：额头的代称。

② 年寿：鼻梁部位的代称。

大，以致如此。宜大剂参芪内托散主之，保元汤加官桂等治之。

痘色如麸壳，无红色，无水气者，此气血俱虚，虽用八物，亦不能转。间有一二服八物汤并黄芪、肉桂之类，变为红润含水者，此又可治也，否则危矣。以上诸候，俱有痒塌之变，均之为险症也。

痘内遍身有碎小密如芥子者，此夹疹也；有内色鲜红成片，或块者，此夹斑也，皆毒火太盛，蒸于中，故一齐涌出。宜解毒凉血使斑疹消去则可施治，以蝉蜕、荆芥、僵蚕、穿山甲等治之。盖痘疮夹斑疹，如五谷中夹莠稗，未有不耨去莠稗而得五谷茂盛者也。书云：疮夹疹者半轻半重，三日退者可治，三日不退者难治。

痘初出时便见水疱，才二三日即头戴白水，不久即干，其余平顶不起，此毒至盛，谓之大过失序。俗云：未老先白头，不治者也。

痘既出之后，若丛杂团聚，密如蚕种，堆垛如鱼子，平塌如胖蚕，抓破如蛇退皮，结痂如冷粥皮，头面眼胞口唇上下一齐光肿，则五、七日内当发斑，发血疱，及口鼻出血而死。盖痘疮喜其肿，而皮肉不喜其肿。书云：疮肿肉不肿者昌，肉肿疮不肿者亡，正此之谓也。若簇簇于皮肤中，如寒风粟起之状，或隐或见者，此不待长发，当啼叫烦闷而危。若正面胸、背、手、足肿硬成块，或青或紫，如丹瘤之状者，当成黑陷，破烂挖坑而危。若红紫黑斑如蚤咬，如蚊迹，如洒朱，如点墨，如青黛，与皮肤一平及头面一片如胭脂者，此极恶之候，三朝五日即危矣。

◉ 六 论部位

痘疮于初放点之时，先察部位所发之处，即可预知其轻重吉凶。若口鼻两旁，人中上下，腮耳之间先出现者吉。若从两鬓角耳后，咽喉处先出现者，凶也。其起浆收靥亦皆如是。至如头者，诸阳聚会之处；两颐两颊，五脏精华之府；咽者，水谷之道；喉者，呼吸之门；胸腹者，诸阳受气之地，为心肺所居，痘疹最要五处稀少。若头额多者，谓之“矇头毒”，三阳位也；颈项多者，谓之“锁喉”；胸前多者，谓之“缨胸”。矇头则视听废，气化绝；锁喉则内不出，外不入；缨胸则阳不清而神失守。两颊两颐多致成片，或如涂朱，则肝盛克脾，八九日当作滑泄，泻青色，不食而为险候，故不宜多也。惟四肢虽多不妨。以上诸症，俱要疏通荣卫，活血调气，健脾生胃，使无干枯焦黑之患，紫草消毒等味似不可少。若热甚者，酒炒芩连、地骨皮，渴者天花粉，气虚者参、芪、木香，大便秘者枳壳，小便涩者木通，食少者山楂、白术、陈皮，痒者桂枝，胀者大腹皮、厚朴，肚疼者白芍药、丁香。然亦看人之大小，禀之虚实。大而实者可散，小而虚者难痊。

◉ 七 论长发

痘疮既出之后，二三日之间渐渐长发。先出者先起，后出者后起，肥大红润，光泽肿胖，依期灌浆，无他症者，吉矣。若三四日内，虽无他症，但隐于皮肤，不长发者，此元气虚也，人参透肌散、参芪内托散，加升麻、防风、前胡、紫草等催之。若见吐泻、口渴而不长发者，此内虚寒也，陈氏木香散主之，胡荽酒喷之，鸡冠血和酒灌之，桑蚕捣烂，白酒调下亦可。

痘出四五日，虽见长起而顶独陷者，气虚也，参芪保元内托等剂加糯米主之；顶陷不红活者，此血虚也，四物加参芪、白术、甘草主之。若色虽血活，根脚散大，此血热而气不相依，当凉血、解毒、补气，以大鼠黏子汤加紫草、黄芩、山楂等治。若色红而焦，口干，不起发者，紫草饮加红花酒、炒黄芩、连翘之类治之。

若大便秘结，内有实热而不发者，加味四圣散加枳壳、黄芩及快斑散。若大便利，口发渴而不长发者，此内虚热也，四君子汤加肉豆蔻。若不渴，大便利者，此内虚寒也，理中汤、陈氏木香散主之。

若夏月盛暑，炎气熏蒸，烦躁发渴，以致痘不起发者，五苓散加木通、干葛及人参竹叶汤治之。

若冬月寒天，为冷气所侵，致肌肤粟起而不发者，当用陈氏木香散加紫苏、桔梗。若鼻塞声重，咳嗽不发者，此为风寒所侵，人参败毒散。若气血虚弱，偶为邪秽所触，内伏或陷而不发者，内用十宣散，外用乳香、沉香、芫荽、红枣烧之，以辟其气。

痘疮长发之际，五六日之间头面多者，自然肿胀目闭，此正候也。若应肿不肿，应闭不闭，此毒气郁留于内，不能起发之故，急用托里快斑汤治之。肿起者吉，不肿者凶，然只要痘肿，不要皮肉肿。又须验其色，若疮本分颗，皮色红活者吉；疮本模糊，皮色黑暗灰白者凶。目虽要闭，不要目胞光亮。若肿后忽然平塌，目开露睛者，此为气泄，急用参芪内托散加穿山甲、糯米治之。重复肿闭者吉，不肿闭者凶。又有痘将起发便头面先肿大者，此天行疫气，名“大头病”。宜解表救苦汤解之，消者吉，不消者凶。此症易肿、易消，七日之后，变为痒塌，呛水错喉，声哑痰喘，倒陷，百无一生之理。其有疮或稀少，自然灌浆，头面不肿，目不闭者，又不在此例。大抵痘不论稀密，俱要饱满光泽，顶圆高起。若顶凹陷不灌浆，浆不胀不脓，目不闭，颜色不正，虽勉强灌浆于一时，亦难保其十一、十三朝之变也。

◉ 八 论灌浆

夫痘疮自出齐长足，至六七日内放亮红活，徐徐灌浆，乳食日进，无杂症者，当九日、十日收靥脱痂，自然平复，此大吉矣。其或唇上、鼻凹、天庭、耳边有痘，皮薄先灌黄浆者，此为贼痘。毒气内攻脾脏，当于活血内托药中加紫草、连翘等药治之，此又不可概谓为急也。

痘出稠密，色焦紫不能起顶者，此血热毒盛之故。当细看其皮之厚薄。厚者保元汤加紫草、木通、连翘、桔梗、当归、红花为治。若皮薄如水泡者，虽灌不过半浆，必有痒塌黑陷之变。

痘头面稠密，身上稀少，颜色淡白，不能起顶灌浆者，此气血虚少所致，宜参芪内托散加桔梗、白芷载药力在上，先灌头面满足，然后放下。若四肢不灌者，前药内倍加白术、白芍药、牛膝引之，盖四肢属脾，前药皆脾经之药也。

痘疮五六日，浆虽灌而不测，脓虽满而不圆，或顶陷者，此因气弱不能统领其血，宜保元汤合四物汤加官桂治之。若浆虽饱满，色见光白而不荣活者，此气盛血弱也，四物汤加木香、糯米主之。

痘疮六七日，浆虽灌不甚满足，中间又有不能灌者，此气血不和也，终必变为虚寒痒塌之症。宜参芪内托散加木香、官桂主之。

痘疮虽见胀满，但手摸则皮皱，此血虽至而气不相依，后必难于收靥，亦险逆相兼之症。宜用参芪内托散加木香、官桂、糯米等治之。

气虚痘疮，因用内补药方见长起灌浆，不能平满而随即倒塌者，更用保元汤加芎归、木香、官桂、升麻等大剂主之。此苛之症，须年大能食者，十活五六；年小不能食者，则不可治也。

浆虽灌而色大红，根脚漫无一线之红围绕者，此血热甚而未解，九朝、十朝当有发痒之患，急宜参芪内托散、保元汤加蝉蜕、木通、荆芥、白芷、火煅穿山甲等药治之。更须令人看守，勿令抓破，如抓破之处鲜血淋漓，则气流通，犹可施治。外用败草散，或松花，或炒荞麦面，或伏龙肝末敷之，使其重复灌浆，庶亦可愈。若重复灌浆而随灌随干，其痂青白绿色，堆垛如鸡屎者，终必咬牙寒战，危于十五六朝。发渴发喘，死于三七之外矣。然所谓抓破血出可治者，盖指其未灌浆之时而内是血也。

若既灌浆之后，则内是脓安得又有血乎？亦难以有血、无血而定吉凶，须以日期先后为定论可也。若抓破之处，肉如剥光鱼皮，形如汤火疱者，此血为毒所滞，气为毒所壅，二者俱脱，是名“倒陷”，及挖肉成坑者，是名“内陷”，俱为不治之症。

痘疮八九日之内，正在灌浆之时，身发壮热，渴欲饮水者，此必疮多毒盛，表里气血俱虚，宜用人参、黄芪、甘草、当归、川芎、白芍、麦门冬等药，或大补汤治之。若饮食伤脾，或伤生冷，以致大便频去，或作泻者，宜用参芪、山楂、白术、黄芪、肉桂、肉豆蔻、诃子、泽泻药以止之。若大便虽去，饮食尚强，亦还可施药饵，顺序调理得获安妥，若胃弱脾虚则危矣。

灌浆之时，十朝之外，身体倦怠，精神不舒，烦闷嗜卧，口有气息，口舌生疮，此必胃中蕴热，急用牛蒡子、白术、茯苓、黄连、桔梗、连翘、薄荷煎浓汁，食后徐徐服之，迟则疮虽收靥脱痂，延至二十日外，渐成牙断，虫蚀生疮，时时出血，谓之牙宣。呼吸息出为之息露，为走马，为崩砂，为狐为惑，为齿脱，为唇烂，为不治矣。慎哉！慎哉！

◉ 九 论观形验色

大凡出痘，当先看形，贵尖圆，起发疮皮坚硬，虽在稠密，颗颗成珠，丰厚冲满，此气胜毒，吉也；若顶陷平塌，皮松皮薄，毒盛元气，凶之兆矣。色贵光泽明润红活，虽至稠密，粒粒有血丝围绕，此血胜毒，吉也；若惨黯昏昧，或赤或白，根颗成片，干枯焦黑，凶之兆矣。灰白色者，气虚也，大补气血。色赤者，焦紫昏暗者，血热盛也，当凉血解毒。色白而浆不满，或倒塌，或皮薄易破，大补汤、内托散主之，若色焦紫而浆不满，欲成干枯黑陷者，四物汤、消毒饮加紫草、红花、升麻、干葛主之。盖气和血顺则痘色明润，气弱血滞则痘色昏惨。血非气则毒不能出，气非血则毒不能化；故初见红点者，毒始出也；次见水疱者，毒未散也；继成黄脓者，毒将解也。若色黑，则毒滞血干；焦黑，则气血枯槁，乃毒势过盛，非药所能疗者矣。故于六日之前，须看根颗，无根颗者，必不灌浆。六日之后，须看浆色，无浆色者，必不收靥。所以昏惨而形塌陷，擦破而无脓血，纵有善治者，亦存十一于千百耳。

◉ 十 论收靥

痘疮自八九日之后，内外大势已定，浆满气足，脓汁渐干，或如苍蜡色，或如莲肉色，或如肥皂色，先从人中上下、口鼻两边收起，渐渐收至颈下、额上，后身手足心及两脚，一齐收尽。痂厚色黑，逐渐脱落，饮食如常，大小便如故，身体轻快，别无他症者，大吉也。若浆未稠，顶未满，面肿忽退，目闭忽开，疮脚散阔，白色，皮皱干燥，似靥非靥，痂薄如纸者，此因津液枯竭，血气亏败，内症未除，不可误认以为收敛而径许其可救也。其或八九日，疮尚未收，目忽开，肿忽退，眼睛白珠红赤，痘色淡白，腹胀烦闷，喘渴不宁，此必曾经泄泻，或过用凉药，亏损脾胃，木香散、异功散救之，百可活其二三。

痘当靥之时，大片溃烂，脓水淋滴，粘沾衣被，疼痛难忍，此因出痘时当发表而发表少迟，毒气停留于肌肉之间，不当发表而发表太过，元气露泄，卫气不生，毒火熏灼，以致溃烂，甚则内虚转泻转利，闷乱呻吟，面为死候。急用陈氏木香散、参苓白术散、豆蔻丸以止其泻，外以败草散，或松花，或炒荞麦面，敷患处，或用芭蕉叶衬在身下以收其毒，使之徐徐自干，庶亦可保。若手足臂膊臀胯之间，久着床席，辗转擦破之处，若非灌浆坚实，鲜有不伤者，急难成痂，须皮肉润泽，脓水浸淫，方有生意。苟破烂成片，焦干黧黑，如火烧汤泼之状者，必无生理也。凡痘行浆之时，宜痛不宜痒。书云：诸疼为实，诸痒为虚。外痛则内快，外快则内虚。若浆已收，痂已结，而肢体犹痛者，此必发痘毒也，宜活血解毒药服之。又有一种疔毒，生于痘后，状如羊眼之类者，内服消毒散，外贴膏药，亦自渐安。

痘顶破脓出结聚于上，如晒干饭，如碎松香，不肯结痂，口有热气，胸腹饱满，闷乱不宁，掀衣揭被者，此必过用温补之药，致邪气得补反蚀正气，如火熏灼，不速为清解则毒入攻心，为害不浅。生犀水、六一散、宣风散，皆可选而用之也。闻人氏常用猪尾膏，神效特异者，正此之谓也。又有用凉解药过多，或冷水过多，致寒湿之气侵入脾胃，停蓄壅滞，水气浸淫，致腹中滑泄，气短体倦而不靥者，宜除湿汤内渗其湿，胃苓汤和胃安脾，亦能收靥，否则发痒抓破为倒塌矣。其或疮头有孔，脓水流出如天疱疮、癞头疮之状，或清水无脓，卒然自破，水出疮干，色黑则不可治矣。

疮欲靥不靥，其痂欲落不落，当辨其寒热虚实施治。若身热作渴饮汤，此脾胃气虚也，参苓白术散、木香散、六君子汤治之。若身热烦躁，手足发热，欲饮冷水者，此脾胃蓄热也，人参麦门冬汤主之。如手足心热，日晡潮热，面赤心烦者，此肝脾血虚也，四物汤合逍遥散及归脾汤主之。如作渴饮冷，大便秘结，烦闷不安，此肠胃实热也，四顺饮、解毒汤主之，则靥收痂落，更无他变矣。切不可概谓气虚而纯用补药也。

痘疮日久，肌肉溃烂，脓血淋漓，遍身手足和皮脱去，腥臭不可闻者，其说有二。须当问其成脓而后溃烂，能进饮食，别无他症者，但当和脾助胃，避忌风寒，多用伏龙肝或败草散渗之，自然平复。若先未曾成脓，径自溃烂者，是名“倒靥”，不治症也。今人见此，概云浆臭者吉，不知臭有二说，有疮干臭者，有疮腥臭者。干臭者，其疮调脓，其痂红紫而厚，如肥皂色，此吉也。若腥臭者，其浆清，其痂或白，或黄，或油绿而薄，间有如鸡粪色者，此逆也。若潦浆白疱之症，最忌破损。若破损而赤，不臭者，此无阳证也，可不辨哉？

痘先因皮薄破损，多用补药，重复肿胀灌浆而不能收靥，身复发热者，此正气得补，虽将邪毒驱逐为脓，然正气终为邪毒克剥，到此之时，其气又衰，故不能逼逐邪气以成痂，宜大补汤倍加人参治之。又有重复灌浆，但脓血淋漓，浸渍面目之间，不能干靥，必有坏眼、损鼻、伤面之患，宜多服犀角消毒饮、升麻解毒汤。若元气本实，能饮食者，可愈。如或出血不止，脓水不干，变成疳蚀疮，名“阳疮出血”者，虽内服大补汤，外用绵茧散敷之，纵幸而得生，亦难免于伤残面目之患，然终百不救一也。

痘痂干润圆满，如螺蛳壳，最为吉兆。然忽身体战栗，口作胡言，或干哕，发褐须燥者，此正气不能接济，邪气不能禁持，宜生脉散、灯心汤酌用之。

◉ 十一 论痘疮首尾不可汗不可下

夫痘赖气血以成终始，故苟得其养，无物不长，苟失其养，无物不消。初发之时，若不恶寒，遍身不拘急，头不痛，脉不洪大，此无外感症也。若妄汗之，则荣卫虚，肌肉开泄，风邪乘间变成斑烂异症，首之不可汗也。若不恶食，不烦躁，大小便调，不谵言妄语，脉不沉滑，此无伤食症也。若妄下之，则脾胃气虚，毒不能外出，而反内入变成倒陷，首之不可下也。已出之后，气血亏损，身作潮热，惕惕恶寒，或头痛，四肢酸痛，不思大补气血，以为伤寒恶寒也，而妄用羌活、防风、干葛、升麻等发表之剂，或服后愈增大热，病家犹以为邪气未尽，复更一医而重加发表。若痘后胃弱不思纳受，脾弱不能运化，毒气不清，身热不除，不思健脾、养胃、败毒、调元，误认以为伤食恶食而妄加克伐之剂，反增呕哕泄泻，病家或以为消导未尽，复更一医，而重加利之。如是二症，未有不传变而为慢惊。若慢惊已成，温补回阳尚近于理。若徒治其标，率用天麻、防风、羌活、全蝎、僵蚕等药，牛黄丸、镇惊丹、紫金锭之类大伤阴血，如是夭亡，非庸医妄汗、妄下者以杀之乎？所以痘后最忌汗下也。

◉ 十二 论痘疮首尾当汗当下

夫痘始于胎毒，发于时气，类乎伤寒，行乎气血。初出之时，若身体壮热，头痛鼻塞，喷嚏咳嗽，烦躁面赤，六脉洪数者，此表实热甚也，须用升麻葛根汤、麻黄汤微汗以解之。已出之后，风邪乘虚而入致热毒郁而不发，或寒热往来，或发惊搐，或鼻流清涕，或头背身痛，宜人参羌活汤、败毒散、抱龙丸以和之，否则热不解而邪毒停蓄于肌肉之间，不变为湿烂脓水疼痛之症者几稀矣。若将见形、已见形时，大便秘结，身热腹胀闷乱，烦躁狂言奔走，此里实热盛也，小承气汤、四顺饮加连翘利之。既脓之后，能食易消，大便秘结，发渴烦躁，此血热停滞也，宜当归芍药汤加黄连、黄芩以顺之，肥猪脂汤以润之。小便涩者，六一散以利之，否则热毒停于肠胃之间，未有不为口疳、牙宣、痈毒、下痢症者矣，岂可拘“首尾不可汗”“首尾不可下”之说而误之耶？

◉ 十三 保元汤辨

人参止渴生津液、和中益元气；黄芪温肉分而实腠理，补三焦而托疮脓；炙甘草之甘温以健脾胃，合药性而不走失。此三味为保元汤，固其理，实其表，诚确然之至论矣。但以此而治虚症，何施之不得？若烦躁发渴引饮，壮热，二便不通者，可以保元汤施治乎？舌心焦黑，六脉沉滑，夹斑夹疹，失血发疱者，可以保元汤施治乎？是以治痘者，须当分别寒热虚实，表里气血，随症处方而治疗焉，斯百发百中矣。故苟得其人，则硝硫砒豆投之，而当诚中病之奇方，苟非其人，则虽参芪菽粟用之失宜，亦皆残生之乌喙也。岂可以保元一汤而为治痘首尾之要药哉！然则《博爱心鉴》一书，医者当变通而酌用之耳。若以温补为是，以清凉为非；以保元为是，以疏通为非，则非予之所敢知也。予意治痘始末，莫若以理脾胃为主。胃司纳受，脾司运化，一纳一运，不惟气得其正而血未必无小补矣，又何必拘拘于参、芪、甘草之三品也哉！

◉ 十四 见红点忌用升麻辨

引葱白散手阳明之风邪，引石膏止足阳明之齿痛，引诸药游行四经，升阳气于至阴之下，升麻之功，诚不小也。古人治斑疹已见未见、痘疮已出未出而悉用升麻葛根汤以治之者，盖欲疏通气血，因其热而发达之，俟出齐长发之后，分气血虚实，调理治疗，未为不善者。若云见红点忌用升麻，予不能不疑焉。且痘之始出也，潮热惊悸，眼目清白，气息和平，饮食如故，二便调停，痘形疏朗，大小不一，作三次出，此顺症不必服药。升发者当以饮食汤水，微发之，如白酒浆、芫荽鲜笋汤、雄鸡汁之类，频频用之。若发热烦躁，欲出不出，或见而不透，或透而不净，肢体倦怠腹满气粗，不用升麻、葛根等味，则毒邪何由发泄，元气何以疏通？若停滞于肌肤之间，未有不变为蚊迹蚤斑，喘满光肿逆症者几稀矣。若依期见形，颗颗点点，摸之打手光泽明净，气血冲和，其毒已透，其出已净，无俟人为者。而妄以升麻、干葛、羌活、防风等药以重表之，则表虚气泄，灌浆收敛之际，传变斑烂塌皮，沾衣污被，苦痛不安者，不能保其必无也。大抵当发则发，当表则表，当汗则汗，变而通之，存乎人耳。若曰大凡见痘红点，悉忌用升麻则非。予之所敢深信者，因录之以备择。

◉ 十五 升麻葛根汤

升麻　干葛　白芍药酒炒　羌活　甘草各等分

上剉散，水煎服。

◉ 十六 惺惺散

人参　白术　白茯苓　天花粉　桔梗　细辛　甘草　薄荷各等分

水一钟，姜二片，煎服。

◉ 十七 人参调中汤

人参　黄芪炙　甘草炙　木香　白芍药酒炒　陈皮随意加减

水一钟，枣一枚，煎服。

◉ 十八 七味豆蔻丸

木香二钱　砂仁二钱　赤石脂煅过　白矾煅过，各七钱

诃子肉　龙骨火煅过，各五钱　肉豆蔻面煨，去油，七钱半

上共为末，糊丸如粟米大，三岁者五十丸，量儿大小加减，陈米汤送下。

◉ 十九 抱龙丸

天竺黄一两　胆南星二两　辰砂三钱　雄黄三钱

共为末，炼蜜为丸，如芡实大，每服一丸，灯心汤或白滚汤化下。

◉ 二十 参苏饮[1]

人参　紫苏叶　桔梗　前胡　甘草　干葛　川芎　陈皮　防风　熟半夏　赤茯苓

水一钟，姜二片，煎五分，不拘时服。

◉ 二十一 麻黄解表汤

麻黄去节　羌活　防风　升麻　干葛　荆芥穗　牛蒡子　蝉蜕　甘草　桔梗

水一钟，姜三片，煎服。

◉ 二十二 参芪内托散

人参　黄芪　当归　川芎　厚朴　防风　桔梗　白芷　官桂　木香随时加减

水一钟，糯米一钱。

◉ 二十三 参苓白术散

人参　白术　白茯苓　莲肉　干山药　桔梗　薏苡仁　藿香　干葛　肉豆蔻面包煨，去油

水煎服。为末，米汤调服。

◉ 二十四 牛黄清心丸

牛黄　人参　神曲　桂　干姜炮，各一钱五分　冰片　麝香各五钱　雄黄飞过，一钱

川芎　茯苓　柴胡　桔梗炒　犀角屑各二钱　白术炒　黄芩炒　黑豆炒

阿胶炒成珠　麦门冬去心　杏仁去皮尖，各二钱五分　蒲黄　甘草七钱

白芍药炒，各一两　干山药八钱　金箔一百五十片　羚羊角屑五钱

上为细末，炼蜜为丸，如芡实大，金箔为衣，竹叶灯心汤磨化，不拘时服。

◉ 二十五 六一散

滑石为细末，水飞净，六两　甘草刮去皮，炙过，为细末，一两

共为一处，每服一二匙，用凉灯心汤调下，夏月井水调服加辰砂末二钱，名为“辰砂益元散”。

◉ 二十六 补中益气汤

人参　黄芪　甘草　白术　当归　升麻　柴胡　橘红

水一钟，姜二片，枣一枚，煎服。

◉ 二十七 理中汤

人参　白术　甘草　干姜煨

---

① 原文为“参苏散”，据目录及文义改。

上各等分，水一钟，煎服。

◉ 二十八 玄参解毒汤

玄参　黄芩　山栀炒黑　桔梗　甘草　生地　荆芥穗　干葛

上各等分，水煎服。

◉ 二十九 保元汤

人参　黄芪　甘草　肉桂随意加减

水一钟，糯米一钱，煎服。

◉ 三十 加味连翘散

连翘　升麻各酒洗　葛根　甘草　桔梗　赤芍药

黄芩酒炒　木通　牛蒡子　麦门冬去心　山栀酒炒

水一钟，灯心竹叶煎服。

◉ 三十一 四圣丹

血余一钱　珍珠末三分　豌豆十粒为末

共为细末，用油胭脂调成膏，凡有痘疔，将银针挑破，刮去恶血恶水后，用膏点入。

◉ 三十二 陈氏异功散

木香　当归　陈皮　丁香　官桂　人参　白术　厚朴

白茯苓　熟半夏　肉豆蔻面包煨　附子制过

水一钟，姜三片，枣二枚，煎五分，空心服。

◉ 三十三 四圣散

紫草　木通　蝉蜕　甘草

一方加枳壳、川芎，名“加味四圣散”。

水一钟，煎服。

◉ 三十四 导赤散

木通　生地　甘草各等分　淡竹叶三十叶

水一钟，煎服。

◉ 三十五 犀角饮

犀角　防风各一钱　甘草五分　黄连钱半

水一钟，灯心竹叶煎服。

◉ 三十六 凉血解毒汤

当归　白芷　升麻　紫草　红花　赤芍药　桔梗　连翘　灯草

水一钟，煎服。

◉ 三十七 生地四物汤

生地黄　当归　白芍药　川芎

水一钟，煎服。

◉ 三十八　八物汤

人参　白术　茯苓　甘草　当归　白芍药　熟地黄　川芎

水一钟，煎服。

◉ 三十九　人参透肌散

人参　白芍药　川芎　甘草　蝉蜕　陈皮　白茯苓　白术　木通　紫草　当归

水一钟，煎服。

◉ 四十　陈皮木香散

木香　赤茯苓　人参　前胡　青皮　半夏　丁香　诃子肉　甘草　桂心　大腹皮酒洗净

水一钟，姜三片，煎服。

◉ 四十一　四君子汤

人参　白术　甘草　茯苓[①]

水一钟，煎服。

◉ 四十二　五苓散

白术　茯苓　猪苓　泽泻各一钱　肉桂三分

共为细末，每服一钱，米汤调下，煎服亦可。

◉ 四十三　人参败毒散

羌活　独活　前胡　柴胡　桔梗　人参　茯苓　枳壳　甘草　川芎

水一钟，姜一片，煎服。

◉ 四十四　十宣散

人参　当归　黄芪　官桂　甘草　川芎　防风　桔梗　木香　白芷　厚朴　紫草

水一钟，煎服。

◉ 四十五　托里快斑汤

人参　当归　黄芪　桔梗　牛蒡子　连翘　防风　甘草　赤芍药　荆芥穗　白术各等分

一方加木香。

水一钟，煎服。

◉ 四十六　解毒救苦汤

升根　葛根　桔梗　天花粉　连翘　黄芩　紫草　地骨皮　川芎　甘草　牛蒡子　荆芥穗

水一钟，煎服。

◉ 四十七　大补汤

人参　白术　茯苓　甘草　当归　川芎　白芍药　生地黄　黄芪　肉桂

水一钟，糯米一钱，煎服。

◉ 四十八　内托散

人参　黄芪　甘草　当归　白芍药酒炒　陈皮　川芎　肉桂

---

① 原书缺茯苓，据文义补。

水一钟，糯米一钱，煎服。

◉ 四十九 消毒饮

牛蒡子　甘草　防风　荆芥穗

水一钟，煎服。

◉ 五十 小承气汤

厚朴　大黄　枳实

一方加芒硝。

水一钟，煎五分服。

◉ 五十一 谷精草散

治痘后眼睛生翳。

谷精草一两　生蛤粉二两

上为细末，用猪猪肝一叶，竹刀劈作片，擦药在内，或麻或草缚定，以砂罐贮水，慢火煮熟，令儿不拘时服。

◉ 五十二 蝉蜕木贼汤

治症同前。

蝉蜕二十一个　木贼五钱

水二钟，煎一钟，日逐随意饮。

◉ 五十三 清肝鼠黏子汤

治痘后眼黑睛红色，怕日羞明，欲生翳沫。

甘草　桔梗　连翘　鼠黏子　当归　赤芍　防风

谷精草　苍术为君　黄芩酒炒　荆芥　龙胆草

水一钟，煎五分，食远服。

◉ 五十四 洗肝散

退痘后眼翳。

甘草　黄芩　木贼　草决明　当归　川芎　柴胡　谷精草　桔梗　防风　沙苑蒺藜

水一钟，煎五分，食远服。

◉ 五十五 甘桔汤

治痘疮首尾喉痛。

甘草　桔梗各等分

水一钟，煎四五分，食远服。

◉ 五十六 射干鼠黏子汤

治痘后喉痛不可忍者。

射干　木通　桔梗　牛蒡子　升麻　玄参　防风　山豆根　薄荷　灯草

水一钟，煎五分，食远服。

◉ 五十七 白虎汤

治痘疮热极烦躁引饮，舌上生刺，睡卧不安者。

石膏三钱　甘草一钱　粳米二十粒　知母　人参　麦门冬去心，各一钱半

水煎服，淡竹叶随意加减。

◉ 五十八 水杨汤

浴洗疮疹最妙。

水杨柳，生于溪边，细条丛生者是也。亦有用苑内栽培观音柳者。春冬用枝条，秋夏连枝叶，剉断，用长流水一锅，入杨柳枝叶在内，煎六七沸，将三分中一分入浴盆内，不要太热，不要太冷，先要用过升表药或内托药，然后将儿浴洗，渐添汤，浴毕抱置温暖处，勿令见风，以灯照看，隐隐有起发意，此佳兆也。若先后不见起发，不见红绽，则津液枯矣，不必更洗。

◉ 五十九 解毒鼠黏子汤

治痘后口疮。

白术於潜者佳　黄连　甘草　桔梗　防风　连翘　玄参　薄荷　鼠黏子

水一钟，煎五分，食远服。渣煎，搅口洗疮。

◉ 六十 口疮药

治诸般口疮。

黄连　细辛各等分，为极细末

先用米泔水搅净，后用药末擦上。

◉ 六十一 立效散

治痘疹口疮、口疳神效。

冰片　干胭脂　镜锈[①]各二分　麝香一分　珍珠　龙骨　血竭　儿茶各三分

生肌散四分，外科医家处取

共为极细末，先用米泔水洗搅净后，擦药末，咽下亦无妨。

◉ 六十二 柴胡门冬散

治痘后咳嗽。

柴胡　桑皮　茯苓　甘草　白术　干葛　陈皮　半夏　麦门冬去心

水一钟，姜一片，煎五分，食远服。

◉ 六十三 败草散

用多年盖墙屋上烂草不拘多少，晒干或烘干，为细末，擦在破烂处。若脓水不绝，沾衣服难以坐卧，可用二三升，摊在席上，令儿坐卧在上。此草经霜露，感天地阴阳之气，善解疮毒，其功不可尽述。如一时不得败草者，滑石末、绿豆粉、荞麦面代用之亦可。

◉ 六十四 绵茧散

治痘疳。

---

① 镜锈：即铜镜上氧化产生的铜绿锈。《正字通·金部》："镜锈，镜上绿，俗名'杨妃垢'。"

出蛾绵茧子不拘多少，将生白矾锤碎，入茧内令满，以炭火烧之。白矾汁尽，取出，研细，加密陀僧五钱、白芷末二钱，和药擦上。

◉ 六十五 当归芍药汤

治痘后下痢脓血。

当归　芍药　枳壳　黄连　黄芩　茯苓　泽泻　陈皮　牛蒡子

水一钟，煎五分，不拘时服。

◉ 六十六 千锤膏

贴痘毒、痘疳及一时无名肿毒，神效。

乳香　没药　儿茶　天麻仁　松香各等分

用槌捶三五千下成青，摊在缎子上，贴之。

◉ 六十七 四顺饮

治痘疮大便秘结，烦躁口渴，谵言妄语。

大黄　赤芍药　当归各等分　甘草

水一钟，煎五六分服。

◉ 六十八 麻疹说

麻之说，诸书皆未明言，殊为痛恨。执升麻汤而医者，夭亡讵可胜数耶？冬月宜寒，反行春令，则阳气外发矣。然而时令收藏不能尽发，或日间亢热，午后生风，大寒或出门甚暖，归来风雨暴至，邪热疫气滞于肌肤之间，其病不即病，至春夏始病。或天行传染，或遇感冒热蒸，五六日后，其形乃见，状如蚊迹蚤斑，出而复没，没而复出，三日后渐渐隐退，此即《伤寒指掌》[①]内所云：瘟毒浑身似锦纹，发斑隐疹呕频频，或时咳逆心烦躁。冬感微寒发在春之谓也。其形色虽一，其原则二。一因感冒起者，名曰“伤寒发斑”；因夹食起者，名曰“胃热发斑”；感冒起者，发热咳嗽，鼻塞流涕，眼目黄眵，气促声嘶，两手脉大。假如初一日得病，止可用苏陈、甘桔、前防、橘杏、半夏、枳壳之类调治。四五日无汗，加羌活、白芷、葱白，汗多者加赤芍药。待五六日，以灯照之，如皮肤内果有细细红点，此斑疹欲出也。用升麻葛根汤表之。出迟者，少加麻黄，斯得之矣。至于夹食起者，发热头疼，咽痛嘶哑，肚痛自利，喉内痰促，两手脉或洪或滑，假如初一日得病，亦用苏陈、甘桔、厚朴、枳壳、茯苓、半夏、麦芽等药消导和解，延至五六日，亦以灯照之，如里证传表，可以升发也。用升麻汤加前胡、防风、枳壳等药一二帖，则红点自透。如大便频者，加木通；大便秘者，必加清利药一二品，又何患其功之不收耶？今人见此症盛行，凡发热咳嗽者以为出疹，不分表里，不拘日数，一热即用升麻汤，不出再用，致使气促烦躁，日夜不安。至于口鼻出血，腹胀而死者，病家不知医之死也，医家亦不知药之死也。间有一二命不死，延至六七日，或病口疮成疳，或下利赤白，日病频数，复用木香辛温之药，以致胃热噤口而死者，不可哀哉！故予录之以俟同志者酌之。

① 《伤寒指掌》：指《伤寒活人指掌图》，为元代吴恕所撰著作，成书于1337年，共五卷。该书综合了《伤寒论》《伤寒活人书》等著述，增为八十九张图表，论证颇详。

◉ 六十九　附：本草药性

◎ 升麻

味苦平，性微寒。升也，阴中之阳也。引葱白散手阳明之风邪，引石膏止足阳明之齿痛，引诸药游行四经，升阳气于至阴之下，因名之曰“升麻”。

◎ 羌活

味苦甘平，性微温。升也，阴中之阳也。散肌表八风之邪，利周身百节之痛，排巨阳肉腐之疽，除新旧风湿之证，乃手足太阳表里引经之药也。

◎ 白芷

味辛，性温。升也，阳也。去头面、皮肤之风，除皮肤燥痒之痹，止足阳明头痛之邪，为手太阴引经之剂。起痘疮顶陷，退风疹、疏热痒之要药也。

◎ 防风

味甘辛，性温，升也，阳也。以气味能泻肺金，以体用通疗诸风，治痘发惊者与天麻同用。

◎ 葛根

味甘平，性寒，可升可降，阳中之阴也。发伤寒之表邪，升痘疹之热毒，理胃虚，解烦渴，乃痘疮已见形、未见形之要药也，须白色如粉者佳。

◎ 人参

味甘，气温，升也，阳也。能益元气而和中，生津液而止口渴，治痘之圣药，非此莫能固里。量人大小多寡用之。若里实毒盛者，不宜用也。须择明润者佳，干枯碎小者无力。

◎ 黄芪

味甘，气温，升也，阳也。能益元气而补肾，温肉分而实肌。治痘赖此里托外负，量人大小多寡用之。若表实者，不宜用。须箭秆绵软不油者佳。十日之后，痘发已足，不肯收敛，蜜炙随意用。

◎ 甘草

味甘平，气微温，阳也。能解诸毒而泻火，健脾胃而和中。治痘赖以分理阴阳，佐正君臣之道也。寒则炙用，热则生用，须择坚实者佳。

◎ 官桂

味辛热，浮也，阳中之阳。能祛风邪而实腠理，和荣卫以固肌表。桂枝引药力以上行，肉桂引药力以下行，开荣卫，藉力以达于表。冬月夏月斟酌多寡用之。

◎ 川芎

味辛，气温和也，阳也。能助清气而升头面，引参芪以补元阳。小如雀脑者佳。

◎ 当归

味甘辛，气温，可升可降，阳也。治各有条，能生血止血，活血养血，治痘赖以助血归附气位，必加芍药以佐之，恐其活血流动，毒无定位。宜身大白净者佳。酒洗，剉片，焙干用。

大便不实，不宜多用。

◎ 茯苓

味甘淡，性温，降也，阳中之阴也。能利窍而去湿，止渴而生津，治痘不可过用。惟泻渴及毒不敛而发水疱者不禁。惟坚白大者佳。

◎ 白术

味甘，气温，可升降，阳也。能利水道而除湿，益脾胃而退热，治痘不宜过多，非泻痢发水疱者不加，浆毒溢盛不结痂者多用。宜於潜细白而坚者佳。

◎ 紫草

味苦气寒，能补中气而制诸邪，行痘毒而利九窍，疮色白者不宜用。须紫茸染手者佳。若色紫赤毒盛者，五日前后皆不禁也。

◎ 陈皮

味苦辛，气温，可升可降，阳也。能和中而益脾，消痰而行气，不可多用。若去白而名橘红者，专主消化痰涎，行气壅滞，惟暂用之则可。以广东陈久者佳。

◎ 木香

味苦辛，气微温，降也，阴中之阳也。能调气而破坚，和胃而辟毒，若痘，行气助参芪之力，止泻痢，而理后重，不可过于多也。宜如枯骨黏牙者佳。磨水用，或剉片同煎亦可。

◎ 黄连

味苦，气寒，升也，阴中之阳也。能泻心火而散痞，燥胃湿而厚肠。治痘，专退余热，毒解之后脸赤潮热不可缺。宜川蜀坚实者佳。剉碎，酒炒用。

◎ 糯米

味甘气温，升也，阳也。治痘专温脾胃之中气，不使毒内攻；制紫草之余寒，不使味伤胃。宜粗大白色者佳。

◎ 生姜

味辛气温，升也，阳也。能止呕和中，助阳发表。治痘不可缺，以其力能助参芪之功也。宜老而生者佳。

◎ 天麻

味辛平，性温无毒，降也，阳也。专治痘疹首尾惊悸，祛诸风麻痹不仁。须明净者佳。

◎ 大枣

味甘平，性温无毒，降也，阳也。助脉强神，大和脾胃。

◎ 红花

味辛，性温无毒，阳也。逐恶血，生新血，活滞血，补虚血。

◎ 木通

味甘平，性寒无毒，降也，阳中之阴也。泻小肠火积而不散，利小肠热闭而不通，疮之热盛毒重者，非此莫去。宜用淡黄色者。

◎ **连翘**

味苦平，性微寒，升也，阴也。泻诸经之客热，散诸肿之疮疡，排脓托里，不可缺者。

◎ **厚朴**

味苦辛，性温，可升可降，阴中之阳也。苦能下气去实满而消腹胀，温能益气除湿满，散结调中。

◎ **枳壳**

味苦酸，性微寒，沉也，阴也。消心下痞满之痰，泄腹中滞塞之气，推胃中隔宿之食，削腹内日久之积。须年深日久者佳。剉碎，麸炒过用。

◎ **桔梗**

味苦辛，性微温，升也，阴中之阳也。止咽痛兼除鼻塞，利膈气，通调水道，一为诸药之舟楫，一为肺部之引经。

◎ **大黄**

味苦性寒，其性沉而不浮，其用走而不守，夺土郁而无壅滞，定祸乱而治太平。若痘疹热毒炽盛，烦躁引饮，二便不通，非此莫救。急救者不可缺。酒浸透，蒸熟，培干用之。

◎ **黄芩**

味苦平，性寒，可升可降，阴也。中枯而飘者，泻肺火，消痰利气；细实而坚者，泻大肠火，养阴退阳；中枯而飘者，除风湿留热于肌表；细实而坚者，滋化源，退热于膀胱。酒浸透，剉片，微炒焦用，退肌表热，以柴胡为使。

◎ **半夏**

味辛平，生寒熟温，有毒，降也，阳也。止呕去痰涎，除湿和脾胃，定头疼须生姜制过方可用。

◎ **射干**

味苦平，微温，降也，阴中之阳也。开喉止痛，明目消肿，专治咽闭。

◎ **贝母**

味辛苦平，微寒，可升可降，阳中之阴也。清痰下气，止咳嗽，治肺虚。

◎ **白芍药**

药味酸平，性寒，可升可降，阴也。能健脾气而补表，止腹痛而收阴。治痘血散不归，赖以收之附气也。痘解不敛，赖以收之而成功也。宜白大者佳，须酒浸透，切片，微火炒过用。七日前少用，七日后大用。

◎ **麦门冬**

味苦甘平，气微寒，阳中之微阴也。能清肺火而止渴，补心气而生脉，治痘宜白净小者佳，须去心用之。

◎ **肉豆蔻**

味辛气温，能止霍乱而温中，治积冷而止泻，非水泻久痢不加，乃一时救急之要药也。宜大而坚实者佳。面裹煨热，去面用。

◎ **荆芥穗**

味辛平，气温，阴中之阳也。能除风热而消毒，清肌表而利咽，治痘专退壅肿而解余热。宜穗不宜茎，香鲜者佳。

◎ **山楂子**

味甘酸，气温平，阴中之阳也。能宽气消食，益脾去垢。治痘专平气解利参芪之滞。宜赤色肥大者佳。

◎ **黄陈米**

味甘气温，升也，阳也。治痘，专扶谷气以助胃气，益真气而和胃气。宜多年仓廪中香黄者佳。

◎ **生地黄**

味甘苦，性寒，沉也，阴也。凉心火之血热，泻脾土之湿热，止鼻中之衄热，除五心之烦热。

◎ **草决明**

味苦甘平，微寒，沉也，阴也。泻肝热，明目驱风。

◎ **木贼草**

味甘微苦，降也，阳也。泻肝热，开眼中云翳，兼治肠风下血，女人赤白带崩。

◎ **谷精草**

味辛温，可升可降，阳也。破翳膜遮睛，兼治喉痹，止齿痛。

◎ **鼠黏子**一名牛蒡子

味辛，气温平，能润肺而散气，利咽而退肿。治痘专解毒起顶不可缺少者。微炒研细用。

孟春沂治痘详说一卷终

孟春沂杂症良方二卷

南京太医院吏目孟继孔 著

钱塘胡文焕、秣陵陈邦泰 校

◉ 一 小儿有病须看虎口三关

初节寅关食指第一节。

次节卯关食指第二节。

三节辰关食指第三节。

◉ 二 经纹歌

左手红生似线形，须知发热又兼惊；右手筋纹如左样，脾伤惊积一齐生。

纹头有似三叉样，肺气生痰夜作声；色青应有伤寒症，若是空红泻定生。

指脉深青不暂停，微青腹痛粪多青，若兼黑色盘肠吊，眼搐牵抽不得宁。

小儿指脉深红色，发热惊时目强直，微红下痢腹中疼，吐泻脾虚多不食。

指上纹生紫色深，惊时啼叫又呻吟，微微紫色肠中痛，若是纹弯主恶心。

虎口脉纹多，须知气不和。色青惊积聚，下痢泻如何。

青黑慢惊发，人掌内瘹[①]多。三关急通过，此症必沉疴。

◉ 三 第一节寅关轻重

脉纹有青紫，心肝有病，主惊搐，口舌生疮，发热，四肢厥逆，不食。黄白纹，主食停胃口，腹疼腹胀。黑色者不救。

◉ 四 第二节卯关轻重

脉纹见青紫，心肝受病，日久成疳，发热，头眩，惊怖，面赤，口干燥。黄白色纹，疳病在脾肺，吐泻发热，咳嗽，吐痰；黑纹，疳在肾，绕耳生疮，作肿作胀。

◉ 五 第三节辰关有重无轻

脉纹见者，通度三关，直上爪甲，胃绝多死。

◉ 六 小儿脉法

小儿之脉与大人异，九至为伤，平和六至。沉细知其为冷，十至而病困矣。急弦为气之干，沉缓为食之滞，促急必是虚惊，紧者风痛而理。弦而又急，客忤之气。沉而数者，骨热何议。脉来乱者，必然难治。

弦急主气不和。

沉缓主伤食。

---

① 瘹（diào，音钓）：狂病。

促急主虚惊。

脉浮主风。

脉沉主冷。

◉ 七 持脉三要

一曰举轻手寻之。

二曰按重手取之。

三曰寻不轻不重，委自求之。

举按寻三要，惟寻字诊家下手之至决，即经之所谓“三菽”“六菽”“十二菽”之旨也。

◉ 八 脉象纲领图[①]此将七表八里之脉融会至为切要

浮举之有余，按之不足。轻手得而无力则为芤，有力则为洪，力重则为实

沉举之不足，按之有余。重手得而细小形为微，至骨有力则为伏，无力则为弱

迟一息三四至，来去极迟。重手得而少软则为缓，短细则为涩，无力则为软

数一息七八至，来去极疾。轻手得而极数则为紧，有力则为实，流利则为滑

论浮沉迟数四脉有力无力主病此极要者

浮而	有力为风 无力为虚	迟为风寒 数为风热	俱为表证
沉而	有力为积 无力气滞	迟内寒 数内热	俱为里证
迟而	有力为痛	无力为冷为寒	
数而	有力为热	无力为疮为燥	
滑者	脉形流利	主血不和，主气壅滞，主痰	
涩者	脉形濡滞	主气不和，主伤精，败血	

俱看在何部，此诊脉之切要也

凡长人脉长，当疏下指，短人脉短，当密排指。人瘦小则轻取之，人肥大则重取之。急性人脉急，缓性人脉缓。又有反关脉，在三部之后侧处。若过寸口上至鱼际者，名曰“鱼际脉”。有左大右小者，有左小右大者，有贵人两手清微全无脉者，名六泽脉。有两手俱洪大者，须用心诊视。凡诊人脉，须先调平自己气息，初轻按消息之，次中按消息之，再重按消息之，分别寸关尺部，五六至者为平脉，其有太过不及，则为病脉也矣。

小儿囟门高起者热冲于上也宜清利之，囟门陷下者元气虚脱也宜补助之。

◉ 九 十二经络气血歌

多气多血经须记，手足阳明大肠胃。

少血多气有六经，三焦胆肾心脾肺。

---

① 此在原书中为表格形式。

多血少气心包络，膀胱小肠肝所异。

◉ 十　十二经所属歌

手经太阳属小肠，膀胱经属足太阳，肝足厥阴手包络，胃足阳明手大肠。

胆属少阳足经寻，三焦手内少阳临，肾足少阴手心脏，脾足太阴手肺金。

◉ 十一　引经药歌

小肠膀胱属太阳，藁本羌活是本方。三焦胆与肝包络，少阳厥阴柴胡强。

大肠阳明并足胃，葛根白芷升麻当。太阴肺脉中焦起，白芷升麻葱白乡。

脾经少与肺经异，升麻兼之白芍详。少阴心经独活主，肾经独活加桂良。

通经用此药为使，更有何病到膏肓。

◉ 十二　四时用药法

不问所病或温或凉，或热或寒，如春时有病，于所用药内加清凉风药；夏月有疾，加寒凉之药；秋月有疾，加温气药；冬月有疾加辛热之药，是不绝生化之源也。钱仲阳治小儿，深得此理。《内经》曰：必先岁气，无伐天和，是为至治。又曰：无违时，无伐化。又曰：无伐生生之气。此皆常道用药之法，若反其常道而变生异症，则当从权施治。

◉ 十三　五行五色五味五走五脏主禁例

东方之木，其色青，其味酸，其脏肝。肝主筋，木曰曲直，曲直作酸，酸走肝。筋病，人勿多食酸。

南方之火，其色赤，其味苦，其脏心。心主血，火曰炎上，炎上作苦，苦走心。血病，人勿多食苦。

西方之金，其色白，其味辛，其脏肺。肺主气，金曰从革，从革作辛，辛走肺。气病，人勿多食辛。

中央之土，其色黄，其味甘，其脏脾。脾主肉，土曰稼穑，稼穑作甘，甘走脾。肉病，人勿多食甘。

北方之水，其色黑，其味咸，其脏肾。肾主骨，水曰润下，润下作咸，咸走肾。骨病，人勿多食咸。

◉ 十四　小儿初受气论

《圣济总录》云：小儿在母腹中，受其精气。一月胚，二月胎，三月血脉，四月形体成，五月动作，六月筋骨成，七月毛发生，八月脏肺具，九月谷气入胃，十月百神备而生。生后六十日瞳子成，孩儿能颏笑语识人；百日任脉生，能反覆；一百八十日尻骨成，能独坐；二百一十日，掌骨成，能匍匐；三百日髌骨成，能独倚；三百六十日胫骨成，乃能移步。此是常定之法。至于不及期而先能，并过期而不能者，则又禀赋之丰怯，是又不可以一概拘也。先人有行迟语迟之方，诸方书俱载，愚意物各有时，似亦不必人为，惟高明者鉴之。

◉ 十五　小儿始生变蒸

三十二日一变生，癸肾脏，属足少阴经。

六十四日二变一蒸生，壬膀胱腑，属足太阳经。

九十六日三变生，丁心脏，属手少阴经。

一百二十八日四变二蒸生，丙小肠腑，属足太阴经。

一百六十五日五变生，乙肝脏，属足厥阴经。

一百九十二日六变三蒸生，甲胆腑，属足少阳经。

二百二十四日七变生，辛肺脏，属手太阴经。

二百五十六日八变四蒸生，庚大肠腑，属手阳明经。

二百八十日九变生，己脾脏，属足太阴经。

三百二十二日十变五蒸生，戊胃腑，属足阳明经。

至于心包络脏，属手厥阴经，三焦为肺，属手少阳经。此一脏一腑，俱无形状，故不变而不蒸也。然所谓变者，变生五脏也。蒸者，蒸养六腑也。又曰：变者，变其情态；蒸者，蒸其骨体，故血脉方荣，骨格始长，情性有异于前。当变蒸之时，看儿子唇口，如上唇微肿，有如卧蚕，或有珠泡子者，见变蒸症也，即宜少与乳食，不可妄投药饵，切不可用艾火灸。若不依此，多致杀儿，屡见有此者，故书以告之。

◉ 十六 初生论

初生芽儿，一块血也，无形症也，无脉有惊，定知是胎。惊有热，定知是胎热，内无脉，外无形，手无纹，面无色，有病殊不可晓，惟心诚求之耳。故有声有泪者，惊啼也，五味抱龙丸主之；有声无泪者，腹痛也，木鳖子膏主之；啼哭而手足上撒，或弯身如虾者，盘肠内钓也，钩藤汤主之。

◉ 十七 五味抱龙丸

天竺黄一两　胆南星二两　麝香二钱　辰砂三钱　雄黄三钱

共为细末，炼蜜为丸，如芡实大。每服一丸，作三四次，用灯心汤化开，抹于舌上，仍以灯心汤下。

◉ 十八 木鳖子膏

木鳖子去尖，细切，捣为泥，去油净，三分　乳香箬叶上火炙去油，取末，三分

共为一处，每用一二分，钩藤、枳壳各一撮煎汁，调为膏，抹于舌上，以滚白汤送下。

◉ 十九 钩藤汤

钩藤五分　枳壳五分　甘草二分　玄胡索五分

用水半茶钟，煎至二分，不拘时与服。

◉ 二十 脐论

婴儿之脐，大肠之窍，收拾急宜谨慎，生下截断宜长不宜短，截后当用绢帛丝绵包裹，仍以艾火灸之候干，听其自落。落后如脐干，当以暖脐膏贴之，防洗浴水湿，换衣风侵。如脐不干而有潮湿水气，轻者以红绒散敷之，重者以龙骨散敷之。至于脐风撮口等症，以救急汤、龙脑膏，间十救其一二，不可不思患而预防也。

◉ 二十一 红绒散

红色绒或红色褐子[①]，不拘多少，灯下烧灰为细末，敷于脐上，外以膏药贴之。

◉ 二十二 龙骨散

龙骨不拘多少，入炭火内烧令通红，取出冷定，研为细末，敷于脐上，外仍以膏药贴之。

◉ 二十三 救急汤

猴狲粪，山中者良，人家喂养吃五谷者不宜用也。不拘多少，煎汤喂之。

◉ 二十四 龙脑膏

虾蟆胆，同上好冰片，捣为膏，收于小磁罐内，黄蜡封口。临用以银簪挑出，抹入儿口中，以灯心汤化下。

◉ 二十五 舌论

舌乃心之苗，唇乃脾之窍。舌红润而和者，无病也。舌红紫者，胎热也，黄连甘草朱蜜之法治之；舌黄燥者，胎热兼有积乳也，以小和中汤治之。要儿不惟舌燥起刺，但不和而吮乳不紧，即凶候矣。至于唇宜红润，若红紫者，若燥者，皆胎热也，黄连甘草法；唇微有青气者，惊也，抱龙丸治之：唇四围青黯者，惊重也，多不可治；唇白者，胎气怯弱，生而难育，有疾难治，慎之！慎之！

◉ 二十六 小和中丸

陈皮　枳壳　苍术　厚朴　神曲　山楂　藿香　甘草

上为末，炼蜜为丸，如圆眼肉大。每丸，作四五次，或姜汤，或灯心汤，化下。

◉ 二十七 黄连甘草汤

黄连　甘草各等分

煎浓汤，不拘时服。

◉ 二十八 朱蜜法

朱砂研极细末，水飞净，每用二三分，生蜜调浓，抹于舌上，以灯心汤送下。

抱龙丸方见前

◉ 二十九 吐论

伤胃则吐，伤脾则泻，人人皆知其为然，惟婴儿亦有不然者。若吐色白者，胃受寒也，或乳母过饮冷浆以致婴儿胃寒，以香橘饼治之。吐色黄者，胃热也，或胎中原禀积热，或乳母过食煎煿油腻酒蒜等物，以致婴儿胃热作呕，以芩连二陈汤加减治之。若吐从口射出，或从口角顺流，此非病也，婴儿不知饥饱，随口辄咽，以致满而上溢作呕，此即书之所云“水多则沼溢，酒满则卮倾”，自然之理，非疾病也。当令其少少与食，或微饿之则安。若以上诸症妄服药物者，必愈加呕吐，多致慢惊，慎之！慎之！

◉ 三十 香橘饼

陈皮　藿香　香附　苍术　厚朴　枳壳　砂仁　神曲　青皮各等分　甘草减半

---

① 褐子：旧时用牛、羊、驴、马等家畜毛织成的粗布。

共为细末，炼蜜为饼，每服量儿大小多寡与服，姜汤化下。

◉ 三十一 加减芩连二陈汤

陈皮　茯苓　黄连姜汁炒　枳壳　山栀姜汁炒　甘草　熟半夏

用水二钟，姜一片，煎二三分，不拘时服。

◉ 三十二 惊论

惊分急慢，治有凉温。书云：急惊合宜凉泄，慢惊合宜温补，诚格言也。故素无疾病，猝然之间，或发热，或不发热，痰涎壅塞，手足抽掣，角弓反张，目睛上视，牙关紧急，人事不省，此急惊也。盖心为火，肝为风，风火相搏，抽搐不宁，此症或饮食过多，或食后兼惊，或伤风发热，郁热生痰，痰盛发搐；或过食肥甘之物，停蓄胃中，以致清气不上升，浊气不下降，关格而发搐，皆有余之症，治宜清凉行食行痰之剂，如牛黄丸、镇惊锭、醒风天麻汤之类，皆不可缓。痰一行，气一降，安在须臾矣。若因久热、久吐、久泻、久嗽，或病后失调，或急惊过用凉苦之药，或伤食大便久闭不通，发热日久，元气烧烁，传变慢惊。手足微微搐搦，两颊乍赤乍白，张口露睛，吁气，常出气，昏睡不语，此慢惊也。盖急惊之病，得之自外而入者，又慢惊之病得之自病而出者。多五脏虚极，虚则生风，所以微微动摇，俗云：急惊惊病不惊医，慢惊惊医不惊病。吐后生惊者，以星香散主之；泻后生惊者，以参苓白术散主之；嗽后生惊者，以门冬散主之；病后生惊者，补中益气汤加减治之。急惊传变为慢者，镇心丸、回生丹，本药内少加截风化痰药治之。大抵治急惊者，十全八九；治慢惊者，十不救一。辨之不真，药之不当，延缓不能速救，以致夭亡者，得不归咎于医欤？

◉ 三十三 牛黄丸

大黄　枳实　陈皮　黄芩　牛胆南星各等分　辰砂水飞入药内，不拘分两，以紫色为度

上为末，炼蜜为丸，如圆眼肉大，辰砂、金箔为衣。每服一丸，灯心汤化下。

◉ 三十四 镇惊锭子

天竺黄五钱　胆南星一两　辰砂三钱　雄黄二钱　牛黄七分　冰片　麝香五分，以上另研

白附子五钱　大黄　枳实　羌活　防风　僵蚕　茯神　全蝎　黄连　天麻各二两

上为末，甘草煎汤，打糊为锭，晒干，辰砂为衣，每服用灯心汤磨下，或薄荷汤磨下。

◉ 三十五 镇心丸

紫河车黑豆水煮，五钱　干山药　甘草　人参　茯神各一两

牙硝三钱　辰砂六钱　麝香一钱　冰片三分

共为细末，炼蜜为丸，金银箔为衣。每服如圆眼肉大，或灯心汤，或薄荷汤，或麦门冬汤化下。

◉ 三十六 醒风天麻汤

羌活　防风　天麻　枳实　黄连　黄芩　橘红　胆星　全蝎　茯神

用水一钟，姜二片，煎五分，入姜汁一匙，不拘时服。

◉ 三十七 星香散

胆南星 陈皮 半夏 藿香 香附 砂仁 白术 人参 天麻 茯神 钩藤

用水一钟，煨姜二片，煎至四五分，不拘时服。

◉ 三十八 参苓白术散

人参 白术 茯苓 甘草 陈皮 厚朴 泽泻 肉桂 肉豆蔻面包煨 诃子肉 白扁豆炒

上为末，米汤调下，或炼砂糖为丸亦可。

◉ 三十九 门冬宁肺散

麦门冬 陈皮 胆南星 熟半夏 桑皮 桔梗

白术 五味子 天麻 防风 僵蚕 白附子

用水一钟，姜二片，煎五分，食远温服。

◉ 四十 补中益气汤

人参 白术 当归 川芎 黄芪 茯神 升麻 天麻 柴胡加等分 陈皮 甘草

用水一钟，姜二片，黑枣一枚，煎五分，不拘时服。

◉ 四十一 回生丹

天麻 防风 人参 半夏曲 肉豆蔻面包，煨 白术 茯神 木香

肉桂 僵蚕各二两 雄黄 白附子 辰砂各三钱 麝香 冰片各五分

上为细末，甘草打糊为饼，晒干，辰砂为衣。每服量儿大小，或姜汤，或灯心汤，或门冬汤，磨下。

◉ 四十二 伤寒论

小儿伤寒与大人无异，所不同者，兼惊耳。其余他症、传经等项，用药与大人同，特剂有大小耳。故恶风恶寒、隈人藏身、引衣密藏[①]是为表证，宜汗者。若恶热恶食、出头露面、扬手掷足、烦渴燥结、气粗腹满，是为里证，宜下宜润，或蜜导法治之。若头额凉、手足厌冷、面色黯淡、大便泻青，此则阴病里虚，当用理中等温药以急救其里。举是汗下温三法，其余可类推矣。

◉ 四十三 升麻汤

治小儿时行瘟疫及痘疹疑似之间，伤寒伤风皆宜服此。无汗者加麻黄一钱、葱头一根。

升麻 干葛 白芍各三钱 甘草一钱

用水一钟，姜三片，煎五分，不拘时服。服药后身凉即止，加紫苏、香附、陈皮，名“升苏散”。喉痛者，加桔梗；发斑丹毒，加玄参。

◉ 四十四 十神汤

治时令不正，瘟疫妄行，感冒发热，痘疹疑似之间，不问阴阳两感，风寒湿痹，皆宜服此。

---

① 隈人藏身、引衣密藏：隈人藏身即靠着人、贴着别人，引衣密藏即拽着衣服裹紧了，都是不会说话的小儿怕冷恶寒的表现。

升麻　干葛　赤芍　甘草　麻黄　川芎　白芷　陈皮　紫苏　香附

水一钟，姜三片，葱头二茎，煎热服，以汗为度。

◉ 四十五　麻黄汤

治伤寒头疼发热，身疼恶风，无汗喘满，又治太阳病脉芤紧，无汗，八九日不解，表证仍在，当发汗者。

麻黄去节　甘草　桂枝　杏仁去皮尖

用水一钟，煎六分，不拘时服，取微汗。夏至后须加知母、石青[①]、黄芩，盖麻黄汤性热，夏月温之，必有发黄斑出之失。凡伤寒热病，虽凉不可太温，惟春冬病用正方。

◉ 四十六　桂枝麻黄各半汤

治太阳病八九日如疟状，发热恶寒，热多寒少，脉微缓者，欲愈也。脉微而恶寒者，此阴阳不和，更发汗，须汗吐下也。面赤反有热者，表未解也，汗出少许身必凉。

桂枝　芍药　生姜　甘草　麻黄　杏仁　大枣

水一钟，煎六分，热服。

◉ 四十七　桂枝汤

治太阳中风，啬啬恶寒，翕翕发热，自汗干呕。无汗者不宜用，夏至前后加减用之。

桂枝　芍药　甘草　生姜　大枣

水一钟，煎六分，热服。服后饮热粥米饮一盏，以助药力。少加薄被覆盖，半时通身彻，似有汗者佳。

◉ 四十八　人参败毒散

治伤寒时气，头疼项强，壮热，遍身疼痛，恶寒恶风，咳嗽鼻塞声重，吐痰及疮毒，作寒作热，并宜治之。

羌活　独活　前胡　柴胡　桔梗　人参　茯苓　枳壳　甘草　川芎

水一钟，姜三片，薄荷一撮，煎五分，热服。

◉ 四十九　四顺散

大黄　甘草　当归　芍药　薄荷

水一钟，煎五分，不拘时服。

◉ 五十　竹叶石膏汤

治伤寒表里俱虚，胸中烦闷，或得汗已解，内无津液，虚烦少气。如伤寒未解不可服。

人参　半夏　甘草　石膏　麦门冬

水一钟，生姜三片，竹叶七片，灯心廿茎，粳米一撮，同煎。如呕，倍加生姜、竹叶。

◉ 五十一　白虎加人参汤

治伤寒吐下后七八日不解，热结在里，表里俱热，大渴烦躁，脉洪大者。

---

① 石青：即蓝铜矿石，味酸咸，性平，有小毒。《本草纲目》载其能吐风痰癫痫，平肝。

人参　知母　石膏　甘草　粳米

水一钟，煎至米熟为度，滤去滓，温服。

◉ 五十二 伤风论

伤风咳嗽，先要发散风邪，然后宽气止嗽化痰。有热用凉肺之药。如面赤饮水，痰涎壅塞，咽喉不利，嗽吐获食，当下之。八九月肺气大旺病嗽者，其病必实，非久病也，亦当下其痰。若久嗽则不可下。冬月嗽乃伤风也，宜当发汗。盖肺主气，应于皮毛，肺为五脏华盖，小儿感于风寒，客于皮毛肌肤，入伤肺经，轻者咳嗽，重者喘急。肺伤于寒则嗽多痰涎，喉中鸣急；肺伤于暖则嗽声不通，壅滞于寒者，必散寒邪；伤于暖者，必泄壅滞。发散属以辛甘，桂枝、麻黄是也；涌泄系以酸苦，葶苈、大黄是也。五味子收敛肺气，亦治嗽之要药也。久嗽不已，肺气虚急，必发慢惊。有嗽甚眼目两驱紫黑如物伤损，眼白红赤如血，谓之血眼。治之之法，当用生地黄及黑豆温研成膏掩于眼上，而眼眶黑自消，其血于眼泪中出，真良方也。兼服麦煎散而嗽自止。盖肺经郁热，用泻白散加减；肺气自虚，用四君子汤加减；中焦实痞，宜用大承气；脾不能生肺，宜用异功散。夫肺气盛者，肺中之邪气盛也，其脉右寸必浮而有力，宜用泻白散以泻之。若肺虚而有热者，执肺热伤肺之说而不用人参，误矣，仍参某症治之。若肺非虚而用人参，亦误也，用人参须以化药制之，高明者酌议。

◉ 五十三 九味羌活汤

九味羌活汤，细辛芩地黄，苍防芎芷草，热服汗之昌。

◉ 五十四 三和汤

治感冒风邪，鼻塞声重，语音不出，或伤风头疼，目眩，四肢拘倦，咳嗽多痰，胸满气喘短促。

麻黄　杏仁　甘草

姜三片，葱一根，煎温顿服，取汗为度。

一方加荆芥、桔梗，有热加前胡，有痰加半夏。

◉ 五十五 麦煎散

治小儿夹惊伤寒，吐逆壮热，表里不解，气粗喘急，面赤自汗，或狂语惊叫；或不叫语，无汗及隐疹遍身赤痒，往来潮热，时行麻痘疹子，余毒未尽，浑身浮肿，痰涎咳嗽；或传变急慢风，手足抽搐，眼目上视，及伤风头疼，感冒风冷，鼻塞身热，喷嚏多啼。

赤芍　石膏　茯苓　杏仁　知母　甘草　葶苈　人参　麻黄　羌活　川芎

水一钟，姜三片，煎五分，食远服。

◉ 五十六 清金前胡饮

治伤风发热，咳嗽痰喘惊悸。

桔梗　甘草　橘红　半夏　桑皮　前胡　防风　枳实　黄芩　天麻　花粉

水一钟，姜三片，煎五分，不拘时服。

◉ 五十七　泻白散

化痰止嗽，宽气进食。

地骨皮　桑白皮　甘草

水一钟，姜二片，煎热服。

◉ 五十八　葶苈丸

治乳食冲脾，咳嗽伤风，面赤痰盛，身热喘促。化痰止嗽，宽气进食。

葶苈子隔纸炒　防己　黑丑略炒，各一两，为末　杏仁去皮尖，炒，一两，捣膏

共为一处，加蒸枣肉捣为丸，如麻子大。每服五丸，淡姜汤临夜服。

◉ 五十九　辨诸热论

小儿发热，早晚两度者，谓之惊热，亦呼为潮热。

小儿发热，形瘦多渴，吃食不长肌肉者，谓之疳热。

小儿发热，烦吐不时，面青者，谓之风热。

小儿发热，日中可，夜间热，天明复凉，谓之伤寒余热未解。

小儿发热，睡觉癫叫无时，遍身热，发渴，谓之积热。

小儿诸病，惟热最多，当先辨虚实，随症治之。

小儿病热者，左腮先赤，肝受热也；右腮先赤，肺受热也；额上先赤，心受热也；颐间先赤，肾受热也：鼻间先赤，脾受热也。五脏所主，热各不同，其治也，亦不同，是不可以一概论。

虚热，其症面色青白，身微热，口气冷，手足心不热，小便自利，恍饱神慢，嘘气软弱，泄泻多尿，虚汗自出。叔和云：虚热不可太攻，热出则寒起，惺惺散、四君子汤、钱氏白术散酌用之。

实热，其症面赤，气粗口热，烦躁唇肿，大便秘结，小便短数，揭衣掀被，烦啼躁叫，肚热肚疼。在表宜汗，青龙汤、解肌汤加麻黄；在里宜下，四顺饮、解肌汤加大黄。孙真人曰：得利谨勿中补，热气得补后作。若表里俱热，举按脉实，面黄颊赤，唇燥口干，大便坚硬，小便赤涩，口中气热，四顺饮加川芎，惺惺散加麻黄、大黄，青龙汤、解肌汤加大黄、黄芩、麻黄。若汗下热不除，仁斋曰：退表热宜微汗，退里热宜微下，汗下而热之再来，乃表里俱虚，气不归元，阳浮于外，不可再用凉药及再汗下，当和胃气，使阳气收敛归内，其热自止。参苓白术散、补中益气汤加减用之。柳叔举曰：若经汗下，大热未除，恐防痘疹，不可忘用凉药。余热不除，仁斋曰：用凉不可十分尽用，盖热去则寒起，古人戒之。

邪热在心，汤氏曰：本脏属火，后为热所乘，故炎上而焦哭。其症面红，小便赤，口气热，啼时有汗，仰身啼，烦躁畏灯，大小柴胡汤加生地黄、灯心、麦门冬、竹茹同煎，不拘时候服。

积热在内，小儿内外蕴积热气，非食积热也，失治则发斑咽喉等疾。杨氏曰：内因酒面煎炒，热毒热药峻补；外被大暖炉火侵通，皆能生热。所谓积热者，朝斯夕斯，内外久积热气，

三黄丸最要之药。热出于心，热盛则伤血。

◉ 六十 三黄丸

解小儿三焦积热。

大黄　黄芩　黄连各等分

上为末，炼蜜为丸，如皂子大，用白滚汤研化，食前服。

◉ 六十一 风痰热

得患风痰热，晚热早还凉。吃水无时度，粥饮食如常。

日夜多啼叫，喘息岂为昌。患宜频进药，莫待复翻张。

头热脚冷气不和，渐生气喘爱眠多。梦里自惊手足掣，除热消爽不作磨。

◉ 六十二 麻痘热

时行疮痘数日前，壮似伤风面颊鲜，乍热乍凉头有汗，虚惊虚悸手多牵。

唇红面赤时加喘，鼻青耳凉只贪眠，目涩气粗频喷嚏，定有麻痘要相传。

◉ 六十三 惊风热

儿患惊风热，惊啼汗出多。粪青兼见乳，两眼却违和。

咬乳流涎出，脚冷病缠疴。若逢头伸视，早治莫蹉跎。

◉ 六十四 疳热

此症疳为热，鼻赤齿频摇。乳食常无饱，头疮鬓发焦。

泥炭飧如饭，肌肤不长膏。五心烦热盛，有积是肝劳。

◉ 六十五 潮热

因疾未安和，潮热早晚过。体虚并气弱，调理莫蹉跎。

日久加惊悸，脾邪困渐多。面腮唇色绝，厥逆已沉疴。

◉ 六十六 时气传变

时气因邪触，春秋及夏冬。受邪肝肉内，伤客卫胃中。

头痛浑身热，心烦两颊红。鼻清痰嗽喘，传变似伤风。

◉ 六十七 夜热昼凉

夜热身如火，天明依旧凉。非干邪气作，盖为客风伤。

肝热尿水赤，脾蒸粪带黄。汗来方始退，肌体渐羸尪。

◉ 六十八 诸身通治

身中有热先除热，热里逢虚先补虚。

◉ 六十九 时气热

巢氏曰：感冒四时不正之气，头疼壮热与伤寒相似，但一时所行之证，人人相似，为时气热。用太乙十神汤。

◉ 七十 太乙十神汤

陈皮　紫苏　川芎　赤芍　干葛　香附子　麻黄　白芷　甘草　升麻

水一钟，生姜三片，枣一枚去核，同煎，不拘时候服。未受症者加大黄末、雄黄末同煎服，以解疫毒、热毒之气。

◉ 七十一 疳论

儿童二十以下，其病为疳，二十以上，其病为劳，皆气血虚惫，脾胃受伤致之，同出而异名也。然疳伤之源，起于乳哺不调，或婴孩缺乳，粥饭太早。又或乳母无知，但欲速得儿长大，无有禁忌，频以肥甘油腻生冷之物与儿食之。殊不知小儿脾胃娇嫩，不能传送，以滞中脘，是疳因积成，此非病家不能调养之过乎？或久病后、吐泻后，不当汗下，而妄施汗下，又有病癖作寒热，肚腹痛硬，医者不思消磨和解，遽以硇巴峻决之剂，暴伤津液，耗散真气得之者，此非医家轻药坏病之过乎？小儿疳病，皆脾胃受伤虚弱而作也。其候头皮光急，毛焦发穗，腮缩鼻干，口馋唇白，两眼昏烂，揉鼻挦眉，脊耸体黄，开牙咬甲，焦干自汗，口渴尿白，泻酸肚胀，腹大青筋，皆其候也。疳之为病，皆虚使然。热者，虚中之热；冷者，虚中之冷；积者，虚中之积。治热不可妄表过冷，治冷不可峻温骤补，治积不可峻取。盖小儿易虚易实，服寒则生冷，服温则生热，峻取则伤脾胃。医者止宜消积和胃，滋血调气，随顺药饵以扶持之；病家从容调理，节饮食以培养之，使荣卫调和，脏腑充实，自安矣。盖积者，疳之母，由积而虚，谓之疳极。凡有积者，无不肚热脚冷。若积而虚甚则扶胃，使胃气充实，方与微利，急以和胃之药扶虚救急，加白豆蔻、萝卜子、缩砂、蓬莪术消积等药疏利也。肋间癖痛，亦虚中之积。先寒后热、饮水不食等症，当分别治之。

◉ 七十二 自然生疳

久吐、久泻、久痢、久渴、久汗、久热、久疟、久嗽，皆因病后失治、湿热伤脾，积传诸脏，虚以致之。

◉ 七十三 疳症

小儿五疳，因过多食，或因甘甜，惊风入腹，或因病后不长肌肉致成疳疾。不思乳食，朝好暮歹，或发潮热，四肢羸瘦，腹急气喘，头发稀疏，喜食泥土，变成疳劳。

◉ 七十四 肝疳

肝疳白膜眼中光，怕日羞明泪不干。咬甲摇头肌体瘦，腹中坚癖块多端。

摇头揉口鼻，白膜眼中缨，揩摩常泪出，两目不曾干。

颜容面青色，浑身疮癣斑，毛焦并发竖，此病本从肝。

◉ 七十五 心疳

心疳脸赤少精光，壮热唇红面色黄。才卧皮肤沉盗汗，睡中惊恐意栖惶。

浑身壮热甚，四肢全不任。面黄并脸赤，怕冷寒重衾。

口鼻常干燥，根源病渐深。只因惊仆着，此病本从心。

◉ 七十六 脾疳

脾疳腹胀体萎黄，冷物难消又滑肠。揉鼻擦眉爱泥土，蛔虫和粪泻非常。

面黄肚大手脚细，吐逆中满乏气力。便下水谷不消容，泻痢酸臭合面睡。

搭口发竖啼哭频，爱食茶米沙炭类。此疳本从脾脏来，治之肥儿与芦荟。

◉ 七十七 肺疳

肺疳咳嗽体尫羸，喘急痰涎气力衰。疥癞皮肤生痛痒，频频吃食只多饥。

啼多并嗽逆，口鼻胫生疮。昏昏饶爱睡，体瘦又滑肠。

四肢无气力，客热不同常，泻脓并吐血，此病肺家伤。

◉ 七十八 肾疳

肾疳骨热主偏坠，齿唇焦燥疮匿鼻。增寒壮热手如冰，每夜咨煎不稳睡。

泻痢时频并，吐逆转加深，大肠肛头脱，壮热兼腹鸣。

乳食全不进，手足冷如冰，急疳难治疗，此病肾家因。

又有疳肿胀者，虚中有积，其毒与气交并，故令脾胃受湿，肾中不能宣导，致令头面手足浮肿是也。

渴而复泻，饮水恶食，肚硬如石，面色如银，断不可治。

◎ 疳泻

疳泻者，毛发干，纯白，额上青纹，肚胀肠鸣，泄下糟粕是也。

◎ 疳痢

疳痢者，挟受风寒暑湿，或冷热不调，使停积宿滞，水谷不聚，频下恶物是也。

又曰：疳者，干也。因恣食甘甜成积生虫，又病后饮食不节，或泻后脾胃虚，积热传布五脏。虚则生热，积则致虚，虚热积湿生虫成疳。小儿为五疳，大人为五劳，总以调补脾胃为主。凡久积欲传疳候宜作虚中积治之。虚则补而后取，实则取而后补。切不可便用芦荟、胡黄连治。补服实脾散、磨积药，不愈者，必用胡黄、芦荟方愈。

◉ 七十九 肥儿丸

治诸般疳疾。

黄连　神曲各一两　麦芽面五钱　木香二钱半　茯苓一两　人参五钱　肉豆蔻面煨，一两

上为末，炼蜜为丸，如龙眼肉大，每服一丸，空心米汤化下；或麦芽面打糊为丸，如绿豆大，每服五七丸，米汤吞下。

◉ 八十 天麻丸

治小儿疳眼、肝疳症。

真青黛　黄连　天麻　川芎　夜明砂　芦荟各二钱半　龙胆草　防风

蝉蜕各钱半　全蝎二分，去毒洗净　麝香二分　干虾蟆二只，煨

共为细末，猪胆汁和水打糊为丸，如麻子大。每服十丸，薄荷汤吞下。如不能吞，煮炼蜜为丸，化下亦可。

◉ 八十一 清肺饮

治肺疳，肺热鼻热疮，鼻息作臭，欲侵蚀者。

天门冬去心　当归　轻粉一钱　兰香子末一钱　密陀僧五钱，烧红醋淬，为末

上研如粉，敷齿上龈上患处，立效。

◉ 八十二 又方

鸭嘴胆矾一钱，煅红冷定，研极细，入麝少许。又研敷牙齿上。

◉ 八十三 三黄散

治肾疳崩砂[①]神效。

牛黄一分　大黄　生地黄　木香　青黛各三分

上为末，热水调服。

◉ 八十四 布袋丸

治诸疳面黄腹大，饮食不润肌肤。

夜明砂拣净　芜荑炒，去皮　使君子微炒，去皮，各二两

白术　人参　白茯苓　甘草　芦荟各五钱

上为细末，汤浸蒸饼为丸，如弹子大，每服一丸，以生绢袋盛之。次用精猪肉同药一处煮，候药熟烂，提取药于当风处悬挂，将所煮肉并汁，令小儿食之，所悬之药仍依前法煮食，只待药尽为度。

◉ 八十五 泄泻论

夫小儿泄泻者，证非一端，然有冷泻、有热泻、有伤食泻、有惊泻，当辨其证而治之。盖冷泻，脾胃受冷，肚腹疼痛，水谷不化，小便清而大便黄白或如糟粕，手足厥冷，当服理中汤、益黄散，对症服之。热泻者，大便黄赤，小便赤少，口干烦躁，宜用六一散、五苓散去桂，钱氏白术散去木香治之。如夹热而太阳与少阳合病，自下痢者，黄芩汤，呕加半夏。又夹热泻痢而小便闭涩赤甚者，加减四顺清凉饮服之。伤食泻者，伤饮食生冷，脾胃不和而泻，水谷不分，口渴者，宜于胃苓汤、消食丸对症而服焉。惊泻者，脾困久而卒为泻。当于先调中汤服之，不于急治之，必为于直视不知人事而沉昏，默默然痫焉。慎之！慎之！

◉ 八十六 理中汤

人参　白术　甘草　干姜

上等分，水一钟，煎服。

◉ 八十七 六一散

滑石为细末，水飞净，六两　甘草刮去皮，炙过，为细末，一两

共为一处，每服一二匙，用凉灯心汤调下。夏月井水调服，加辰砂末二钱，名为“辰砂益元散”。

◉ 八十八 五苓散

治中暑烦渴，身热头疼，小便赤涩，吐利不止也。小便利者不宜。

猪苓　泽泻各一钱　白术　茯苓各一钱半　官桂五分

---

① 崩砂：或作“崩沙”，儿科病名，为小儿肾疳见证之一，指齿次第变黑。

水一钟，姜二斤，莲子七个去心，煎五分，不拘时服。

◉ 八十九 钱氏白术散

人参 茯苓 白术 藿香 干葛各三钱 甘草一钱 木香少许

上剉散，生姜三片，水一钟，煎四五分温服。

◉ 九十 黄芩汤

治心劳实热，口疮烦渴，小便不利。

泽泻 栀子 黄芩 麦门冬去心 木通 生地黄 黄连去须 甘草炙，各等分

上剉，水一盏半，姜五片，煎服，不拘时。

◉ 九十一 加减四顺清凉饮

治脏腑有热，颊赤作渴，四肢惊掣，大便秘涩，或风热结核，头面生疮，目赤咽痛，一切有余之症。

赤芍药 当归 甘草 大黄各等分

上每服一钱，水煎。

◉ 九十二 四顺清凉饮

黄连 芍药 甘草 陈皮 枳壳 茯苓 木通 泽泻

水一钟，煎五分，不拘时服。

◉ 九十三 胃苓汤

治泄泻，脾胃不和，伤食作泻。

猪苓 泽泻 白术 白茯苓 厚朴 陈皮 神曲 甘草 麦芽

用水一钟，灯心二十根，陈仓米一撮，煎汤，不拘时服。

◉ 九十四 益黄散

治泄泻、冷泻、胃虚腹痛。

青皮 陈皮 诃子肉 甘草 木香 肉豆蔻

水一钟，姜二片，黑枣二枚，煎五分，不拘时服。

◉ 九十五 消食丸

宽中快膈，消饮食，退黄色。

砂仁 橘皮 蓬术 神曲炒 麦芽炒，各五分 香附子一两，炒

上为末，面糊为丸，如绿豆大，食后紫菜汤下二十丸。炼蜜为丸，姜汤化下亦可。

◉ 九十六 调中汤

人参 茯苓 木香 白术 甘草 干姜 藿香 香附子 砂仁 丁香

水一钟，枣二枚，煎五分，不拘时服。

◉ 九十七 痢论

痢者，利也，痢之为疾，无积不成。治法大要散邪热，行滞气，消积滞，解暑毒，开胃进食为先。初得痢者，便不可用诃子、豆蔻、樗皮、龙骨等剂补住邪气。若气得补则积滞不得发

泄，肠胃滞涩，肿胀日久难愈。痢出于积滞。积，物积也；滞，气滞也。物积欲出而气滞不得与出，则下坠里急后重，乍起乍止，日夜无度。痢者，五脏窘痛而不散，当先用通利之药，疏其脏腑积滞，然后辨其寒热气血，实而施治。丹溪云“初而重者承气方，轻则黄芩芍药汤，气血俱避为八物，随时处治方为良”者，非此之谓乎。

◉ 九十八 导滞汤

治初得痢腹痛后重者。

黄芩　黄连　白芍　槟榔　厚朴　枳壳　陈皮　大黄生用

水一钟，煎五分，入大黄一滚取起，生磨木香汁二三茶匙，不拘时服。

◉ 九十九 黄芩芍药汤

黄芩　芍药　甘草

用水一钟，煎五分，不拘时服。

◉ 一百 芍药调中汤

治痢已经通行后，不问赤白，服此调理。

黄连茱萸炒　黄芩　陈皮　厚朴　山楂　神曲　白芍炒　枳壳　茯苓　泽泻

水一钟，姜一片，煎五分，食后服。后重者加木香、槟榔；血盛者加当归。

◉ 一百零一 健中汤

治泻痢日久，脾胃虚寒，下如鸡子青者。

黄连茱萸炒　当归　芍药　茯苓　白术　陈皮　甘草　干姜　肉豆蔻

水一钟，仓米一撮，煎五分，不拘时，徐徐温服。

◉ 一百零二 疟论

风寒暑湿，邪自外来；饮食起居，邪由内作，岂特夏伤于暑，秋必痎疟哉？古人以暑受病者多言之耳。夫疟者始而呵欠，继而足冷，面色青黄，身体拘急，寒栗鼓颐，腰脊俱痛，寒去未几，内外皆热，头疼而渴，但欲饮冷，呕恶烦闷而不嗜食，或内伏寒痰，皆从背起，冷如掌大。疟之寒热，岂非阴阳二气互相胜负而作耶？邪并于阴则寒，邪并于阳则热，阴胜则寒多，阳盛则热炽。其寒也，汤火不能温；其热也，冰雪不能寒。卫气与邪气交争，其病乃作。邪气与卫气相离，故汗出乃解，其病已休。卫气昼行阳，夜行阴，得阳而外出，故发于旦昼；得阴而内搏，故发于暮夜。或二日一发，或三日乃发，卫气行迟耳。若内外失守，真邪不分，阴阳迭胜，寒热互起，则休作无定时矣。

◉ 一百零三 青皮饮

治热多寒少，胸满不食，口苦舌干，烦渴饮水，小便黄赤，大便不利。

青皮　厚朴　白术　草果　柴胡　茯苓　半夏　黄芩　甘草

水一钟，姜三片，煎五分，食前服。

◉ 一百零四 草果饮

治寒多热少，或遍身浮肿。

厚朴　草果　青皮　藿香　半夏　甘草　陈皮　神曲　良姜

水一钟，姜三片，枣一枚，煎服。

◉ 一百零五 清脾饮

治小儿疟疾作浮肿，兼有寒热不退，饮食不进。

白术　茯苓　厚朴　青皮　陈皮　半夏　大腹皮　槟榔　莪术　木通　甘草

水一钟，姜二片，煎服。

◉ 一百零六 常山饮

治一切疟。

知母　贝母　半夏　甘草　茯苓　常山　人参　草果　厚朴

水一钟，姜三片，枣二枚，煎熟，露过夜，空心温服。

◉ 一百零七 香葛散

治小儿夹食感冒、瘟疫疟疾症。

香附子　紫苏叶　陈皮　青皮　甘草　葛根

水一钟，姜三片，葱白一茎，同煎，不拘时服。

◉ 一百零八 肿胀论

肿胀二症，此由虚中有积，久患失治渐传，证候轻重多端，须先固其本，后正其标，得无恙矣。有温肿、毒气肿、伤寒虚肿、泻痢虚肿；有痞胀、有气胀、有癥疾胀、饮食膨胀。以上肿胀有实有虚，实不可补，虚不可下。若误下致脾虚气上，附肺而行，肺与脾子母皆虚，则目胞腮颊肿，短气喘满也；脾主四肢，母气虚甚则黄也，调治各有其法。其受湿于脾胃，久不克化，气浮四肢，头面皆肿；有冷积停留于胃脘致虚，入腹作肿；伤寒下之太早，乘虚入腹作肿；泻痢久而脾亦虚作肿，以上肿者宜先调胃气，补脏腑，然后去肿。其血气肿，皆由荣卫不顺，脏腑怯弱，壅滞三焦百脉，流注脉络，表里俱虚，邪正乱作，以致四肢浮肿，肚腹膨胀，以上先调荣卫之顺，次服分气以散之。至于痞气积胀，宜先芦荟丸；痈痞气胀，宜三棱丸等以消其痞。至于虚冷胀者，宜沉香煎以温之。以上诸症宜调和胃气，消磨通利，肿胀必平复矣。如有热者，葶苈、牵牛以治之。丹溪云“诸湿肿胀补中官，补中行湿应为宗”。腰以上肿微汗之，以下小便须要通。庸医不识其中趣，妄将下药而利水。若还利水气一脱，祸不旋踵必可许。故补中行湿治肿满之要法也。分别气血而用四物、四君子，加以五苓，其百发而百中者，于高明君子酌议之。

◉ 一百零九 塌气丸

治饮水过多，停积于脾，故四肢浮肿，宜服此以消之。

萝卜子　赤小豆炒　陈皮各一钱　木香二分　甘草五分　黑丑一钱

上为末，糊丸如绿豆大。三岁者服三十丸，米饮汤吞下。

◉ 一百十 推气丸

陈皮　槟榔　枳实　黄芩　黑丑　蓬术　青皮各等分

上为末，炼蜜为丸，如龙眼大。每服一丸，用姜汤化下。

◉ 一百十一 补中行湿汤

治诸般虚肿，小水不利者。

陈皮 人参 茯苓 白术 猪苓 肉桂 泽泻 苍术 厚朴 甘草

水一钟，姜三片，灯心二十根，煎五分，不拘时服。

◉ 一百十二 匀气散

治脾肺气逆，喘嗽面浮，小便不利。

桑白皮 桔梗 赤茯苓 熟半夏 陈皮 甘草 木通 泽泻 藿香

水一钟，姜一片，灯心二十根，煎五分，不拘时服。

◉ 一百十三 荣卫饮子

治小儿气血俱虚，四肢头面俱浮，以至喘急者，并宜服之。

川当归 人参 白术 川芎 白芍 茯苓 甘草 枳壳 黄芪 陈皮 熟干地黄

水一钟，煎五分，不拘时服。

◉ 一百十四 丹瘤论

瘤者，流也，片片如脂，游走而不定之谓。始于胎毒，后因烘衣、洗浴而得。故从心腹而发于四肢者易治；从四肢而入心腹者难治。入心、入腹、入囊，作胀作泻，舌干惊悸，则不可救药矣。

◉ 一百十五 黄连法

牛肉切成薄片，晾半干，用黄连煎浓汁，将牛肉片投入黄连汁内，泡片时，以牛肉贴瘤上。肉干再易，换过数次，即有效矣。

◉ 一百十六 白玉散

寒水石 滑石各一两

共为细末，调敷患处。

◉ 一百十七 又方

伏龙肝碾细末，鸡子清调敷患处。

又方

牛蒡子捣烂敷患处。

◉ 一百十八 消毒救苦散

金银花 当归 赤芍 生地 牛蒡子 连翘 防风 羌活 天花粉 犀角

水一钟，灯心二十根，煎五分，不拘时服。上身者，加川芎、桔梗；下身者，加木通、黄柏。

◉ 一百十九 耳中生疮

耳为肾之外候，肾通窍于耳也。夫十二经脉上络于耳，若耳中生疮疼痛，乃厥阴少阳风热炽盛而上升，故患此，出脓汁而痛，治法宜疏热散风。

◉ 一百二十 口舌生疮

中央黄色，入通于脾，开窍于口，脾和则口能知五味矣。舌乃心之苗，能知味而舌中有脾也。夫口之为病，或为重舌、木舌，或为糜烂生疮，未有不由七情烦扰、五味过伤之所致也。舌病本乎心经，蓄热而然，口疮皆因脾热所致，宜各推类而治之，无有不安也。脉法：左寸洪数，心经热；右关沉实，脾胃中有实热。心脾虚者，中气不足，口疮，服凉药不愈者，理中汤主之。

◉ 一百二十一 齿病

夫齿者，肾之标，骨之余也。足阳明胃之脉，贯络于齿上龈；手阳明大肠之脉，贯络于齿下龈。手阳明恶寒饮而喜热饮，足阳明恶热饮而喜寒饮。故其为痛，有恶寒恶热之不同也。有开口呷风则痛甚者，肠胃中有风邪也；有开口则臭秽不可近者，肠胃中有积热也；或有痛而齿动，或有痛而虫侵蚀，或有齿缝疏稀饮食不便者，比比是也。大抵齿龈宜露而动摇者，肾气虚也，治宜滋阴补肾为要；憎寒恶热而口臭秽者，胃气热也，治宜安胃泻火为良。其所谓风邪虫蚀之症，盖因热生风而风生虫也，肠胃之火既平，更加以擦牙杀虫之药，以治其标，无不安之理也。脉法：右寸关脉洪数或弦而洪，肠胃中有风热；大凡齿痛，尺脉洪大而虚者；肾虚，主齿动摇疏豁，相火上炎而痛。

◉ 一百二十二 瘰疬疮

夫瘰疬者，有风热毒气之异，皆由忿怒气逆、忧思过甚、食味之厚，相搏于经络。其症生颈项胸臆之间，结聚成核，初如豆粒，渐若梅李，累累相连，大小无定。初觉憎寒壮热，咽项强痛。况少阳一经多气少血，不系丹毒膏粱火极之变，即因气郁脾虚恼怒所致。止宜补形气，调经脉，详脉症经络，毋犯病禁。但属脾虚，宜养胃健脾。若用驱热解毒耗气之药，虚虚之祸，如指诸掌。其疾或发于一经，或兼二经者，止当求之于一二经，不可干扰余经也。须分虚实，实者可治，虚者可虑。仍戒暴怒气恼，忌甜糖厚味辛辣之物而调理，不然日久变成痟痞之症，则难愈矣。

◉ 一百二十三 消肿汤

消肿汤内柴连翘，牛蒡红花当归梢，黄芪芩连天花粉，桔梗贝母力能消。

◉ 一百二十四 又方

土茯苓四两　金银花一钱　防风五分　荆芥　蜂房各五分　肥皂子九个　竹叶七片　灯草三十根

用水五六碗，煎三四碗，随意服。

又方

肥皂子，烧灰存性，为末。每服二钱，好醻酒调下。

又方

马鞭草，不拘多少，日日煎汤，随意饮之。

◉ 一百二十五 诸疮成漏

《病源》云：痈疽瘰疬诸疮，脓水日久不痊，皆变成漏。有热停积流脓不绝谓之脓漏者；疮口被风冷袭之，久而不愈，谓之冷漏；或瘥后复发，或移易之别处，谓之久漏。由是而言，所谓漏者，因诸疮久出脓水，或气血俱虚，肌肉无由而生，故疮口不合，遂成其漏。

夫蓄热毒者清之，风冷者散之温之，而后补气血自愈。

◉ 一百二十六 当归连翘散

治一切风热，痈肿疮疡，咽膈不利，舌肿喉闭，脉洪大而实，或洪数壮实之人，大便秘结，肿高色赤。

当归连翘散黄芩，山栀赤芍忍冬藤，热甚加入大黄服，能消热毒效如神。

◉ 一百二十七 千金托里散治症同前

千金托里薄荷硝，归芍大黄并连翘，黄芩甘桔山栀子，煎成入蜜有功劳。

◉ 一百二十八 凉膈散

凉膈散治上焦热，连翘山栀并柏叶，竹叶甘草共黄芩，大黄芒硝治热结。

◉ 一百二十九 托里内补散

脓溃之后宜多服。

托里内补芪术参，芎归芍草忍冬苓，防风白芷皂荚刺，遗脓之后服如神。

◉ 一百三十 防风通圣散

防风通圣滑石膏，归芍芎栀薄荷翘，麻黄甘桔苓白术，荆芥大黄并芒硝。

孟春沂杂症良方二卷终

钱氏经验良方三卷

南京太医院吏目孟继孔　著

钱塘胡文焕、秣陵陈邦泰　校

◉ 一　初生诀

小儿生下一月余，有病如何为分别？男左女右虎口看，若还紫纹胎惊热。

青色受胎气不全，亦有惊多积蓄掣。青色必因数日前，皆因蹼跌致惊颠。

孩儿一岁至三岁，虎口脉内看两边。若还一关长一米，定是惊风传候起。

半寸病因是惊传，先须用药镇心里。若过第二第三关，并同惊积一般说。

似出不出隐隐纹，此乃惊传脾藏绝。若还紫色难医疗，青色其惊入脾窍。

此病呼作慢惊风，好手医人急须疗。或红颜色便心宽，用药之时立见安。

脉过三关连指面，孩儿死后立须见。不拘颜色赤白红，十死一生休怨叹。

二三岁时看虎口，更用中指按高骨。浮即生风数即惊，紧是癫痫风作热。

沉细腹痛缓沉虚，泻痢皆因此脉初。微迟有积兼虫盛，迟涩元来胃脘虚。

四岁脉不在指端，一指高骨按虚实。五六衮转寻三部，平正关上为准则。

七八稍多指稍许，九十次第八位取。十一十二也全看，十四十五三指数。

小儿有病脉不多，先定浮沉迟数数。沉迟为阴浮为阳，更看面部属何方。

青色惊风白虚泻，赤色痰热黑难当。黄是脾家因有积，医人审度用良方。

小儿脉紧风痫候，沉缓食伤多吐呕。弦紧因知气不和，缓急虚惊神不守。

冷则沉细风则浮，牢实大便因秘久。腹痛之候紧而弦，此是胃寒宜疗救。

变蒸之时脉亦变，不治自然无过谬。单细疳劳洪有虫，大小不均为恶候。

脉迟而涩有寒热，此是胃寒分别呕。泻痢浮弦不可医，仔细思量宜审究。

小儿脉浮多风热，沉细原因乳食结。弦长多是肝膈风，紧数惊风四肢掣。

洪浮胃口似火烧，沉紧胃中痛不歇。虚濡有惊又兼惊，脉芤大小便中血。

四至洪来苦烦满，沉细腹中痛切切。滑主露湿冷所伤，弦紧客忤分明说。

五指尖头冷，惊来不可当，若逢中指热，必定是伤寒。

中指独自冷，痘疹症相传，男左女右分，脉纹仔细看。

◉ 二　看指虎口脉色法

紫热红伤风，青惊白色疳，黑色因中毒，黄色因脾端。

◉ 三　身冷热验症歌

鼻冷知痘疹，耳冷缘伤风。热症浑身热，乍热是伤脾。

囟门高起，脉来洪大而有力，浑身壮热，日夜不宁者，是伤风寒，宜用发表之剂。

囟门高起，脉来紧大而软，身体不热，唇红口干，乃是内热，或有惊悸，宜抱龙丸治之。

乍凉乍热，肚腹膨胀，大小便不通者，下之。如大小便照常者，保和丸主之。

口干发渴，大便泄泻，小便赤短者，胃苓丸主之。

囟门陷下，肚腹膨胀，不思乳食，乃是伤寒，宜用香砂保安丸治之。

◉ 四 伤风

恶风发热头应痛，两颊微红鼻涕多。汗出遍身兼咳嗽，此是伤风症易和。

◉ 五 伤寒

伤寒之候有多般，一概推详便觉难。面目俱红时喷嚏，气粗身热是伤寒。

◉ 六 夹食

鼻涕头痛时吐逆，面黄红白带不一。此因夹食又伤寒，发表有功方下积。

◉ 七 夹惊

身微有热生烦躁，睡不安兮神不清。此是夹惊感寒症，亦须先表次宁心。

伤风之症，鼻流清涕，身常有汗，咳嗽不宁，两颊微红，宜用前胡半夏丸治之。

伤寒之症，遍身大热，气粗喘急，宜用羌活膏表之。

夹食者，目胞微浮，吐逆噫气，吞酸身热，头痛鼻塞，心烦发渴，腹痛而膨。宜用羌活膏，次用香砂保安丸、香橘饼之类治之。

夹惊者，或被惊发热，又感寒邪，或先感寒邪而后受惊，两热相乘，故神思昏沉，渴而烦躁，咬牙呵欠，目直手动，面有青紫色。宜用羌活膏，次抱龙丸、金箔镇心丸之类，选而用之。

◉ 八 痰

咳嗽虽然分凉热，连声因肺感风寒。眼浮炎盛喉中响，戏水多因汗未干。

伤风咳嗽者，前已有治矣。若微热而咳者，抱龙丸以去痰，泻白散以平肺。若痰涎壅盛，白玉饼子下之，或滚痰丸亦可。其内热发渴咳嗽不已，喘，喉中爽响者，治之天竺黄丸。

◉ 九 积

头痛身热肚膨胀，足冷神昏只爱眠。因食所伤脾气弱，不宜迟缓健脾丸。

积聚之症不同。其发有常处，其痛不离其部，或胸前胁下，或左或右，有物坚硬，按之碍手者，为积；其发无根本，上下有所留止，其痛无常处者，为聚。皆面发焦黄，昏困多睡，两目黄赤，面目虚肿，乳食渐减，身体肌瘦。宜五疳消积丸、挨积丸、香砂保安丸之类。

◉ 十 痢

小儿下痢细寻推，不独成于积所为。冷热数般虽各异，宽肠调胃在明医。

痢症皆于冷热不调，饮食积滞，不能运化而成。大要分阴阳，行滞气，消积消热，补脾开胃进食为主。盖阴阳一分，阳胃自厚，故香连胃苓膏先服之。其元气未虚，里急后重，欲出而不出者，以大承气汤、木香槟榔丸、妙应丸下之。纯白者，胃苓汤加黄连、芍药、枳壳、砂仁治之。纯红者，胃苓汤加当归、芍药、生地黄、黄连、黄芩、滑石、山楂、枳壳等治之，要以凉血活血为主。此后略加地榆，借意而止之为妙。

◉ 十一　吐

脾虚胃弱病根源，水谷如何运化行。清浊相干成吐泻，久传虚渴便成生。

小儿吐症皆脾胃虚怯，或过伤冷热所致，是胃气不和则逆而上行，故作呕吐。呕者，有物有声，干呕则无物矣。吐者，有物无声。其症不同，有热，有冷，有虚，有痰，有食，当详辨之。

热吐者，或感惊而心热，或感暑气而脾热，或饮热乳而胃热，吐有黄涎而夹乳食成片者，头额温热，五心热，小便短赤者，是用五苓散加生姜及抱龙丸、香薷饮、天水散等去惊、清热、清暑之药。

寒吐者，或目风寒，或寒时就与乳吃，冷气入胃，吐必夹乳食，或夹清水白沫，四肢凄冷，面白，喜热恶寒者，是治用藿香正气散加木香，四君子汤加陈皮，丁香、干姜之药。其或面有青气则肝来克脾，急用附子理中汤加炮姜，量小儿虚实以治。

虚吐者，肌弱神困，面白。脾胃久虚，或原患疳积，及节次伤乳食，胃气衰，寒不能停蓄饮而即吐，治用实脾化痰温胃，木香饼、参苓白术散、助胃丸等施之。

痰吐者，伤风痰塞，咳嗽气急，或身发热，面色青红，此因有风生痰，痰积日久，隔于中脘，遂令乳食不化不下，故咳嗽连声，气逆上塞，即便吐出。治法先与化痰定心，服天竺地黄丸、抱龙丸，后用解表惺惺散，宁嗽补脾润肺之药治之。

食吐者，因过伤乳食，吐出酸水或宿乳，食不消。盖胃气不和，物积不化所为，满而溢者，必肚腹发热作痛，面额热，时作嗳气。治先消其食，用妙应丸、挨积丸、保和丸之类，愈后用助胃丸、参苓白术散等调理之。

◉ 十二　泻

泻症有五：曰溏，曰泄，曰滑，曰痢，曰洞，俱当分别。溏者，糟粕不聚，似泻非泻；泄者，无时无度，或出不知，稀薄如水。痢者，气从中脘下奔，直射溅溜，如卒筒然。滑者，水谷不化，肠胃直过。洞者，顿然大下，如桶倾水。凡此皆脾胃不调，或寒或热，或过伤乳食，或素有虫积所致。如大便黄赤有沫，粪出射远，此热也，宜五苓散、天水散，分其阴阳，后平胃气。如面青唇白，眼轮紫黑，粪白或青，手足冷，未泻时先腹痛叫哭，此寒也。宜木香饼、助胃丸调其胃气，参苓白术散补之，五苓散分利之。泻下臭秽如抱退鸡子，肚腹膨胀，其手脉纹紫，身热，此里实有食积。宜妙应丸治之，后与调补。如泻出青色，乳片不化，小便短少，面色青红，或粪腥臭，自伤乳食也，夹惊也。宜先与清宁散、抱龙丸去惊，后五苓散、胃苓膏利小水，后钱氏白术散温补之。暑月作泻清水，口发渴，小便短少，此伤暑热也，宜天水散、五苓散、钱氏白术散、香薷饮之类。

◉ 十三　惊

面红卒肿浑身热，唇黑牙关气如绝，目翻搐搦喉有痰，此是急惊容易决。

阴盛阳虚病已深，吐余泻后睡扬睛，神昏搐缓涎溜甚，此症分明是慢惊。

急惊受病之源，皆因其母平日恣食辛辣热物，厚衣暖室，闭藏太过，致使热盛生痰，痰盛生惊，惊盛生风，四症既具，则变为八候。盖风盛则两手伸缩而成搐搐，盛则十指开合而成搦，搦盛则热如相扑而成掣，掣盛则头摇不定，或偏而成颤，颤则身仰向后而为反，反则臂若开弓而为引，引则两目或上视、邪视、直视而为窜，窜则睛露不动而为视。所为八候者，其类俱牙关紧急，痰如拽锯，手足拳挛，张口出舌，唇红脸赤，或满面俱青，唇青泻青，虎口脉纹红紫或青者，皆急惊也。此症积于平时，发于顷刻，最能骇人，然专属心肝二经，乃风火相搏之故，必先去痰泻肝，后清心利小水，定惊安神养脾，方无变症。宜用泻肝散、天竺黄丸、滚痰丸、牛黄清心丸、琥珀抱龙丸、参苓白术散等施治，无不愈者。但当辨认搐之顺逆，盖男搐左视左，女搐右视右为顺，反者为逆。如发逆症者，金木相战也，俱当泻肺汤以泻肺，地黄丸以补肾，泻肝散、凉惊丸以泻心肝。又当采其气之冷热，如气冷不乳者难治，气热能乳者，虽搐不妨。至于慢惊，则或吐或泻，涎鸣微喘，眼开神缓，目慢得睛，昏睡跳搐搦，似有似无，乍发乍止，口开臭，气冷或身热，或冷，脉纹透关。皆因吐泻之后，脾胃亏损，元气虚弱，及下吐太多所致。唯当醒脾温胃之中加以截风化痰之药，宜醒脾散、惺惺散、参苓白术散、附子理中汤、苏合香丸之类。

◉ 十四 疳

五疳五脏五般看，治法推详事不难。若见面黄肌肉瘦，齿焦发竖即为疳。

疳之为病，所得不同。或乳食不调，过餐甘肥，或缺乳食物大早，或乳母喜怒房劳即与乳吃，或饮有娠之乳，大抵皆脾胃受病，内无津液之故。又有因病服吐下表散之药先后失宜，为医所误而得者，皆当详其五脏所主而用药。如身体壮热，脸赤唇红，口舌生疮，胸膈烦闷，小便赤涩，五心烦热，盗汗发渴，多哭者，在心。头焦发立，筋青脑热，躁渴多汗，下痢，疥癣者，在肝。胸热肌消，手足冰冷，寒热时来，滑泄肚疼，牙疳口臭，尿黄多渴者，在肾。咳嗽喘逆，发热恶寒，皮肤粟起，鼻痒流涕者，在肺。面黄身黄，肚大脚细，吐逆身满乏力，啼哭，水谷不化，泄下酸臭，合面困睡，搭口发竖者，在脾。至如肚大青筋，如吃泥土并杂物、茶、米、沙、炭之类，肚腹膨大，酿乳洞泄，骨蒸潮热，尿如米泔，上下虫出，羞明雀目，俱是疳症，此皆脾家受病，传入诸脏。惟先理脾气则诸脏皆安，故总用五疳保童丸、消疳肥儿丸、木香芦荟丸。有虫者，追虫丸、使君子丸。牙疳者，人中白散、鸡金散，次第用之。

◉ 十五 又吐论热寒虚痰食五吐解见于前

凡未周小儿吐奶最为重病。吐奶必夹痰，三吐之后，胃气即虚，虚则外风乘入，内外夹攻，痰涎愈生，而闭于胃脘，胃脘闭而四肢关亦闭，遂发惊搐，或慢惊等症。如手足搐搦，口眼翻胀，头额强举，不可名状，往往用药无效，故此乳要预先治之。如吐成乳片者，是胃热。热盛生痰，久则成风矣，必先与清胃化痰定吐之剂。若吐久则胃久虚寒，尤宜温补不可热。一如鼻有青色，夜间烦躁身热，是客风伤肺也，先宜发表，然后止吐。如唇口黑色，多哭，喉中作声，是伤脾，宜调脾止吐。如吐出夹清水，面青唇白，是胃寒，宜温胃木香饼、助胃丸之类。如早夜发热，不睡多啼，则将发惊矣，急宜调胃补胃补脾，人参温中之药，参苓白术散、缓惊饼子、镇惊丸，调中正气等剂治之，切莫孟浪可也。

◉ 十六 泄泻

泄泻之症，皆脾胃不调，或寒或热，或过伤乳食，或素有虫积所致。

若面色萎黄，肚胀脚细弱，头大项小，肌肉消瘦，贪餐妒食，泻出或黄或白，或稀或稠，其臭异常，其泻有时或二日、三日一次，腹似蜘蛛，泻去频软，自泻自止，此酿泻也。酿者，如酒之意，皆疳积为病，宜芦荟丸、肥儿丸，多服后，调脾自安。若泻出青绿色者，此肝来侮脾，将发惊也。

若初泻出色黄，良久变而为青，乃脾虚而受制于肝也。此等症，三五次即困乏，治之稍缓，即成慢惊风。急先温其脏气，调其胃气，平顺三焦，和正荣卫，如泻不能止，且先投其补脾益黄散、参苓白术散加肉豆蔻、诃子之药，止之后，徐调理。若困乏，四肢厥冷，目无睛光，鼻中干燥，则逆症也，附子理中汤之类，宜酌量用之。如迟，过投热药，泻止则弱作无疑矣，须当详审。

又有吐泻并作者，身体壮热，不思乳食，大便白色，或所出物不化，此伤食也，当先消导之，后与助胃调脾。若身温，或冷不思乳食，大便青白色，乳食不化，此上实下虚，尤当兼其所现之症治之，大要补脾益黄散、参苓白术散为先也。

又有吐泻并作，身热多睡，吐痰咳嗽，能食乳，大便稀黄，渴欲饮水，胃虚而有风热之故，当先与白术散生胃中津液，以止其渴，后以抱龙丸发散风热，更服养脾胃之剂。

◉ 十七 痢症

痢症不同，非有积滞，终不能成，须当辨其致病之由。大要分阴阳，行滞气，消积消热，补脾开胃进食为主。盖阴阳一分，肠胃自厚，故五苓散、胃苓汤必先服之。一二日间，元气未虚者，以大承气汤下之。此通因通用之法，切不可骤用补药，亦不可用涩药，至变作噤口、刮肠等痢，为害非浅。

冷痢者，脾胃虚寒停滞，物冷不化，遂下，或青或白，冻沫夹水腹痛者是也。治宜胃苓汤加白芍药、理中汤、参苓白术散、胃风汤、木香饼之类，屡效。

热痢者，胃中湿热，凝蓄不散，乘于血分，而散于大肠，故下或赤或黄腥臭，或多或少，腹中窘痛，里急后重，或身发热，恶心口渴，不思饮食者是也。宜五苓散加车前子，次香连丸、芍药甘草汤、不换金正气散、人参、赤茯苓、姜枣，后以参苓白术散调补，无不愈者。

疳痢者，过餐冷肥甘油腻之物，或乳食并进，其下黄白色，腹不痛，下无时度，或二三日一次，或一日数次，贪食妒食，目无睛光，肌肉羸瘦，发渐脱落者是也。治宜香连丸、木香肥儿丸、参苓白术散之类。

惊痢者，因惊积热传入脏腑，故印堂眉面颧颊之间俱有青色，其下青多黄少，或如苔藓，或如痰涎，睡中多哭者是也。宜五苓散加木通，或一散[①]利其小便后，以胃苓汤去桂并抱龙丸、

① 一散：原文疑有脱文，据文义，或为六一散。

香连丸、缓惊红饼子治之。

冷热不调者，因肠胃间或伤冷热，或昼凉夜热，气急发渴，目胞浮肿，肚腹胀硬，其下赤白不一，或兼青白，或如鱼脑，酸臭或稀散成冻，或纯水交杂，恶食者是也。治宜五苓散、胃风汤，或消积丸下之，下后五苓散加黄连、白芍药、枳壳治之，仍以钱氏白术散调自愈。

纯血痢者，粪少血多，色鲜，或紫或黯，午后身微热，或能食，或不能食，服止痢止血之药不效者，此脾家受病已深，脾病而肺亦病，遂不能统制其血，听其乘入大肠之故。治当消食补脾，启脾丸、消积丸、保和丸、白术散之类，加以黄芩、当归、白芍、滑石、山楂、神曲、麦芽、陈皮、枳壳等药治之。又有风邪下陷者，升提之大要以凉血活血为主，此略加地榆少许借意而止之为妙；如发热者，更加黄芩，少加黄连；血虚者，四物汤；元气形体羸弱者，参苓白术散调补之。

大概先水泻后痢者难愈，先痢后泻者易愈；脉微小者易治，浮洪数大者难治。悬绝者死，滑者生。

◉ 十八 疟症

疟症不一，有痰、食、劳、暑、鬼、障、寒、温、湿、牝、痰之症不同，六经、五脏、三阴之各一。有一日一发，二日一发，有间一日一发，有间二日一发，有日与夜各发，有上半日发，有下半日发及或发于夜者，有有汗，有无汗者，先寒后热者，先热后寒者，皆当详辨而治之。

如胸膈有痰，心下胀满，气逆烦呕，此痰疟也，二陈汤加柴胡、黄芩、枳实之类治之。

胸膈不和，肚腹疼痛，吞酸嗳气，吐水，此食疟也，和中保安丸加青皮、柴胡、槟榔并五苓散、异功散之类治之。

病愈未久，表里俱虚，客邪未散，真气不复，过劳即发，此劳疟也，宜补中益气汤、四君子汤少加柴胡、鳖甲治之。

面垢口褐，小便赤，大便秘，肌热额热，微微汗出及上半身汗，此暑疟也，十味香薷饮、五苓散治之。

进退无时，作止不一，或单热，此鬼疟也，鬼哭散、截疟丹、清脾饮治之。

寒热往来，或上半日，或申酉时，恶心干呕，此瘴疟也，四兽饮治之。

若缠延日久不愈者，则两胁之间结成癖积，名曰“疟母”。此皆初发时失于解表，内伤饮食，外感风邪所成，治宜鳖甲饮、四兽饮、归脾汤主之。但先寒后热者，名“寒疟”；先热后寒者，名“温疟”；身重热，骨节痛，腹胀满，自汗善呕，名“湿疟”；但寒不热者，名“牝疟”。皆因正气之虚，惑受邪气，留而不发散之故也，必须先解表邪，后扶胃气。丹溪谓“无汗要有汗，散邪为主；有汗要无汗，固正气为主”，此治之大略也。然亦不拘有汗无汗、三阴六经，悉以四君子汤、人参养胃汤为主，热多加柴胡、山栀，寒多加干姜、肉桂，有汗加黄芪、浮麦，无汗加苍术、葛根，元气下陷者，加升麻、柴胡、鳖甲以主治之。慎勿泥于时俗之说，以药露冷而服，致伤元气变成浮肿泻痢，致脾胃虚弱，饮食不进，遂成大害，戒之！

戒之！

◉ 十九　羌活膏

茯苓五钱　羌活　独活　前胡　柴胡各七钱　桔梗　枳壳

天麻各五钱　川芎七钱　地骨皮　薄荷　甘草各三钱

上为细末，炼蜜丸如芡实大，每服一丸，不拘时用生姜汤化下。

◉ 二十　前胡半夏丸

紫苏一两二钱　干葛　陈皮　枳壳　半夏曲　桔梗

前胡各一两　甘草三钱　金沸草　款冬花各七钱

上为细末，炼蜜丸如芡实大，每服一丸，不拘时用生姜汤化开服。

◉ 二十一　香砂保安丸

香附炒，四两　砂仁炒　白术炒　神曲炒　麦芽炒，各三两　山楂二两

益智　陈皮各一两半　使君子炒　槟榔　木香各一两　甘草六钱

上为末，炼蜜丸如芡实大，每服一丸，不拘时用米饮化开服。

◉ 二十二　香橘饼子

神曲炒　麦芽炒，各五钱　木香炒　陈皮去白　青皮各二钱半　厚朴姜制，七钱半

上为细末，炼蜜丸如芡实大，捏做饼子，每服一饼，不拘时用米汤化开下。

◉ 二十三　抱龙丸

雄黄　辰砂　甘草各二钱半　天竺黄五钱　麝香五分　生胆南星二两

上为细末，炼蜜丸如芡实大，每服一丸，不拘时用薄荷汤化下。

◉ 二十四　金薄锁心丸

山药　朱砂各一两　牙硝一钱半　甘草　人参　茯苓

麝香各五钱　片脑一钱　紫河车黑豆水煮，二钱半

上用金箔十五片为衣，炼蜜丸如芡实大，每服一丸，不拘时用薄荷汤化下。

◉ 二十五　泻白散

桑白皮　地骨皮各一两　甘草炙，五钱

上为细末，每服三钱，入糯米一百粒，煎服。

◉ 二十六　白玉饼子

滑石　轻粉　半夏　南星各一钱

巴豆二十四粒，去皮，用水一碗煎干，将豆细研，后入众药和匀。

上用糯米饭丸，如绿豆大，捏作饼子，三岁以上服五饼，三岁以下三饼，空心或临卧时葱白汤下。

◉ 二十七　滚痰丸

枳实炒，八钱　轻粉炒，一钱　黄芩一两　半夏姜汁制，一两半

天南星姜制，一两　白牵牛末六钱

上为末，姜汁糊为丸，桐子大，每服十丸，空心姜汤下。

◉ 二十八 天竺黄丸

天竺黄　天南星姜制，一两半　半夏姜汤泡五次　天花粉各二两

上为细末，炼蜜丸如芡实大，每一丸姜汤磨化下。

◉ 二十九 五疳消积丸

青皮　陈皮　香附各二两　山楂　三棱　蓬术　干姜　良姜

枳壳　神曲　麦芽各一两　萝卜子一两　吴茱萸五钱

上为末，面糊丸，如粟大。每服一二十丸，空心白汤下。

◉ 三十 挨积丸

三棱　丁皮各七钱半　干姜炮，一钱　青皮　丁香各二钱半　巴豆去油，净，五钱

上为末，醋糊丸，如粟米大。每服一二钱，食前姜汤送下，量病加减。

◉ 三十一 香连胃苓丸

白术炒，一两　茯苓　厚朴　陈皮　苍术　白芍各五线　黄连六钱

猪苓　泽泻各七钱　木香　甘草炙，各三钱

上为末，炼蜜丸，如芡实大。每服一丸，不拘时，用灯心、老米同煎汤化下。

◉ 三十二 胃苓丸

苍术二两半　厚朴二两　陈皮　白术　官桂各一两　猪苓　泽泻各二两　甘草　茯苓各一两半

上咀片为末。每服二钱，姜三片，灯心一十根，老米六十粒，煎服。

◉ 三十三 大承气汤

大黄　芒硝各五钱　厚朴一两　枳实二枚

上服二钱，姜三片，水一钟，煎三分，不拘时服。

◉ 三十四 木香槟榔丸

郁李仁去皮　皂角去皮，酥炙　半夏泡　枳壳　青皮　杏仁去皮尖　木香　槟榔各等分

上为细末，另将皂角四两，用水一碗熬成膏，入熟蜜少许，丸绿豆大。每服十丸，姜汤下。

◉ 三十五 五苓散

白术炒，二两　茯苓　泽泻各一两半　猪苓一两　官桂三钱

上为细末，每服一二匙，灯心汤调化，空心服。

◉ 三十六 天水散

滑石水飞，六两　甘草一两

上为细末，清水不拘调下。

◉ 三十七 香薷饮

香薷　白扁豆各三钱　厚朴　陈皮各一钱　甘草五分

上用水煎服。

◉ 三十八 藿香正气散

大腹皮洗 白芷 半夏泡七次 紫苏 白茯苓各五钱 厚朴姜制

白术 陈皮各一两 桔梗 藿香各一两半 甘草炙，一两

上剉散，每服二钱，姜三片，枣二枚，同煎服。

◉ 三十九 四君子汤

人参 白术 茯苓 甘草各等分

上水煎，加姜枣煎亦可。

◉ 四十 木香饼

木香 槟榔 白豆蔻去壳 青黛各一线半 麝香一钱 续随子三钱 虾蟆烧存性，二钱

上为末，炼蜜丸，如芡实大。每服一丸，食前清米汤下。

◉ 四十一 参苓白术散

人参一两 白术三两半 石莲子肉一两半 山药二两 莲肉一两

桔梗五钱 白茯苓二两半 薏苡仁炒，二两 甘草炙，五钱

上为末，每服二三钱，清米或糖汤调下，随意加用。

◉ 四十二 助胃丸

人参 白术 茯苓 缩砂 肉豆蔻面煨去油，一个 山药

甘草炙，各三两 丁香五粒 沉香 木香各一钱

上为细末，炼蜜丸如芡实大，每服一丸，用姜汤化下。

◉ 四十三 惺惺散

桔梗 人参 细辛 白术 天花粉 白茯苓 川芎 甘草各等分

上剉散，每服二钱，水半盏，生姜、薄荷各少许，煎至三分，不拘时服。如伤风无汗，加葱白、薄荷煎服。

◉ 四十四 保和丸

神曲炒 山楂 半夏 茯苓各一两 连翘 陈皮 卜子各五钱

上为细末，粥丸如桐子大，每服二三十丸，姜汤下。

◉ 四十五 清宁散

羌活二两 防风一两 当归二两，酒洗 大黄二两，蒸

川芎一两半 山栀炒霜，一两 龙胆草五钱

上为细末，炼蜜丸，用清汤调服，随意大小加减。

◉ 四十六 钱氏白术散

人参 白术 茯苓 藿香 干葛各三钱 甘草一钱 木香少许

上剉散，生姜三片，水一钟，煎四五分温服。

◉ 四十七 泻肝散

软柴胡 甘草各一钱 当归 白术 白茯苓各一钱五分 钩藤二钱

上剉散，白水煎，母子同服。

◉ 四十八 牛黄清心丸

牛黄一钱二分 羚羊角五分 白芍一两 白茯苓 犀角 甘草各五钱

干山药炒，七钱 黄芩 人参 桔梗各三钱 雄黄水飞，三钱 柴胡二钱五分

川芎一钱五分 麦冬五十粒 神曲炒，一两 阿胶炒，二钱半 麝香炒，二钱半

冰片三分 白术一两半 黑豆炒，七钱 干姜炒，二钱半

上为末，炼蜜丸如芡实大，金箔为衣，每服一丸，竹叶薄荷汤化开，空心服。

◉ 四十九 琥珀抱龙丸

琥珀灯心同研 雄黄各五钱 天竺黄七钱 辰砂三钱 全蝎去毒，炙 胆星一两三钱

干山药七钱 薄荷三钱 麝香五分 白茯苓一两 僵蚕去丝嘴，四钱

上为细末，水丸如芡实大，每服一丸，用灯心汤、薄荷汤化开，不拘时服。

◉ 五十 泻肺汤

桑白皮 地骨皮 黄芩 甘草各等分

上用水煎服。

◉ 五十一 地黄丸

干山药一两 山茱萸肉一两 白茯苓 泽泻各八钱 牡皮六钱 熟地黄二两半

上为细末，量加米糊为丸如桐子大，每服一二十丸，空心温汤送下。

◉ 五十二 凉惊丸

川芎四钱 大黄五钱 防风二钱 钩藤二钱 朱砂 薄荷 羌活各一钱

上为末，炼蜜丸如桐子大，每服十四丸，空心蜜汤送下。

◉ 五十三 醒脾散

人参 石莲肉 干山药 肉豆蔻面包煨 南星姜制，各一钱 白附子泡 白茯苓 石菖蒲

天麻煨，各八分 甘草炙 木香 丁香各五分 陈皮七分 白术一钱二分 全蝎去尾 砂仁各六分

上剉散，姜三片，枣一枚，水煎服，量大小加减。

◉ 五十四 附子理中汤

白术炒，一钱半 人参 干姜各一钱 甘草五分 熟附子多少随病虚实轻重加减

上用水，加姜、枣同煎服。

◉ 五十五 苏合香丸

苏合香酒熬成膏 安息香同上制 乳香 檀香 沉香 丁香 青木香 麝香

香附各四钱 朱砂 人参 白术 犀角 荜澄茄 诃子炮，各一两 龙脑二钱

上为细末，除苏合、安息香外，用酒浸透，入瓶内，汤蒸透，入药末，炼蜜丸如芡实大。每服一丸，姜汤化送下。

◉ 五十六 五疳保童丸

蟾头一个，炙黄 芦荟三钱 胡连二钱 熊胆一钱 麝香五分 黄连炒

龙胆草　雄黄水飞　青皮炒　五倍子　夜明砂微炒　苦楝根

天浆子炒　青黛各一钱半　白鳝头炙黄，如无，用芜荑代之

上为细末，糯米饭为丸，如粟米大。一岁二丸，用米饭下，不拘时服，日三服。

◉ 五十七　消疳肥儿丸

芦荟一钱　诃皮二个，炒　柴胡二钱　神曲炒　麦芽炒，各五钱　胡连　使君子

青皮炒　黄连　陈皮　蓬术　三棱煨　龙胆草　白术炒　香附炒　槟榔

砂仁　山楂　白茯苓　木香　夜明砂炒　苍术米泔浸炒，各三钱

上为细末，蒸饼为丸，如黍米大，食远用米饮送下。

◉ 五十八　木香芦荟丸

芦荟　木香各一钱　芜荑　槟榔　黄连炒　青黛各二钱半　胡连五钱　蝉蜕去足，二十一个

上为细末，猪胆汁为丸，如黍米大，食远米饮下。

◉ 五十九　追虫丸

新苦楝根皮　贯仲缘木者　木香　桃仁炒　芜荑炒　槟榔　轻粉

蝉头　使君子去壳，二十五个　黄连炒　当归各一钱　鹤虱炒，一钱半

上为末，面糊丸如黍米大，用肉汁食前服。

◉ 六十　使君子丸

使君子一两　甘草　厚朴姜制，炒　青黛五钱　陈皮二钱半　诃子肉五钱，一半煨

上为细末，饭糊丸如芡实大，每服四五丸，先以猪肉汁饮之，后服药。

◉ 六十一　人中白散

人中白煅过，多　雄黄中　枯矾少　黄柏多

上为细末，先以温盐水漱口，后搽药。

◉ 六十二　鸡金散

鸡内金即鸡肫内粗皮，阴干，一两　白芷　铜绿各五钱　麝香一字

上为细末，先以温盐水灌，后敷药入。

钱氏经验方三卷终

上用方四卷

南京太医院吏目孟继孔　著

钱塘胡文焕、秣陵陈邦泰　校

◉ 抱龙丸（一）

治小儿伤风发热咳嗽不宁，跌仆受惊，痰涎壅盛，心神欠安之症宜服之。用薄荷汤送下。

天竺黄五钱　雄黄二钱　朱砂二钱半　麝香五分　甘草三钱　牛胆南星二两

◉ 清宁膏（二）

治小儿肺经有火，痰涎壅盛喘急，气粗咳嗽连绵不宁之症宜服之。用灯心薄荷汤化下。

陈皮　桔梗　枳壳　前胡　杏仁炒　贝母　黄连　桑皮

山栀　花粉　黄芩　半夏法制　瓜蒌仁各一两　甘草五钱

◉ 羌活膏（三）

治小儿感冒风寒，发热气喘，头痛不利，浑身拘急，痘疹已发未发之际，皆可服之。用姜汤化下。

麻黄　羌活　独活　柴胡　川芎　枳壳　桔梗　前胡各一两　茯苓六钱　甘草五钱

◉ 镇肝丸（四）

治小儿肝经有热，两目暴肿，睛色赤红，时多泪下，及目常直视，连札不搐之症。并宜用竹叶、灯心同煎汤下。

当归　川芎　羌活　栀子仁　胆草　生地　防风　天竺黄　胆星　大黄各八钱　朱砂一钱

◉ 前胡半夏丸（五）

治小儿伤风发热，四时咳嗽，气息喘急，痰涎壅盛，胸膈不利之症。皆宜用生姜薄荷汤化下。

紫苏一两二钱　干葛　陈皮　前胡　半夏曲　枳壳　桔梗各一两

茯苓　柴胡　桑白皮　黄芩各八钱　甘草　金沸草七钱

◉ 犀角解毒丸（六）

治小儿口舌生疮，咽喉肿痛，遍身疮疖，鼻衄，痘疹余毒不尽之症。宜用灯心薄荷汤化下。

犀角　防风　荆芥　芍药　连翘　黄芩　桔梗　甘草末

薄荷各五钱　生地黄　牛蒡子　当归各七钱

◉ 胃苓和中丸（七）

治小儿脾胃不和，饮食不美，水土不服，或生冷失调，小水不利，大便泄泻之症，皆可服之。用灯心老米汤化下。

苍术　白术各三两　厚朴一两五分　陈皮　猪苓　泽泻

茯苓　车前子　木通各三两　甘草炙，一两半

◉ 参术健脾丸（八）

治小儿脾胃虚弱，嗜卧不食，面黄肌瘦，水土不服，大便泻久，谷不化之症，皆可治之。灯心老米汤下。

白术　厚朴姜汁炒　白茯苓各二两　陈皮　神曲炒

麦芽炒，各二两半　甘草炙，一两　苍术四两，米泔浸炒

◉ 和中保安丸（九）

治小儿停食积滞，饮食少进，胸膈饱闷，夜卧不安，用清米汤下。如大便初泻或赤白痢疾，加灯心老米汤下。如呕吐恶心，肚腹作痛，则用生姜汤下。

香附四两　砂仁四钱　青皮　神曲　槟榔末　甘草末　麦芽　白术各二两

山楂　陈皮各三两　厚朴　苍术　三棱　萝卜子炒　黄连各一两

◉ 牛黄镇惊丸（十）

治小儿一切急慢惊风，身体壮热，多睡惊悸，手足搐逆，痰涎不利，人事不醒之症。用生姜薄荷汤下。

天竺黄　胆星　白芍　青皮　薄荷　桔梗　牛黄　陈皮　防风

黄芩　黄连　槟榔　甘草末　大黄　酱瓜　天麻各等分

◉ 金箔镇心丸（十一）

治小儿惊热，镇心安神，不拘时用薄荷汤下。

山药一两半　朱砂一两　牙硝一钱半　甘草　人参　茯苓　麝香五分　片脑一钱

金箔十五片，为衣　紫河车黑豆水煮软，二钱

◉ 缓惊饼子（十二）

治小儿便青有惊，肚腹疼痛，不拘时服。

人参　茯苓　辰砂　赤石脂　山药各二钱　白术一钱　麝香　乳香各三钱

◉ 利惊丸化毒丸即此也**（十三）**

凉惊、温惊、利惊有分别，不拘时用。

天竺黄　青黛　胆星各一钱　牵牛　辰砂各五分

◉ 牛黄丸（十四）

治小儿夜啼，多惊烦热，不拘时服。半年者每服五丸，量大小加减。

牛黄　朱砂　芦荟　麝香　钩藤各一钱　僵蚕炒，五钱

蜗牛炒黄　龙脑　当归　代赭石　赤芍各一钱

◉ 芍药丸（十五）

治胎寒，大便青，不欲食，不拘时用。

芍药　当归　芎䓖　人参各三两　甘草炙，一两

◉ 桃红丸（十六）

治小儿惊啼，眠睡不稳，不拘时用薄荷汤下。

丹砂　麝香各五分　白附子半　僵蚕炒　全蝎炒，各二分半　腻粉七分　金箔　银箔各一片

◉ 养脾丸（十七）

治小儿躽啼[1]，脾胃虚冷，心腹疼痛，胸膈满闷，不拘时用生姜汤化下。

干姜炮　缩砂　白术各一钱　甘草炙，三钱　茯苓　人参　麦芽各五钱

◉ 香连胃苓丸（十八）

治小儿下痢赤白，腹痛口干，不拘时清米汤化下。

白术一两　猪苓　泽泻各七钱　黄连炒，六钱　茯苓

陈皮　厚朴　苍术　木香　甘草炙，各三钱

◉ 安神九（十九）

治小儿心虚疳热，面黄颊赤，壮热惊啼，精神恍惚不宁，不拘时用砂糖汤下。

麦门冬　寒水石　白茯苓　牙硝　山药各五钱半　甘草五钱　龙脑一字，研

◉ 柳花散（二十）

治小儿口舌生疮，每用少许敷贴患处。

黄连　玄胡索　青黛　密陀僧　黄柏各等分为末

◉ 五福化毒丹（二一）

治胎热胎毒，日舌生疮，不拘时用薄荷汤下。

玄参一两　桔梗八钱　人参　赤茯苓各五钱　青黛　甘草　牙硝研　麝香各五分

◉ 没石子丸（二二）

治小儿热泻久痢，皆可服之。

黄连炒，二钱半　诃子炮　肉蔻七个　木香一钱　没石子大者五枚

丸如黍米大，每服十丸，不拘时用白滚汤下。

◉ 紫霜丸（二三）

治变蒸发热不解，及夹食停冷温，壮汗后热不歇，及腹中有痰癖，乳哺不进，乳则咽食痫[2]，先寒后热者，用面糊丸麻子大，每服一粒，乳汁下。

代赭石一两，醋浸七次，研　赤石脂一两，醋浸七次，研

杏仁五十粒，去皮尖　巴豆三十粒，去沫，油浸

◉ 保和丸（二四）

和脾胃，消食，此方与《奇效良方》不同。《奇效良方》录于后[3]。

白茯苓　半夏　陈皮　白术各二十两　山楂二斤二两　神曲一斤八两　萝卜子　连翘各六两

---

① 躽啼：即小儿夜啼。

② 食痫：儿科病名，其病在脾，因小儿乳食过度，停结中脘，乘一时痰涎壅盛，遂致成痫。

③ 后文未见该方。

水发为丸，如麻子大。每服三五分，不拘时用，米汤下。

◉ 消积丸（二五）

消积，化乳食。

缩砂炒　橘皮炒　三棱煨　蓬术煨　神曲炒　麦芽炒　甘草炙，各一两半　香附一两，炒

汤浸，蒸饼丸，如麻子大。每二三丸，不拘时用，白滚汤下。量岁长幼加减。

◉ 芦荟丸（二六）

治小儿积聚，清热消肝，健脾胃，爽精神，美饮食，润肌肤，大有神效。不拘时用滚白汤下。

芦荟　芍药　黄连　使君子　当归　青皮　麦芽炒　胡黄连　香附

三棱煨　白术炒　蓬术煨　槟榔　神曲　木香　萝卜子　甘草各等分为丸

◉ 肥儿丸（二七）

治小儿疳病，脏腑胃虚虫动，日新羸瘦，不拘时，白滚汤下，用面糊为丸。

黄连　神曲炒，各五线　木香　槟榔一个　使君子　麦芽炒　肉豆蔻面包煨，各二钱

◉ 香橘饼子（二八）

治小儿食积腹胀作痛，面黄肌瘦不思饮食并皆治之。

木香炮　青皮　陈皮各三钱　神曲炒　麦芽炒，各五钱　厚朴姜制，七钱半

上为末，炼蜜丸，捏作饼子，不拘时用清米汤化下。

◉ 至圣保命丹（二九）

治胎惊内吊，肚腹坚硬，目睛上视，手足抽掣，角弓反张，痰涎壅盛，一切急慢惊风，并皆治之。

全蝎十四个　僵蚕直者　白附子　朱砂研　麝香研　天南星炮

蝉蜕去泥，各一钱　防风　天麻各二钱　金箔十五片，为衣

上为末，粳米饭取中心者，搜和丸，每一两作四十丸。不拘时用薄荷汤下。

◉ 天麻防风丸（三十）

治小儿一切惊风，壮热，痰涎壅盛，并皆治之。

天麻煨　防风　人参各一两　牛黄一钱　朱砂　雄黄

麝香各二钱半　僵蚕去丝嘴，炒　全蝎去尾炒，各五分

上为末，炼蜜丸。不拘时用薄荷汤下。

◉ 保和丸（三一）

治小儿脾胃虚弱，饮食不能克化，日久羸瘦。

山楂肉四两　半夏曲　陈皮　茯苓各五钱　萝卜子二钱半　使君子　白术炒

神曲炒　麦芽炒，各一两　砂仁四两四钱　木香二两二钱四分　黄连四两五钱

上为末，水发丸。每服一钱，不拘时用米汤下。

◉ 犀角丸（三二）

治小儿风热痰实，面黄颧赤，大小便秘涩，三焦邪热，脏腑蕴毒，此药疏导极稳。

生犀角一钱半　人参五钱　枳实面炒　黄连各一两　大黄二两，酒浸，切作大片，用巴豆一粒，贴在大黄上，用绢包裹，汤锅内蒸过，取出去巴豆，将大黄晒干，研末

上为细末，炼蜜丸如麻子大。每服一二十丸，临卧熟水下。未动再服。

◉ 消疳健脾和中丸（三三）

白术　茯苓　陈皮　芍药　枳实各五钱　山楂

黄连　厚朴　芜荑　使君子　麦芽　香附各三钱

上为末，炼蜜丸。每服一丸，用清米汤或白滚汤，食远下。

◉ 金不换（三四）

治小儿九种心疼。

雄黄　硫黄各一钱　焰硝三线　白矾五分，飞过

上为末，丸如粟米大。

◉ 天王补心丹（三五）

宁心保神，益血固精，壮力强志，健忘，清三焦，化痰涎，祛烦热，除惊悸，疗咽干。

天门冬汤洗，去心　五味子去梗　石菖蒲去毛　桔梗去头，泔洗　麦门冬汤泡，去心

玄参　茯神酒、盐拌炒，去丝　酸枣仁　远志甘草水煮，去梗　人参

当归酒洗，去泥　丹参　熟地黄　生地黄　柏子仁去壳

上为细末，炼蜜丸，每一两作十丸，金箔为衣。每服一丸，用灯心红枣汤，食远化下。

◉ 辰砂异功膏（三六）

治小儿夏月伤暑，水泻热泻，口渴未开荤者更妙。又名“术苓膏”。

白术　茯苓　猪苓　泽泻　滑石各一两

祖云：去滑石加白术更妙。

◉ 安胃和中丸（三七）

半夏曲　陈皮　枳实　青皮　厚朴　黄连　砂仁

香附　槟榔　茯苓　山楂　大黄各等分，为末

◉ 琥珀抱龙丸（三八）

琥珀　全蝎　雄黄　天竺黄　山药　辰砂　僵蚕　胆南星　茯苓　麝香　薄荷各等分，为末

◉ 败毒散（三九）

治一切肿毒疮疖。

皂角炒，去尖　金银花　陈皮各三钱　防风　连翘　黄芩　赤芍　白芷　川芎各五钱

甘草四钱　贝母　乳香　当归尾各一钱　穿山甲　明没药　蛤粉炒，各二钱　天花粉八分

上分作八帖，每服水二钟，煎八分，入白酒半杯再煎三五沸，看疮上下服之。

◉ 又一方芦荟丸（四十）

神曲　黄连　萝卜子　槟榔　麦芽　使君子　白术　陈皮　龙胆　三棱　青皮　香附　枳实　苍术　蓬术　芜荑　厚朴各七钱半　山楂一两　柴胡　青黛各五钱　芦荟六钱　木香四钱

◉ 又一方参术健脾丸（四一）

人参　茯苓　白术　山药　苡仁　扁豆　泽泻　芜荑　砂仁各五钱　麦芽七钱半　木香四钱　豆蔻六钱　山楂一两半　陈皮一两　甘草三钱　使君子五钱

上用方四卷终

秘传经验痘科玉函集

原著　明·丁凤（纂集）
点校　薛昊

校记

《秘传经验痘科玉函集》八卷，丁凤纂集。丁凤，字文瑞，号竹溪，明代南直隶应天府江浦县（今属江苏省南京市浦口区）人。出身江浦丁氏世医，为家族中医学成就最高的医家。丁凤认为，应当“仁以存心，又识有义存焉，义者，宜也”。存仁于心，体恤病家之疾，又依据病情选用最适的方法，因时制宜，此即是义。他提倡“心以仁，权以义”，如此方为良医。丁凤在医理上以《黄帝内经》为宗，思想上推崇丹溪，学说取唐、宋、金、元各朝诸家之精华，将其相互渗透，融会贯通。诊断时重视脉法，辨证上主要使用六经辨证和脏腑辨证的理论系统。治法上则主要推崇丹溪与仲景。此外，丁凤擅幼科，尤擅治痘。他认为诸多病证，唯痘疹杀人最多，其中又犹以误药致死为最，因而留心此道三十余载，每每闻及有善治痘疹者，无论远近皆前往拜谒求师。其所著《医方集宜》《兰阁秘方》《秘传经验痘科玉函集》，为当时诸家奉为圭臬，《江浦埤乘》中赞曰：“家户奉为指南，丁氏子姓均世精其学。”

《秘传经验痘科玉函集》为丁凤纂集的痘科专著，分为八卷。卷一收录痘疹歌赋四种，以及钱乙、张元素、李东垣、张从正痘疹论；卷二至卷七依次收载痘疮总诀、痘疮发热、痘出见形、痘疹起发症、成脓酿浆、收靥、落痂、痘后余毒、妇人疮痘，以及兼见诸般杂症；卷八收载看痘诸法及预防方药等，最末附录丁氏自己的六篇心法。其大体内容与王汝纶跋文描述相符，乃主要收辑自湖北黄廉的《痘疹全书》与巴蜀龙公遗册旧著，添以个人心法而成。而实际黄廉《痘疹全书》又基本来自万密斋与陈文中著作，则本书的主要学术来源已较明确。在书中，丁凤主张察脉色以审病势，知其血气虚实，轻重顺逆，立治法先定岁气，或温补，或清凉，要在临病应变，因时制宜。极力反对泥古人之方，专行温补，或偏用寒凉，亦其“心仁权义”的具体体现。

本书目前有中国中医科学院藏明万历十年蔡曰兰刻本，惜未得见。近见日本京都大学图书馆藏宽政六年（即清乾隆五十九年，1794 年）丹波元简抄本，故今以之为底本点校。日抄本中多有文字错漏，乃据万密斋《片玉心书》《片玉痘疹》等书修订，卷名、目录、标题也在点校过程中一并调整统一。水平所限，尚候高明者正。

秘传经验痘科玉函集卷之一

赠奉训大夫金陵竹溪丁凤文瑞父　纂辑

男文林郎丁选汝贤父、进士丁遂汝良父、孙进士丁明登客东父　仝校订

温陵后学丘宇勋　正讹

◉ 痘疹赋[①]（片玉痘疹）计十五条

痘本胎毒，号曰天疮。传染由于外感，轻重过于内伤。初起太阳，壬水克乎丙火；后归阳明，血水化为脓浆。所喜者，红活滋润；所畏者，黑陷干黄。势若燃眉，变如反掌。皮肤臭烂，血气郎当。若救焚兮，徙薪何如燋额；似拯溺兮，落井不及宽裳[②]。

原夫一元肇化，二气成祥。欲火动而妄作，胎火炽而流殃。啼声骤发，秽毒深藏，命门养虎，胞户收铓[③]。待四时之疫疠，动五脏之安裳。荣气入于肉里，恶血发于膀胱。二火相扇，四大成疮。毒之轻者发则微，贵乎调养；毒之重者发则甚，急于提防。

至若运气推迁，有如胜复升降；时令乖异，无非寒热温凉。苟阴阳之逆理，为气候之反常。五行郁而灾见，九曜室而变张。疠气流行，不论郡州乡邑；恶毒传染，岂分黎庶侯王。此则不形于诊，贵在能治其亢。事先解散兮，十全八九；临时区处兮，算为寻常。

大抵气运先岁，疮疹属阳。春夏为顺兮，乐其生长；秋冬为逆兮，恶其收藏。暴寒兮，恐邪毒之郁遏；暴热兮，虑腠理之开张。脓疱春而莫疗，黑陷夏而为殃，秋斑虑恶，冬疹非祥。此逆四时之令，休夸三世之方。知其凶而治之，自求怨谤；明其吉而往也，得号贤良。

且如证候殊形，脏腑异状。肝主泪而水泡，肺主涕而脓浆，心斑红艳，脾疹赤黄。惟肾经之无病，为变黑而可防。所以观其外症，因而推其内脏。呵欠烦闷兮，肝木之因；咳嗽喷嚏兮，肺经之象。手足稍冷而昏睡兮，脾土困于中央。面目带赤而惊悸兮，心火炎于膈上。耳骫[④]属肾，温暖如常，二处灼热兮，下极火炎而必薨。四肢厥冷兮，中州土败而须亡。

先分部位，次察灾祥。阳明布于面中，太阳行于头上，心肺居胸膈之内，肝胆主胁肋之旁，手足事乎脾胃，腰背统乎膀胱。外症分明用心想象，泄泻者邪甚于下，呕吐者邪甚于上。气逆而腹痛隐隐，毒甚而腰痛惶惶。心热甚而惊搐，胃邪实而颠狂。口燥咽干，肺受火邪而液竭；屎硬溺涩，肾因火旺而精亡。气弱少食者，不任其毒；神强能食者，不失其常。

欲决轻重，但观发热；如占顺逆，须认成疮。毒甚兮，心如炎火；势微兮，体或清凉。若寒热之往来，定征兆之佳祥。数番施出兮，春回寒谷；一齐拥出兮，火烈昆冈[⑤]。蚊迹蚤斑，

① 本篇辑自万密斋《片玉痘疹·卷一·痘疹碎金赋》，无原文最后两节内容，故只有十三条。

② 此句以徙薪来不及救火焚之灾，宽裳来不及救落井之溺者作比，表示痘疹病进之迅速。

③ 铓(máng，音芒)：尖端。

④ 骫(wěi，音委)：《玉篇》："骫，骨曲也。"指骨头弯曲的样子，此处指耳轮。

⑤ 昆：原文作"坤"，据文义改。昆冈即昆仑山，《书·胤征》有"火炎昆冈，玉石俱焚"。

刻期而为鬼箓；蛇皮蚕壳，引日而返黄泉。不喜朱红，更嫌灰白；最宜苍蜡，切忌紫黄。常要明润兮，恐薄嫩之易破；岂宜干枯兮，又瘙痒之难当。

要候形观，上工审祥。面颊稀而磊落，清安可保；胸膈密而连串，凶吉难量。顶要尖圆，不宜平陷，浆宜饱满，切记空洋。色喜光而愁嫩，肤爱糙而怕光。焰起根窠，终防痒塌；丹浮皮肉，必主殃伤。头面预肿兮，三阳亢甚；手足厥冷兮，五脏催伤。疮堆喉舌，毒缠头项。咽喉痛而呼吸则难，饮食少而吞吐则呛。此天命之安排，岂人力之倚仗。

烦躁闷乱兮，七神离散；谵妄眩冒兮，五毒猖狂。鼓颔战栗兮肺败，咬牙噤齿兮肾强，渴不住兮燋膈，泄不止兮滑肠。失声兮咽烂，吼气兮腹胀。昼夜抓搔兮，将荣气之外脱；饮食断绝兮，必胃气之中伤。肿忽消而毒气归内，色变黑而疔起于疮。食谷则哕兮，在人之夭寿；饱食则喷兮，较医之短长。

轻重反复，调理乖张。轻变重而可畏，重变轻而莫慌。风寒素谨，饮食如常。出入禁乎男女，盖覆适其温凉。内无妄动，治不乖方。此则轻变之候，实为保命之良。若或常犯乎禁忌，亦或误服乎丸汤。徒自肆其房室，不知顺其阴阳。外感不正之气，内食不时之粮。平人且病，患者敢当？是以顺则逆而逆则险，宜乎轻者重而重者亡。发自肺经，相连脾脏。气热味辛，燥金受克；形寒饮冷，华盖先伤。浩饮则水来侮土而成泻痢，过食则脾不消谷而作痞胀。皮毛虚损，肌骨羸尪，发起迟而不能胖壮，收靥缓而反作脓疮。轻则绵乎时日，重则泣延，送于郊邙。何愚夫之不晓，到生命之早亡。不信医而祷诸鬼神，狂杀生而号乎空疮。

药贵中病，医不执方。喜行温补者，动称乎文仲，专行凉解者，祖述乎仲阳[①]。孰知因人而治，毋虚虚，毋实实；相时而行，必远热，必远凉。正气为先，戒开门而延寇；解毒为急，休视虎以如狼。首尾不宜汗下兮，治之要略；缓急各有权宜兮，法之经常。执其绳墨者，如守株之待兔；惑于方书者，似多歧之亡羊。

且如红紫焮肿兮，凉血为上；灰白平陷兮，补血[②]最良。出不快兮，贵表实而发散可用；便或秘兮，贵里实而疏利何妨。毒不能以速散，毒甚者，令微汗之发越；热不可以尽除，热剧者，使小便之清长。三阴甚而多寒兮，必投辛热；三阳数而多热兮，无过苦凉。安可恶寒而喜热，莫知贵阴而贱阳。

是故补气者，参芪白术；养血者，归芍地黄。发散表邪，轻柴葛而重官桂；疏通里实，微枳壳而甚大黄。解毒兮芩连栀子；快斑兮荆防牛蒡。连翘疮中之要领，甘草药中之君王。咽痛求诸甘桔，头肿取夫防羌。木通利其小水，人屎救其黑疮。气逆兮青皮陈皮，胃寒兮木香丁香。泄泻莫如诃蔻，呕吐无过姜橘。麦门干葛而止渴，厚朴腹皮而治胀。五味杏仁，伤风者以之定喘；山楂枳实，善食者用之消粮。良工司命，推恻隐之仁心；神物效灵，起沉疴如反掌。

其诸药味，各有主张。春夏桂枝而少服，秋冬芩连而莫尝。疮若干枯，白术非其所宜；色而红艳，黄芪非其攸良。里虚少食兮，勿投枳实；表实多毒兮，休使生姜。汗自出兮，用干葛

① 仲阳：宋代儿科大家钱乙，字仲阳。
② 血：《片玉痘疹》作“气”。

重虚其表；溲自数兮，加木通再亏其阳。泄泻酸臭兮，诃蔻不可以遂止；呕吐清冷兮，栀连安得以作汤。凡用芩连，必须炒制；如加丁桂，必假寒凉。应制服而不诛其过，得和平而保寿无疆。大热若平，余邪须讲。毒气流肝兮，双睛出翳；火邪入脾兮，四肢成疡。口内生疮兮，烂龈破舌；腹中作痢兮，腐胃败肠。皮肤嫩而洗浴太早，因添余热；脏腑虚而肥甘太过，遂至内伤。若中风寒，多为咳嗽，无时挦掐，即灌蚀疮。既多异症，亦有奇方。望月砂遏翳有准，穿山甲排毒无双。枳实麦芽山楂子，消食而克化；生[①]黄柴葛地骨皮，解余热以清凉。咳嗽以款冬花杏仁，痢疾以黄连木香。苦参主乎热毒，溺白治于痱疮。用之合宜，工可谓良。嗟夫！离此证候，势非寻常。外缠皮肉，内连腑脏。改换形容，如蛇退皮、龙退骨；淋漓脓血，若蚓在灰、鳝在汤。轩岐置而未言，秦汉弃而无方。古无其疾，或云起于建武；今有是症，相传得于南阳[②]。拘于日数者，不知轻重之病；执其偏见者，未察虚实之庞。本温再热，已寒又凉。徒自胶而不变，反斯民而见殃。泄骨髓之真诠，非子孙[③]而不示；受肺腑之秘的，牢记诵而莫忘。

◉ 痘疹西江月调[④]（片玉痘疹）计五十三条

痘疮毒从何起，母胎火毒流传，生来秽物下喉咽，藏在命门里面。
一旦天行时气，感令相火熬煎，毒藏骨髓见皮间，彼此一般传染。

五脏各有形症，认时须要分明，往来潮热睡脾经，呵欠烦闷肝症。
咳嗽喷嚏属肺，面红惊悸居心，惟肾清净忌邪侵，手足耳尻俱冷。

五脏各有一症，其间治法难同，肝为水泡肺为脓，大小疮形异种。
脾症发为疹子，心经现作丹红，肾为黑陷病多凶，纵有灵丹何用？

痘疹须明顺逆，天时人事相随，大都阳火是根基，若遇阴寒不喜。
春夏顺而多吉，秋冬逆以何疑，如逢稠蜜必凶危，稀少轻为平易。

治法而今不定，清凉温补分门，各持一见论纷纭，俱云余为神圣。
解毒喜行凉泄，补中不使辛温，不明时令与元神，枉自捕风捉影。

假使天时暄热，辛温助火为殃，严寒凉解雪加霜，病者如何抵当。
实尚再行温补，羸虚又使寒凉，虚虚实实伐无伤，好似隔靴爬痒。

① 生：《片玉痘疹》作“大”，指生大黄。

② 建武、南阳：皆指东汉初，马援南下越南平叛班师途中军队感染“虏疮”之事。葛洪《肘后救卒方》：“建武中于南阳击虏所得，乃呼为虏疮。”此为“痘疹”一证最早之记载。

③ 孙：《片玉痘疹》作“和”。

④ 本篇同样辑自万密斋《片玉痘疹》，与原文相较，少末尾附的“痘疮若见血症”“大便若下血饼”“痘疮虽已泛涨”三节。

看取时行疫疠，天行时气炎炎，精神肥健又能飧[1]，解毒清凉甚便。
若是寒凝太甚，虚羸吐泄连绵，此宜温补法为先，又在医人活变。

痘疹要知轻重，吉凶顺逆须通，毒轻痘少顺家风，汤菜不宜妄用。
痘密毒重为逆，皮肤寸寸为脓，此般形症例为凶，仔细扶持休纵。

轻者三四次出，头面胸背稀疏，小便清利大便稠，饮食如常充足。
重者遍身齐出，状如麻子麦麸，咽痛泻利闷啾啾，饮食不思可恶。

轻者不须服药，重者吉凶难明，出如红点蚤和蚊，密似针头血浸。
头面预先浮肿，皮肤黑烂黄昏，四肢逆冷哑无声，闷乱凶而死症。

多有先轻后重，只因触犯风寒，房事不避臭腥传，纵口只思生冷。
闲杂人带秽物，诸般禽兽腥膻，庸医浅术误汤丸，能使痘疮改变。

重者变轻何以，常常和暖衣衾，房中谨密少人行，饮食如常添进。
未见误投汤药，不曾妄啖酸辛，此为人事夺天灵，安可归乎有命。

要识痘疮死症，无过五证分明，紫黑喘渴闷何宁，痒塌咬牙寒噤。
灰白顶陷腹胀，皮嫩易破成坑，泄泻气促见鬼神，声哑头面足冷。

既识五般死症，其间吉病如何，疮项饱满作脓窠，任是摸磨不破。
四畔根而红活，安眠静睡平和，光壮收靥不蹉跎，管取介疾勿药。

黑陷干枯肾败，咬牙寒战肝伤，失声喘渴[2]肺银铛，泄泻脾虚[3]腹胀。
痒塌闷乱心死，狂言见鬼神亡，皮嫩易破气无阳，血便阴崩模样。

首尾不宜汗下，汗时腠理开张，风寒易入透斑疮，收靥不齐火旺。
误下必犯脾胃，无事自取内伤，泄泻黑陷致倾亡，顿致魂灵飘荡。

大抵痘疮未出，先须升麻参苏，如斯不出汗今疏，红点见时药阻。

---

① 飧：晚饭，引申为饭食。
② 失声喘渴：《片玉痘疹》作“连声喘气”。
③ 脾虚：原作“皮辜”，据《片玉痘疹》视履堂本改。

大便若还秘结，轻轻四顺[①]相扶，假饶自利莫糊涂，只为阎罗掌簿。

治痘无过二法，调中解毒兼行，补中参术草芪苓，枳实山楂有应。
解毒芩连栀柏，连翘枳实[②]防荆，芎归养血妙如神，加减消详前定。

血气要分虚实，但于痘色中求，红焮紫肿血实由，四物内加消毒。
灰白中陷气弱，四君子是良谋，略加解毒药相扶，莫使丁香桂附。

但是痘疹初出，如逢热甚昏沉，解毒发散药先行，莫待临渴掘井。
桔梗升麻干葛，连翘甘草黄芩，牛蒡栀子木通荆，蝉蜕防风作引。

若是如常潮热，只须干葛升麻，参栀[③]甘草赤芍加，恶实连翘无价。
或用参苏饮子，青皮木香内加，煎来一服胜灵砂，痘见表疏才罢。

初出多生惊搐，急将导赤疏通，木通甘草与防风，生地黄连同用。
再加辰砂调服，须臾救醒朦胧，此方端的有神功，管取百发百中。

壮热不曾出现，大便秘结难通，频狂唇裂眼珠红，此症凶危堪恸。
急与芩连栀柏，大黄酒炒疏通，连翘恶实与木通，贯众射干俱用。

自此出而稠密，认他虚实调医，虚家泄泻色如灰，大补煨姜堪取。
若是肿焮红绽，芩连栀柏芎归，翘蒡升麻桔甘齐，此个真机秘的。

色似涂朱满面，身如蚊蚤伤痕，不消三日丧黄泉，切莫再行丸散。
若被爹娘强逼，要伊死里求生，若将四物入连芩，恶实栀甘桔梗。

灰白不能起发，又于泄泻频仍，温中丸散不宜停，急急扶危济困。
当归黄芪白术，干姜甘草人参，木香诃子及青陈，官桂丁香灵应。

毒甚常生咽痛，可怜饮食难尝，射干甘桔与牛蒡，连翘升麻稳当。

---

① 四顺：此处应指加减四顺饮。方出万全《片玉痘疹》，组成为归尾、枳壳、木通、大黄、生地、紫草茸、麦冬、干葛、滑石、连翘、天花粉、薄荷叶、竹叶、灯心等。主治痘疮发热作渴，时时饮水，面赤唇焦，大便结、小便涩者。
② 枳实：原文作“恶实”，即牛蒡子，《片玉痘疹》作“枳实”，据药物功效及文义改。
③ 参栀：《片玉痘疹》作“芩连”。

若是痘堆颈项，此名锁隔悽惶，一朝惆怅命将亡，变作咽哑水呛。

起发状如蚕壳，干枯不见水浆，此名血竭毒深藏，不治必然命丧。
当归地黄养血，参芪甘草温良，连翘木香与牛蒡，桔梗青皮发旺。

发起常将检视，须防黑陷来攻，若见黑陷在其中，药点许多妙用。
豌豆粒粒[①]烧过，乱发火煅合同，珍珠水浸胭脂红，针破搽时胀肿。

药点转加黑陷，丧门吊客匆匆，百祥牛李[②]及宣风，总是脱空卖弄。
不如人猫猪犬[③]，各烧存性和同，木香汤引妙无穷，万两黄金何用。

起发若生瘙痒，此于痒塌差殊，伤寒身痒症相宜，血虫疮窠不愈。
宜用疏风凉血，荆防翘恶芎归，生黄干葛木通宜，竹叶引煎痒住。

大抵拉宜胀痛，不宜虚痒颠连，只因饮水冷邪干，心火克面闷乱。
外用茵陈艾炬，内服参术满元，若还痒止就回生，又怕抓伤正面。

何以正面怕痒，内含五脏精华，假如破损实堪嗟，气散魂飞魄罢。
尤忌先伤正额，心经火带虚邪，几番试验不移差，教与儿孙体察。

人相火居正额，出现胖靥休先，果然额上露其端，记取快依死断。
最喜两颐口鼻，始终都在其间，任是稠密势缠绵，到底终无倾险。

起发成浆欲靥，忽然泄泻来攻，此时脾胃不宜空，变出百端可痛。
多是内伤饮食，只求药有神功，若还消肿泄淋脓，父母抓魂泣送。

先用人参白术，黄芪炙草煨姜，茯苓诃子及木香，大剂切来温养。
不效次求豆蔻，木香陈皮良方，三番只有异功良，此是尽头模样。

记取成浆欲靥，最防厌秽风寒，大黄苍术共烧烟，可解一切秽厌。

---

① 粒粒：《片玉痘疹》作“七粒”。
② 百祥牛李：即百祥丸、牛李膏，俱出《小儿药证直诀》，治疮疹倒靥黑陷。百祥丸以红芽大戟制成，牛李膏以牛李子杵汁密封，煎胶杏汤化服。
③ 犬：《古今图书集成医部全录·卷四百六十·幼科全书》作“屎”。

内服调元饮子，黄芪甘草人参，当归苍术酒芩连，莫犯荆防发散。

到得成浆痘熟，依时都要成痂，若还腐烂臭腥加，此是表虚堪讶。
急进参芪归术，荆防苍葛升麻，连翘恶实密蒙花，休得弄真成假。

若是痘疮熟烂，皮破脓血淋漓，内服归术与参芪，恶实连翘官桂。
外用多年败草，晒干研细成灰，铺开床席任施为，最解火邪毒气。

痘熟不能收敛，反行破损成疮，一时焦痛甚难当，请问如何开放。
但取甘草滑石，辰砂真粉清凉，蜜调涂上便安康，此法不留书上。

有等痘疮正气，缘何日久难收，请君仔细问根由，不可临时差谬。
或是曾伤冷水，或因秘结热留，此般治法各推求，不枉秘传妙手。

果是曾伤冷水，湿伤脾胃中虚，脾主肌肉待何如，怪抵血脓流注。
可用参芪苍白，青陈甘茯无拘，丁香官桂照方书，数里收表妙处。

如是大便秘结，三朝一七未通，此为热气内蒸烘，因此毒难开纵。
内服归黄麻子，大黄略加相攻，再行胆导妙无穷，管取成痂去壅。

收后许多余证，医人各要分明，毒流肝脏目生疔，翳障瞳仁隐隐。
毒入肺脾痈肿，责归手足太阴，内伤外感一时辰，变出各般怪证。

两目急然肿痛，痘家毒入肝经，轻为浮翳掩瞳仁，重则终身废病。
去翳菊花蝉蜕，蒙花蒺藜谷精，各为细末共和匀，另用猪肝作引。

痈毒发于肢节，常常脓血不干，不知调理早求安，废疾终身为患。
内服千金托里，外涂万病金丹，排脓长肉未为难，任是千金不换。

痘后不宜洗澡，痘疤皮嫩易伤，不如禁忌受寒凉，遍体热生痛僵。
此因伤寒劳后，不宜官桂麻黄，只用九味羌活汤，又以补中调养。

痘后或伤饮食，致令腹痛难任[①]，不宜转下损脾经，消导方为对证。
白术人参枳实，黄连曲麦青陈，山楂白茯与砂仁，积化腹疼俱定。

痘烂不齐收靥，正面灌痛流脓，急防两目毒来攻，解毒清凉好用。
酒炒芩连栀柏，连翘蝉蜕木通，升麻蒡子苦参同，细研酒丸酒送。

大凡痘疮一证，名为百岁圣疮，如龙退骨换心肠，又似蝉蜕壳样。
出现光壮收靥，落痂颜色相当，不宜黑色在中央，犯着实为魔障。

痘疮终始日子，难以定日为言，俗人不达妙中玄，专把日期来算。
人有勇实虚怯，毒分疏密浅深，密深虚怯定绵延，勇实浅疏日短。

痘疮若难捉摸，假如用药如何，常行参术归芎多，甘草黄芪白芍。
枳壳木通粘子，连翘桔梗相和，青皮木香茯苓诃，调理阴阳不错。

出痘要知吉凶，须将部位消详，如从腮颗及成浆，口唇鼻边先放。
此者当为吉论，其他正额堪防，天庭方广两眉眶，切忌如丹模样。

治痘西江月调终

◉ 麻疹骨髓赋（片玉痘疹）计五条

麻虽胎毒，多带时行。气候寒温非令，男女传染而成。其发也，与痘相似；其变也，比痘匪轻。愚夫愚妇每视为泛常，若死若生总归于天命。不知毒起于胃[②]，热流于心，始终之变，肾则无证；脏腑之伤，肺则尤甚。闭户问途，何若出门寻径；扬汤止沸，不如去火抽薪。

初时发热，俨似伤寒，目出泪而不止，鼻流涕而不干。咳嗽太急，烦躁难安。以火照之，隐隐皮肤之下。以手抹之，溅溅肌肉之间。其形若疥，其色若丹，随出随没，乍隐乍现。根窠若肿兮，疹而兼瘾；皮肤若赤兮，疹以夹斑。似锦而明兮，十有九吉；如煤而黑兮，百无一生。疹毒最重，治法不同。微汗常出，热势越而不留；清便自调，毒气行而无壅。腠理拂郁兮，即当发散；肠胃秘结兮，急与疏通。苟视大而若细，恐变吉而为凶。惟衄血不必忧，邪从衄解；利血不必止，毒以利松。所喜者身中清凉，可畏者咽中肿痛。饮水不休，法在生津养血；饮食若减，方须救胃和中。且如出之太迟，发表为贵；出之太甚，解毒堪宜。毋伐天和，常视岁气。寒威凛凛，毒势郁而不行；火热炎炎，邪气乘而作疠。或施温补，勿助其邪，若用寒凉，休犯其胃。制其过但取其平，诛其暴必欲其正。远寒远热，阴阳之胜负不齐；责实责虚，人禀之强弱或异。

---

① 任：意思是“堪，担得住”。
② 胃：《片玉痘疹》作“脾”。

防风荆芥散腠理之留邪，升麻葛根解荣卫之蕴热。人参养气，地黄凉血。黄连入心而泻火，黄芩入肺而定咳。玄参石膏治邪火之浮游，栀子连翘开恶毒之郁结。瓜蒌润肺止渴，须合麦冬；知母降火生津，必同黄柏。芍药住乎腹疼，白术止乎脾泄。尿若涩兮苓通，咽常痛兮甘桔。心神惊悸兮，镇以辰砂；脏腑秘结兮，利以大黄。牙齿生疳，蚊蛤配乎溺白；咽喉者痹，射干助以牛蒡。五味杏仁治喘气之呤呤，薄荷竹叶解肤热之烊烊。火烧人屎，蜜炒麻黄。发疹毒之出现，令邪气之舒张。枳实山楂助脾热而化毒，兜铃地骨清肺热以回疮。

疮疹既出，将息甚难。坐卧欲暖，饮食宜淡。风寒若受兮，为肿为热；咸酸不禁兮，为咳为喘。异气纵感[①]，变证宜参。便多脓血兮，仓廪血热；咳多涎沫兮，华盖易寒。口烂唇裂，心火之病未退[②]。皮焦发槁，荣卫之液将干。苟不详于临证，何以见其折肱。

治此变证，各有奇方。身热不除，柴葛合乎四物；口疮若甚，甘桔对乎三黄。消肿定喘兮，葶苈取效；化痰行气兮，顺气为良。气血已虚，八物增损而可饮；水谷不纳，二陈斟酌以堪尝。痢血兮，香连丸去豆蔻而加陈皮黄柏；咳血兮，五拗汤去麻黄而加茅根地黄。此疹科之治法，继痘科而再详。麻疹此症属火，宜用清凉解毒。

◉ 麻疹西江月（片玉碎金）计二十条

麻疹俗乎麻子，盖因火气熏蒸，遍身红点朱砂形，乃是心脾二症。
最忌生斑死候，切宜赤似朱红，大都治法喜凉清，不可辛甘犯禁。

疹子何因咳嗽，只因肺与心连，肺经被火苦熬煎，以致咳嗽气喘。
治宜清金降火，不可犯其辛甘，譬如包子蒸笼燃，只要气松火缓。

疹子如何辨认，分明状似伤寒，此多咳嗽有红斑，喷嚏眼中水现。
或见腹中疼痛，或时吐泻相兼，疹家吐泻不须安，正要毒除热散。

疹与痘症异治，二家不可同方，痘宜温解疹清凉，又要现见为上。
若受风寒不出，其门凶险难当，急与发散保安康，切怕神昏腹胀。

凡遇疹未出现，详看天令如何，假如日暖又风和，败毒荆防堪可。
若是时行疫热，芩连消毒宜多，用心调理救沉疴，莫学观天井坐。

且说荆防败毒，此为发散仙方，防风荆芥生地黄，酒炒芩连二样。
桔梗人参甘草，连翘升麻牛蒡，玄参酒柏妙为良，竹叶水煎停当。

---

① 感：原作“成”，据《片玉痘疹》改。
② 上句“仓廪”至此处原书脱漏，据《片玉痘疹》补。

又有芩连消毒，散火散毒尤佳，芩连栀子及升麻，桔梗甘草多把。
石膏人参知母，连翘蒡子红花，引用竹叶要多加，此个方儿无价。

若是发散不出，令人真个忧疑，麻黄酒蜜炒如煤，栀柏芩连一例。
更将大黄酒炒，连翘蒡子相宜，石膏蝉蜕红花子，不效命离尘世。

如见出时紫黑，此般今古多凶，急求人粪路归东，火烧存性取用。
细研酒调吞下，须臾黑色变红，若还依旧黑朦胧，纵有灵丹何用。

疹子现形发热，寻常只用化斑，石膏甘草及人参，桔梗连翘有验。
若见毒多热甚，连翘消毒为先，大便秘结大黄添，务要微通数遍。

疹子类多咽痛，火邪熏灼无他，连翘甘桔要多加，射干蒡子煎罢。
外用十宣妙散，吹喉休要吁嗟，假如见效莫争差，消毒芩连妙也。

疹子若兼泄利，预先用药调医，泻时加减五苓宜，加上甘草滑石。
如见痢兼赤白，香连丸子相随，大端痢止便为奇，不效令人疑忌。

疹咳声声气促，只消降火清金，黄芩栀子赤茯苓，桔梗石膏一定。
知母人参地骨，瓜蒌麦门杏仁，玄参蒡子妙如神，竹叶煎来作引。

疹后须防四症，不治常致误人，遍身余热欠清宁，咳嗽连声牵引。
牙齿疳生走马，痢下赤白难禁，各求方法慢品论，才显小儿医圣。

问甚心间壮热，只因余毒留连，金花丸子是灵丹，栀子芩连龙胆。
郁金雄黄解毒，灯心地骨汤吞，若还胃弱热绵延，集圣胃苓任选。

咳嗽频频不止，或因不禁酸咸，又如火毒肺家延，尤怕胸高气喘。
体实兼行葶苈，神虚清肺神丹，如斯调理保平安，莫曰风波弄险。

葶苈丸除肺热，杏仁葶苈防己，牵牛莱菔子相随，枣肉捣成为剂。
清肺神丹降气，盐水煮焙陈皮，芩连甘草杏仁泥，苏子稀糊丸易。

口齿生疮臭烂，此名走马凶箝，金花丸子好求安，外用除疳妙散。

先取尿桶白涧，火烘白色如盐，五倍铜绿退纸蚕，砒末烧成黑炭。

赤痢下时鲜血，黄连柏叶槐花，枳壳荆芥穗同加，痢止血除才罢。

白痢茱萸滑石，樗根枳壳升麻，乌梅取肉作丸佳，赤白香连可下。

四疾更防死症，临时休得殊差，热多体热瘦如麻，咳嗽面青声哑。

走马唇齿肉落，痢疾噤口吁嗟，此般即是死冤家，不可骑骡问马。

◉ 钱仲阳先生痘疹论

钱氏云：痘疹始出之时，五脏证见，惟肾无候，但见平证耳，骩冷、耳凉是也。骩、耳俱属于肾，其居北方，主冷也。若痘黑陷，骩反热者为逆，若用牛李膏、百祥丸各三服不愈者死。病此疮疹，当令乳母慎口，不可令饥受风，必归于肾，变黑难治也。有大热，利小便，有小热，宜解毒。若黑紫干陷者，百祥丸下之。不黑，慎勿下，更看时月轻重。故春夏为顺，秋冬为逆。冬月肾盛，又盛寒，病多归肾。变黑无问何时，十难救一。又曰：痘疮始出，未有他症，不可下也。但用和平之药，频与乳食，不受风寒耳。如痘疹三日不出，不怯者，即微发之。微发不出，加药发之，加药不出，则大发之。大发之后不多，及脉平无他症者，即痘稀少，不可更发也。肾旺盛，脾土不克水，故脾寒战则难治矣。所以百祥丸泻膀胱之腑，腑若不实，脏自不盛也。何以不泻肾？曰肾主虚，不受泻，故二服不效，及如寒而死矣。

又云：出痘惟平肝、利小便、匀气为第一。

◉ 洁古老先生痘疹论

洁古云：一发便密如针头，形势重者。合轻其表而凉其内，连翘升麻汤。若斑已发密重，微喘饮水者，有热症则去风药，微下之。若出不快，清便自调。知其在表不在里，当微发散，则用升麻干葛汤。若青干黑陷，身不大热，大小便涩，则是热在内，煎大黄汤下宣风散。若身表症未罢也，不可下。若斑疹已出，见小热，小便不利，当利之。已发后有余毒未散，复有身热、疮肿之类，当用茶粉下解毒丸。疮疹已出后，有声音者，乃形病气不病也。未出而先声音不出者，乃形不病而气病也。已出而声音亦不出者，是形气俱病也，当清其肺气，当用八风汤并凉膈散去硝黄亦可。

◉ 东垣李斑疹论

夫斑疹始出之证，必先见面燥腮赤，目胞亦赤，呵欠烦闷，乍凉乍热，咳嗽嚏喷，足稍冷，多睡惊。并疮疹之症，或生脓胞，或生小红斑，或生瘾疹，此三等不同。何故俱显上证而后乃出？盖以上诸证皆太阳寒水，起于右肾之下，煎熬左肾，足太阳膀胱寒水夹脊逆流上头下额逆午，太阳丙火不得传导，逆于面上，故显是证。盖壬癸寒水克丙丁热火故也，诸斑证皆从寒水逆流而作也。医者当知此理，乃敢用药。夫胞者，一名“赤官”，一名“丹田”，一名“命门”，主男子藏精，施化妇人，系胞有孕。俱为生化之源，非五行也，非水亦非火，此天地之异名也，象坤土之生万物也。夫人之始生也，血海始净，一日二日精胜其血则为男子，三日四日五日血脉已旺，精不胜血，则为女子。二物相抟，长生先身谓之神，又谓之精。道、释二门言之，本来面目是也。其子在腹中十月之间，随母呼吸。呼吸者，阳气也。而生动作，滋益精气，神饥则食母血，渴则饮母血，儿随日长，皮肉筋骨血脉形气俱足，十日降生，口中尚有恶血，啼声一发，随吸而下。此恶血复归命门胞中，僻于一偶，伏而不发，直至因内伤乳食湿热之气，下流合于肾中，二火交攻，考营气不从逆于肉里恶血，乃发诸斑。疹皆出于膀胱壬水，其疡后坏肉理，归于阳明故也。斑疹始显之证，皆足太阳壬膀胱克丙小肠，其始出皆见于面，终归于阳明肉理，热化为脓者也。二火炽甚，交胜寒水，遍身俱出，此皆从足太阳传变中来也。当外发寒邪，使令消散，内泻二火，不令交攻，中令湿气上归复其木位，可一二服立已，仍令小儿以再无二番斑出之患。此《内经》之法，览者详之。

◉ 子和张公痘疹论

张子和云：胞养十月，蕴蓄浊恶热毒，人生贵贱皆不可免。《内经》曰：少阳客胜则丹疹外发，及为丹熛[①]。午少阳者，三焦相火也。故玄子云：五寅五申之岁，即少阳相火司天，然他岁亦有之。《内经》不过发明疮疹少阳相火之所为耳，俗呼为“斑疹伤寒”。此言却有理，以此症与伤寒相似，必先发热恶寒，头项痛，腰脊强，从太阳传至四五日，熛疹如发，先从两胁下有之，出于胁肋以及身表，渐及四肢，故凡小儿疮疱丹熛瘾疹，皆少阳相火客气胜也。《内经》曰“诸痛疮疡，皆属于火”，岂有寒乎？故治疮疱与治伤寒时气同法。初觉头痛，身热恶寒，其脉皆浮大而有力，与伤寒时气冒风，惊风宿乳一概难辨，宜先解之。有二法，遇元阳大热之时，以辛凉解之；遇久寒凝冽之时，以辛温解之。辛凉者，凉膈、通圣之类；辛温者，升麻、葛根之类。此二法慎勿误用之，既用之，二法之后次以白虎汤加人参令服之勿辍。盖防疮疹发喘，喘者必死，人参止喘故也。或云立秋后不宜服白虎者，非也。假如秋深发疟，疟者中暑得之，白虎人参解暑毒，既有是症，岂可问秋冬乎？且疮疱瘾疹皆火之用，肺金之不及也，故曰白虎加人参一日不可缺也。如出不均，痘黍相杂不齐，相天之寒温以蝉壳烧为灰，看大小以淡酒调半字或一字饮之，不半日则均齐矣。如或用百祥丸、紫草饮子皆可服之，俗以酒醋熏之者，适增其昏瞀耳。至六七日疱疹出全，可凉膈、调胃下之，同调理伤寒法。或言首尾俱不可下，斯言一出，便后人战兢不敢用药而死者塞路矣。余曾治故儿疮疱黑陷，腹内喘者，余以白虎加人参，凉膈加当归、桔梗，连进数服，上灌下泄，昼夜不止。又使睡卧于寒凉之处，以新水灌其面目，手足脓水尽去。盖四肢者，诸阳之本，儿方为疮疱外燔，沃以寒水，循阴气入经，达于心肺，如醉得醒，亦开昏破爵之一端也。如此救治者，岂啻千数？夫疮疱黑陷喘满而众者，十有八九。若依此法尚能活其六七，何世医病家不知惧也？近代有蔡何之舟，偶见败蒲一束沿流而下，似闻啼声，而微探取开视。惊见疮疱一儿，密不容隙，两目皎然，饥而索食，逆流二十里，偏问得见之家。以病疮疱死，弃之河中。今得水而生，是疮疱果寒耶？热耶？经

---

① 熛（biāo，音标）：古病名。

云：诸痛疮疡，皆属心火。岂有寒耶？余阅病多矣。苟诳人，罪将安逃？诚如此法，则原上之邱以疮疱而死者，皆误杀人也。故疗小儿惟钱仲阳书中可采者最多，但其方为阎孝忠[1]所乱，识者宜择而取之。

秘传经验痘科玉函集卷之一终

① 阎孝忠：字资钦，北宋许昌人，钱乙《小儿药证直诀》的整理、编订者。

秘传经验痘科玉函集卷之二

◉ 痘疹总叙[1]

治痘之要，诸家论之已详。大抵临病应变，因时制宜。其用归于使人正气不损，邪气得解而已。后世不知古人立法，一以中和为贵。曲学偏见，滞于一隅，喜行温补者，既昧解毒之剂；专用凉泻者，又失中和之旨。妄投汤饵，侥幸成功，设遇脉症无常，时世差异，惟束手待毙焉耳。其间实实虚虚，令人夭折，未必非医之咎也。予廼[2]搜辑先哲诊视之法，又先君经验之方，汇成歌诀，凡一百五十首序次于后。

◉ 痘疮节要总论

痘疮源流，诸书已详。或谓母怀胎之时，不肯禁口恣食辛酸煎炒而成者。或谓父母交媾之时，湿火炽盛，流注于胎而成者。论虽不同，大抵归于胎毒。但视其疮有稠密，则知其毒。有毒有浅深，疮本稀者，不必服药，若不知禁忌，误服汤丸，渐变成重者有之。毒深疮势密者，临机应变，因时制宜，必使元气得实，毒气得越而后已。苟病家纵意以违，工医者隐忍而冀差，渐成死症不可为者有之。又有廛市村落相传染者，轻则俱轻，重则俱重。此系天行疫疠，岂可概谓胎毒哉？凡遇此等，必先立其年以定其气，次观其人虚实以审其治要，在于解表和中解毒而已。

痘疮治法久无定论，喜行温补者，不问其人壮实，概行丁桂姜附之属，以致皮肉溃烂，咽疮目眛，传诸恶毒不可治者，多矣。喜行凉泻者，不问其人虚弱，概行芩连栀柏之属，以致脾胃伤损，呕吐泻泄不食，痒塌而求者，有矣。予深痛之，故立治法，先定岁气，次察脉色以审病势，如果天令严凝，形体虚痿，六脉微弱，或曾经大病而未愈，或初起吐泻之交作，此当从虚而治，宜行温补，使正气胜而邪气退也。如果天时暄热，形体壮盛，六脉洪数，饮食如常，大小便结，此当从实而治，宜行清凉解毒之法，使邪气无滞留之患以为正气之贼也。今分列门类，收集歌诀，详载方药。其命方也，以预防、通解、托里、快斑、化毒、和气、复元，其实不出古方。庶临病之工，择而取之，因症得方，合宜用药以收十全之功，幸毋得鱼而忘筌也。

◉ 治痘疮总诀凡一十首

◎ 预防出痘第一

痘疹缘因胎毒成，发生须是待天行。如逢疫疠将行候，预解汤丸最是灵。

痘疹之病，皆由父母胎毒蓄于命门之中。命门者，右肾相火也，为人身化生之本，或遇冬温阳气暴泄，人则感之触动，相火至春夏生长之时即发，传染相似，是谓天行疫疠也。未出疮疹者，但觉冬温，宜先服解毒之药，如辰砂散、三豆汤、代天宣化丸，频服之，使毒易出易靥，无陷伏留连之患。

---

① 本篇总叙来源于明代黄廉《痘疹全书》。
② 廼：同"乃"。

凡小儿未出痘疮之先，欲预防者，只服代天宣化丸，甚效。不妄下以损胃气，如古方辰砂散、油饮子、龙凤膏，予曾试之，未见其效，今不敢录入。

凡值天时不正，乡邑痘疮盛发，此天行正令也。欲预防者，只服宣化丸。如脾胃素弱者，更宜调其胃气，适其寒温，节其乳食，间以四君子汤加山楂、枳实、青皮、木香之属与之，使胃气和畅，荣卫流通，其疮易出，亦易靥也。

三豆汤

赤小豆　黑大豆　绿豆各一升，生　小甘草三两，生，剉

上以三豆淘净，同甘草，用雪水八升，如无，用长流水代之，煮豆熟为度，去甘草，将豆晒干，又入汁再浸。再晒汁尽为度，逐日取豆水煮，任意食之。

代天宣化丸即韩氏五瘟丹加减也

人中黄属土，甲己年为君　黄芩属金，乙庚年为君　黄柏属水，丙辛年为君

栀子仁属木，丁壬年为君　黄连属火，戊癸年为君　苦参佐　荆芥穗佐

防风去芦，佐　连翘去心，酒洗，佐　山豆根佐　牛蒡子酒淘　紫苏叶佐

先视其年所属，取其药以为君，其余主岁者为臣。为君者倍之，为臣者半之，为佐者如臣四分之三。于冬至日修合为末，取雪水煮升麻，和竹沥，调神曲为丸，外用辰砂雄黄为衣，每服竹叶汤下。

制人中黄法

取甘草大者不拘多少，用新竹一节，纳甘草于中，仍紧塞无空处，放屎缸中浸七七日取出，洒干听用。

◎ 看气色预知轻重第二

预知痘疹吉凶机，气色都千面部推。年上山根又紧要，红光吉兆黯青危。

又：未病先知是上工，能言轻重吉和凶。不离气色分清渭，脏腑几微阿堵中。

痘疮未出之先，欲知吉凶轻重者，但于面部推之。其色红黄明润者吉，青黑昏黯者凶。相书以山根[①]管命宫，年上[②]管疾厄，所以二处尤紧要。

◎ 痘或宜汗宜下第三

首尾汗下谓不宜，寻常执着岂通医。苦分虚实能权爱，可夺乾坤造化机。

首尾不可汗下，此诚古人深戒之言，然亦语其平症耳。若遇风寒外袭应出不出，则汗剂亦可用也。如大便连日不行，烦闷狂躁，不与下之宁不夭人性命哉！是下剂亦可用也。但能消息虚实与时权变，岂不谓之通医乎？只用当归滑肠可也。

始终清便自调佳，便溺但难事可嗟。腹胀喘呼多壅遏，急行疏导解留邪。

此言可利则利者也，大抵痘疮首尾小便长而大便润者为顺。若小便或秘，急宜利其小便，大便秘，硬结三五日不行，急宜利其大便。利小便以八正散，利大便以通幽汤。

---

① 山根：指鼻梁上端、双眼之间、印堂以下的部位。
② 年上：鼻梁的上半部分。

八正散

木通　赤茯苓　甘草　连翘　升麻　猪苓　淡竹叶　瞿麦　灯心

水煎服。

通幽汤

紫草　归梢　生地黄　麻仁研　枳壳　酒大黄　槟榔末　红花　桃仁泥

上水煎服。

◎ 痘察胃气虚实第四

痘疹脉候贵和平，胃气之中最要清。弦急浮洪休太过，微迟短涩是虚因。

大抵人以胃气为主，所谓弦不弦、石不石也。太过为实，不及为虚，最宜消息。

◎ 痘将倒陷急治第五

损塌方将倒陷时，急凭神物强扶持。空中补痘无留毒，复肿成脓吉可知。

痘子损破平塌者，谓之陷伏。急用神方托里发表，解毒和中，须要无痘处再出一层，谓之神空。破损处复今肿灌，方是吉兆也。服药无灵者勿治。

陷伏须分虚与实，莫将补泻混同施。能于临症加斟酌，起死回生只一时。

◎ 痘治毒甚之脏不可轻汗轻下第六

疮与伤寒症一般，上工临病尽须谙。莫将汗下轻相试，解表和中命便安。

疮痘发热，与伤寒相似。但伤寒只见一经形证，若痘疮则五脏之症皆见。如呵欠、顿闷，肝症也。乍凉乍热、手足稍冷、多睡，脾症也。面燥腮赤、咳嗽嚏喷，肺症也。惊悸，心症也。骫凉耳凉，肾之平症也。已上诸症，独见多者，即主其脏之毒，特甚治之。要识此意，肝症多者，用川芎、栀子仁、青皮之属；肺症多，用黄芩、知母、地骨皮之属；心症多，用黄连、木通之属；脾症多，用防风、甘草之属。惟肾不可有症如耳热骫热，则邪在于肾，用黄柏、木通、茯苓、猪苓之属。此其大略也，临机应变存其人焉。

凡痘疹未出，疑似之间不可妄用汗下之药。盖首尾不可汗下者，汗则虚其表而难成就，下则虚其里而易倒陷也。古人戒汗下者，卫生可谓严矣。

大法治痘不过解表、和中、解毒而已。解表如防风、荆芥穗、升麻、葛根之类；和中如人参、白术、当归、川芎、陈皮、甘草之类；解毒如酒炒芩连、牛蒡、连翘、栀子之类。古人谓如庖人蒸笼之法，欲其松者，此之谓也。

◎ 热太甚者宜解毒第七

痘疹为阳待热成，微微发热始和平。假如大热身犹火，解毒常令小便清。

凡疮疹属阳，非热不能成就，故治痘疮者不可尽除其热。如热大甚者，毒未尽发，只解毒兼利小便，加味连翘升麻汤主之，兼服牛黄丸。

加味连翘升麻汤

连翘去心，酒洗　升麻切，酒洗　葛根切　桔梗泔浸　赤芍　甘草梢　酒黄芩

酒栀仁　木通酒洗　牛蒡酒淘，炒，研　白滑石暑[①]　麦门冬去心

上剉，水一盏，淡竹叶、灯心为引煎服，不拘时候。

◎ 痘发能食而食少者宜审症调治第八

始终能食最为良，平日其人脾胃强。食少即防中气弱，淹留引日变疡疮。

痘疮始终能食者，其人脾胃素强，自然气血充实，易出易靥。如平日能食，一旦食减者，即问其咽痛不痛，或伤何食，依法治之。咽痛者，加味甘桔汤，伤食者，橘皮汤。如无上症，只食少者，此脾胃气弱不能消谷，以参苓白术散主之。

加味甘梗汤

桔梗　甘草　牛蒡子炒，研　射干　升麻　荆芥穗

上取顺流水煎熟服。

橘皮汤

橘皮　青皮　枳壳炒　木香　甘草　白茯苓　山楂

水一盏，大麦芽炒一撮为引煎，不拘时服。

参苓白术散

人参　白术炒，去芦　白茯苓　粉草　陈皮　桔梗　木通　山楂肉　枳实炒

水一盏，入砂仁，槌碎一个为引煎，不拘时服。

最宜安静号和平，表里无邪志自宁。忽然烦扰宜详审，又怕亡神转问昏。

痘疮以安静为贵，此表里无邪，不必服药，但有烦躁者，必毒气壅并表里不宁，宜审详之。如爬搔不停者，疮痒也；不宁者，里热呻吟者，痛也；非折肱之妙手，岂能识其病而药之也哉？

◎ 痘感寒热风湿第九

治痘先须顺四时，凡寒暑湿一同推。莫教异气来相触，反复妖灾在霎期。

大凡治病养生之道，春夏养阳，秋冬养阴。故春病者治在肝，夏病者治在心，秋病者治在肺，冬病者治在肾，不可逆也。治痘之工，切须识此而勿使有误也。如天有飘风暴雨，酷暑严寒，常要谨其帷帷，适其寒温。故寒则盖覆欲厚，热则居处欲清，苟偏热则血气淖泽，而疮易腐烂；偏寒则血气凝住，而疮难起发。若有触犯，轻者变重，卒生异症，是谓灾怪也。如暴风连日而有伤风之症者，桂枝葛根汤主之；若寒凛烈而有寒症者，正气散主之；酷热熏蒸而有热病者，人参白虎汤主之。要在适中无犯正气而已。

桂枝葛根汤

桂枝　赤芍药　干葛　甘草　防风

水一盏，姜一小片，枣一枚，煎七分温服。

正气散

陈皮　木香　苍术各五钱　厚朴姜制　麻黄　官桂三分

---

① 暑：此指白滑石功用为清暑热。

水一盏，姜一片，大枣一枚，煎七分热服。

人参白虎汤

人参君　知母　石膏　甘草　香薷　麦门冬　藿香

水一盏，淡竹叶、粳米、白扁豆炒过作引，煎服。

胃苓汤

苍术泔水制　陈皮　甘皮炙　猪苓去黑皮　泽泻　赤茯苓去皮　白术　官桂

水一盏，煎七分温服。

◎ 治痘审虚实血气第十

痘疮皆言要补脾，补中有害少人知。虚虚实实休轻易，审症施方贵合宜。

痘疮始终以脾胃为主，若饮食如常，大腑充实，此脾胃本强不须服药。今人不论虚实概以四君子与之，谓之虚实，益增烦热，躁闷昏乱，遗害匪轻也。大抵不能食，常泄泻，疮灰白者，此气虚也，四君子汤主之。能食，大便闭，疮焮肿者，此血热也，四物汤加解毒药主之，故曰药不热，方合宜而用。

四君子汤

人参　白术　白茯苓　甘草热甚生用，补虚炙用

水煎服。

四物汤

当归身　川芎　生地黄　芍药热甚用赤，兼补用白

水煎服。

◉ 发热症治诀凡一十四首

◎ 发热之轻重决毒之浅深第一

疮疹未形先发热，吉凶轻重如何决。热轻毒浅吉堪云，热重毒深凶可说。

凡发热，乍进乍退者，其疮必稀，热少者疮亦稀。盖毒浅则热轻也。若熇熇发热，或蒸蒸作热，烦躁昏眩者，其疮必盛，盖毒盛则热重也。轻者不须服药，重者宜发表解毒托里，加味葛根汤主之。

痘疮发热貌伤寒，症治分门不一般。疏解透肌斑毒出，阴阳和畅不流连。

加味葛根汤

升麻　干葛　赤芍　甘草　桔梗　柴胡　荆芥　防风　连翘　木通　牛蒡子炒

水一钟，淡竹叶为引煎服。大便结燥加紫草、红花；作渴加天花粉、麦门冬；腹疼闭结少加酒大黄。

◎ 发热作渴并痘出后作渴、泄泻作渴第二

发热而渴热在里，切忌生冷及冰水。生津解毒口中和，小渴任之而已矣。

凡发热作渴，此痘毒内蒸，销烁津液，故令口干而渴也。微者频与炒术米汤饮之，切不可以冷水、红柿、柑、梨、西瓜、菱、藕等物，反伤胃气，必有后灾。亦不可以椒汤、姜汤饮

之，恐助痘毒而生他变也。渴甚不止者，以干葛解毒汤主之。

如痘已出齐，或起发，或壮靥，一向渴而不止者，以人参麦门冬散主之；如泄泻不止，更作渴者，此脾胃虚弱也，以参苓白术散主之。

葛根解毒汤

生葛汁如无，取葛粉代之　天花粉　粉甘草取粉　升麻　茅根汁　麦门冬　生地黄　酒黄芩

水煎众药，和汁饮之。

人参麦门冬散

人参　白术　麦门冬　葛根　甘草　天花粉　酒黄芩

水煎，和竹沥、乳汁服之。

参苓白术散

人参　白术　木香　白茯苓　甘草炙　藿香叶各等分　干葛比上六味倍用之

水煎服。

◎ 发热腹痛第三

发热腹中急痛时，毒攻于里不须疑。大便硬结宜攻下，莫待临危悔却迟。

诀云：发热腹痛，斑疮腹内攻发，多防不透。发少更防痈。可见疮疹腹痛者，乃恶候也。凡疮疹发热，但觉腹痛者，即当托里化毒，使毒得散，不可逡巡，以致后难也。若能饮食如常而腹痛者，化毒汤主之。大便秘结，烦躁作渴腹痛者，三黄解毒汤主之。泄泻腹痛者，达中托里汤主之或桂枝大黄汤亦可。

化毒汤

葛根　桂枝　白芍　甘草　青皮　木香　枳壳　山楂　连翘

水煎服。

三黄解毒汤

当归梢　酒黄连　酒黄芩　酒大黄　紫草　红花　枳实　木通　槟榔

水煎服。

建中托里散

黄芪　官桂　白芍　人参　白术　甘草　升麻酒炒

水煎。

◎ 发热腰痛第四

发热腰痛毒气深，几人病此几惺惺。人参败毒真奇绝，痛减疮稀免损倾。

凡痘疮发热腰痛者，其候最恶，治之宜早也。但觉腰微痛者，即与人参败毒散之。如痛止者，吉兆也，若不止，作凶论之。

人参败毒散兼治疫疠之气

羌活　独活　前胡　柴胡　川芎　枳壳　桔梗　茯苓　人参　甘草　升麻　干葛

水一盏，生姜为引，煎七分，入竹沥同服。或用五苓散加独活，通用。

◎ 发热惊搐并心烦啼哭收靥发搐第五

惟有痘疮能发搐，要识病源属肝木。木能胜脾又归心，风火相争脾不足。

凡痘疮发热，有惊搐者，皆由木邪盛而侮土，以导赤散加辰砂末服之即止。此惊痘甚好者，以搐搦发散于四肢也。如痘应出不出，搐搦不止者，以泻青导赤散治之，如不作搐，但心闷啼哭者，以麦门导赤汤治之。

如痘已收靥，余热不退而发搐搦者，此慢惊之类也，多不可治。但父母不忍坐视，责而治之，以宁神汤、抱龙丸合而治之，轻者可愈。

导赤散

生地黄　木通　甘草　防风　薄荷　灯心

水煎服。

泻青导赤散

当归梢　木通　甘草　羌活　防风　川芎　酒栀仁　酒黄连　淡竹叶　灯心

水煎，和竹沥饮之。

麦门冬导赤汤

木通　麦门冬　甘草炙　酒栀仁　灯心

水煎服。

宁神汤

石菖蒲　白茯苓　栀子仁　麦门冬　甘草炙　黄连　木通　灯心

水煎，入竹沥同服。

抱龙丸

胆星四分　天竺黄五分　牛黄二分　辰砂二分　雄黄五分

共为末，甘草水煮，蒸饼为丸，不用麝香者，以痘疮忌之故也。

胆星制法：腊月取牛牯胆大者一枚，用南星去皮脐，捣末，倾出胆汁相和，再入胆中，悬挂天德方[①]上百日，阴干收用。

◎ 发热吐利第六

发热吐利如并作，上下毒出无郁遏。三焦火甚热中求，日久不止脾胃弱。

热火治又不同，凡痘疮发热有呕吐者，有泄泻者，有吐泻作者，不可骤止之，令毒气上下得出也。但疮疹见形，吐泻即止者，吉之兆也。如吐久不止，先用理中汤和之，泻仍不止者，以豆蔻丸治之。吐泻既止之后，更服调中汤，使脾胃气实，其疮易壮易靥也。如三焦火热甚者，又当从清凉之剂以解之。

理中汤

人参　白术　甘草炙　升麻酒炒　干姜炙

---

① 天德方：旧时堪舆、命理等学科术语，为“天德星”主理方位，随月份变动。

水煎服。

肉豆蔻丸

木香三钱　砂仁二钱　肉豆蔻面裹煨，五钱　赤石脂七钱半

白龙骨五钱　白枯矾七钱半　诃梨勒肉五钱

共为末，水糊丸如粟米大，三岁者五十，四岁以上百丸，陈米饮下。

调中汤

人参　黄芪　甘草炙　白术　白芍炒　木香　陈皮

枣引，水煎服。

◎ 发热谵语第七

发热谵语如见鬼，神识不清毒深取。镇神解毒以平期，一向不止应不起。

凡痘发热妄有所见而谵语者，皆昏昏好睡，梦中语喃喃者，或狂欲走，寻衣摸床者，皆毒气内攻，神识不清所为也。急用镇神解毒之药，辰砂导赤汤主之。人事清爽，神彩复旧者吉，若连绵不止，则魂魄将离之兆，安可治哉？

辰砂导赤散

人参　白茯苓　黄连炒　栀子仁炒　木通　石菖蒲　麦门冬去心　辰砂另研末

灯心水煎，入竹沥调辰砂、牛黄末服之。

◎ 发热四肢反冷第八

遍身发热四肢寒，脾胃虚弱理须参。补中益气令和暖，疮盛仍前急买棺。

凡痘疮遍身皆热，独耳骫二处宜凉，所以疮疹之症，头宜凉，手足宜温。如手足宜温而反冷者，此谓脾胃虚弱也。四肢者，脾胃所主，可用补中益气汤治之，若服此汤，手足暖者；生厥逆不退者死。

补中益气汤

人参　黄芪　白术　甘草炙　官桂　当归　陈皮

病甚者加熟附子，水煎服。

◎ 发热血妄行第九

热毒熏蒸血妄行，不知何道血如倾。但徒鼻出方无忌，别道来时总不应。

人身之血，不可妄动。痘疹之火，熏灼于内，迫血妄行，随火而动，或从口出，或从大小便而出，皆死症也。但从鼻出者，或有可救之理，玄参解毒汤主之。亦有痘疹溃烂不能收靥，出血不止者，此阳痘出血之症，多不可治。

玄参解毒汤

玄参　栀仁炒焦　桔梗　甘草　生地　生黄芩　葛根　荆芥

水煎，临服入茅根汁、京墨和饮。

◎ 发热口疮咽痛第十

昼夜发热浑不歇，口舌生疮唇破裂。咽喉塞痛食难尝，解毒黄连合甘桔。

凡痘疮未出而热不退，昼夜烦躁，口舌生疮，唇裂咽痛者，此毒火内熏，其热诚急，治之不可状少缓也，急用黄连解毒合甘桔汤治之。如不已者，不治。

黄连解毒合甘桔汤

酒黄芩　酒黄连　酒石膏　桔梗　甘草　薄荷　荆芥　连翘　牛蒡炒

水煎，和竹沥饮之。

◎ 发热汗出太多第十一

发热身汗不须医，腠理疏通毒发稀。如恐汗多阳气弱，调元的的有神奇。

凡痘疹发热自汗者，此不必治。盖腠理疏通毒发泄，起无郁遏也。所以古人调如庖人蒸笼之法，但欲其松者，正此意也。如恐汗出太多，卫气反弱，疮痘不能成就者，调元汤主之。

调元汤

黄芪　人参　甘草　生黄芩　白术　白芍

水煎服。如汗不止，加地骨皮、麻黄根，以豮猪心肺煮汤兼饮之，尤妙。

◎ 发热寒战第十二

寒热往来且战兢，表虚邪正得相争。但将柴葛加官桂，入口能令火势平。

疮疹所忌者，寒战也。如发热之时憎寒壮热，身振振战动者，其人表气素虚，疮毒欲出不出，留连于腠理之间，邪正相争故振振战者，火之象也。但用柴葛桂枝汤治之。

柴葛桂枝汤

柴胡　葛根　甘草　羌活　人参　防风　官桂　牛蒡子炒

水一盏，淡竹叶十片同煎服。

◎ 热过期痘不出第十三

发热绵绵不见形，其中吉凶事难明。解肌托熏须斟酌，施治详分内外因。

凡痘疮发热三日而便出者，此常期也。如过四五日疮犹不出，势热绵绵无休歇者，吉凶之兆未可卜也。急与解肌托里，分内外而治之。疏者吉，密者凶，如劳苦之人，皮肤粗厚，腠理闭密者，及外感风寒其疮疹为外邪所遏而不易出者，此外因也，麻黄解表汤主之。如虚吐泻，毒气内陷而不出，及伤饮食陈莝郁于肠胃之间，与毒合并郁而不出者，此内因也。内虚者，托里十补散主之，内实者，枳实导滞汤主之。

麻黄解表汤

麻黄去根节，用蜜酒炒黑色　羌活　升麻　葛根　防风　荆芥　牛蒡子炒　蝉蜕　甘草　桔梗

水煎，入烧人屎同服。

托里十补散

黄芪　人参　当归　厚朴姜制　桔梗　官桂　川芎　防风　甘草　白芷

水煎，调牛蒡子末服。

枳实导滞汤

枳实　山楂肉　连翘　半夏制　黄连　酒大黄　酒木通　甘草　紫草

◎ 发热各症加减方第十四

发表时师少定方，古人专用葛根汤。能通权变知增损，何必多方立纪纲。

时师治疮痘者，方其发热但知用葛根汤，一见红点便禁而不用，此不知权变者也。盖医者，意也，药不执方，合宜而必用。如疮见热，除此表里无邪，不须服药，所以不可再服葛根汤，若痘已见，热甚不退，此毒深于里，尚恐葛根力小不足以胜之。宁可止而不饮乎？

解表升麻渴最良，红斑虽见食何妨。时师胶柱无通变，一见红斑不敢尝。

凡痘疮发热，初用解表之剂，要在审症用药，不可草草。详见此门各条之下，庶不重述，且附葛根汤加减之例于后，临病之工，择而用之可也。

葛根汤主方

升麻　葛根　芍药　甘草

口渴加天花粉、麦门冬、茅根汁；腹痛加枳实、木通、山楂；腰痛，脚膝疼，加苍术、黄柏、羌活、木通；头痛加藁本、白芷；惊搐加木通、竹沥、薄荷、灯心；呕吐加白术、半夏、陈皮；泄泻加人参、白茯苓、诃子肉、白术；发狂谵语，加栀子仁、石菖蒲、木通、辰砂；四肢冷，加人参、黄芪、干姜、官桂；衄血加茅根汁、山栀仁、黄芩、玄参；咽喉痛加桔梗、牛蒡子、麝香；咳嗽加苏叶、陈皮、前胡、枳壳；大便结燥加当归梢、生地黄、紫草、红花；常用加桔梗、防风、连翘、荆芥、大力子；多叫哭加山栀仁、黄连、木通、麦门冬；吐舌弄舌加黄连、防风、山栀仁。

秘传经验痘科玉函集卷之二终

秘传经验痘科玉函集卷之三

◉ 见形症治诀凡一十八首

◎ 痘出先期过期第一

发热三朝痘出稀，此为吉兆不须医。先期毒盛浑无制，过此多因气血亏。

凡痘疮发热三日而出，此常期也。依期而出，稀者不须服药，如不及期，发热一二日即出，此毒气太甚，冲击荣卫，一齐涌出，无所制伏，大凶之象。必欲治之，不过解毒救里，使无陷伏耳，消毒快斑汤主之。如过期至四五六日始出者，此气血本虚，不能载毒使之即出，当补中托里发表，增损八物汤主之。

消毒快斑汤

桔梗　甘草节　荆芥穗　牛蒡子　防风　当归尾

赤芍　天花粉　黄芪　玄参　连翘　前胡　木通

水煎服。

增损八物汤

人参　黄芪　白术　甘草　当归　川芎　牛蒡子炒

赤芍　防风　荆芥穗　连翘　桔梗　葛根

水煎服。

◎ 痘出迟因风寒吐泻第二

痘出迟迟有数般，皮肤闭密属风寒。里虚吐泻宜分治，毒壅三焦治却难。

痘疹之出，自有常期，如应出不出者，审而治之。苟外感风寒，脏腑闭密，不能即出者，其症头疼身痛，发热无汗，喜盖覆，偎依怀中，此恶风寒之象也。当与发散之用，加减参苏饮。若曾吐泻，当责其里虚，不能出快也，加减调中汤主之。如发热烦躁狂妄，大渴唇燥，此毒气壅滞，留而不泄，上焦主头面至胸，中焦主胸至脐，下焦至足，毒火蕴于三焦，则荣卫不行，上下不通而死矣。

加减参苏饮

人参　紫苏　葛根　陈皮　前胡　白芷　桔梗　枳壳　甘草　羌活　防风

竹叶为引，水煎热服。

加减调中汤

人参　白术　黄芪　甘草炙　木香　白茯苓　半夏　陈皮

生姜引，水煎服。

◎ 痘不出腹胀气粗屎坚第三

应出不出却如何，发表奇方效验多。腹胀便坚烦闷苦，消斑承气救沉疴。

凡痘疹应出不出，或因外感风寒，或因内虚吐泻，治各不同。如前参苏饮、调中汤、败毒散、葛根汤之类方也。若热甚腹胀气粗，烦躁闷乱，大便硬结者，此毒火内蓄，急与解之，消斑承气汤主之。

消斑承氧汤

枳壳　厚朴　大黄酒炒　黄芩　黄柏　栀子　连翘　木通　甘草

甚者加芒硝。

水煎，生姜引，空心服。一方加紫草。

◎ 痘出热犹不减第四

痘出热退毒已尽，热如不减毒还甚。累累常出无定期，外边最怕乖形症。

痘疮之热，毒火为之也。未出之先，其毒在里，煎熬气血，熏蒸荣卫，故热发于外，其现形则泄而热解。所以疮疹出而热解者，其毒本轻，疮势亦稀。若疮既出，热还不减者，此毒积于中，其势方盛，不可言为轻也，当急解之，用解肌化斑汤之后，其热渐退者，可言为轻。热更不退，其疮累累施出于痘空之门，始虽以稀，而终渐密，如此者，最怕生出他症，或烦渴，或狂妄，或泄泻，或腹胀，或瘙痒，或寒战，或失声，或错喉干呕，或喘促，或黑陷，皆不可治而死矣。

解肌化斑汤

升麻　葛根　木通　牛蒡子　桔梗　酒黄柏

天花粉　地骨皮　荆芥　甘草　连翘　酒黄芩

大便秘者，加紫草。

水煎服。

◎ 痘初出及起浆收靥看面部知吉凶第五

出现先于面部中，其间吉凶妙难通。绕唇夹颊方为吉，额上眉间总是凶。

凡人之面部，左颊属木，肝也；右颊属金，肺也；额属火，心也；颏属水，肾也；鼻属土，脾也。又正额者，太阳脉之所会；唇颏者，阳明脉之所经；两耳旁，少阳脉之所过。痘为阳毒，故随阳而先现于面，但阳明者，胃与大肠也，积陈受朽，气血俱多，先于其位出现者，吉。若太阳，则其位出见者，吉。若太阳则水火交战之位，少阳则木火相并之冲，若于其位出见者，凶。不但出形，忌于正额、眉间、耳之前后。凡养浆收靥，但从此处先者，皆逆象也，多不可治，故不立方。

◎ 痘出忌头面咽喉稠密第六

头面呼为元首尊，咽喉紧隘譬关津。莫教疮子多稠密，锁项蒙头事足惊。

经曰：头者，精明之府。又曰：春气者，病在头。可见头者，诸阳之会，为发生之本也。五脏精华皆见于面。是头面者，为人之元首，至尊至贵不可凌犯者也。咽者，水谷之道路也，为胃脘主纳而不出；喉者，呼吸之往来也，为肺脘主出而不入。人若非此，则水谷绝、呼吸废而死矣，故在人身譬之关津隘口焉。痘疮最要头面颈项稀少，如头面多者，谓之蒙头；颈项多者，谓之锁项。蒙头则视听昏废，神明失守；锁项则内者不出，外者不入。正所谓神出则机息，气止则化绝，死之兆也。

◎ 痘出遍身稠密琐碎并诸症加减方第七

头面胸前总要稀，四肢多也不须疑。遍身碎密堪惆怅，疏解当今发透府。

头面者，诸阳之会也。胸中者，诸阳之所受气也。陈氏曰：痘疹轻者，作三四次出，头面稀少，胸前无以清阳之分，不可浊乱也。四肢虽为阳之本，乃身之所役使者，为卒伍卑贱之职，非若头面为元首之尊，胸膈为心肺之居，故不畏其多也。遍身稠密琐碎者，急为解毒，疏通荣卫，使气得其匀，血得其活，一齐起发，无干枯黑痿之变可也。疏毒快斑汤主之。

疏毒快斑汤

防风　连翘　牛蒡子炒　当归　人参　桔梗　甘草　赤芍　荆芥

热甚加酒黄芩、酒黄连、地骨皮。渴者加葛根、天花粉；气虚者加黄芪、木香；便坚者加紫草、枳壳；溺赤者加木通、车前子；食少者加白术、山楂肉、陈皮；痒者加官桂；腹胀者加厚朴、大腹皮；喘咳者加知母、桑白皮；泄泻加官桂、诃子、干姜；痛者加白芍、酒芩。

水煎服。

◎ 痘出如蚕壳蛇皮蚤斑蚊迹第八

痘疹磊落最为奇，只怕相黏聚作堆。蚕壳蛇皮生不久，蚤斑蚊迹鬼相随。

凡痘初出，须看相去远近，相去三五寸者，一粒，必轻而稀；相去一二寸者，颇密；如二三成丛者，其痘必密而重，其后多变痒塌也。如蚕之壳、蛇之皮者，此气至而血不随也。当用行气补血之药，芎归匀气饮主之。服药之后，气血相随者吉，如旧者凶。

归芍匀气饮

川芎　当归　赤芍　麦门冬　人参　防风　荆芥　青皮　木香　官桂　甘草

水煎，不拘时服。

参芪和血饮

人参　黄芪　连翘　牛蒡子炒　黄连　酒葛根　蝉蜕　当归梢　木通　甘草　桔梗

水煎服。

◎ 痘初出色艳而赤第九

一出形来艳色娇，定知皮嫩不坚牢。溶溶破损生难久，个个成脓死可逃。

痘疮出形如其平日正色者，吉。痘疮色带艳而赤，其后多皮嫩易破痒而不可数也。但见带艳者，即防后日痒塌之变，早用疏风固表消毒之药，使血气充实，邪火渐退，正气不亏，光壮干收，如期不乱可也，固阳散火汤主之。

固阳散火汤

人参　黄芪　甘草　当归梢　升麻　葛根　荆芥　连翘　防风　生地黄　木通

水煎服。

◎ 痘初出头焦带黑及皮嫩第十

最怕头焦乌悴悴，又愁皮嫩水溶溶。头焦变黑多归肾，皮嫩逡巡痒塌攻。

痘疮初出，所喜明润而鲜也，坚实而厚也。若头焦带黑，此毒在血分，不急治之，则变黑而归肾，难救矣，凉血解毒汤主之。

初出所喜者，坚实而厚也。若皮嫩娇薄，此毒在气分，不急治之，则痒塌而死矣，当以补气散火为主，以固阳散火汤加白术、白茯苓，去生地黄主之。

凉血解毒汤

赤芍　归梢　生地黄　甘草　木通　连翘　牛蒡子炒　酒红花　紫草　桔梗　山豆根

水煎调，烧人屎一钱，同服。

◎ 痘初出忌隐皮中及肿硬如丹瘤之状第十一

皮中簇簇如寒粟，肉肿隆隆似热瘤。如此岂能多引日，哀哉不久赴冥都。

凡痘初出，欲其颗粒分明，皮肉柔嫩也。若簇簇生于皮中，似寒风粟子之状，此症变如反掌，不待起发，隐而不见，啼叫烦闷而死矣。或正面，或胸背手足肿硬成块，似丹瘤之状。此症待起发之时，其处疮先黑陷，破烂不能成浆，干较[①]而死矣。此二者皆不治，故不立方。

◎ 痘初出忌先涵水及起发带白浆脓痘水成先收靥第十二

出形未定先涵水，起发之时便载浆。脓水未成收靥急，十人得此九人亡。

凡痘初出一点血，血化为水，水化为脓，脓成而毒解，此自然之序也。若初出之时，半为水疱，或将起发便带白浆，或脓水未成，忽然收较，此毒火太甚，失其自然之序。不应至而至，为之太过，不久倒陷入里而死，无有治矣。盖不应至而至，所谓早发还先萎也，此之应至不至者，因其气血不充，尚有补疗，所谓人夺天功，此则不相侔矣。盖不应至而至者所谓早发还先萎也，其进锐者，其退速，不久倒陷入里而死也，无不治法应至不至者，责其气血不充，尚可补疗。所谓人夺天功、拗命者，医也。但病者隐忍而畏药，医者俄延以幸成，至于日久虚惫而少者，亦有之矣。悲夫！

◎ 痘出忌鼻面枯黑及皮色朱黄咽口丛密第十三

鼻如灶突面如墨，皮似抹朱或橘色。咽喉唇舌疮丛之，如以未闻人救得。

凡痘疮之证，始终归重于太阳太阴二经也。手太阴肺、阳明大肠，足太阴脾、阳明胃也。鼻者肺之窍，贵于滋润，鼻干黑燥如灶突状，火刑金也。面者，阳明经之所聚也，贵于鲜明，面黑而枯，精华散矣。皮者，肺之合也，欲其色红白如常，若涂朱，火之象也，或如橘色，火极而土燥，土之色则黄也。咽喉者，肺与胃之管籥[②]也；唇口者，脾之窍也；舌本者，脾之络也。痘盛如此，其毒可知。

◎ 痘出喉痹咽痛第十四

痘疮功要解咽喉，喉痹咽疮毒火烧。只恐一朝封管籥，错喉声哑却徒劳。

凡痘疹未有咽喉不痛者，如烟筒之状，火焚于下，其焰上熏，宜尔作痛也，急用鼠黏子汤

---

① 干较：干枯干焦的意思。

② 管籥：籥同龠、鑰（yuè，音悦）。管龠指锁与匙，引申为事物之关键。

解其毒。如痛者用一圣散吹之，若不早治以咽疮溃烂，吸门[①]肿塞，水入则呛食，入则呕，咽哑失声，为之则难矣。

鼠黏子汤

射干　鼠黏子炒，研　桔梗　甘草　连翘

水煎，入竹沥，和饮之。

一圣散

用苦参一味，研取细面，每用一字，吹之甚效。

◎ 痘出当先护眼及治红脉缠眼肿闭多眵第十五

若恐痘疮入眼中，煎膏黄柏妙无穷。但观眼内多红脉，急泻心肝免毒攻。

痘疮之毒为害者，咽喉最甚，眼次之，所以古人用黄柏膏为护眼之法，其虑深矣。但观两眼红脉荣缠或目肿闭不开，多生眵泪，急泻心肝之火，庶免他日丧明之患。蝉花散主之。

黄柏膏

黄柏一两　甘草二两　绿豆五合　红花二两

上将黄柏、甘草二味研为细末，另收再用。新汲水三盏，浸绿豆一昼夜，去绿豆不用。以浸豆水煮红花约减二盏，去红花，掺入药，慢火熬成膏子，每用眼眶上下厚涂之，则斑毒不入眼矣。

蝉花散

蝉蜕　蒙花　酒黄连　当归梢　木通　柴胡　胆草酒洗　川芎　防风　山栀酒　白豆蔻少许

淡竹叶为引，水煎服。

◎ 痘出夹疹夹斑第十六

痘疮只出一般奇，夹疹夹斑都不宜。消疹化斑令解散，若还不解势倾危。

钱氏曰：痘疮只出一般者善，凡痘已见形，其间碎密，火熏灼于中，故使斑疹夹出于外也，恙宜解毒，使斑疹消散，痘得单成可也，荆防解毒汤主之。若服此汤斑疹不退者，凶之兆也。

荆防解毒汤

防风　荆芥　酒黄连　酒黄柏　玄参　牛蒡子　升麻

知母　人参　石膏　甘草　连翘　木通　淡竹叶

水煎服。

◎ 痘出便痒爬掐第十七

痘标才见两三点，爬掐浑身痒莫禁。此是火邪留腠理，便须发散泻心肝。

凡痘疮初出之时，便身作痒，爬掐不宁者，此痘毒火传于肌肉皮肤之间，不能即出，故尔作痒也，与伤寒汗不出而身痒者同。况诸疮痒痛，皆属心火。河间云：痒为风痰者，火之变也。又肝主风，爬搔不宁者，风使之也。肝属筋，而运手爪，经曰：在变动为握。可见疮痒好

① 吸门：七冲门之一，指会厌。

爬者皆心肝二脏之症，治宜泻心肝之火邪，其痒自止矣。消风化毒汤主之。

消风化毒汤

防风　荆芥　升麻　白芍　桂枝　葛根　牛蒡子　淡竹叶

水煎服。

◎ 痘出口息腥臭第十八

口中出气多腥臭，肺受火邪焦烂故。清金泻火急解之，七日之后应不救。

凡痘疮初出，口中气腥臭勃勃出冲人者，此肺中火邪煎熬溃烂，故腥臭之气出于口也，急与泻火清金之药。淹延不治，至七日而死矣。经曰：肺绝者，七日死，此症之变或失声，或喘，或干呕，皆其候也，清金泻火汤主之。

清金泻火汤

知母　枯芩　石膏　桔梗　甘草　麦门冬　天门冬　马兜铃　木通　栀仁　天花粉

水煎，和竹沥服。

秘传经验痘科玉函集卷之三终

秘传经验痘科玉函集卷之四

◉ 起发症治诀凡二十五首

◎ 痘起发有难易不可妄用补药第一

五六日间起发时，俗医计日强猜疑。不知毒气分深浅，妄执方书只补脾。

俗医云“三日发热，三日出形，三日起发”，此鄙论也。盖毒有浅深，气有厚薄，出之先后，状亦因之。大抵不出五六日间，彼毒浅气厚者，其起发也常易，毒深气薄者缠绵延挨，至六七日而始壮者有之，又未可以常期准也。俗医见其起发之迟，不认毒之浅深，概谓中气不足，妄用补脾之药。殊不知曾吐泻不能食者，补脾以助长可也，若无吐泻能食，而六腑坚者，复用补脾之方，不免党邪[1]为害，非徒无益，而反害之矣。

◎ 痘起发先期过期第二

起发如期贵适中，过与不及类言凶。先期毒盛充肤腠，过此斑疮腹里壅。

凡痘疮起发，只在六七日之间，谓之得中。盖在发热算起，正当在六七日也，如未及期而骤发，此毒火太甚。荣卫气虚，直犯清道而出，谓之邪气太过也，治当固表解毒以防痒塌之变，黄芪芍药汤主之。如过六七日又不起发者，此胆腑虚弱，毒留于中，壅塞不出，谓之正气不及也。法当托里解毒，以防倒陷干黑之变，内托护心散主之。

黄芪芍药汤

黄芪　白芍　酒黄芩　连翘　防风　大力子炒　荆芥　桔梗　甘草　葛根　人参

淡竹叶水煎服。

内托护心散

人参　当归梢　荆芥　防风　黄芩酒　大力子炒

黄连酒　黄柏酒　甘草　蝉蜕　木通　桂枝　连翘

水煎，入烧人屎调服。

便秘者，加大黄、紫草，去人参。

◎ 痘起发视根窠以决轻重第三

出形已定视根窠，红活充肥气象和。若是青干并紫黑，急宜解散莫蹉跎。

凡痘疮出现已尽时，当起发谨视根窠以决轻重。如形充肥，色红润者，此气血和畅，毒气发起，大吉之兆也，不须服药。若见形瘪而塌，色枯而黑者，此气血虚乏，毒气壅遏，不能起发光壮，急用解毒托里之药，如十宜内托散主之，毋得草率轻人性命。

十宜内托散

黄芪　人参　归身酒洗　川芎　桔梗　甘草　牛蒡子炒　荆芥　防风

---

① 党邪：意为与邪为伍，有成语“党邪丑正”“党邪陷正”，此处用法类似。

大便秘，加酒大黄、紫草；小便秘，加木通；渴加天花粉、葛根。

水煎，入烧人屎同服。此痘疮必用之药也。

◎ 痘起发稠密第四

大抵痘标只要稀，如斯平顺不须医。若然稠密休轻易，解毒常常虑险危。

凡痘疮稀者，其毒少，不须服药。若见稠密，其毒必盛，切防气血不足，起发不透，渐生变异。常服解毒托里散，令易壮易靥可也。如服此药红活光壮者，此气血内实，毒不能留，即止后药。如服药后病势淹延者，邪气盛正气衰，不能成就，宜屡服之。如服此药当起不起，此必有变，不可治之，反取人之怨尤也。

解毒托里散

桔梗　牛蒡子炒　人中黄　荆芥　防风　红花

当归梢　蝉蜕去土　升麻　葛根　赤芍　连翘

水煎，入烧人屎同服。

◎ 痘起发干燥淫湿皮嫩空壳第五

郛郭充肥实且坚，色多苍蜡或红鲜。如逢破损多器薄，纵有良方命不痊。

凡痘疮郛郭充实，皮囊坚厚，以指捺之，坚实不破，又其色苍蜡或红活，此皆顺候也。不喜干燥，淫湿若疮，虽红鲜反干燥而不充肥者，此火盛而血不足也，宜退火凉血轻清之剂，四物快斑汤主之。疮如充肥而带淫湿者，此湿甚而气不足也，宜泻湿补气兼风药治之，盖风能胜湿也，四君子快斑汤主之。如红活充肥以指捺之，随捺随破者，此谷皮嫩易破，后多痒塌而不可治，宜用大补保命汤。如但起发浮囊空壳如蚕之壳、麸之面[①]皮中无水色者，此气血俱虚，用大补快斑汤。其疮转泽润而中含水者可治，无水者必增痒塌而不可治，闷乱叫哭而死。

四物快斑汤

川芎　当归梢　赤芍　荆芥　生地黄　牛蒡子炒　升麻　葛根　连翘　紫草　地骨皮

水煎，入烧人屎调服。

四君子快斑汤

黄芪　人参　白术　白茯苓　甘草　官桂　白芷　荆芥　防风　陈皮　白芍

水煎服。

大补保命汤

黄芪　当归梢　人参　川芎　赤芍　生地黄　牛蒡子炒　甘草　防风　荆芥

◎ 痘起发根顶赤艳第六

痘疮将起辨形色，虚实寒热分气血。莫教差错半分毫，仔细消详用补泻。

凡痘疮起发，须谛视形色以定轻重吉凶，如根红润顶苍蜡色者，上吉；根窠红，顶灰白色者次之；根窠赤，顶亦赤，带艳者，此火胜也，用解标泻火汤；色退者生，不退者死。如纯灰

---

① 麸之面：原缺“面”，据《片玉痘疹》补。

白色者，此虚寒也；如纯紫赤色而齐涌出者，此实热也；虚则补之，实则泻之，以平为期。服药疮色不回者，十死一生。

解标泻火汤

酒黄芩　牛蒡子炒　当归梢　酒黄连　酒山栀　连翘

山豆根　甘草　桔梗　升麻　葛根　地骨皮

水煎，入烧人屎服。

◎ 痘起发中心陷落第七

四围起发陷居中，中气亏虚尚未通。若是中枯成黑子，又谷疔毒急须攻。

痘疮起发其形不一，有紧小而充实者，俗呼“珍珠痘”是也，易壮易靥；有高大而饱满者，俗呼“大痘”是也，此则早壮迟靥；有四围起而中心落陷者，俗呼“茱萸痘”是也，此则有吉有凶，有轻有重，出稀者轻，出密者重。盖有中气不足，所以时日未到。但四围起而中心尚是好肉，未得起发耳。时日既到，自然充拓而成血浆。轻稀者不须治之，重密者解毒化斑汤主之，若先有水忽干枯黑陷，此名“痘疔”，不可与中气不足者例论也。

解毒化斑汤

黄芪　人参　甘草　当归梢　川芎　牛蒡子炒　荆芥　防风　连翘

寒月加官桂。

水煎，入烧人屎服。

◎ 痘起发四围干第八

中心微起四围干，不久焦枯变一般。毒火熏蒸津液竭，开关起簽治应难。

痘本稀者，自然易壮易靥，痘本密者，常防不透之害。有中心微起含水色，四畔却干枯者，此火毒熏蒸，津液将竭之兆，急宜治之如痘疔之法。失此不治，则尽焦枯，复入于里，烦躁叫哭，腹满喘渴而死矣。

◎ 痘起发内有因火甚血干变黑陷伏及因泄泻灰白而反黑陷者曰痘疔第九

痘疔治法古多般，只要开通毒气先。解毒透肌令发散，胭脂四圣保平安。

大抵痘疮初出一点血，此一点血属正气，被毒气冲击，随腠理而出现也。其后毒与血并，血化为水，水化为脓，脓成而毒解矣。故毒火太甚，煎熬阴血，其血干枯而变黑色，不得化水，反塞闭毒出之路，以致毒气陷伏而不得出，此各倒陷者是也。其人烦躁，腹胀喘渴，多不可救，故古方外或用针刺破而吮出其血者，或用火焠之者，无非欲其开关起簽而使毒气得出也。然不如四圣珍珠散用之有效，内多服穿山甲、烧人牙者，既非解毒发表之意，又非托里快斑之法，愚者执而用之，其偶中者未遇真病也。若遇真病，宁无噬脐之悔哉？然不如加味四圣快斑散用之屡验，钱氏用百祥丸、牛李膏者，必其人大小便秘结，烦热作渴，故宜服之。若其人大便自调，身无大热者，则不可用矣。今改用百祥丸、牛李膏，以宣风快斑散代之，若或泄泻，其疮由灰白而变黑陷者，此名“倒伏靥”也，以木香快斑散治之，中病即止，不可多服，反增热症也。

四圣珍珠散

豌豆四十九粒　绿豆四十九粒，二味各烧存灰　油发一握，烧　珍珠七粒

上共研为细末，用猪脂取汁调匀，以针挑破黑头纳药于中，更用胭脂水涂四畔，其疮便回。如不回，反添黑陷者，此死症也，不可妄治。

加味四圣快斑散

黄芪　人中黄　酒红花　麻黄酒炒焦黑　紫草　牛蒡子炒

丝瓜连蒂，烧灰另碾　连翘　辰砂另碾　烧人屎

水煎，调上二三味末服。

宣风快斑散

木香　枳壳　甘草　槟榔　大黄

水煎调，黑牵牛半生半熟碾末服之，以通为度，通后疮回以四君子汤调之。

木香快斑散

木香　黄芪　人参　桂心　青皮　诃子肉　甘草炙　当归梢　白术　陈皮　白茯苓

生姜引，水煎服。

◎ 痘起发皆黑陷者不治第十

黑陷疮中最所嫌，此名恶候古今传。莫教现出浑身上，纵是灵丹治亦难。

然黑陷亦有必可治之者，如用前药，其疮红活依期光壮，吉之兆也。若服药如故，则不可治矣。但痘本稀或痘稠密，其中起发者多，略有数个黑陷者，此则可治。假如稠密无缝，又不起发，或灰白，或紫赤，或青干，又加黑陷者，治之无功。大抵痘疹红鲜者吉，黑干者凶，其变黑归肾之说，详见下卷。

◎ 痘起发迟延灰白顶平及紫红焮肿第十一

灰白迟延顶又平，紫红焮肿候须明。只将气血分虚实，莫学庸医执一评。

凡痘疮喜红活充实，不能红活充实者，虚也；红肿太过者，实也。假如灰白色，当起不起，其顶平陷者，此气虚也，必问其人初起症候，若初起吐泻不能饮食，其后泻止而疮灰白顶平者，此正气虚弱，十全快斑汤主之。其泻一向不止，异功快斑汤、豆蔻丸兼而治之，甚者附子理中汤主之。若未吐泻，其人素怯，此元气不足，补元快斑汤主之，或误服解毒凉药及饮冷水者，调中快斑汤主之。若灰白色又加痒塌顶陷腹胀者，此不治之症也。假如紫红焮肿，此血热也，凉血快斑汤主之，或其人素实，初起误服热药，以致斯症者，三黄解毒汤主之。若紫赤变黑，喘渴不宁者，此又不可治也。庸医不知气血虚实之分，喜行温补者，不问内实，率用陈皮、木香、异功散之剂；喜行解毒者，不问中虚，率用芩、栀、柏之类，实实虚虚，执论一偏，其误人者多矣。戒之！慎毋伤人命以贻天殃。

十全快斑汤

人参　黄芪　甘草炙　白术　白芍　当归身　川芎

木香　官桂　陈皮　藿香　大枣　生姜

水煎服。

异功快斑汤

人参　黄芪　炙甘草　白术　木香　当归梢　桂心

陈皮　诃子　丁香　白茯苓　大枣　生姜

水煎。

豆蔻丸

木香　砂仁　白龙骨　诃子肉各五钱　白矾七钱半　赤石脂　肉豆蔻五钱，面裹煨熟

共为细末，面糊丸，如米大，每五十丸至百丸米饮送下。

附子理中汤

人参　白术　甘草炙　干姜炙　附子煨熟　诃子肉

水煎服。

补元快斑汤

人参　黄芪炙　白术　甘草炙　当归身

水煎服。

调中快斑汤

人参　白术　白茯苓　甘草炙　半夏　桂心　木香　陈皮　苍术　厚朴　藿香叶　生姜

水煎服。

凉血快斑汤

连翘　生地黄　当归梢　酒红花　升麻　牛蒡子炒　甘草

大便坚者，加紫草，甚者加大黄；小便少者，加木通。

水煎服。

三黄解毒汤

酒黄芩　酒黄连　酒黄柏　酒栀仁　连翘　牛蒡子炒　木通　甘草　升麻　淡竹叶

水煎服。

◎ 痘起发便白色如锡饼，头目浮肿第十二

一发便如锡面形，皮肤浮肿势狰狞。其人能食方无虑，不食昏迷思伴行。

凡痘疹稠密，要依次起发，红油尖长者吉。如一齐起发，遍身白色，如锡饼形，头目浮肿者，此恶候也。但看其人饮食如何，其人能食，大便坚，小便清，无他症者，往往延至日久，浑身皮脱而愈；若不能食，后加吐泻，热渴瘙痒者，必死之症也。能食者，宜服消导解毒之药，助脾快斑汤主之。然亦少少与之，不可过多也。

助脾快斑汤

陈皮　山楂肉　荆芥　牛蒡子炒　甘草　木香　青皮　枳壳　木通

水煎服。

◎ 痘起发未成浆，口唇上疮先带黄浆者不治第十三

起发初时未试浆，口唇疮色早焦黄。如斯恶候无人识，慢自多方立纪纲。

口唇者，脾之候也。脾司手足以养气血，所以疹疮不宜。脾胃受病，如初出起发之时浆水未试，口唇疮色便带黄浆者，此恶候也。时人不识，喜其成浆便呼为吉，延至五六日间，其疮先靥，其唇剥落，一层又一层渐加而死矣。

◎ 痘起发便带白浆者不治第十四

起发疮头带白浆，不知何处总为殃。慢夸妙手夺天巧，七日之中见不祥。

凡痘疮由红点而水疱，由水疱而脓疱，由脓疱而结痂，有自然之次序。若初起发疮头便带白浆者，此疫疠也。不问何处，但有此便不可治，主七日死。

◎ 痘起发又出小痘攒簇根窠四畔者不治第十五

发时磊落最堪夸，相串牵连事可嗟。若又四围添小粟，定然瘙痒症来加。

凡痘疮起发，颗粒分明，尖圆磊落者吉；如彼此串连成一片者重。看虚实用解毒快斑之药如前。分气血而治之，若本疮起发，根窠四畔又旋出小痘攒簇本疮成丛似粟者，不待养浆却加瘙痒而死矣。

◎ 痘起发手足不透第十六

起发时常验手足，发如不透多反覆。此缘脾胃弱中求，簇散补脾兼解毒。

但痘疮起发之时，常要相视手足，看发达何如。手足循序起发，此毒得越，脾胃素强，不必忧虑。若遍身俱起不透者，此脾胃本弱也，盖脾胃主灌溉四肢，今脾胃虚不能行其津液，使毒得越，所以手足起发不齐，用补脾快斑汤主之。

若手足之疮，见而复隐，起而复塌者，必死之候，此本根已拨，枝叶先萎之象也。

补脾快斑汤

黄芪　人参　甘草　防风　防己　桂少许

水煎服。

◎ 痘起发失调护受寒热湿气及误伤饮食药味第十七

变轻变重在斯时，调养看承勿纵驰。祸发卒然难救疗，噬脐束手悔须迟。

痘疮有轻变重者，犯禁戒，误医药，受风寒也。有重变轻者，守禁戒，择医药，适寒温也。然轻重凶吉之变，存乎起发之时，以调护不可以纵驱也。凡痘疮或遇暴风雨迅雷之变，即当密布帐帷，谨饰房户，以防客气之侵。如有失于调护，为寒凉所郁，不能起发者，正气快斑散治之。

正气快斑散

羌活　苍术　防风　甘草　桔梗　当归　干葛　白芷　川芎

冬月加桂。

生姜引，水煎服。

凡痘疮起发，遇久阴雨，不能起发者，用平胃快斑散治之。

平胃快斑散

苍术　厚朴　陈皮　甘草　羌活　防风　官桂　猪苓　白茯苓

水煎服。

凡痘病起发，遇天气暄热，俗人不知谓痘，欲温盖，覆太厚，以致毒火遏郁而不得越者，此壮火食气，反虚其气也。白虎快斑汤主之。

白虎快斑汤

人参二钱　石膏煅　甘草　麦门冬　葛根　升麻　淡竹叶

昏迷者加辰砂末；小便赤者，加木通、滑石；大便坚者，加生石膏。

水煎服。

凡痘疮起发，误伤生冷，以致脾虚不能发透者，理中快斑汤主之。

理中快斑汤

人参　白茯苓　白术　甘草炙　官桂　干姜炙　木香

呕吐者加半夏；泄泻者加诃子肉。

生姜引，水煎服。

凡痘疮起发内伤饮食，腹中饱闷或痛以致中气郁遏不能发透者，用宽中快斑饮治之。

宽中快斑饮

陈皮　半夏　白术　枳实　楂肉　姜汁　神曲炒　砂仁

黄连姜汁炒　木香　甘草炙　厚朴　青皮　连翘

生姜引，水煎服。

凡痘疮起发，误服汤丸，偏寒偏热以致不透者，必详问其所服之药。若误服寒凉者，调中快斑汤主之，误服热药者，三黄解毒汤主之。二方见前。

◎ 痘起发小便赤及泄泻第十八

自此常宜大便坚，如常调润保无难。若逢泄泻无休歇，寒热须散仔细参。

痘疮自起发之后，大便要坚，虽三四日不大便亦无事，惟小便常欲流利耳。若见赤少，四苓新加汤主之。如有泄泻者，要分寒热治之，视其所泻之物。焦黄酸臭者，此内热，或伤饮食也，胃苓和中饮主之。若所出之物青白澄冷者，里寒也，附子理中汤主之。

久泻不止，以理中汤吞豆蔻丸甚效。

四苓新加汤

猪苓　泽泻　赤茯苓　木通　滑石　甘草梢　灯心　淡竹叶　连翘

水煎服。

胃苓和中饮

猪苓　泽泻　白术　白茯苓　陈皮　甘草炙　黄连酒炒　木香　升麻　诃子肉　藿香

粳米引，水煎服。

其人能食素脾强，大便虽溏也不妨。但用补中及消导，二陈君子是奇方。

如人能食，虽有泄泻不能为害，但当常服补中之药，六君子汤主之。

六君子汤

人参　白术土炒　白茯苓　甘草炙　陈皮　黄芪　楂肉　神曲炒　木香　升麻炒　砂仁

大枣引，水煎服。

◎ 痘起发头面渐肿及将发而先肿第十九

起发头面预肿时，大头时气可兼医。疮宜磊落色宜润，反此须防命必隳。

凡痘疟起发，有头面以渐而肿者，此毒气发起，聚于三阳，欲作脓血，故宜皮肉焮肿也。此虽正病，亦当解毒护目，救咽喉而兼治之，用消毒化斑汤。头面不肿者，此疮本稀疏磊落，毒根轻浅，虽作脓血，却不占处所，故宜不肿不必治之。若疮稠密，应肿不肿者，此毒郁留于内，不即发越，急服托里快斑汤。疮起者吉，不起者凶，至于肿时，又要观其皮色何如。疮本磊落，皮色红活者吉；疮本模糊，皮色黑黯灰白者多不可治也。亦有痘将起发，便先头目肿者，此天行疫疠之气，名“大头瘟”者是也。急宜解毒，用救苦散治之。应药者吉，不应药者凶，必易肿亦易消，渐变瘙痒，呛水错喉，声哑倒陷，百无一生矣。

清毒化斑汤

桔梗　牛蒡子炒　人中黄　连翘　防风　柴胡　蒙花　胆草　升麻　蝉蜕

水煎服。

托里快斑汤

羌活　防风　牛蒡子炒　桔梗　升麻　荆芥穗

连翘　甘草　葛根　当归梢　官桂少许　淡竹叶

水煎服。

救苦散

羌活　防风　牛蒡子　桔梗　荆芥穗　酒黄芩　人中黄　连翘

水煎，引竹沥、姜汁少许，细细咽之。

◎ 痘起发稠密而目不闭及目闭不待收靥而开者不治第二十

头面肿胖双目闭，毒气壅塞在经内。此为恶症谨提防，肿退目开事不济。

痘疮起发，头面肿，有目闭者，亦有目不闭者。观其疮本疏密，毒气轻重。若疏痘轻者，目自不闭，疮密毒甚者，其目要闭。宜闭而不闭者凶，但遇目闭之症，必待收较而后渐开也。若未收较，渐生瘙痒，肿消目开者凶。

◎ 痘起发作痛作痒第二十一

痘疮痛痒作何凭，痒虚痛实自分明。都来痛者终为吉，诸痒缘无一吉云。

大凡诸痛为实，诸痒为虚。谓之实者，邪气实也。谓之虚者，正气虚也。盖痘疮始终气以载之，血以养之，气血充实则禁，因绷束其毒不得以横行，所以紧实而为痛也。痘疮痛者，此是美事，不须服药，苟欲治之用，凉血芍药汤。气血若虚，则邪气横行，泛溢皮肉，不任燎灼浸蜇，是为痒也。盖痘疮回头作痒者，容或有之，此否极泰来之兆。若发热及养浆，贮而痒者，此危症也。内服托里解毒，外用熏浴之法，令无致于痒塌破陷可矣。仍要分虚实而治，如能食而大便秘结者，此邪气内实，正气外虚也，加味四圣解毒汤主之，外用浴法。如泄泻者，此正气里虚，邪气外实也，调元托里汤主之，用熏法。如用上二法而痒即止者吉，痒不止而反甚者，不再治。

凉血芍药汤

白芍酒炒　当归梢　生地黄　酒红花　地骨皮

水煎服。

加味四圣解毒汤

紫草　木通　枳壳　黄芪　桂枝　大黄酒炒

水煎服。

浴法

升麻　苍术　麻黄

槐、柳、桑枝煎水，乘热拭之。

调元托里汤

人参　黄芪　甘草　诃子肉　木香　陈皮　桂枝　防风　赤芍　羌活　荆芥穗

生姜引，水煎服。

熏法

用干山药、茵陈、白艾三味，缚为束子，燃火熏之。

◎ 痘起发热渴第二十二

起发之时热渴加，火邪内迫事堪嗟。急宜解毒生津液，休得俄然恨落花。

凡痘疮起发身上作热者，不可除其热，盖不热则疮不能发也。如热太甚，过于常时，唇焦口燥，小便短少者，则不可治，导赤解毒汤主之。热平则止，勿过剂焉。

导赤解毒汤

木通　防风　甘草　麦门冬　连翘　升麻　赤芍　地骨皮　葛根　天花粉　生地黄

灯心引，水煎服

痘疮作渴，此是常事。盖由胃中津液不能滋养本元，内则炽于毒火，外则灌润疮本，故宜渴耳。凡渴之时，切不可与西瓜、红柿、蜜水、梨、菱诸般生冷之物，只宜炒米汤频频饮之可也。俗人喜用椒汤、姜汤者，不知椒姜性热有毒，当禁之也。或有饮冷水及椒汤而获安者，此侥幸之计，不可以为常耳。古人之戒，良有以焉，但渴太甚者，看其人虚实而治，如大便坚实而渴者，此内实作热也，生津地黄汤主之，泄泻而渴者，内虚作热也，白术散主之。

生津地黄汤

生地黄　麦门冬　知母　天花粉　甘草

淡竹叶引，水煎服。

白术散

白术　人参　木香　黄芪　甘草　藿香叶　白茯苓　葛根

水煎服。

◎ 痘起发失声干呕等诸恶症不治第二十三

几番起蕿便无声，咬齿增寒神识昏。干呕错喉痰气急，泻青腹胀总归冥。

痘疮始终要声气清朗，人事安静，六腑坚实，饮食如常也。如起发之时便咽喉失声者，咬牙者，寒战者，烦躁昏迷者，干呕者，呛水错喉者，痰气喘急者，泄泻不止者，腹胀闷乱者，皆凶症也。人皆云疮已出而声不变者，形病也。疮未出而声变者，气病也。疮出而声不出者，形气俱病也，将欲治之，诚难为力。吾见失声而死者矣，未见失声而生者也。闻有咳嗽失声者不在此例。

◎ 痘起发呕哕第二十四

病人呕哕势难惊，莫认寒邪在胃停。妄进汤丸如拙匠，内伤胆腑死将临。

凡痘疮干呕无物，或时哕逆者，此脏腑内伤，冲任之火上犯清道而出，故为呕哕之声。呕哕者，恶声也，经曰：弦败者声必嘶，木陈者叶必落，胆败者声必哕，短针无取，毒药无攻，此之谓也。若饮食而呕吐者，当分寒熟而治。如曾伤冷物，受寒气，此寒呕也，二陈理中汤主之。如未伤冷物，未受寒伤，此熟呕也，二陈一连汤主之。若饮食哽寒而呕逆者，此咽中有疮，必然作痛，闭塞而呕也，加味鼠黏子汤主之，更用控涎散及独圣散吹之立效。

二陈理中汤

人参　白术　陈皮　白茯苓　半夏

生姜引，水煎服。

二陈一连汤

陈皮　半夏　白茯苓　黄连酒炒　竹茹

生姜引，水煎服。

加味鼠黏子汤

桔梗　牛蒡子炒　射干　豆根　防风　甘草　陈皮去白　荆芥　连翘

水煎，细细呷之。

控涎散

辰砂三分　雄黄三分　孩儿茶五分　黄柏末五分　硼砂五分

研为极细末，少许吹之。

独圣散

苦参一味，研为细末，吹喉痹咽痛神效。

◎ 痘起发稠密呻吟烦躁妄言者不治第二十五

遍身稠密发未透，啼声呻吟更烦躁。狂言妄语见鬼神，脏腑败伤大限到。

凡痘疮稀疏磊落者，自然起发光壮，若是稠密，切防血气亏损。起发不透，即视病之所在，如前法而治之。虚则补之，实则泻之，在气治气，在血治血，临机应变，不可坐视，以误人命。如用药施治，每中权衡，补泻无功，反增沉重。或啼哭不止，日夜呻吟，躁烦闷乱，狂言妄语，如见鬼神，此脏腑败伤，神魂离散，复何为哉！

秘传经验痘科玉函集卷之四终

秘传经验痘科玉函集卷之五

◉ 成实证治括计二十首

◎ 痘渐成脓或逢空壳清水变症第一

起发已透渐成脓，毒随脓化语无凶。或逢空壳及清水，毒气留连可虑终。

痘疮自走发之后，血化为水，水化为脓，至此脓已成矣，毒已化矣。饮食如常，身无所苦，可以语人曰：幸无事而吉也。若但起发壳中出水者，此气至而血不随也，或含水色平塌不起者，此血至而气不随也。或窠囊浮胀，中含清水，如水泡之状者，此血气俱虚，不能制毒，反为毒逼，渐变痒塌也。治此之法，血不足者益其荣，以四物化毒汤；气不足者益其卫，以保元化毒汤，气血俱不足者托其毒，因其荣卫，使无痒塌，以十全化毒汤，药中病者吉，病拂[①]药者凶。亦有饮食如常，六腑充实者，其见空壳清水之证，虽能收敛，未免为痈毒也，不可不早待之如上法焉。

四物化毒汤

川芎　当归身　生地黄　甘草少许　白芍药　麦门冬　牛蒡子炒　官桂少许　木通

水煎服。

保元化毒汤

人参　黄芪　甘草　当归　川芎　官桂　牛蒡子炒　防风　赤芍　荆芥穗

已下脱。十全化毒汤谅补气血药中加解毒药。

◎ 痘成脓诸变症第二

遍身脓疱毒化尽，外边只怕生形症。莫言无事使因循，反掌吉凶多不定。

痘疮至为脓疱，此收功之时，手足常要和暖，过热过冷者，变也；人常要安静，烦躁闷乱者，变也；六腑要充实，忽吐痢者，变也；声要清亮，忽焦哑者，变也；饮食渐进，忽不食、反作渴者，变也；色要苍蜡，形要饱满，忽灰白平塌者，变也；疮要安和，忽痒痛者，变也；或触风寒，或犯禁忌，或伤饮食，或误汤丸，审而治之可也。

◎ 痘成脓手足大热大寒第三

四肢温暖最相宜，寒热乖常势渐危。补泻中间能谨慎，折肱端的是良医。

痘疮始终手足常宜和暖，不宜太热太寒。太热则火甚，太寒则水甚，水火偏胜则残矣。假如病人六腑秘结，狂妄烦躁，口干作渴，其脉洪数、沉紧者，此实也，宜泻之。手足热者，本病也，冷者阳极似阴，谓之阳厥，下之勿疑，承气化毒汤主之。如病常吐利，其脉沉弱、沉细者，此虚也，宜补之，手足冷者，本病也，热者，阴极似阳，谓之阴躁，回阳化毒汤主之。

---

① 拂：违逆。

承气化毒汤

枳实　厚朴　大黄酒炒　槟榔　甘草

水煎服。

回阳化毒汤

人参　白术　白茯苓　官桂　甘草　熟附子

水煎服。

◎ 痘成脓寒战咬牙疮痛足冷第四

养浆安静始为奇，战惕鸣牙总可疑。痛痒躁烦双足冷，纵然卢扁也难医。

凡痘疮已成浆，或寒战，或咬牙，单见一证者，可治。盖寒战者，疮出大盛，表虚而振振动摇也，养卫化毒汤主之。咬牙者，心肝火旺，其牙相戛而鸣也，清神化毒汤主之。若寒战咬牙并作者，此阳脱神丧，则不可治矣。疮痛者，脓血绷急而胀痛也，导赤化毒汤主之。烦躁不止，反增昏闷者死。吐利而手足冷者，用回阳化毒汤，如兼寒战咬牙，昏闷烦躁痒塌者，虽卢医之圣，亦何为哉？

养卫化毒汤

人参　黄芪炙　桂枝　甘草　当归

水煎服。

清神化毒汤

升麻　生地黄　麦门冬　木通　防风　甘草

水煎服。

导赤化毒汤

木通　麦门冬　栀子仁酒炒　甘草　辰砂研调　灯心　酸枣仁炒

水煎服。

回阳化毒汤

方见前。

◎ 痘成脓吐泻第五

有脓有血毒归疮，只要其人正气强。莫使中虚生吐泻，功亏一篑费消详。

凡痘疮成浆之时，不宜吐利，如吐而无物者，干呕也，为恶证。此冲任之火上冲于胃，直犯清道而逆出之。吐而有物者，以养胃化毒汤治之。其泻者，视其所出之物，如色黄而臭者，热也，香连化毒汤主之；泻久不止者，不论冷热，通以理中化毒汤、豆蔻丸兼而治之，二方为上。如吐利不止，手足冷者，附子化毒汤主之，或陈氏木香散、异功散皆可以选用。但二药猛峻，不可不慎也。其有无时溏泻①，手足和暖，饮食如常者，治之不止，亦可言无事也。

养胃化毒汤

白术炒　陈皮　白茯苓　黄连　砂仁

---

① 无时溏泻：表示无时间规律、随机发生的溏泻。

水煎服。

香连化毒汤

木香　黄连炒　猪苓　甘草炙　白术炒

水煎服。

理中化毒汤

人参　甘草　白术炒　白茯苓　干姜

水煎服。

附子化毒汤

附子制　干姜　人参　白术　黄芪　甘草

水煎服。

豆蔻丸

木香三钱　砂仁二钱　肉豆蔻面裹煨，五钱　赤石脂七钱半

白龙骨五钱　白枯矾七钱半　诃黎勒肉五钱

上为末，水糊丸。

◎ 痘成脓含呛水音哑第六

身外诸证脓血成，咽喉从此渐和平。反加呛水声音哑，咽烂喉穿敢料生。

凡痘初出，失于调解咽喉，以致毒火熏蒸，喉舌多疮，又失于解毒，其疮稠密，然外疮未熟，此疮先熟，至于养浆之时，则熟者又先靥矣。所次咽喉宜渐宽平，饮食无苦，声音清亮，斯为吉也。若当此时反饮水则呛，食谷则哕，甚者失声，此内疮糜烂，舌上成坑，咽门腐坏，肺管壅塞，驯至[①]呼吸，但废饮食，卒绝而死矣。亦有先本无疮，因食辛热之物，或误投辛热之药，其后旋生是症者，可急用甘桔化毒汤解之，病退者吉，不退者凶。或有喉门中无疮而暴哑者，此少阴之血不荣于舌也，养心化毒汤主之。有声而不清者，此火乘于肺也，泻白化毒汤主之，中病即已，不中者勿治。

甘桔化毒汤

桔梗　甘草　牛蒡子炒　射干　连翘

水煎，入竹沥服。

养心化毒汤

当归　生地黄　麦门冬　升麻　人参

灯心引，水煎服。

泻白化毒汤

桔梗　石膏煅，研　地骨皮　天花粉　甘草

水煎，入竹沥服。

---

① 驯至：指逐渐影响到。

◎ 痘成脓色灰白或腥臭第七

陷起平尖脚润红，窠囊饱满尽成脓。自然气色都如式，略见差迟便不中。

凡痘疮养浆之时，则平日中陷者尽起，顶平者尽尖，自然根脚红活而窠囊饱满，其色苍蜡，气如羹豆状。若色灰白者，虽脓之正色，亦由气血不足，大补化毒汤主之。或因泄泻致此者，固本化毒汤主之。若气腥臭者，此有湿热，当解其标，解肌化毒汤主之，更以益元散薄敷疮上，令无致于溃烂也。

固本化毒汤

人参　白术炒　甘草炙　干姜炙　官桂　丁香　诃子肉炒

水煎服。

大补化毒汤

人参　白术炒　甘草炙　黄芪炙　官桂少许

解肌化毒汤

升麻　葛根　连翘　天花粉　赤芍药　荆芥穗　甘草　黄柏酒炒　苍术米泔浸，炒

水煎服。

益元散

滑石二两　甘草五钱

共为末，蜜水调敷，焦痛者入胭脂水敷。

◎ 痘成脓作痒第八

每怕浆时瘙痒攻，用心调护极疲癃。不分干湿皆凶兆，只要成疮有血脓。

凡痘疮成浆，切防瘙痒振破，以泄其气，俗言“振破出血者吉，不出者凶”，殊不知起发之时疮未熟，而内是血，故振破者出血，养浆之时其疮已熟，而内是脓，故振破者无血。有血无血，何足以定吉凶？大抵不宜作痒耳，如作痒而人清爽，自知其误振破，或言其痒，欲人拊之者吉。作痒而闷乱烦躁，语之不听，禁之不止，摇头扭项，手足舞乱者，凶也。如其人清爽，瘙痒不住者，视其形体壮实，曾无吐泻者，四圣化毒汤主之。如元气瘦弱，而有吐泻者，参归化毒汤主之。以上二症俱用熏法见上。又要看其振破者，若复灌脓成疮则吉，破而不灌，皮肉焦黑者，反不可治。

四圣化毒汤

木通　当归尾　赤芍药　防风　官桂少许

水煎服。

参归化毒场

人参　当归　黄芪　赤芍药　桂枝　白术炒　甘草炙

水煎服。

◎ 痘成脓正面疮破成片不肿脓者不治第九

正面将脓蚤破伤，依然肿灌复成疮。莫嗟败面留残喘，肿若消时可断肠。

凡视痘疮，以正面为主，盖五脏精萃皆聚于面故也。如别处痘有破损者，而正面痘疮个个完全，可主无事。若正面痘疮成片破损，别处虽完，亦可用哉？故有破损处，复得肿灌成疮，脓血淋漓，却又无事。他曰：虽败面，穿鼻破唇，但留残喘，不犹愈于死耶？若破损处不灌不肿，其肿又消，而目开者，此为毒气倒陷，决不可治。

◎ 痘成脓眉鼻口耳两颊疮先焦黑者不治第十

眉心鼻准耳轮边，唇口诸疮要活鲜。但有焦枯并黑靥，慢求医卜早寻棺。

凡痘欲成脓之时，眉心、鼻准、耳轮、唇口及两颊若有焦枯黑靥者，此名“倒陷”，决主凶兆，医之不能，祷之无益。

◎ 痘无浆平塌或干枯空处第十一

待得成浆便要浆，切防干塌见空囊。是名倒伏多乖症，治此须知各有方。

既曰自出现而起发，自起而养浆，则到养浆之时便要成浆。如当养浆而反不见浆，依旧平塌，与未起发时相似，或只起发，内却无水，干枯空虚，此名“倒伏”。谓之倒者，脓根在里也，谓之伏者，毒伏而不出也。又谓之陷者，毒出而复入也。于此时候，人事清爽，饮食如常者，别而治之，小便少，大便秘，壮热，方见烦渴者，宜下之，承气化毒汤方见上。吐利频数，六脉微弱者，宜温之，回阳化毒汤方见上；若人事低闷，寒战咬牙，足冷腹胀，喘促，死。

◎ 痘成脓额颊皮溶易不成颗粒者不治第十二

额上浑如沸水浇，溶溶破烂不坚牢。渐延两颊都亏损，泄尽元阳死莫逃。

凡痘疮起发养脓，额上如沸水所浇之象，皮溶易破，不成颗粒，大片溃烂，此卫气不主，毒火熏灼，渐延两颊，破[①]损水出而干，似靥非靥，则阳脱阴留，徒增燥闷呻吟而死矣。

◎ 痘成脓漏出堆结灰白及自破干黑者不治第十三

疮头有孔脓浸出，结聚成堆鸡屎形。此个未闻人救得，不须医治费辛勤。

凡痘疮最要皮囊坚厚，包裹完全，有疮头，有孔，脓水漏出堆聚干结，其色灰白，如天疱疮及癞头疮之形者，或清水非脓，无事自破，水出而干黑者，此皆疠气所为，传染相似，俗云“漏疮”，未有能治者矣。

◎ 痘成脓着床处疮破不灌脓面焦黑者不治第十四

臂膊腰臀久着床，好疮坚实自无伤。如逢破烂无脓水，未见何人命久长。

凡痘疮稠密最难为，臂膊、正背、腰臀之间，其处久着床席，展转揩摩，若非坚牢厚实，鲜有不破损者。但破损之处定须灌烂，极难成痂，苟破烂成片，焦干黧黑如火烧汤泼之状者，必死。又凡见人手足破烂成片而不灌者，亦难治。

◎ 痘见浆宜护持第十五

略见浆脓紧护持，莫教人物往来驰。邪风秽气相浸触，变乱无常悔却迟。

同痘疮起发之后，渐之养浆，即须谨防房户，禁止人物，内者休出，外者休入，恐防秽厌

---

① 破：原脱，据《片玉痘疹》补。

触犯其疮，轻者作痒作痛，而变为重，重者痒塌抓搔，烦闷而死，故房户内外常要烧苍术、大黄，以避不正之气。今人只用稻草烧烟，亦省易也，切不可烧诸香，香能助火，透入关门，所以忌之。其诸厌房事最毒，酒次之，五辛又次之，死尸之气，烈于粪秽，狐狸之气，甚于犬羊，烈风暴雨，亦能为害，饮食之间，偏寒偏热者，不恣口也。天大热则薄其衣被，常令清凉；天大寒则厚其盖覆，常令温暖，皆调护切要之法，不可不知也。世俗喜用僧道于家诵咒，洒水解涤秽厌，此借密咒灵章以祛不祥，用之无忌，但僧道恐有不洁而反为害者。解厌之时，每以法水与病者饮之，此尤害之甚者，不知暑日尚可，不知寒月饮水失其时会，而痘疮饮水后多收靥不齐，迷而弗悟，良可叹也。所以医师僧道，必选老成练事之人，既能清心寡欲，又经历多，自然能寄人之司命也。凡被房事及经水生产之秽所犯者，以大枣烧烟解之；被酒厌者以葛根、茵陈蒿烧烟解之；破五辛厌者以生姜烧烟解之；被死尸之气及疠气所犯者，以苍术、大黄烧烟解之；凡为狐臭、犬羊厌者，烧枫香球解之。凡遇风雨，烧苍术枫球避之。

◎ 痘成脓昏睡妄语第十六

脓血淋漓心脏虚，舍空神乱被邪如。妄言睡语难苏醒，养血安神病自除。

凡痘疮稠密者，成浆之时或有昏昏而睡，呼之不醒，或口中喃喃，妄言狂语，如被邪之状。时人不知，多生惊恐，殊不知此由脓血出多，心舍空虚，神无所依而然，法当养血安神，其病自安，宁神化毒汤及安神丸主之。如服药不醒，反加闷乱者死。

宁神化毒汤

人参　当归身　生大黄　麦门冬　木通　石菖蒲　山栀仁炒　赤茯苓　灯心

水煎服。

安神丸

黄连炒，一钱　当归身钱半　茯苓八分　甘草炙，五分

远志去心，一钱　石菖蒲一钱　酸枣仁去壳，五分

共为末，猪心血捣烂和丸，如粟米大，辰砂为衣，灯心汤下。

◎ 痘成脓腹痛第十七

疮成腹痛是何因，便秘胀中燥粪侵。转下顿教人爽快，若曾受冷却宜温。

痘出之初而腹痛者，可言毒气，疮成浆脓而腹忽痛，未可言毒也，只审其人，若向未得大便，此燥粪在里而痛，用大黄化毒汤微利之，不可拘于“首尾不可下”之说，坐以待之，反变他证也。若因误食生冷，或饮冷水而痛者，可温之，温中化毒汤主之，中病即已。

大黄化毒汤

升麻　当归梢　生地黄　麻子仁研　桃仁泥　红花　枳壳　大黄酒蒸　槟榔碾末

水煎，入桃仁泥、槟榔末同服。

温中化毒汤

人参　丁香　木香　白术　桂心　甘草炙　白芍药炒　砂仁　枳实　陈皮　干姜炙

水煎服。

◎ 痘成脓腹眼气促疮色变第十八

疮毒无邪脓血就，忽然腹胀气喘促。此候多因饮食来，消导转下无差误。

凡痘疮顺正，表里无邪，脓血已就，可无苦矣。忽然腹胀满，气喘促，疮色变，又烦躁者，必伤食而得也。何以知？疮正故也。轻者消导之，助脾化毒汤，甚者不二丸以所伤之物为引送下，再服补中化毒汤、助脾化毒汤。

助脾化毒汤

陈皮　半夏　厚朴　枳壳　苏子炒　萝卜子炒　槟榔

水煎服。

不二丸

苍术制，一两　草乌去皮尖，一两　羌活一两五钱　杏仁去皮尖，四十九粒　巴豆去壳油，四十九粒

共为细末，神曲糊为丸，如皂角子大，黄柏研末为衣，每用一丸，原物煎汤送下。

补中化毒汤

陈皮　白术　砂仁　神曲炒　甘草　山楂肉

水煎。

◎ 痘成脓不饱满坚牢而塌平淫湿者延日不治第十九

痘疮尽说待脓成，谁识成脓未足凭。饱满坚空诚可爱，塌平淫湿又堪惊。

世俗之见，只知痘疮过了一七，起发作脓，便言无事不知。成脓之时亦不可凭信无事也，若是郛郭坚厚，脓浆饱足，其言无事信矣。如塌平不饱足，浮湿不坚厚，莫言无事，乃至十二三日以后，尚有变异，即所谓延绵日久，而后毙者矣。

◎ 痘成脓因失调护而轻者亦能败殒第二十

除却诸般逆险疮，且将顺证与端祥。缘何到得成脓日，又看凶危不可量。

痘疮分三等，有顺、有险、有逆。逆者不可治；险者治之吉，不治凶；顺者不必治。今除逆者险者，不必论之，只将顺而正者，既言不必治，缘何到得成浆之时，或反为险或反为逆也？盖由失于调理，犯其禁忌，不应服药而误服汤丸，喜其轻少而不调护，故令轻者变重，此人事害之也。又有只出一二粒而败形殒命者，又疠气使然，岂人能逆料哉？

◉ 收靥证治括凡十四首

◎ 痘收靥不宜太急第一

收靥难将日数论，但凭稀密实虚分。缓收循序多坚稳，太急须防余毒侵。

凡痘疮收靥，不可以日数拘也。大抵痘本稀，元气实者，自然易出易靥。若痘本稠密，元气虚者，难出难靥也。只要循序缓收，饮食如常，使无他证。如收太急，此毒火煎熬熏灼，气燥血枯，非正收也，必发痈毒，生怪证，甚则夭亡，微则残形损目矣。

◎ 痘收靥宜在人中部位起，若额足先收不治第二

人中上下别阴阳，收靥先于此处良。若是足颅先靥黑，多凶少吉早提防。

人中者，任督二脉交会之衢也，痘疮出壮收靥，俱要在此部位先见者佳，谓阴阳和畅。若

如额颅、手足心先靥者，此邪气攻心，内脏先坏，不可药救。

◎ 痘收靥腥臭溃烂第三

收靥元来要整齐，臭腥烂溃便跷蹊。中门顺逆须详审，不可逡巡当日迷。

痘疮收靥，贵于整齐，干圆如螺靥者上也。顶破脓出，结聚如鸡屎者次也。破损无痂者下也。凡遇此等收靥，便须询察曾犯何逆，如气血本实，曾误投以补药者，此邪气得补，反蚀正气，如火灼烂，宜用天水散以解其标，则邪火退而收靥齐矣。如曾多饮冷水，湿浸脾胃，以致收靥不齐者，以除湿汤内渗其湿，外燥其表，令好收靥也。若头面溃烂，其气腥臭，及遍身手足和皮脱去者，宜分顺逆。果脓成毒化，饮食如常，更无他苦者顺也。脓水未成，是名“倒靥”，逆则生变，不可量也。

天水散

滑石一两　甘草五钱

共为细末，蜜水调鹅翅拂拭疮上。

除湿汤

羌活　苍术　防风　猪苓　木通　泽泻　白术　赤茯苓　薄桂

水煎服。

◎ 痘不结痂腐烂皮脱者急用补托以定吉凶第四

痘子收时脓自干，封藏敛束壳团圆。莫教腐烂和皮脱，此个还将倒靥看。

痘先出时一点血，血化为水，水化为脓，脓干结痂封藏敛疮束，浑如螺靥，此毒从外解也。若到脓成后不能结痂反成腐烂，和皮脱去者，此倒靥也。倒靥者，乃毒气内入也。

但逢靥细消详倒，复肿翻生却不妨。头面肿消空不补，毒根深入剥肤床。

凡痘倒靥者，多系中气不足，急用补中托里之法。其头面疮已破者，复加肿灌手足，遍身原无疮处，又复出一层，谓之补空，俗呼“翻生痘子”是也。此正气不亏，邪气不留而复出外，虽过期延日为大害，若服补中托里之后，头面不肿，空痘不补，此毒深入里，即《易》所谓“剥床以肤”，切近灾者也，安可救哉？

补中托里散

人参　黄芪　甘草　牛蒡炒　当归　连翘　薄桂　青皮　木香

水煎服。

◎ 痘收靥诸恶症能食无事，难食者命殒第五

额面浑如鸡屎形，鼻头黄黑势狰狞。唇皮揭破多难苦，呛水之时又失声此恶候也。

又：满面臭烂不成形，寒战咬牙更失声。饮食能多幸无事，食难呛水命终倾。

◎ 痘收靥泄利脓血或不分水谷第六

靥时泄利忽频频，逆顺中间仔细评。脓血痂皮为顺候，不分水谷逆堪云。

凡收痘之时，忽然泄泻，看其所出之物。如利下脓血痂皮者，此倒靥之症，乃脾强肾弱，为顺利，尽脓血则愈，不可强施治法。如利下水谷不分者，此肾强脾弱，急用陈氏木香散送下

豆蔻丸，利止则吉，否则凶。

豆蔻丸

木香三钱　砂仁二钱　肉豆蔻面裹煨，五钱　赤石脂七钱五分

白龙骨五钱　白枯矾七钱五分　诃黎勒肉五钱

上共为末，水糊丸如粟米大，三岁者五十丸，四岁以上百丸，陈米饮下。

◎ 痘不靥溃烂第七

过期不靥病迟迟，臭烂浑身靥不齐。黏席黏衣多苦楚，白龙败草任扶持。

凡痘疮成脓之后，过期不靥，浑身溃烂，以致黏席黏衣者，用白龙败草散贴衬铺敷最佳。

白龙散

用干牛粪烧过，取中间白者碾筛敷之。

败草散

取多年屋上陈茅，晒干碾细成粉，筛过，铺放席上，任其展转。盖此草受霜露之气，最解痘毒。

◎ 痘当靥不靥及收靥不齐第八

当靥不靥候须谙，治法分来有几般。纵意违师徒自毙，临危方悔噬脐难。

其痘疮当靥不靥，顺要详审，不可忽略，枉人性命。如冬寒之时，盖覆少薄，被寒气郁遏而不能靥者，以桂枝解毒汤主之。如夏月衣被太厚，热气熏蒸而不能靥者，宜去其衣被，令少清凉，以甘露解毒汤主之。如一向不大便，里热太甚，不能靥者，宜当归解毒汤微利之，要在斟酌不如[①]胆导法尤佳，如泄泻气虚而不能靥者，陈氏木香散。如曾服药以致难靥者，此是收靥不齐，俗呼为“生浆干”也，不须妄治；如元气素弱以致难靥者，以参归解毒汤主之，世人不知此等关系非轻，视若泛常，不早求治法，徒毙生命而已。悲哉！

桂枝解毒汤

薄桂　赤芍药　牛蒡子　防风　蝉蜕

水煎服。

甘露解毒汤

猪苓　泽泻　麦门冬　地骨　木通　黄芩　甘草　官桂　连翘

水煎服。

当归解毒汤

生地黄　当归身　麻仁碾　大黄酒蒸　紫草　枳壳　连翘

水煎服。

胆导法

猪胆一枚，以竹管插入胆窍内，用线扎定，吹气令满。另以线一根作活线头缚住其气，以

① 要在斟酌不如：疑为衍文，或宜删。

竹管纳谷道中，解去活线头，捏，令胆汁射入肠中，直待气透去胆，便即通矣。

参归解毒汤

黄芪　人参　当归　牛蒡子　甘草

水煎服。

◎ 痘不靥因饮食调理失宜第九

脓水将干结靥时，纷纷庸俗欠扶持。不知禁忌多翻变，却似为山一篑亏。

世俗于痘疮收靥之时，即杀鸡以食之，或用椒姜之类，谓其和暖，使疮易收。殊不知鸡能动风，辛能助火，脾胃素强者，往往幸免，如遇脾虚之人，反助火邪。以致发疱伤眼，口舌生疮，驯至坏病者多矣。可不慎欤！又或妄称痘要温，疹要清凉，于天亢热之时，盖覆重绵，致生郁热，多靥不靥，变生异症。

◎ 痘收靥增热第十

一向浑身凉且和，靥时发热事如何。微微发热干脓水，太甚焦枯病转多。

痘疮始末，要有微热，不可尽去也。若到收靥之时，反增大热，发渴燥者，此毒火在内，更防陷伏也。急用葛根解毒汤。

葛根解毒汤

葛根　天花粉　地骨皮　当归梢　木通　连翘

甘草　牛蒡子　黄芩酒制　柴胡　人参　淡竹叶

水煎服。

◎ 痘破复灌不靥第十一

先曾破损灌成疮，到得收时不敛浆。此等顽疮须急治，淋漓脓血久难当。

痘疮犯着皮嫩易破者，本不治之症，如破损之时重复肿灌者，此正气尚强，毒不能入，而发于外。至于收靥之时，亦当依期干靥，设不能靥者，此正气被邪气剥削，虽能逐邪出外，不能逼邪成痂也。急用大补汤治之，不可因循，反生灾戾。

大补汤

黄芪　人参　当归　牛蒡子　甘草　连翘　官桂

水煎服。

数个顽疮不肯收，犯时鲜血却常流。如逢此症休轻视，日久须教一命殂。

凡痘疮破损，灌肿作痛，不干脓水者，一名“痏蚀疮”，但犯着即出血不止，又名“阳疮”。出血乃难治之症也，内服大补汤，外用绵茧散敷之，逡巡不治，以致溃筋伤骨，穿膜破空，夭人性命者多矣。

绵茧散

用出了蛾子绵茧不拘多少，每茧入白矾五分在内，火煅令枯，每一两加密陀僧五钱、白芷末二钱，以白蜜调敷。

◎ 痘在面上者尽破而后肿灌宜防残损第十二

灌疮满面脓血多，败面伤睛怎奈何。却在良医施妙手，调和中外救沉疴。

如面疮尽破，反复肿灌，脓血浸淫者，却防坏眼崩鼻，坠唇破面也。宜服升麻解毒汤，可免伤残之患。

升麻解毒汤

升麻　白芷　黄芩酒制　牛蒡子　连翘　蝉蜕　淮木通节

甘草节　防风　密蒙花　白蒺藜　荆芥穗　当归

水煎服。

◎ 痘振破有出血有干枯而成坑者第十三

痘疮振破状多般，出血干枯或作坑。瘙痒焦疼浑小事，穿皮溃肉使形残。

凡痘疮振破者，证非一般，有破而出血者，此阳疮出血也，宜用当归凉血汤。有破而无水便枯干者，此陷伏也，要疮下更灌，肉下更肿为佳，内服托里回生散。有破而成坑者，此内陷也，急用白龙散敷罨其疮，内服托里回生散。如此三者不知施治，微则成疮，淹延岁月不能痊可，甚则溃筋穿膜，残人性命也。

当归凉血汤

当归　红花　地骨皮　生地黄　黄芩酒　牛蒡子　连翘　黄芪　人参　甘草

水煎服。

托里回生散

黄芪　当归　牛蒡子　连翘　甘草　烧人屎　官桂

水煎服。

白龙散

用干牛粪烧过取中间白者，碾筛敷之。

◎ 痘结靥成痂勿忧战栗妄语第十四

收靥依期更著痂，或时战栗或言邪。三元正气将回复，不诸医巫莫自嗟。

常见收靥之时，痂皮圆净，但时或战栗者，或时语言诞妄者，此皆正气将复，不能自持之非，不必忧疑，须臾自定。

◉ **落痂证治括**凡五首

◎ 痘痂应脱不脱第一

痂皮应脱都不脱，此际谁知还作患。补脾实表有奇功，不可逡巡便弃药。

凡疮收靥，痂完自脱，若或黏着皮肉不肯脱落者，此表虚也，尤当禁忌，以调元固表汤主之，不可因循致生变异。

调元固表汤

黄芪　人参　当归　甘草　蝉蜕

水煎服。

◎ 痘痂不脱更加昏睡第二

收靥之时不落痂，昏昏喜睡事堪嗟。只缘脾胃多虚弱，调治专从戊己家。

设若痂皮不脱，更加昏睡者，此脾胃气虚。盖脾则多睡也，用调元清神汤。戊己者，脾也。

调元清神汤

黄芪　人参　当归　甘草炙　白术　麦门冬　陈皮　酸枣仁　黄连炒

大枣引，水煎服。

◎ 痘落痂瘢痕凸凹紫黑第三

落痂之后察疮瘢，平整红鲜日渐安。若是凸凹并黯黑，好将敷药免迍邅[①]。

凡疮落痂之后，瘢痕平整红活者吉。若瘢肉或凸起或凹陷，瘢色或紫黑黯者，吉凶未可知也。用灭痕散敷之，如瘢平色鲜者吉，否者凶。

灭痕散

密陀僧碾细末，以乳汁调涂疮上，其瘢自平白，黑色自退，蜜调亦可。

◎ 痘结痂不可捋掐第四

疮痂自落不须忙，捋掐须教肌肉伤。此日灌淫何足惜，终身常作血风疮。

凡痘痂欲落之时，任其自落不可捋掐，有捋掐者，皮肤被伤时，灌痛浸淫，固不足情，而终身之害为血风疮者盖有之。

◎ 痘靥脱头足常迟第五

疮落精神渐复初，缘何头足更迟留。阴阳孤独如鳏寡，安得同时取次收。

凡阳生者，以阴成之；阴生者，以阳成之。故经云：孤阳不生，孤阴不成。又《玉函经》云：孤阳寡阴即不中，譬取鳏夫及寡妇。其痘症收靥自人中平分上下，发际以上阳之阳也，谓之孤阳；足膝以下阴之阴也，谓之孤阴。孤阳寡阴，所以疮之收靥至此二处，每每迟留不能使干故也，不可服药。

秘传经验痘科玉函集卷之五终

---

① 迍邅（zhūn zhān，音谆沾）：意为难行貌，指迟疑不进。

秘传经验痘科玉函集卷之六

◉ 余毒证治括凡二十七首

◎ 痘后发痈毒第一

痘后缘何发毒痈，只因平塌少成脓。毒邪蕴聚难消散，透节寻缝出空中。

盖痘疮初出之时，一点血须臾血化为水，水化为脓，脓成而毒解矣。若痘出形之后，应起发而不起发，应作脓而不作脓，一片空壳，状如蛇皮，或平塌破损，都无脓水，此本死证。以脾胃气强，又能饮食，亦可引日[①]以致收较，只是毒邪蕴蓄于里，不能发泄，心寻出路于关节之间，透出而为痈毒也。但发一二处者可治，若流注手足，发而不止，肿灌不愈者，绵延日久而后毙。

痘痈先要分经络，解毒调元兼里托。决脓去毒急旋功，莫待残形变为患。

凡痘痈之发，先看在何经络，分气血多少而治，次看人之虚实，以解毒托里为先。不可乱施，若用寒凉敷贴之药，反使毒不得出，内溃筋骨，如肿未成脓者，以必胜膏贴之，已成脓者，铍针决去其脓，用生肌散敷之。肿疡以十六味流气饮、连翘解毒汤治之，溃疡以十全大补汤治之，凡见痈毒，即以上法治之，不可隐忍因循，以成大患。微则残伤肢体，必为废人，甚则脱腕腐筋以殒性命也。

十六味流气饮

川芎　当归尾　赤芍药　防风　人参　白芷　桔梗　木香　黄芪

桂心　槟榔　厚朴　乌药　甘草节　紫苏　枳壳各四分

水二盏，煎七分服。

气血虚而自利者，加熟附子；大便坚实者，加酒大黄；元气素弱者用此方。

连翘解毒汤

连翘　白芷　川芎　当归尾　赤芍药　牛蒡子　甘草节　木通节　大黄　穿山甲炒

水煎服。

太阳经加羌活、防风；阳明经加升麻、干葛；少阳经加柴胡、黄芩；少阴经加黄连（焙）、木通；太阴经加官桂、防风；厥阴经加柴胡、青皮；元气素强者用此方。

必胜膏

马齿苋杵汁　猪膏脂　石蜜

共熬膏涂患处。

十全大补汤

川芎　当归尾　赤芍药　生地黄　人参　白术　赤茯苓

---

① 引日：拖延时日。此处指“等待时日”。

甘草节　黄芪　桂心　金银花　白芷　连翘

以上加引经药煎。

生肌散

白芷一钱　龙骨五分　贝母二钱　赤石脂一钱　白及一钱

共为末，敷贴。

◎ 痘后发丹瘤第二

痘后缘何变火丹，只因毒火郁成愁。看他所发归何部，若过心肾治却难。

赤火丹瘤，此恶候也。流移红肿，其痛手不可近。痘疮之后乃发丹瘤者，只因蓄火太甚，不能发泄，郁于肌肉之间，故发而为丹。从头上起者，过心即死；从足下起者，过肾即死。内服玄参化毒汤，外用蜞针法以断之。

玄参化毒汤

玄参　当归尾　生地黄　红花酒洗　连翘　石膏

赤芍药　地骨皮　防风　荆芥　木通　淡竹叶

上水煎服。

蜞针法

用马蝗[①]大者三五条，放红肿处吮去恶血，毒以从泄也。

◎ 痘后发瘾疹第三

痘后缘何成瘾疹，只因毒火发无尽。纵然发尽无停留，免得自生乖形证。

瘾者，皮肤间隐隐起成疙瘩也；疹者，皮间点点状如蚊蚤所咬迹也。疮后乃发瘾者，由毒气未得发尽，藏于皮肤之间，或瘙痒，因爬而成者，或因受风，风火相持而成者，此是吉兆。正欲发泄，无使停留，以变他疾。如发大甚不已者，内服防风败毒散，外用蚬子水洗之，以天水散拂拭之。

防风败毒散

升麻　葛根　防风　赤芍药　甘草

水煎。

蚬子水

蚬子不拘多少，活者，以水养五七日，旋取其水洗之。蚬衣煮水亦佳。

天水散

方见别卷[②]。

◎ 痘后发血风疮并靥不着痂脓血不干第四

痘后缘何又发疮，只因挦掐令肤伤。冲风触秽无拘束，岁岁逢春害一场。

凡痘疮收靥之后，切忌用手挦掐，如犯此忌者，必成血风疮，至逢春时更发，遍身脓疱，

---

① 马蝗：即蚂蟥，水蛭。

② 别卷：秘传经验痘科玉函集卷之五。

俗呼为“痘风疮”者是也。治宜苦参丸，花蛇酒更宜，灸风池、曲池、血池、三里诸穴永不发。

苦参丸

苦参　山栀仁　防风　枳实　玄参　独活　黄连　黄芩　大黄　甘菊花各等分

上为细末，炼蜜为丸如豌豆大，每服五十丸，温酒送下。

花蛇酒方

白花蛇一条，蒸米一斗，缸底先用酒曲，次将蛇用绢袋盛之，顿于曲上，然后糜和匀，顿于蛇上，用纸封缸口，候三七日开缸取酒，将蛇去皮骨为末，每服酒一盏，服蛇末少许，仍将酒脚并糟同苦参末等分糊为丸服。

痘后缘何疮不干，或时血出病难安。只因毒气藏肌肉，蚀肉伤筋可鼻酸。

凡痘靥之后，内有不着痂者，内蚀肌肉，脓血日久不干，或时作痛，谓之阳疮出血，又谓之疳疽蚀疮。坏筋腐骨，不治之症也。但觉痘疮当靥不靥，即防此症，内服大补汤，外用绵茧散敷之。

大补汤

人参　黄芪　当归　川芎　白芍药　白芷　牛蒡子炒　官桂　连翘　甘草

水煎服。

绵茧散

用出了蛾子绵茧，不拘多少，每茧入白矾五分在内，火煅令枯，每一两入密陀僧五钱、白芷末二钱，以白蜜调敷。

◎ 痘后斑翳遮睛第五

痘后缘何翳膜睛，只因热毒尘肝经。还睛去翳多奇效，点洗常令作废人。

小儿出痘之时，先用黄柏熬煮膏，和胭脂涂服四围者，正以防斑疮入眼也。斑疮入眼不在于初，多在收靥之时，或满面痘疮破烂，重复肿灌者，脓血胶固，毒火郁蒸，内攻于眼，其斑入眼；又或痘出已甚，成就迟缓，医用辛热之药发之，亦令斑疮入眼；又于收较之时喜啖辛热，谓之干浆，次致二火相扇，亦能令斑疮入眼。在白珠子不必治，久当自去，惟在黑轮上，或掩瞳仁者，急用密蒙花散治之，切不可轻用点洗之药，反为大害。如瞳仁损破，反突出或陷下者，皆不可治也。他本痘后白膜遮睛者，谷精草散主之。

密蒙花散

谷精草五钱　密蒙花酒洗，五钱　蝉蜕去足翅，五钱　望月砂一两

共为细末，用猪肝一两，竹刀剖破，用药一钱擦在内，水煮肝熟，饮汁食肝效。

谷精草散

谷精草一两　海蛤粉二两

上共为末，用雄猪肝一叶，以竹刀披作片子，掺药在内，用草绳缚定磁器内煮，慢火令熟为度，取出儿食不拘时。

◎ 痘后目恶明不开第六

痘后缘何目畏明，肝虚又带火邪因。凉肝养血功无比，解便双眸得见人。

凡痘靥之后，两目不开，恶见明者，谓之羞明症。惟向暗处，则敢开也。若向暗中亦不开者，此却防目中有疮，当如上法救之。只羞明者，治以凉肝明目散。

凉肝明目散

当归　龙胆草酒洗　密蒙花　柴胡　川芎　防风　黄连酒洗

用猪肝煮汤，煎药服之。便秘者，泻青丸；目昏者，蝉壳明目散。

泻青丸

当归　龙胆草　川芎　大黄煨　羌活　栀子仁　防风各等分

上为末，蜜丸。芡实、大朱砂、竹叶汤化下。

蝉壳明目散

猪悬觮甲二两，罐子内盐泥固济，烧存性　蝉壳一两　羚羊角三钱

上为末，三岁一钱，猪肝汤调下，食后服，日三服，一年之外难治。

◎ 痘后泄利脓血及水谷不分第七

痘后缘何利脓血，只因倒靥肠间热。利尽脓血病自除，莫向庸医浪饶舌。

痘靥之后，忽然便下脓血，此由痘疮不能正靥和皮破烂，倒陷于内，此危证也。其人脾胃素强，毒不能留，却流入大肠，所以脓血从大便出也，利尽脓血自愈。最难消详，不可乱治。

脓血痂皮一路来，待他自止莫疑猜。和中清热施残着，劫涩轻投证转乖。

凡痘后便下脓血及痂皮者，皆名“倒靥”。里气素强，不能停蓄，故脓血痂皮从大便中出之，待其自止，然后用和中清里之剂，不可便投豆蔻丸及诸劫涩之药，使毒气不出，留连于肠胃之间，必生胀满喘呼之病。经之“无实实，无虚虚”，夭人性命，此之谓也。正犹寇在堂奥之间，不先驱走，反闭其门，安有不为祸乎？势甚者，黄连解毒汤主之，脓血尽，和中汤主之。

黄连解毒汤

黄连酒炒　条黄芩酒炒　枳壳　当归梢　红花　大黄酒蒸　甘草

水煎服。

和中汤

人参　当归　甘草　枳壳　木通

水煎服。

痘症曾无倒靥形，缘何脓血利频频。只因毒入大肠里，解毒通肠效若神。

如痘收较之时，一齐结靥干净，并无倒靥，却有便下脓血者，此由其人平日喜食煎煿，素有积热，今因痘后气血一虚，不能胜积，故使脓血也，此名“滞下”，必然肠鸣作痛，里急后重。或同痘出之后饮水过多，水停作泄，热毒乘虚入里，便下脓血，此名“肠垢”。经云：挟

热而利者，其肠必垢是也[①]。并宜先与调胃承气汤以彻其毒，次以黄芩汤主之，切忌劫涩。如久不止，治以香连丸。

调胃承气汤

枳壳　大黄酒蒸　槟榔末　甘草

水煎服。

黄芩汤

黄连酒炒　条黄芩酒炒　当归　川芎　甘草

久不止，加升麻；腹中痛，木香、赤芍药；疼加酒大黄。

水煎服。

香连丸

方见别卷[②]。

痘后缘何泄利多，看他所出物如何。痂皮脓血斯为顺，水谷无分必梦柯。

痘疮之后，气血两虚，最怕泄利。里气不实，变生诸疾也。凡有自利，看其所下之物，痂皮脓血为顺，少以四君子汤调之，水谷不分为逆，以理中四苓汤主之，久不止以豆蔻丸主之。

理中四苓汤

人参　白术　白茯苓　干姜　甘草　猪苓　泽泻

四君子汤、豆蔻丸

二方见别卷[③]。

◎ 痘后呕哕错喉呛水第八

痘后缘何呕哕频，只因胃家毒气停。错喉呛水宜施治，只怕干哕枉失声。

胃之上口，名曰贲门，纳而不出者也。凡痘疮之后，吐而有声有物者谓之呕，有物无声谓之吐，有声无物谓之哕，食谷而吐出者谓之错喉，饮水而喷出者谓之呛水。此由热毒壅胃之上口，毒火上炎，故令呕吐，咽门闭涩，故令错喉、呛水也。惟干哕症乃胃疮腐烂，不能纳谷，故时时张口，似吐不吐，乃危患之症也。经云：木陈者，叶必落；弦绝者，声必嘶；病深者，声必哕，治亦无功。亦有咽喉腐坏，不可治矣。呕吐者，陈皮竹茹汤主之。咽喉痛者，甘梗汤主之。

陈皮竹茹汤

陈皮去白　白茯苓　黄连同吴茱萸炒，去萸　竹茹

水煎服。

甘梗汤

甘草　桔梗米汁制　牛蒡子炒，碾

---

① 此非《内经》原文，是《伤寒论》的衍生理论。万密斋书中亦作“经云”。

② 方见别卷：别卷未见该方，疑原稿缺漏。

③ 二方见别卷：分别见于秘传经验痘科玉函集卷之二、卷之五。

水煎服。

◎ 痘后身热不除及忽然发热第九

痘后缘何热不除，或因毒甚或元虚。调元解毒分投用，引日须教损幼躯。

痘疮始终不可无热，痘既收靥则毒解，而热亦当除矣。如热一向不已，非毒气之余烈，必元气之素虚，惟以脉证辨之，如脉数形勇烦热者，此邪气实也，知母解毒汤主之。如脉迟形怯，热而喜睡者，此正气虚也，黄芪调中汤主之。

知母解毒汤

知母　生地黄　软石膏　地骨皮　黄芩酒　天花粉　牛蒡子　升麻　甘草　淡竹叶

水煎服。

黄芪调元汤

黄芪　人参　麦门冬　甘草　当归

大剂水煎。

痘后浑身一向温，忽然发热不同论。内伤外感分投治，此个真机说与君。

如痘之后一向温暖和平，并无余热，忽然发热者，又不可以余毒未解及正气虚同论也。必因外感风寒，其证头目昏痛，恶寒，其脉浮，以桂枝解肌汤主之。或因内伤饮食，其证腹肚饮闷，不喜食，其脉弦滑，以补中益气汤加消导主之。

桂枝解肌汤

桂枝　赤芍药　黄芩　甘草　葛根　柴胡　人参　淡竹叶

水煎服。

补中益气汤

黄芪　人参　白术　陈皮　枳实　青皮　木香　炒曲　黄连　麦芽面　甘草

水煎服。

◎ 痘后肠痛及不喜食第十

痘后缘何肠里痛，只因伤食不能安。看他虚实行消导，方显良工是折肱。

凡痘疮收靥之后，忽然肠痛，或呕或利，不思饮食者，此伤食症也。虚则用上补中益气汤治之，如无吐利腹满而痛，烦躁气急者，以脾积丸下之。若未曾伤食，忽然腹满而痛，烦闷不宁者，此毒气入里，急用雄黄解毒丸利之方见别本。不尔渐加喘急、手足厥，则难治矣。

痘后缘何不喜食，以因伤食食不入。谁知消导是良方，强忍成痞少宁日。

一向能食，至痘收后，反不能食，闻食气则呕逆者，此必过食所为。问其所食何物甚，则以原物为引送下脾积丸，微则只以保和丸调之。若是隐忍不求急治，久而羸瘦，渐成痞劳矣，集圣丸主之。

脾积丸

丁香二钱　三棱　莪术二味俱用醋煮切片，焙干，各五钱　枳实四钱　青皮五钱

良姜清油炒，二钱　皂角烧存性，二钱　百草霜二钱　巴豆四十九粒，去油

上共细末，醋糊丸。

保和丸

山楂肉二两　半夏　白茯苓各一两　萝卜子炒　陈皮　连翘各五钱　白术一两

上共细末，陈仓米打糊为丸，如黍米大，米饮下。

集圣丸

芦荟　五灵脂　夜明砂淘去灰，炒焙　莪术煨　陈皮去白　木香

使君子取肉，二钱　黄连　川芎　干蟾炙焦，各三钱　当归一钱五分

加青皮一钱。

上猪胆汁、粟米打糊为丸，如黍米大。

正气将回食渐加，缘何食减却堪讶。不因食壅脾重困，或是中虚病未瘥。

◎ 痘后发寒热第十一

痘后缘何寒热作，只因正气多虚弱。忽然生热或生寒，大补汤丸休执着。

凡痘靥之后，忽然寒热大作，乍时而寒栗战惕，恶寒，乍时而发热烦躁者，此正气虚弱故也，补中益气汤主之。

寒热往来形似疟，不论早晚如期作。只因脾胃人虚疲，故惹风寒相击抟。

补中益气汤

黄芪　人参　甘草炙　柴胡炒　白术　升麻　陈皮　青皮　桂枝　当归　木香

虚甚者，加附子（炮）。

水煎。

◎ 痘后手足厥冷第十二

痘后缘何手足厥，六脉沉细如欲绝。只因元气本来虚，治若乖方自作孽。

凡痘收靥之后，手足厥冷，六脉沉细者，此因元气素弱，以调元生脉散主之。不可妄认手足厥逆，投木香异功散以取败亡也。

调元生脉散

人参　黄芪炙　甘草炙　麦门冬　当归　桂枝

如虚甚，加熟附子。

水煎服。

◎ 痘后神昏喜睡及口中作语第十三

痘后缘何神识昏，终朝喜睡不惺惺。只因毒解神虚倦，气血和平四体宁。

凡痘疮出甚，至于收靥之后，多有昏昏喜睡者，此由毒气已解，其元将复，精神疲倦，故喜睡也。时人不知，见其昏睡，迭相惊疑，医亦察形诊脉，乘人之疑恐吓取利。其立心之无常，固不足怪，然而妄投汤药实实虚虚，误人性命者，不遭阴谴亦幸耳。

痘后缘何不识人，口中错语似邪侵。只因热伏心包络，治此无差妙入神。

其痘后昏睡者，设若连日不醒，口中喃喃自语，或有醒时精采亦不与人相当，形如醉人，

每多错语，此邪热入心。心患热，心为君主之官，不肯受邪，传于包络，以导赤解毒汤主之，安神丸亦佳。

导赤解毒汤

木通　生地黄　麦门冬　山栀仁　茯神　石菖蒲　甘草　人参　灯心

水煎服。

安神丸

牛黄五分　黄连炒，五钱　当归二钱半　山栀仁炒，二钱五分

共为细末，浸蒸饼，以猪心血和丸如粟米大，朱砂为衣，灯心煎汤引下。

◎ 痘后发惊搐第十四

痘后缘何又发惊，只因毒火内攻心。清心散火宜惊退，发作无休命必倾。

痘出发热，心患热，其候多惊搐，此常症也。若于收靥之后，毒从外解，及又发搐者，此由疮发未透，毒火内蓄。经云：诸疮痒痛，皆属于心。所以毒大攻心，故发搐也。然得于痘靥之后，气血已衰，治之甚难，只要药真对病，搐易退者可治，如一发连绵者，此死症也。又云：脾虚，肝木乘之，动于心火，故发惊搐。粉红丸治之。

清神散火汤

木通　玄参　麦门冬　栀子仁　黄连　甘草　灯心

水煎去滓，碾辰砂调服。

大便秘者，加酒大黄；自利者，加人参。

粉红丸①

天南星腊月酿牛胆中百日，阴干，取末四两别研，无酿者，只判炒熟用。

朱砂一钱五分（研）、天竺黄一两（研）、龙脑半字（别研）、坯子胭脂一钱（研），乃染胭脂。

上用牛胆汁和丸，鸡头大，每服一丸，小者半丸，砂糖温水化下。

◎ 痘后手足拘牵第十五

痘后缘何手足牵，只因血少被邪干。补脾养血神仙诀，不遇知音莫浪言。

凡痘靥之后，手足忽然拘牵，不能伸屈转运者，此由血少不能养筋，又或感风寒湿三气使之然耳。不可轻用发散及耗其血，只补脾养血，此秘的法也，当归桂枝汤主之。

当归桂枝汤

当归酒洗　川芎　白芍药酒　黄芪酒炙　甘草炙　薄桂　苍术　黄柏酒炒

气虚，加川乌以行经，再加人参水煎服；感风寒甚，以致骨节疼者，加羌活、防风以散之。

◎ 痘后咳嗽喘急第十六

痘后缘何咳嗽急，只因火邪流入肺。清金降火气和平，仍怕胸高更肩息。

---

① 本方原书仅有方名，因本方出《小儿药证直诀》，乃据此补入。

痘疹之发，惟肺受伤，至于收靥毒解而宜矣。若又咳嗽，或喘急者，此由毒火流入肺中，肺焦叶举，故令咳嗽喘者也。治宜清金降火宁肺汤主之，久而不已，胸高如龟壳，更兼肩息，不治。

宁肺汤

知母　牛蒡子炒　马兜铃　地骨皮　杏仁　软石膏　桔梗　甘草

咳甚，加贝母、桑白皮蜜水炒；喘者，加葶苈子炒。

水煎服。

◎ 痘后面目四肢浮肿或腹膨第十七

痘后缘何肿满苦，只因风湿或水蓄。肿多属肺开鬼门，胀甚属脾洁净府。

凡痘靥之后，或面目虚浮，四肢肿满者，此属于肺。因表虚受湿之气，宜以汗解，加味五皮汤主之。或腹膨如鼓，目胞微肿者，此属于脾，因脾胃素虚，饮水太多，以致水蓄于中，满而不去。又或伤食，脾不能消，湿热内蓄，宜以利解，厚朴汤主之。若虚胀者，不可妄攻，又宜莱菔子丸主之。

加味五皮汤

羌活　五加皮　苍术　桂枝　木通　防风　防己　桑白皮　甘草　生姜皮　猪苓　灯草

水煎服。

厚朴汤

苍术　厚朴姜制　陈皮　大腹皮　猪苓　茯苓皮　木香

因于水者，加泽泻、滑石、车前子、葶苈；因于食者，加神曲、山楂、山棱、莪术、枳实；喘者，加葶苈子、杏仁。

水煎服。

莱菔子丸

莱菔子炒，另碾，五钱　胡椒厚朴水浸过，晒干，二钱　白术去芦，炒，一两

共为细末，汤浸蒸饼为丸，陈汤下。

◎ 痘后小便塞第十八

痘后缘何小便涩，只因膀胱多发热。导赤利窍要使清，莫使火邪成壅塞。

痘疮首尾小便宜清，则内无热。如收靥后小便不利，此热蓄膀胱，导赤散主之。

导赤散

木通　甘草梢　瞿麦　车前子　滑石　赤茯苓　淡竹叶　山栀子　灯心

水煎服。

◎ 痘后大便难第十九

痘后缘何大便难，只因肠胃液津干。润肠暗导宜兼用，纵有余邪得屎安。

痘疮始终大便要调，一二日一次者，上吉。至于收靥后，大便硬结反难者，此由疮出太甚，血枯，气不能润肠胃，津液干燥故耳，润肠汤主之。若因惧服热药及食辛燥煎煿之物以致

阴血受亏，不能润滋六腑，因而便难者，凉血润肠汤主之。

润肠汤

甘草　当归梢　生地黄　大麻仁　桃仁泥

水煎服。有热者，加知母、石膏；自利加白术、升麻。

◎ 痘后自汗盗汗第二十

痘后缘何汗出烈，只因卫弱荣间热。清荣和卫汗自除，盗汗当归汤最功。

经云：卫气者，所以温肌肉，充皮毛，肥腠理，司开阖者也。痘疹之出，卫气最伤，故于收靥之后，卫弱而汗出者也。汗常出者谓之自汗，睡着出汗①而寤则干者，谓之盗汗。皆由卫弱，不能敛束玄府，荣间有热而为汗证。在内为血，在外为汗，自汗以黄芪汤，盗汗以当归汤主之。

热热浑身汗未休，肤濡发润亦堪忧。卫中气弱荣中热，若待忘阳治不瘳。

黄芪汤

人参　黄芪炙　甘草　黄连炒　桂枝　生地黄

水煎服。

当归汤

当归　黄芪炙　生地黄　麦门冬　甘草炙　黄连炒　白芍药炒　浮小麦

用獖猪心，竹刀劈开，煮汤煎药，服之妙。

◎ 痘后衄血吐血溺血便血第二十一

痘后缘何吐衄侵，只因毒甚血狂奔。要他血止宜清血，不止终为薤露人。

凡痘收靥之后，忽然鼻衄不止者，血出于肺也；吐血不止者，血出于胃也；尿血不止者，血出于小肠也；便血不止者，血出于大肠也。皆由毒入于里，迫血妄行，急以凉血地黄汤止之。再不止者②，必死之候也。

血在身中怕妄行，火邪迫血血离经。鼻中衄出堪调理，便溺中来祸莫轻。

凉血地黄汤

黄连　当归梢　生地黄　山栀仁　玄参　甘草

衄血加片芩、茅花；吐血加知母、石膏、童便、香附；溺血加木通、滑石；便血加秦艽、槐子、荆芥穗；血不止加炒蒲黄、藕节、侧柏叶。

水煎服。

◎ 痘后吐蛔第二十二

痘后缘何忽吐蛔，只因内热又常饥。但闻食臭虫应出，呕吐心烦急早医。

伤寒吐蛔，责之脏寒。痘疹吐蛔，责之里热。由热气拂郁于里，又不能食，虫无所食，为热所迫，但闻食臭，即上涌出也，黄连止蛔汤主之。若不急治，虫无所食则食脏食肛，而为狐

① 谓之自汗，睡着出汗：原脱，据万全《片玉痘疹》补。

② 再不止者：原脱，据万全《片玉痘疹》补。

惑之死证矣。

蛔动如从肛利中，必从肠胃热邪壅。若闻食臭虫先出，此属虚寒勿妄攻。

黄连止蛔汤[①]

黄连　黄柏　乌梅肉　人参　白术

水煎服。

◎ 痘后牙疳唇舌生疮第二十三

痘后缘何发口疮，只因辛热助诸阳。牙龈臭烂防穿颊，唇口生疮怕哑张。

凡痘疹后，牙齿生疮时时出血，谓之牙宣。呼吸息出，谓之息露。此走马疳也，由热在阳明，急宜蚕退散敷之，唇肿面浮，穿鼻破颊溃喉，腐肉饮食不入者，不治。又如唇口生疮，破烂上唇，有疮虫食其脏，谓之狐；下唇有疮，虫食其肛谓之惑。由热在里，虫无所食，不肯吐出，内食脏腑及肛，而外见于唇口也。其人好睡，默默不欲食，其声哑嗄，谓之狐惑证，黄连除蜃丸主之。如唇落鼻崩，牙脱入声者不治。又如舌上主疮赤者，谓之赤口疮，此热在心肺二经也，赤疮用阴阳散，白疮用朱矾散。通以洗心散主之，外珍珠散吹之。

狐惑之症声哑嗄，牙口生疮诚可讶。龈根溃烂疳蚀疮，息臭出血名走马。

蚕退纸散

胆矾二分，煅过，用红枣一枚去核，入矾于内，线缚入火内，烧灰为末

尿桶垽[②]刮，以火煅令白，二钱　五倍子二钱　蚕退纸烧，一钱

共为末，丸以米泔水，用蛴螬虫翻转蘸水，洗净败血后，以药敷之。

黄连除蜃丸

黄连二钱　芦荟一钱二分　使君子二钱五分，炒　芜荑一钱五分　干蟾烧，一钱二分

加川楝子肉三钱、夜明砂一钱二分。共为细末，乌梅肉洗去黑水，杵膏和丸，米饮下。

阴阳散

黄连二钱　干姜一钱

共炒研末，用地鸡即旱虫擂水洗净，次敷此药。

朱矾散

朱砂二钱　白矾一钱

共研末，先用鹅涎洗之，次以此药敷之。

洗心散

黄连　当归梢　生地黄　大黄酒洗　麻黄　木通　薄荷　甘草加　桔梗加　连翘　牛蒡加

灯心引，水煎服。

珍珠散

珍珠粉　片脑　玄明粉　硼砂　人中白　槐皮各等分

---

① 黄连止蛔汤：原作“黄连汤”，据前文改。

② 垽（yìn，音印）：沉淀、渣滓。尿桶垽即人中白。

上为末，先以荆芥汤洗患处，吹前药末于口内。

◎ 痘后饮食不作肌肤[1]第二十四

痘后缘何不作肌，只因气血两相亏。平和丸散宜常服，不可偏伤气血肌。

凡人素常肥实，痘靥之后，一旦羸瘦，虽能饮食，不作肌肤者，此由气血两亏故也，治之宜兼气血不可偏，偏阳则伤血，偏阴则伤气。如是阳日服参苓白术丸，阴日服当归益荣丸。此不传之捷要也。

参苓白术丸

人参二钱　白术二钱　白茯苓一钱　陈皮一钱二分　山药一钱二分　木香一钱二分

青皮一钱二分　神曲炒，一钱二分　甘草一钱二分　山楂肉一钱二分

有泄加诃子一钱二分。

共为末，汤浸蒸饼为丸，米饮下。

当归益荣丸

当归二钱　川芎二钱　黄连一钱五分　芦荟一钱二分　使君子肉一钱二分

共为细末，汤浸蒸饼为丸，米饮下。

◎ 痘后诸疾不由痘中来者各随所犯治疗第二十五

痘后缘何多怪疾，问求原曰犯何逆。随其所犯法治之，此是家藏真秘的。

凡痘疹收靥之后，以渐平复者，不须服药。如生诸疾不由痘疹中来者，谓之怪异，必先详问曾服何汤丸，啖何饮食，有无感冒风寒，知犯何逆，即以所犯之法治之。

◎ 痘后慎起居节饮食第二十六

痘后浑身肌肉薄，如蛇退皮蝉退壳。最宜居养忌冲风，洗拭动劳诸症作。

此下二条，皆言痘疮将息法也。痘既收靥，痂疮脱去，肌肉嫩薄，荣卫不密，只宜随其寒暑，慎其起居，不可冲冒寒暑之气。若遇卒风暴雨，宜谨避之，尤不可洗浴身体，及梳头洗面，出外行动，恐生变症也。

痘后腹中若易肠，生冷辛热莫轻尝。若还贪口浑无忌，犯却冲和变内伤。

痘靥之后，肠胃气伤，凡有饮食，热无灼灼，寒无沧沧。尤不可忍饥过饱，又恣食肥甘生冷糍粽难化之物，使犯肠间冲和之气，变为内伤，贻患于终身者，之可不慎欤？

◎ 遗括一首附后

痘后失音

痘后那堪卒失音，语言不出意沉沉。咽喉若痛清凉散，心肺流邪解利清。

秘传经验痘科玉函集卷之六终

---

① 不作肌肤：指光吃不长肉。

秘传经验痘科玉函集卷之七

◉ 妇人疮痘凡十二首

◎ 痘始终怕经水至第一

女人疮痘最难医，分明阴积血先亏。出形起发干收日，生怕时逢天癸期。

经[①]曰：小儿女子，益以滋甚，以女人阴质，血常不足也。盖痘疮始终以气血为主，气以充之，血以濡之，一有不足，则变生焉。所以女子十四以后有出痘者，常恐起发成就之时，天癸一行，内动其血，未负里虚，恐成陷伏也。

◎ 发热当经断后神昏语诞第二

发热适逢经水断，神识不清多妄诞。血气空虚热入来，凉血泻肝金莫换。

若女子当天行痘疹发热之时，经水适断，憎寒壮热，神识不清，妄有所见，言语谵诞，此为热入血室。血室者，冲脉，是肝主之，肝藏血。冲为血海，行经之后，血室空虚，天行邪热乘虚入里。肝藏魂，开窍于目，神不清者，魂乱也；目妄见者，视乱也。诞言者，肝移热于心也，泻肝散主之。

泻肝散

羌活　防风　当归　川芎　木通　栀子仁炒　龙胆草酒洗　酒黄芩　柴胡

便实者加大黄，竹叶引，水煎服。

◎ 发热经水非期而至第三

发热经行非正期，火邪迫血事堪疑。急须解毒兼凉血，莫待中虚却责医。

若发热之时经水适来，却非正经之期，此由毒火内甚，扰乱血海，迫血妄行，故月事不以时下也。急以凉血地黄汤加解毒药，使热得越，毒得解，痘出经止为度。不可逡巡隐忍，直待中气虚弱，疮伏不出，即责诸医，用功晚矣！

凉血地黄汤

升麻　白芍桂炒　生地黄　条黄芩　连翘　当归梢　牛蒡子炒　红花酒炒　甘草　黄连酒炒

水煎服。

◎ 发热经至过期不止第四

发热适逢经水来，热邪得出福之胎。如过四日经无尽，又恐中虚有后灾。

发热之时，经水以期而来，此蓄血得出，热随血解，乃吉兆也。但至四日其经当止，若不止者，此亦热入血室，迫血妄行，用凉血地黄汤加人参主之。

凉血地黄汤加人参

当归　川芎　白芍药　生地黄　人参　升麻　白术　黄芩酒炒　甘草

---

① 经：此处指《伤寒论》。

◎ 发热因经久闭病甚第五

女人经闭为不月，天行痘疹时发热。血海满实毒弥留，治在二阳依秘诀。

女子一向经闭未行，血海留血至天行痘疹发热之时，毒气拂郁冲任之间，其病必甚。然不可攻击轻动其血。经云：二阳之病发心脾，女子不月，但治其心脾，使毒渭泄于外可也。泻火越毒汤主之。

泻火越毒汤

川芎　木香　桂枝　赤芍药　青皮　连翘　木通　当归梢　枳壳　甘草　红花酒炒

灯心水煎服。

◎ 痘疹时行而崩漏血枯者宜大补第六

崩漏时之血已枯，泻而不满脏中虚。岂堪当此天行病，济弱扶危救病躯。

女子一向崩漏不止，气血已虚，若当天行疹痘之时，必不能任其毒。先宜大补气血，使里气充实，毒不停留，易出易靥也。十全大补汤主之。

十全大补汤

人参　白术　甘草　柴胡炒　当归　川芎　白芍酒炒

生地黄　青皮　桂　木香　升麻炒　黄芪

水煎服。

◎ 痘起发泡浆而经行者宜补第七

起发泡浆忽动经，莫将靥秽乍心惊。急防陷伏乘虚起，大补汤丸妙入神。

凡痘疮起发，至泡浆数日，最宜表里无病，饮食如常。若当此忽然行经者，人但知靥秽以触正痘，殊不知此乃已之血，安得为靥？但恐血出里虚，而生陷伏之变，急宜救里解毒，大补汤主之。

大补汤

人参　黄芪　甘草　桂心　当归　川芎　白芍药　生地黄　木香　青皮

水煎服。

◎ 痘起发泡浆因经行暴瘖第八

经行暴瘖势堪惊，血去津枯舌不荣。养血通心言语出，一时声价重千金。

若当起发泡浆之时，其经忽行，瘖而不能言者，此乃血去少阴之脉不能上荣于舌也。以当归养心汤主之，待其能言，用上大补汤主之。

当归养心汤

人参　当归身　麦门冬　甘草炙　升麻　生地黄酒洗

灯心水煎服。

◎ 痘起发泡浆因经行平塌或灰白或黑陷第九

月事如来变坏疮，里虚陷伏岂寻常。补中托里休迟慢，疮苦回时免损伤。

如起发泡浆之时，月事大来，其疮应起发而不起发，应泡浆而不泡浆，顶平形塌或如灰白，或黑陷，此皆为陷伏，乃坏疮也。急宜补中托里，以调元内托散主之，外用胡荽酒喷之，其疮起发肿胀或于空中再出一层，此大吉之兆。若加肿满喘急，寒战斗牙，手足厥冷者，死之兆也。

调元内托散

黄芪　人参　当归　桂枝　木香　青皮　赤芍　牛蒡子炒　川芎

虚者加熟附子，水煎服。

◎ 孕妇初发热及痘出俱要安胎第十

妊娠痘疮治应难，表里热烦胎不安。清热安胎为和的，胎元触动命终残。

如孕妇出痘，只以清热安胎为主，不可触动其胎。安胎如圣散主之。

安胎如圣散

白术　条黄芩沉水者　当归身　砂仁连壳炒，研　黑豆酒洗三次

枳壳　大腹皮　陈皮　甘草　桑上羊儿藤

水煎服。

初发热加升麻、葛根、连翘；疮出太甚加酒黄连、牛蒡子、连翘、山楂；疮不起发加防风、牛蒡子、白芍药(桂炒)；渴加麦门冬、知母、天花粉。

◎ 患痘分娩后宜大补第十一

痘正甚时逢产蓐，表里无邪慎不足。大补气血急施功，腹痛微微行恶露。

如孕妇出痘正当甚时，有正产者，只以大补气血为主，用大补汤。若小腹急，恐有恶露未尽也，微与行之无妨。

大补汤

人参　当归　黄芪　熟地黄　川芎　桂心　甘草炙

水煎服

虚甚者，加熟附子；腹中不和，有滞气者，加青皮、木香。

黑神散

当归　熟地黄　川芎　干姜炒　桂心　童便　蒲黄　香附子制　黑豆炒碎　木香　青皮

水酒各半，煎服。

◎ 产后出痘宜大补第十二

产后天行出痘疹，此时平顺不须惶。只将大补收功效，慢向诸书再检方。

凡妇人产后，若遇天行出疹痘者，此时无胎系累，不须忧惶，只以大补气血为主，大补汤主之。

大补汤

人参　黄芪炒　白术　当归　川芎　熟地黄

白芍药酒炒　木香　官桂　甘草　白茯苓　青皮

水煎服。

发热加酒炒升麻、葛根；出不甚加连翘、牛蒡子；虚甚者加熟附子；自利加诃子。

◉ 原疹集凡三十一首

◎ 疹子俗名“麻子”是也第一

疹为热毒傍于心，肺与相连毒易侵。咳嗽鼻中清涕出，更加两目泪盈盈。

疹痘皆胎毒所发，疮发焮肿于外者，属少阳三焦相火也，谓之斑；色小红而行于皮肤中出者，属少阴君火也，谓之疹。

五脏心肺相连，而位乎上，故斑疹之发，惟肺受毒最甚。观其咳嗽鼻涕出则可征矣。疹子治法，宜泻火清金为主，泻火加芩、连、栀子、连翘、大青、玄参之属，清金如知母、石膏、麦门冬、牛蒡子、天花粉之属。

◎ 冬温多发斑疹治疗须明岁气及人虚实第二

大抵冬温最不祥，民多受热发疮疡。如逢斑疹相传候，急与汤丸预解良。

春温、夏暑、秋凉、冬寒，此四时之正气也。若冬反暖，则阳气发泄太早，至春必发疹痘之症。疹痘虽曰胎毒，未有不由天行而发者，故一时传染，彼此皆出。治此之法，与疫疠同论。

斑疹须明岁气先，勿轻汗下似伤寒。看人虚实施良剂，莫犯天和损寿元。

大抵疹痘之发，与伤寒相似，必先明其岁气，如时令温暖以辛凉之药发之，暄热以辛寒之药发之，大寒以辛温热之药发之。时寒时暖，以辛平之药发之，不可误作伤寒，妄施汗下，反伐天和也。经云“必先岁气，毋伐天和”，此之谓也。又要看人虚实，如下腑闭结，热烦太甚者，以酒大黄微利之；吐利不止，以参归之类补之。经云：毋实实，毋虚虚，损不足，补有余，夭人性命也！能如此者，谓之良工。岂寻常可能及哉？

防风解毒汤如温暖之时，以此辛凉之药发之

防风　薄荷　荆芥　石膏　知母　桔梗　甘草　牛蒡子　连翘　木通　枳壳　淡竹叶

水煎服。

黄连解毒汤如暄热之时，以此辛寒之药发之

防风　荆芥穗　酒黄芩　酒黄连　知母　桔梗　石膏

甘草　大青　玄参　酒黄柏　栀子仁　木通

水煎服。

桂枝解毒汤如大寒之时，以此辛热之药发之

桂枝　麻黄酒炒　赤芍　防风　荆芥　羌活　甘草　桔梗　人参　川芎　牛蒡子　生姜

水煎服。

升麻解毒汤如时暖时寒，以此辛平之药发之

升麻　干葛　羌活　人参　柴胡　前胡　甘草　桔梗

防风　荆芥穗　牛蒡子　赤芍　连翘　淡竹叶

水煎服。

◎ 疹须发散于初第三

疹喜清凉痘喜温，谁知疹痘不同论。疹苗痘实分轻重，首尾调和用意斟。

疹痘皆属于火，大抵疹喜清凉之药，如化斑汤是也。痘多喜温补之药，如调元汤是也。然疹痘虽皆胎毒，与天行正病相类，其实疹只于发苗之初，但得毒出则毒便解矣。若痘必待苗而秀，秀而后脓成，而后毒解。所以治疹者贵慎乎首，治痘者贵慎乎尾。用意调和，无忝人之司命。

疹毒从来解在初，出形毒解即无忧。腹中胀痛邪犹伏，喘急昏烦命必殂。

疹子只怕一时不得出，所以要先明岁气，要看时令寒热，用前发散解毒之药，但发得出则毒尽解，如发不出，再作前药，外用胡荽酒煮苎麻和酒，遍身刮之，令其毛孔开，疹毒得发也。如此三四作，再不得出，反加腹胀而痛，上喘气急，昏眩闷乱，烦躁不宁者，必死症也。

◎ 疹过期不出第四

过期不出毒犹藏，孔闭肤干势可惶。刻限必求斑疹露，麻黄散子是仙方。

如疹子淹延不出，毛孔尽闭，皮肤干燥，毒气拂郁于内，急以麻黄散发之。

过期不出势淹延，毒伏身中出见难。急用透肌休怠慢，岂堪脏腑受熬煎。

麻黄散

升麻酒洗　麻黄蜜酒同炒　人中黄　牛蒡子炒去土　蝉壳去土、足翅

水煎服。

发热蒸蒸咳嗽频，涕流鼻孔泪漫睛。面浮眼肿双腮赤，此是天行疹毒征。

时行疹子与伤寒相似，惟疹子则咳嗽喷嚏，鼻流清涕，眼胞肿。其泪汪汪，面浮肿，双腮赤为异耳。但见此候，即是疹子。宜用前解毒之药发散之。

◎ 疹发热自汗衄血第五

发热浑身汗最宜，衄流于鼻不须疑。谁知寿向其中解，血汗俱多又在医。

凡痘疹发热自汗出者，毒从汗散，玄府开，疹毒得出也。衄者，毒从血解，不须遽止。若自汗多，此为火迫，急与止之。经曰：夺血者无汗。止汗以黄连汤，止血以茅花汤。

毒热熏蒸汗满身，火邪壅迫血违经。汗宣表解邪从散，血出荣中毒亦轻。

黄连汤

黄连　麦门冬　生地黄　黄柏　黄芩　当归　黄芪

水煎去渣，调败蒲扇灰服之。

茅花汤

当归　茅花　生地黄　山栀仁　黄芩

水煎调百草霜服。

◎ 疹发热吐利滞下第六

发热蒸蒸吐利并，或时滞下作肠鸣。火邪内迫宜清解，法向时行疹毒寻。

疹毒发热之时，或吐或利或滞下，皆火邪内迫，上行则吐，下行则利。又甚则里急后重而为滞下也。法于疹家求之，不可作吐、利、滞下。而治吐多以竹茹石膏汤，自利以猪苓汤，滞下以黄芩汤主之。

竹茹石膏汤

陈皮　半夏　石膏　白茯苓　竹茹

水煎服。

猪苓汤

猪苓　泽泻　滑石　赤茯苓　甘草　黄连　升麻

水煎服。

黄芩汤

黄芩　黄连　赤芍　生地黄　木通　枳壳　甘草　当归梢　人参

水煎去渣，调水散服之初加酒大黄，微利之。

◎ 疹咽喉肿痛第七

火邪拂郁咽喉痛，甘桔牛蒡汤可用。吹喉惟有十宣良，莫犯金针病增重。

疹痘类多咽痛者，毒火拂郁上熏咽喉，故令咽肿而作痛也。不可妄以针去血，宜以甘桔牛蒡汤、十宣散主之。

甘桔牛蒡汤

桔梗　甘草　连翘　牛蒡子　升麻

水煎服。

十宣散

黄连一钱　黄芩一钱　黄柏一钱　苦参五分　硼砂　乳香五钱

孩儿茶五分　片脑少许，临时入　雄黄五分　玄明粉三分

共为极细末，每用五厘，吹之。

◎ 疹发热作渴及咳嗽第八

热甚作渴少饮水，解毒生津功莫比。若然纵饮不知休，水蓄于中灾异起。

痘疹发热，未有不渴。多渴时，宜用绿豆芝麻炒米汤饮之，不可与凉水，更宜生津解热，人参白虎汤主之。若恣饮冷水，恐生水蓄之症，故水入于肺，为喘为咳，宜用葶苈以泄肺中之水。水入于脾，为肿，为胀，为自利；火入于胃，为呕，为哕，为利，宜用猪苓、泽泻、茯苓以泄脾胃之水。水入于心，为悸，为惊，宜用木通、赤茯苓以泄心下之水。水入于肝为胁痛，用芫花以泄肝水。水入于肾与膀胱，为小便不利，用车前子、木通以泄膀胱之水。

疹发于心肺受先，口干咳嗽更心烦。泻心清肺多奇效，治不违时病早安。

人参白虎汤

知母　人参　石膏　天花粉　葛粉　粳米　麦门冬　淡竹叶

水煎，以米熟为度。

◎ 疹出锦纹及白斑黑斑第九

赤疹浑身似锦纹，白斑血少要滋荣。黑斑十死为凶恶，解毒消斑用大青。

疹子之出，浑身如锦纹者，化毒汤主之；色白者，此血不足也，宜养其血，益荣汤主之；黑斑者，十死一生，急用大青汤主之。

一齐涌出莫惊惶，顷刻浑身朱锦状。似痘出时随又没，如斑红处却成疮。

化斑汤

人参　知母　石膏　牛蒡子　连翘　升麻　地骨皮　淡竹叶　甘草　糯米

水煎服，以米熟为度。

益荣汤

人参　当归酒洗　红花酒洗　赤芍桂水炒　甘草

水煎服。

大青汤

玄参　大青　桔梗　人中黄　知母　升麻　石膏　栀子仁　木通

便秘者加大黄。

水煎，调烧人屎服之。

◎ 疹出至三四日不收第十

旋出旋收病势轻，连绵不尽势堪惊。化斑解毒令消灭，莫使余邪集病身。

疹子之出，常以六时即收，如子后为阳，午后收；午后为阴，子后即收。乃阳生阴成，阴生阳成，造化自然之妙也。凡此旋出旋收者轻，若一出连绵至三四日不收者，此毒火太甚，须用化斑解毒汤，使毒得发于外，里无余邪，免生后灾也。

疹邪出尽得安宁，邪未尽时气不平。拂拂热烦邪尚炽，频频呕泄毒还蒸。

又：疹家出没合阴阳，出以温和没以凉。连出不收阳太甚，迟迟间出是阴强。

又：疹出浑身似火烧，毒邪壅盛急难消。醒风只许皮肤暖，救里常宜便溺调。

化斑解毒汤

玄参　知母　石膏　人中黄　升麻　大青　牛蒡子　连翘　淡竹叶

秘结加大黄水煎服。

◎ 疹初失解散并疠气传染第十一

疹毒余邪最作殃，几曾见此病御挡。一时疠气得相似，疫鬼频催赴北邙。

疹毒之出，实先发散以解其毒，则无余邪之为后灾也。若不知解之于初，使毒不得泄停蓄于中，未有不为后殃者。此乃一时疠气之染，彼此相传，但见前有病者，余邪之发久而不治，则后之为病者症既相似，则亦不可救药矣。此以下皆言余邪之为病也。

◎ 疹后余邪发热渐成疳瘵第十二

疹毒流连热不除，浑身似火发毛枯。尪羸渐渐成疳瘵，得遇良工病可苏。

疹子既收，其毒不解，邪火拂郁，浑身发热，昼夜不退，发枯肤瘁，渐成疳瘵，以清热除疳丸主之。若不早治，以致睡则扬睛，口鼻气冷，手足厥逆，微微瘛疭，变为慢风不救者多矣。

清热除疳丸

黄连二钱 当归二钱 龙胆草一钱五分 川芎一钱 陈皮

青皮各一钱半 使君子一钱二分 干蟾头一钱，烧灰 芦荟一钱五分

共为末，神曲糊为丸，米汤下。

◎ 疹后壮热烦躁搐掣第十三

疹毒流连为壮热，烦躁不宁时搐掣。养阴散火责心肝，神爽心凉生可决。

如浑身壮热，未至羸瘦，但多搐掣，烦躁不宁，此热在心肝二经也，以当归养血汤、黄连安神丸间而服之。

当归养血汤

当归 川芎 生地黄 麦门冬 木通 甘草 淡竹叶 灯心 山栀仁

便秘少加大黄，水煎服。

黄连安神丸

黄连二钱 当归二钱 龙胆草二钱 石菖蒲一钱五分 全蝎七个 茯神一钱五分

共为细末，汤浸蒸饼，杵猪心血丸，朱砂为衣，灯心草汤送下。

◎ 疹后牙疳第十四

疹毒流连走马疮，牙龈臭烂食难掌。唇疮声哑传狐惑，破颊穿喉旦夕亡。

疹毒之后，牙龈黑烂，时时出血，呼吸气急，名为“走马疳”，文蛤散主之。若面颊浮肿，环口青黑，久而穿颊齿崩，唇脱鼻坏者，必死症也。

文蛤散

雄黄五分 五倍子去虫，二钱 枯矾五分 蚕退纸一钱，烧灰

共为细末，以米泔水洗净，以药敷上，一日三四次，以平为度。

化䘌丸

芦荟 使君子肉 龙胆草各二钱二分 黄连二钱 五灵脂 川楝肉各一钱五分

共为末，汤浸蒸饼为丸，白滚水下。

雄黄散

雄黄一钱 黄柏二钱 麝香五厘

共为细末，先以艾汤洗之，后敷此药，以平为度。

◎ 疹后休息痢第十五

疹毒流连休息痢，昼夜不停真窘急。行气养血遵格言，噤口滑肠尤可畏。

疹前曾有泄痢，未用清解，至于疹后变为休息痢。不问赤白，但里急后重，昼夜无度，以黄芩汤主之。

河间刘氏曰：养其血而痢自止，行其气而后重除[①]。此格言也。如壮盛之人，内有郁热，挟食积能食者，须以三黄丸微利之。如不肯服煎药者，香橘丸主之。

黄芩汤

黄连　黄芩条实者　当归　川芎　人参　木香　青皮　枳壳　槟榔　甘草

水煎调益元散服之，气甚者加酒大黄。

◎ 疹后咳嗽气喘第十六

疹毒流连上气咳，发作百声终不歇。胸高肩耸衄长流，摆手摇头泉下客。

疹子收后，微微咳嗽者，此余邪未尽也，不须调治。若咳甚，气喘连声不住者，此毒流于肺，肺进叶举，故为咳也。但见胸高如龟壳，肩耸而喘，血出口鼻，摆手摇头面色或青或赤或白而枯者，皆不可治也，门冬清肺汤主之。

门冬清肺汤

知母　贝母　天门冬　麦门冬　桔梗　牛蒡子　石膏煅　杏仁　马兜铃　糯米

水煎服。

◎ 疹后忌食之物第十七

疹家禁忌是鱼鸡，瘥后常过七七期。盐醋五辛通是禁，须知爽口是危机。

疹家禁忌，比痘家禁忌尤甚。若惧食鸡鱼，则终身但遇天行之时，又令重出也。盐醋食之，令咳不止，五辛食之，令生惊热，所以通禁。必待四十九日之后，方无禁也。

疹家禁忌法须防，盐醋鱼鸡不可尝。欲莫从心终是福，物多爽口定为殃。

◎ 疹后中恶第十八

疹痘收完幸平复，动止如常饮食足。心腹绞痛忽倾亡，还是气虚中恶毒。

凡见痘疹收完之后，出入动止如常，忽然心腹绞痛而死者，还是元气虚弱，曾受疫疠之气，外虽无病，里实亏损，所以一发而死也，谓之中恶。

◎ 似疹非疹第十九

婴稚初离胎壳中，遍身点驳似朱红。此由胎热为斯候，莫作时行斑疹同。

又：发热蒸蒸便已硬，皮红似锦是名斑。莫将疹毒雷同论，笑杀时人一样观。

秘传经验痘科玉函集卷之七终

① 养其血而痢自止，行其气而后重除：刘完素《素问病机气宜保命集》原文为“行血则便自愈，调气则后重除”。

秘传经验痘科玉函集卷之八

古西蜀龙公 旧著

吴山人丁凤 校辑

◉ 卦看法

看痘必先分位，乾宫出起定轻，坎宫不美艮二分，震上总凶现定。

巽上出来必重，离宫主有十分，坤宫天数兑疏分，斯诀不言人听。

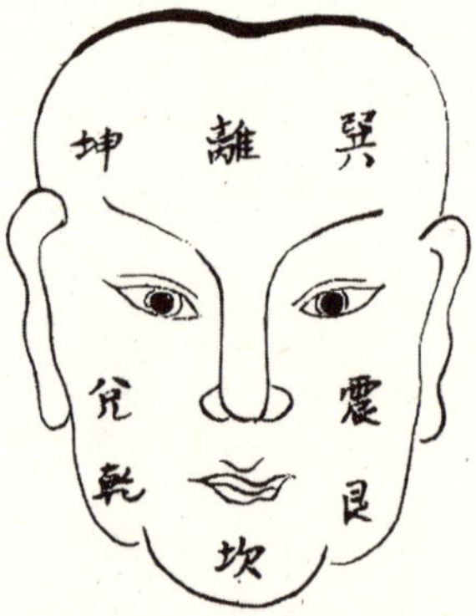

◉ 看五脏图

心经属火宜微红，若黑色，水克火。

肝经属木宜微青，若白色，金克木。

脾经属土宜微黄，若青色，木克土。

肺经属金宜微白，若红色，火克金。

肾经属水宜微黑，若黄色，土克水。

◉ 看风云雷雨图[①]诀

◎ 风

风廷五粒一连图，心窝定是七枚全。空地一绳方得唯，若还不空枉徒然。

◎ 云

云廷一连到太阳，四肢背多喜地荒。脑心数枚荒地阔，背中定有一千双。

◎ 雷

雷廷分枝到太阳，四肢地调喜双双。胸肚略然几枚粒，背中略有数多双。

◎ 雨

雨廷天廷并太阳，其痘一出转四方。大小不等三四样，周身纵密也无慌。

---

① 与前五脏图共用一图。

◉ 八卦歌诀

◎ 乾

乾宫属大肠，稠密背受殃。粪门多痒塌，宜服保元汤。

◎ 坎

坎宫属肾水，稠密阴疔起。肾俞似火烧，七日归泉里。

◎ 艮

艮宫属胃经，梅花甚不仁。若还紫黑色，八日落牙根。

◎ 震

震宫需肝木，宜大不宜三。如品如串样，十四五归山。

◎ 巽

巽宫属小肠，稀疏宜带黄。若还梅品赤，淋闭还不妨。

◎ 离

离宫属心火，蚁形甚不可。四肢无容针，遍身无尔我。

◎ 坤

坤宫属命门，生死在其中。稠密终不好，疏朗决无凶。

◎ 兑

兑宫属肺金，更多我不惊。若还无空地，胸背反相因。

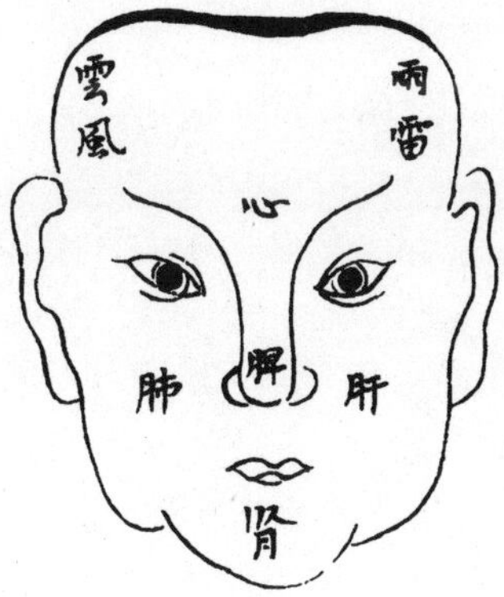

◉ 再看形法

◎ 好痘五形

珍珠形

珍珠之形恰似珠，顶白根红堪可书。磊落均匀光皎洁，七日浆行九日舒。

茱萸形

茱萸之形血有余，解毒汤投预可除。顶陷带黑兼添暗，逢时可诵龙公书。

棋子形

棋子之形平顶样，皮厚添暗不明亮。只因气滞元阳弱，调养汤投还可望。

绿豆形

绿豆之形顶硬绿，气血俱隆浆满足。只恐收期难得收，口传妙方不肯录。

白豆形

白豆之形皮最薄，清水浆行又软弱。此豆皆因气血虚，调气养血汤可服。

此乃形痘之善，上士用功精全，知意兼会，举一隅而反三隅，闻一方而知十方，可语玄妙之理，十人可回生八九。下乃形痘之恶，尤当战谨，临症不可轻率，十人可向生二三。若夫下愚执一，近己利而缓于治人，虽仙授之，亦终于无用矣。故龙公云有“三不传”：一曰倣利[①]不传，二曰下愚不传，三曰悖义不传。

◎ 恶痘五形

干皮疮形

干皮疮形微带红，又兼枯黑热来攻。气收血虚疮肉伏，清地汤中药用攻。

紫萍疮形

紫萍疮形似紫荷，出时血色隐无窠。只要火毒连疮炽，七日之间五毒磨。

白萍疮形

白萍疮形白胞皮，无脓灰色血多亏。调气养血宜当用，免得婴儿九日危。

赤萍疮形

赤萍疮形出已齐，形似桃花贴肉时。手爬出血如淋沥，祛毒凉心败草宜。

莲肉红形

莲肉红形已出齐，出齐五日肿其皮。倒塌无脓难下手，九日黄泉一梦西。

看小儿诀生死之症，不治可治难凭看法为主。

痘未起，如眼先肿九日死。

痘未起，如面先肿十日死。

痘太阴二处多不起者，十日死。

痘颧骨多抓破，十四日死。

痘皮红不治，有可治之理。

痘如黑痣，九日死。

痘如人中，多不妨。

痘如中[②]中出血，不治之症。

痘如鼻中出血，不死。

痘大便黑粪，不治。

痘初放瘭如蚕种，不治。

痘手疼可治。

---

① 倣：同“仿”。仿利，又作“放利”。《论语·里仁》：“放于利而行，多怨。”此处“倣”音义皆同“仿”，有依照、追求义。

② 中：原文作“中”，据文义或宜为“口”。

痘足疼，不可治。

痘腰疼，颇不治。

痘脸密血红，身背初见黑点，九日死。

痘初泄泻，可治；甚重者不治，即泄泻太过。

◉ 看法首尾吉凶轻重

若初见特憎寒壮热，三日后出红，大便如常，能饮食，先发搐而徒发痘者，生。

若二三日后，红点如黍，渐长如珠，光泽肥满者，佳。

若肌肤如粟肉者，凶。

若四五日，三四次出，大小不等，根窠红活而成疱，光泽者，佳。

若五六七朝光泽肥满而红脓窠者，身体如常，轻。

若六日后，肥满蜡色者，佳。

若十日外结靥，自落愈。

若痘后发惊者，危。

若痘四五日后，顶陷，泄泻灰白，肌肤一片红者，重也。

若八九日，寒战闷乱，腹胀烦渴，气急咬牙者，重也。

若十一二日靥，及身热闷乱不宁，卧则气哽，腹泄泻寒战咬牙者，重也。

◉ 看痘症看八卦定日时玄妙要法

◎ 乾

乾宫痘出黑兼红，心口背多四肢脓。尾骨三分疔一个，若不急挑往瑶宫。

十日之内留不住，辰申二时一场空。

◎ 坎

坎宫痘夹疹相间，委中定有痘疔穿。若是乾宫青黑色，六日丑亥上西天。

◎ 艮

艮宫痘稀不相连，心窝无有两傍边。九日靥完十二满，此痘原来正格传。

◎ 震

震宫黑痘有焦苗，背心上边一团连。只有胸腹三分痘，四肢如蚕种一般。

九日南柯一梦困，父哀母怜痛伤肝。

◎ 巽

胸背皆然痘一齐，巽宫痘多不分枝。十二方捱十四尽，寅申一梦赴瑶池。

◎ 离

离宫出痘不连枝，一见豁然意自知。免得痘疔灾危起，不须服药废心思。

◎ 坤

坤宫出痘分有枝，四枝磊落意徘徊。胸肚止得七八个，背窝空耳大拳开。

◎ 兑

兑宫出痘有一连，仔细思量甚可怜。咬牙寒战俱是死，回阳丹救命方坚。

◉ 看手掌法[①]

看手掌上，则知日夜面目之疾，或伤一目二目，发痈肿在何处尽皆知之。

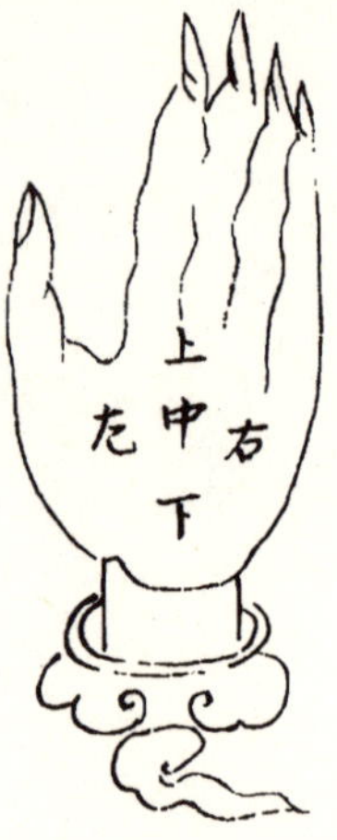

◎ 中心

手心宜少不宜多，品字梅花两目疴。若还二虎排行立，任是神仙损一个。

◎ 上下

上下均停不须嫌，天廷疏朗及涌泉。四肢若然三四粒，九日靥完十日痊。

◎ 左右

左右无痘甚堪惊，舌卷囊缩九日倾。若还捱过十四日，手脚心曾定有痈。

◎ 掉患丹防目患

胭脂米　轻粉各等分

用香油调涂掌心。

◎ 消毒丹治瘟肿

韶粉　胭脂米各等分

熟蜜调搽患处。

◎ 消疱散

人参　当归尾　赤芍　紫草　白茯苓　桂皮

破棺藤　桔梗　甘草　生地黄　生姜　紫须草

◎ 看脚掌法[②]

脚心掌部，则知寒热虚实，日前误服其药皆知之。

---

① 看手掌法：原目录作“看手掌上知日后面目之疾或伤一目二目及发痈肿在何处”，原正文作“又方”，为便于整理、阅读，更改标题。

② 看脚掌法：原目录作“看脚心掌部知寒热虚实及日前误服其药”，原正文作“又看法”，为便于整理、阅读，更改标题。

◎ 脚心掌式

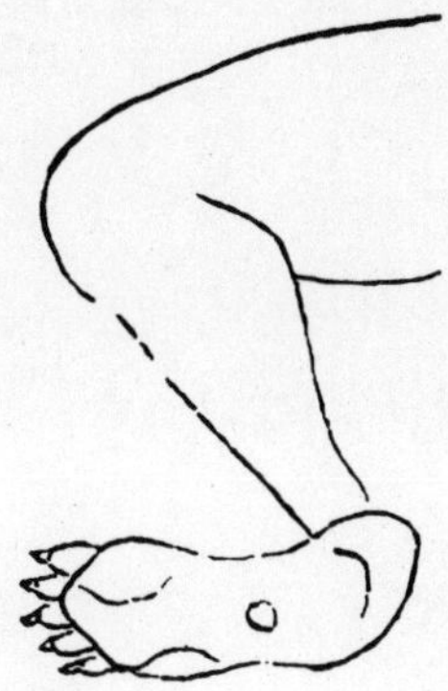

龙公云：夫人之有脚掌，如木之有根也。人之头面，如木之枝叶也，枝叶茂，木根亦茂，枝叶枯，木根亦枯，反此则为木根不相应也。

观面部痘，色青红白绿黄而下，面脚不相应则知误服药也。

离宫正色红，下面亦相同（香附官桂）。若还紫赤色，误服热药攻（附子之类）。

坎宫正色暗，下面亦同看（羌活防风）。若还及带黄，误服发热散（升麻之类）。

离宫正色青，下面该相应。若还及带白，误服芪与参。

兑宫正色白，下面亦同说。若还及参色，误服凉药攻（芩连之类）。

中心黄色正，涌泉该相应。若还色带青，误服大黄断。

◉ 看痘中验症之法有十要密语

龙公云：八卦之理既明，痘之吉凶尽知。能察病源之要，则无往而不利矣。

凡看痘中验症之法，有十要密语。

◎ 平安论

一要能食；二要大便稠黄；三要睡卧平静；四要无时退热；五要圆浑起顶；六要唇润如常；七要声不叫唤；八要食不促喉；九要气不粗喘；十要声亮无痰。

◉ 犯治症歌诀

一看咽喉时时噎，次看喉中呛哑声。若然喘痰头有汗，腹间饱胀气虚鸣。

医家若遇见此症，六日南柯一梦行。再变寒战中有恶，又传咬牙匆非轻。

心中有热恐惊动，黑陷加泻不留停。喘气舌摇身颈动，粪兼黄黑命难存。

口间气冷如何治，除非卢医复还生。

凡先治痘，看人之气血，论人之形色，辨其五脏，察其药性，庶医者面无所疑，使患者易愈也。

◉ 预先服药四季增减方法免后出痘危险

预先服药，四季增减方法，免后出痘危险。如痘多必主稀少，稀少者，必减甚，全包无事。

◎ **春三月男女服药**

升麻一钱　干葛一钱五分　白芍九分　甘草少许　羌活七分　紫苏七分　笋尖二钱

水二钟，煎一钟，不拘时温服。

◎ **夏三月男女服药**

升麻一钱　干葛一钱五分　白芍九分　甘草少许

羌活八分　旋覆花九分　干笋尖二钱　绿豆四十九粒

煎法同前。

◎ **秋三月男女服药**

升麻一钱　干葛一钱五分　白芍九分　甘草少许

羌活八分　旋覆花九分　干笋尖二钱　绿豆四十九粒

煎法同前。

◎ **冬三月男女服药**

升麻一钱　干葛一钱五分　白芍九分　甘草少许　羌活一钱

麻黄六分　葱白三寸　绿豆四十九粒　笋尖二两

煎法同前。

预先服药，调于未病之前，百无一失。若俗夫不明医理，吝悭坏法，待痘疮危险方医，则噬脐无及矣。噫！可慨哉！可慨哉！

◉ **预先服药调于未病之前百无一失并具防散**计十六条

◎ **活命丹**

琐琐蒲桃[①]一两　人参一两　白茯苓一两

同煎水成膏，每服三茶匙，则为治痘科之圣药也。

◎ **破棺方**[②]治实热

万虎丁丁救万生，花尖地肤草青青。吉防恶马跟红紫，赤日炎炎一刻清。

◎ **拔疔方**

紫草四两　红花四两

用水五碗，熬成膏，加白硼砂五钱、雄黄五钱，搅匀，用瓷器罐盛之，其疔先将録针[③]挑破，用膏涂之立效。

◎ **均气散**治痘初热不出

黄芪五分　人参四分　紫苏八分　白芍五分　川芎四分　干葛七分　甘草五分　竹笋二钱

水煎温服。

---

① 琐琐蒲桃：亦作“琐琐葡萄”，葡萄的一种。李时珍《本草纲目·果五·葡萄》：“西边有琐琐葡萄，大如五味子而无核。”谢肇淛《五杂俎·物部三》：“又有琐琐蒲桃，形如茱萸，小儿食之，能解痘毒。”

② 破棺方：该方组成、出处不详，与目前可见同名方皆不对应。应有紫花地丁、地肤子、桔梗、防风、牛蒡子（恶实）、红藤、紫草、甘草等。与《普济方》“龙射破棺散”、《痘疹仁绪录》“破棺夺命丹”有相似之处。

③ 録针：疑即铍针或锋针。

◎ **起顶散**治痘初出不起

川芎五分 黄芪一钱，如实热，二味不用 川芎五分 白芷一钱

枸杞子一钱 荆花七分 甘草四分 黄豆九粒 姜三片 枣一枚

◎ **结靥散**治痘不收作痒

川芎五分 白芍一钱 何首乌八分 蝉蜕三分 木通五分

甘草五分 白芷七分 砂糖五钱 薄荷三分 生姜三片

◎ **镇胃散**治痘作呕

砂仁三分 藿香七分 白术五分 厚朴三分

半夏五分 生姜七片 枣三枚 占米[①]百粒

◎ **坚肠汤**治痘作泻

黄芪一钱 白术一钱 山楂七分 木通一钱 川芎五分

陈皮五分 升麻三分 肉豆蔻一钱 枣三枚

◎ **和咽散**治痘咽喉疼痛

山豆根二钱 桔梗七分 甘草二分 玄参五分 绿豆卅粒

◎ **苏发散**治小儿或感冒风寒咳嗽鼻涕

紫苏一钱 陈皮一钱 枳壳七分 厚朴七分 苍术七分 生姜三片 枣一枚

◎ **通肠汤**治痘症大便秘结

枳壳 大黄 滑石各一钱 芝麻三钱 槟榔 当归二钱

◎ **滑利散**治痘症淋闭

木通一钱 通草三分 车前子一钱 赤茯苓七分 泽泻五分 灯心三十条

◎ **定痛散**治痘疹伤食肚痛或冷气

当归一钱 香附一钱 甘草五分 山楂一钱 神曲五分

良姜五分 枳壳五分 生姜三片 枣一枚

◎ **斩关散**治痘疹鼻血之症

生地三分 牡丹皮三分 黄芩三分 升麻三分 茅根三分 藕一钱 绿豆五十五粒

◎ **夺命丹**治痘疹惊风抽搐痰涎气喘急慢二症

牛黄一钱 青黛一钱 甘草一钱 郁金一钱 桔梗一钱 天麻 僵蚕 白附子

茯苓各二钱 全蝎三钱，去头足 牛胆南星三钱 棺藤 大朱砂 琥珀各二钱

炼蜜丸如芡实大，金箔为衣三十片，金银薄荷汤送下。磨化一丸，如无金银薄荷汤，亦可用。

◎ **收汗散**治痘时因虚无热自汗

黄芪 人参各三钱 白术二钱 白茯苓二钱 甘草五分 莲子十个，去心 浮小麦一合

---

① 占米：即籼米，名称来源于“占城稻”。

◉ 补遗药性验方附后

◎ 琐琐蒲桃

西番出《本纲·葡萄集解》曰：西边有琐琐葡萄，大如五味子而无实。葡桃者，葡萄之古字。① 味甘温，治痘疮不起不发，用此极能发毒行血、固心坚命，未出痘，人先服，大有神功。南方罕得之，北方易置，功不可尽述。

上用神药。

◎ 破棺藤即万生藤

味平淡，治痘赖以泻膀胱之热毒，救痘黑陷之危险。痘科热证之圣药。

◎ 紫荆花《本纲·三十六》出

味平淡，治痘赖以升发，又能解毒，以棺藤为表里。清明前五日取蕊晒干用之。

◎ 退火解毒汤

治痘出大热不退，痘色不分红紫斑见唇糜舌黑，一切热毒并皆治之。

重紫炎疮何是吉，藤尖皮子药堪尝。恶虎老马跟降服，片刻攻通透体凉。

上诗藏药一十三味，诸君悟而用之，有志于道者面白。

◎ 加减黄连解毒汤

黄连　黄芩　栀子各用酒炒　桔梗　甘草　荆芥穗　连翘去心　牛蒡子炒，碾　薄荷　石膏

水煎，和竹沥饮之。

秘传经验痘科玉函集卷之八终

---

① 原文注有和名（即日文假名），今删，后同。

附录：补遗心法

竹溪丁先生，幼习举子业，卓有致君泽民大志，历数科而名不流，慨然托医道以利物，且曰："诸症惟痘科杀人较多，由药误之也。"独留神在此三十余年，闻善理痘者，无远近师之。又上交黄龙二先生医谱，每看方书，虽夜分不寝，是于痘科真有得者。至壬午春，大试其所得，以活都中残喘，诸药响应。兰异其有秘书，乃恳之授。及授间，乃校阅黄龙旧著，又百恳之，又出黑舌等六忘方药。兰检诸书无得，乃抚兰背笑曰："老友，此余腹稿也！"兰叹服久之，始信先生之心法在是余可推矣。盖先生与兰，犹晦翁季通[①]也，出是托梓人刊，附《玉函集》而先生莫可。兰又以昔之活人心讽之，先生遂自道曰："子之言然。"

壬午夏江西门生丰城县虚所山人蔡曰兰恳刻

◉ 治黑舌心法

余闻孔明看书，独观大旨，其击刺，善之善者也。固有以发黄石公之秘，今于各方书好寻义理，好推广，好体行，是匪骋己见，作资颖求，以发先贤之未发耳。幸少有所得，敢不以公心待天下哉？凡同志者，毋以此为诞，彼痘科方术，诸先生固兴载籍以寿民命。间有舌黑者蔑治，古今谓此个门途，十染十死。盖舌道通心，与命门膀胱默相贯彻，使无曾极之学，何以知心肾之不交也哉？故愚以退火解毒汤始之，又以加减黄连解毒汤继之，由是心热已退，而源之澄者流自清。舌之红活苦或速之，而痘□焉起矣？待色淡黑又观色补汇之。至于面目先肿，痘疮不起，急以黄老救苦散济焉。此而不效，其有活焉者寡矣。然此皆区区实历而经验之者，敢以无征之说诳诬斯世而取罪于万死哉！姑以万历壬午连治连效者记之：首治宪仲男考文，年二十六；次治十三都汤武禧女，年一十四；三治本都许萃明女，年三十八；四治淡德唐男，年一十六；五治本于人美文男，年一十七。此五人者，皆几危黑舌而得生者也，此所谓心法也。外附贼痘等法于后。

◉ 治贼痘心法

夫痘一也，而邪正分焉。贼痘邪也，痘之冠也。初出类水泡，势欲贼，正痘之小胀稍起，注白浆。又欲贼，正痘之大胀，甚至三出，忽然收较，则致正痘。不起不浆，不能收靥，此所谓贼痘。而症最恶，鲜验其方，岂黄老以此痘贼人于必死，而靡留神欤？抑当时气数纯正，而无此疾欤？故愚于此反后思索，内分虚寒，实为何如，外察痘色为何如，必夫内外符同，而补泻焉，此心法之流于剂也，外面用香油燃灯草焠之，此心法之运于手也。卒乃攸行而不蒙效者，不用命者也。于区区乎何尤？

---

① 晦翁季通：晦翁，即朱熹，字元晦，号晦庵，故称晦翁。季通，即蔡元定，字季通，朱熹理学的主要创建者，曾师事朱熹。此处蔡曰兰以朱蔡二人之谊喻丁凤与己。

◉ 治发狂心法

人之一身，精气神三者而已。故内焉有精，斯外焉有神，而气又所以充塞于二者，痘疮一出，则此身恶毒之气尽发于皮肤，曷为而又有人之狂语之谵也。盖气有虚实，而寒热系焉，世惟虚寒实热之不明，而误药以失者不少，此无得于治狂之心法者也。故愚每试其痘色紫红，妄动妄语，是实热而发狂者，即以黄老辰砂导赤汤御之。若痘色淡白，言动靡定，此虚寒而发狂者，全用补济加熟附子扶之。由是寒热明、虚实审、精神凝定、气得其养已矣乎。吾未见狂者。

◉ 治痘疔心法

宪居燕私每与诸心友议痘，至于所谓痘疔云者，皆细推之，莫得其故。有说谓疔者，钉也，痘恶之最者也。执是求奇方以拔之则寡矣。愚于此独曰：疔者，停也。痘毒之停结于一处，而难遽解者也。视之贼痘，疔极深。故愚亦用香油灯草焠之，已成结者，用银簪挑破疔口，以胡椒一钱、砂糖一匙，合椒与糖调涂之。庶有以发散疔毒之錮锢而欲拔其根，必内服退火解毒汤以扫荡之，则里焉净尽，而表之为害无几矣。此亦无待于人授，而辄试辄效焉者，心法也。

◉ 治痘后翳膜心法

余读孟子书，至眸子章，彼独决其关于胸中之邪正，是可见眼目在人，犹日月丽天，所系甚大。日月系于阴阳之精，而眼目系于人心之精，使先痘而盲，有龙老治法，若痘后而翳膜焉？此病源透于心肝二经者也，岂可坐视其蔽而不为之所哉？必内服黄老洗肝明目散及密蒙花散，以为洗心之益，然亦察人虚实以定补泻。虚弱者，补心血，实热者，泻心火，外用虾蟆胆点之如神。且优游纾徐，以化患者之惩忿而窒欲焉。盖惩忿则心火下降，窒欲则肾水上升，自然黄中通理[①]，润泽肌肤，此虽先正养眼之法，而区区笃信之以为翳膜者劝善。夫昔人有言曰：圣人不生，万古如长夜。愚于此亦曰：眼目不明，一生如长夜。是非心法言外之意耶？

◉ 治痘内丹毒心法

夫痘疮属诸实，及黄老之说则其为膀胱命门之热毒无疑矣。此毒之着于四肢，自内而外者也。尚多方调护，惟恐不效，是专究心于内治，以净痘之源。宜自顶暨踵，无有异毒，而此外又有丹毒赤游之症者何？说者即谓之云头突起，自头上而起，过心者不治。有自足下而起，过肾者不治。此皆痘恶之油然沛然者，无分颗粒弥漫布伏于痘体之间，是热毒之至者也，自外以及内也。愚于此急以香油灯草火焠之，上焉者不使过心，下焉者不使过肾。诚以火攻火与以冠而治冠者，其神均也。内服退火解毒汤于先，继服玄参化毒汤于后，毋令火毒之留，难得以为痘家之梗。此法之从心出者，视彼拘拘于陈迹之医者，可同日语哉？故附之为末卷。

心法之要，余岂表表自见而好为是之衒[②]技也耶？无非以充类之学望天下，欲人自余之八卷而推之为千百卷，庶伊心法之不在我而止也，而人之皆有是心者，皆得以尽心而立法焉。将

---

① 黄中通理：本指黄色居中而兼有四方之色，指通晓事物之理。此处指惩忿窒欲则心肾水火各安其经，五脏通明。

② 衒（xuàn，音眩）：炫耀。

见法立于己，妙济乎人，而天下后世，鲜有不被其利，赖者诸君充类之功，又岂出黄龙二先生下耶？余未得为黄龙徒也，余窃师诸心也，书以就正于有道者。

◉ 问痘因答属

痘三日瘰出后当退热，身热不除，或隐或现，问何故？答曰：热毒甚。

痘伤食呕吐甚者问何故？答曰：胃口弱也，伤食者必吞酸。

痘咳嗽甚而止者，问何故？答曰：痰则引嗽。

痘身不热，虚汗自出，问何故？答曰：表虚。

痘疮靥虽落，其表未散，其瘢犹暗或凹凸肉起者何故？答曰：毒气尽。

痘未出而先发肿者，问何故？答曰：此乃气绝，不可药。

痘泄泻清水，手足厥冷，问何故？答曰：纯阴之症也。

痘顶陷伏，灰白不起发者，问何故？答曰：气血俱虚之故也。

痘后风痈甚者，问何故？答曰：毒气未尽之故也。

痘狂乱，拆衣撮口，口渴饮水者，问何故？答曰：热极之故也。

痘后眼红肿者，问何故？答曰：余毒。

痘闷乱者问何故？答曰：小肠经有热。

痘后风疮者问何故？答曰：毒气未尽，故发为遍身也。

痘饮刺喉者问何故？荅曰：喉内或有疮，咽膈不利也。

痘发热而四肢冷者何故？答曰：脾胃虚也。

痘频频嗳气者何故？答曰：乃胃虚热毒郁于胃中，欲发而不得发也。

痘发热而惊者何故？答曰：肝木盛而传入心也。

痘已靥后发热而惊搐者何故？答曰：脾土不足而成慢惊也。

痘变黑而腰痛者何故？答曰：火极盛而肾水竭也。

痘有头痛者何故？答曰：热气上攻，或因痰壅也。

痘靥时如珍珠，硬实如针而不光者，何故？答曰：毒盛而血虚，恐落痂之后发疮毒也。

痘疮骤然黑烂，痛如刀割者何故？答曰：秽气所触也。

痘八日，浆不行，其根虚薄者何故？答曰：气血不足也。

痘紫红不起胀者何故？答曰：火盛而血热也。

痘浆足一时变黑，如葡萄色者何？答曰：为寒所迫也。

痘行浆而作痒者何故？答曰：内有热而外为风寒所束也。

痘寒战咬牙者何故？答曰：七日以前乃心火亢极而战，热入阳明胃经而咬牙也。七日以后乃阳分虚伏于阴，阴凝而阳不舒也。

痘痂落，潮热唇红，口渴不食者何故？答曰：毒气或不能胜，遂生痰壅，阻绝气道，卒然而死者有之，元气未绝则生意尚在，亦有开复之理。

跋 痘疹治诀

客有过予而语痘科之医，予曰：知学而后可与语天下之医矣，能医而后可与进天下之学矣。原医之为病，四百有四，而痘疹之症，未之前闻传言。始自建武，岂不以一，人之身一日之间而一元之气以备。平旦[①]以前上古时也，食顷皇王矣，少刻则战国矣，午后以迨晡时，非五季[②]之人皆化而为鬼魅乎？见上古之人，非但有家教及胎教日日如平旦时，清明之气恒存，举世之无痘疹病也。固宜建武以来时非三皇矣，人非乎旦矣，父母怀胎之时，饮食欠节，劳役失宜，以致胎毒蓄于命门，为儿童患。人人不免，而仁人君子于此，有隐忧焉。及设为痘科，以济世人之不知医者，固有由也。钱子仲阳，陈子大中，刘子河间，张子子和，其以此名家。奈后之效钱者率用百祥丸、牛李膏为制，而不知钱之所值之时则空以寒投；效陈者率用木香散、异功散为剂，而不知陈之所值则宜以热攻。又云：痘疹皆热，痘无热则不能起发，芩连栀子之类不可轻投，杀其气。诸君子多以此收功，必其所遇之时又有不容不然者。古人有云：带不可炷灯，而有时乎炷灯；衣不可袽舟，而有时乎袽舟。[③] 其道贵通，试不可执一论也。此所以为医之意，此所以为意之通。以求吾之所以为是者而已矣，以求吾之所以为是，以无失吾之所以为生生之理者而已矣。故曰：心外无事，心外无理，心外无学。噫！知是而医之道其庶几矣。南源张子，自幼业医，游三吴，涉荆楚，逾闽浙，窥洞庭之波，仰泰萃之岳，访天下名仙以求就痘科之奇方，得巴蜀龙公、湖楚黄公之遗册未备，既而得秣陵丁竹翁手纂之书，乃知其集黄龙之大成也。按虚实症以其方施诸世，罔不称验。虽一刻之间，而一人之病屡迁，随方按症，及以意制，黑舌等症之心法，卒未尝实实虚虚泥焉为之不通，此其所以得医之意矣，非所以为医之学也哉！南源子其勉以副先生之言，遂为之跋。

万历壬午夏五月吉旦

旌邑庠生两峰王汝纶跋

宽政甲寅闰十一月抄而得之。予前年见此书刻本，文字妍好，装为七册。然此本原系旧人抄写，前年所见，乃为重刊。因特取此之。

丹波元简书于杏花春雨书屋

---

① 平旦：清晨。

② 五季：指后梁、后唐、后晋、后汉、后周五代。

③ 此句意为襟带不用于作为灯芯，但有时亦可用于作灯芯。破旧衣物不可用来堵船上破洞，但有时亦可用于堵洞。此处表示痘科非医学大宗，但亦有非其不可之时。

治验论案

原著　清·杨毓斌

点校　程茜

江宁杨毓斌爵臣甫　著

授业刘金璋、刘金绶　校刊

校记

杨毓斌，字爵臣，江宁人，清末儒医，约出生于道光末期。幼承庭训，研读四书五经，少年时期因父亲早逝，母亲多病，身边亲友亦被庸医所误，乃潜心研习岐黄之术。于光绪十一年（1885 年）著成《治验论案》初稿，又几经易稿，于光绪十四年（1888 年）定稿，并计划付诸刊行，直至民国年间始刊行。光绪三十年（1904 年），先生与陈作霖、郭邵亭、濮青叟、司马晴江、梅景韩、朱豫生、秦伯虞、季克之作南岗九老会、九老消寒会。民国九年（1920 年）加入愚园具并文社，亦是愚园寿星会成员。先生其他作品散在于《愚园续集》《尊经书院课艺四刻》《尊经书院六集课艺》等中。

《治验论案》乃先生之治验病案，全书分上下两卷，共记录有八篇序跋、七十九则医案及独立医论一篇，部分医案后有诊治分析，审证制方别具匠心。其序、跋内容全面，真实而详细地记录了本书的成书背景及过程。正文上卷有二十八个独立篇章，涉及眩晕、泄泻、遗精、便血、痹症、湿毒疮等医案三十五则，医论一则；下卷有四十三个独立篇章，涉及吐血、疝气、惊厥瘛疭、下死胎、霍乱、伤寒等医案四十四则；末附麻油救治生吞鸦片、生枸杞根和醋煎水漱口治齿舌出血等单方十八首。

据新旧版联目记载，本书只有一个版本，即清光绪十八年（1892 年）南京王吉源石印本。整理者调研了南京图书馆、中国中医科学院图书馆、上海中医药大学图书馆、浙江中医药大学图书馆馆藏文献，发现多馆所藏均为同一版本，且此版书中均有民国壬子年（1912 年）除夕前一日新安后学石凌汉序。根据序言写成之日当早于书籍刊刻之日的规则，故可以判定，本书存世唯一版本实为民国年间南京王吉源石印本（不早于民国二年）。

本书成书于光绪十一年（1885 年），石印于民国年间。本次点校，以南京图书馆藏民国年间南京王吉源石印两卷本为底本。书版匡高 20.5 厘米，广 13.5 厘米。半页十行，行二十二字，小字双行同。白口，左右双边，单黑鱼尾。版心有书名、卷数、叶数和“南京王吉源石印代印”字样。该书正文前有序、跋共八篇，其中有序六篇、跋两篇。正文分上下卷，卷上首叶、卷下末叶有“南京图书馆藏”之阳文钤印。

自叙

仆自束发，每念堂上多小恙，月恒就医，心窃窃然惧，缘奉庭训，未感旁涉。洎[①]乎未冠小成而先大人见背[②]，益以不知医抱恨终天。惜贫无储书，从人借读，涉猎五六年，茫茫然无所领会，而四家弟又以瘰疬见误于庸工而殂[③]。由是心益恨，志益坚，凡《难经》《灵》《素》《金匮》《玉函》《伤寒》《千金》《外台》《肘后》、前后四大家暨国朝名著作，寓目斯览又六七年。奈质钝，过眼辄不记忆，然大概亦稍稍若有得，亲友不察浅陋，时就访，力辞不获，间亦倖[④]中，而实则门户尚未窥见，堂室何有焉？该编之志，类因境屈疑难不忍恝置[⑤]，必穷神竭虑，冥思苦索，务得一当，而心始安。其有证虽笃而未经穷神竭虑，冥思苦索者，虽应手奏效，概不附录。若谓轻心以掉，是则仆所不敢云尔。

光绪十一年秋九月既望

江宁杨毓斌爵臣甫识

---

① 洎：到，及。

② 见背：谓父母或长辈去世。

③ 殂：死亡。

④ 倖：侥幸。

⑤ 恝(jiá，音夹)置：不在意，置之不理。

又叙

仆一氈困守[①]三十余年矣。文章诗赋辞说杂体一无心得，居恒解忧无术，间览方书，稍稍若有会。乃素性柔怯，戚当有大疾病，心恻恻然忧，惕惕然惧，惶然恤然，忘餐废寝，穷神耽思，若恐为人所误，而又恐或误于己者，以故不敢出而问世。课余广集方书，择精语详赘以注释，都为一帙，欲如文章诗赋辞说杂体，刊传海内，供人采择。既念摭人牙后慧[②]，好者必不屑屑者，又或非所好，若其因陋就简，罔知变通，则其误世又不止如文章诗赋辞说杂体已也。以是编屡就屡削，不敢出而问世。夫人有一知半解，恒不忍自没以终其身。彼文章诗赋辞说杂体日新月异，不啻汗牛充栋者，抑不忍自没以终其身而已。予于文章诗赋词说杂体既无所得，而其一知半解仅仅得于方书，又素性柔怯不敢出而问世。按治无多，曾何足刊传海内，供人采择矣乎？然而恻恻然忧，惕惕然惧，惶然恤然，忘餐废寝，穷神耽思而后一得者，则亦不忍自没以终其身。且夫文章诗赋词说杂体精者，备揣摩，供驱策，焜耀于名利场，粗者亦不过误人耳目，要于生死无关也。若其操方术，救危逆，得之则生，弗得则死，仿诸文章诗赋词说杂体，其轻重必有办矣。予所以不忍自没以终其身，亦不忍业斯道者不屑如予，恻恻然忧，惕惕然惧，惶然恤然，忘餐废寝，穷神殚思，以任人大疾病而已矣，问世云乎哉。

光绪十四年冬十月上浣

蒋山杨毓斌又识

① 一氈困守：氈，同“氊”，毡的异体字。文人常用来表示自己困守一隅，有怀才不遇、一事无成的意味。
② 牙后慧：又作“牙慧”。比喻蹈袭他人的言词。

宋序

余不知医，余何赘哉[①]？然于爵臣则自谓试之审矣。其先君与予交莫逆，共患难十三年如一日。尝语曰：吾辈力不足任大善，但刻刻存心不为恶斯可矣。予敬佩之，且以是卜其后之必有远人也。爵臣至性过人，垂髫时即以孝闻乡里，稍长丁外艰[②]境益窘，能令其母乐而忘贫，处昆季友让周至，推诚信以接亲朋，尤乐急人之急。或为怨家造蜚语，虽素不相能，必力为剖雪，或窃诮之则恤然。若有所不忍，尝谓人生名节要赖有以保全之耳。居恒朴，讷寡辞笑，引与论事，间出一二语，明决者不能易。虽家徒壁立，淡然不见，可欲予以士人立身，行已当如是已而。初未知其善医也，家人构疾，偶来睹医方，必陈得失，间从之效亦不觉。乙丑予女大病，与商力请更医，医来与语，喁喁然不可辨，已而瘳。予旧病咯血愈有年，偶感冒，医用温中。爵臣谓脉不平，内积郁热，厚朴辈不可服，服必见血，予漫应之。然已减其剂，明日果吐血盈碗不可支，延之诊，主固元汤加减，或以烦闷多痰为疑，固持之。两服果愈。噫异矣，果善医矣。曩者[③]女病迎医，喁喁然者，殆阴示方法而不以自显也。然则予岂试之，审而知之，犹未深耶。抑其为人，固不予人以易知耶。今观所著论案，义精而用神，溯其致力之由，尤足以征内行之存粹与夫居心之仁厚，顾不得大有为于世而仅以医名，良可慨也！然则予何赘哉？第念爵臣学与年进，及此知而不言，后又必待试之而后知之。然予老矣，不然何赘哉？

光绪十五年冬月朔

通家侍生宋坦识

---

① 余何赘哉：赘，多余之义。此处表示于医方面并无什么可多说的，与下句呈转折关系。

② 丁外艰：婉称遭逢父亲丧事。

③ 曩者：从前。

杨跋

余少时见有施绂廷、吴硕卿与方补德诸先生看疾多谈《灵》《素》及张仲景、孙思邈诸书。自老辈去世后，所谈则张、刘、朱、李、喻嘉言、叶天士诸家，亦屡屡奏效，而谈《内经》等书者绝少。迨癸丑以后，医家愈多，医道愈坏，甚至有无常职者，因无业可托，为糊口计略，窥《本草》《医方集解》《救急良方》便居然悬壶。呜呼，人命所关，非可轻试，乃虚实寒热表里之不辨，而以人命为儿戏乎？杀人者死，律有明条，独此一事可以多杀人犹复安然，无有与之为难者，不知新鬼故鬼其怀恨于九泉者不少矣。《恒言》有云：不药中医。盖有鉴于此辈而言之也，诚哉是言也。吾宗爵臣乃能潜心默对于《灵枢》《素问》及仲景、思邈诸书而又能食古而化，不失古法亦不泥古法，并能因人因地以用药。余见爵臣犹恍然见施绂廷、吴硕卿诸先生也。爰识数语于其论后。

光绪十五年五月谷旦

宗弟长年仆庵跋

唐跋

余不知医而深知医之理，窃谓医之用药犹用兵也。赵括之谈兵书，马谡之好大言，房琯之用车战，皆足以偾[1]事。善哉，孔子之言曰：临事而惧，好谋而成。岳忠武之言曰：运用之妙，存乎一心。之二者，其通于医之道乎。不知古法而为之，与泥古法而不知变通之，其失均然[2]。必旁搜博览，穷尽事理之变，又持以敬慎不败之心，乃能善于运用。吾友杨君爵臣订交逾二十年，其质直好义，有古烈士风，心敬之而未知其能医。客岁亡室，病甫三日，延之切脉，爵臣愀然[3]曰："脉散而无根，病不可为矣。"他人或否之，余亦疑其太甚，已而果然。自恨延君不早，信君不笃，以至此。又私心窃幸，自令以往，可有恃无恐也。嗣儿辈病来辄应手愈，因得读君所著《论案》大要，以敬惧之心为运用之术，往往劳形殚思，恤然若有忧欿[4]然。若不自满神明变化，起膏肓而苏沉痼，则是书非枕中之秘宝，肘后之方也。愿付乎民，使天下被其泽，彼师心自用与泥古不化者焉知之。

光绪庚寅春二月朔

同学小弟秦际唐拜跋

① 偾（fèn，音份）：败坏；毁坏。
② 其失均然：指过与不及都会导致失败。
③ 愀然：形容神色变得严肃或不愉快。
④ 欿（kǎn，音坎）：忧愁。

张序

自昔以一材一艺名者，其智慧必有过人之处，独至于医则又不尽然。蠢蠢蚩蚩，每冒其名以窃衣食，徒观其伸指调息，捉笔凝思，非不知谚所谓“医有割股之心”① 者，然猝遇危险一着手而即至不起，无他，其术劣耳。嗟乎！资生之术众矣，纵姿禀庸下而农工商贾，降而至于贩夫走卒，苟勤其行而俭其用，上可以致富，次亦可以免饥寒。顾乃托业于医，以生人者杀人乎，可怪也。同学杨君爵臣，余与之交数年，不知其善医，既闻人稍稍称之，中年体羸，多病又儿女辈时复患疾，因往就论治，治辄效，心敬佩之，由是踪迹日以密，比出其所存医验若干，则相示因尽读之，而后知爵臣真善于医者也。顾爵臣虽善医，查其状又似惮于言医者。亲友数次延，始一次至，及观其所著，其审证掣方，类皆别有会心，有非名手之所能及者。然则爵臣非仅耻夫托业为医者也，即其神解超然，其智慧固已过人远甚，毋惑乎其啧啧人口也。爵臣纵不以医名，于医亦可以见爵臣矣。

光绪十六年岁次庚寅二月望
同学弟张元方识

---

① 医有割股之心：旧有自割股肉以供君亲食用之说，古人认为是大忠大孝的表现。形容医生对病人有深厚的同情心。

杨序

杨子爵臣儒者也，医则朱子以谓小道也，而杨子乃苦心敝神于是夫，岂不知儒者致知格物固有大乎？此者盖仁者求济于物之心穷居郁郁，无所以发之，幸有所籍以达其心之不忍，则必苦心敝神以为之。而几于成，亦《中庸》所谓“素位而行”，而孟子所谓仁术也。且人为一事而苟焉为之，则其心不诚，而其处之也必不精，虽执政柄居高位，吾见其贼民也。若其视疾痛之在人者如附在吾身而求之也，诚处之也。精则小道，独非圣贤，万物一体之心耶。炎昌于杨子交最，后其急余家之病，不异于其执友姻娅，即此可见其所以为心矣。今辑其治验示炎昌，炎昌于古方书未之见，不敢妄有所言，独推论其所以为心者以见杨子儒者而已。

光绪壬辰十月初四日

后学杨炎昌少农识

石序

古书无所谓医案也，言治病之理而已。自太史公立《扁鹊仓公传》，备举治法，实为医案之权舆[①]。嗣是张仲景作《伤寒》《金匮》平脉辨证各系，以方合之为《仲景全书》，分之无节，非医案也。至《外台》《千金》，则方多而案少矣。金元以还，刘李张朱各得仲景之一体著书传世，方证并立亦医案也。夫案之取义，曰据曰断，据此以为断而后无遁形，故法家治狱谓之案，医家治病亦谓之案由明。迄清医案愈多，如江篁南[②]、魏玉璜[③]所录，朱紫混淆，古意寖[④]微，其弊起于医之有派，派立则奉一先生之言以处方，方不应不知变通而委之于命。间有一二杰出之士，又因背时好，不为世所崇信而淹没不彰，良可痛也。凌汉搜方书近千种，阅医案近万条，惬意者求百条而不可获，最后得蒋山杨爵臣先生医案，而后叹当世未尝无人也，盖近时之医奉伪叶案为祖，甘为吴鞠通、王孟英之孙。曾先生独探《灵》《素》之渊微，辨药品之气味，一缕心血融贯成方，其治冲脉诸法尤发前人所未发，可谓能自树立者矣，凌汉既幸亲炙之益叹。先生不能化万亿身，运广长舌以启市医之聋聩，以息西医之狂吠，则是案之刻又岂可缓也哉！

壬子除夕前一日

新安后学石凌汉序

---

① 权舆：本指草木初发，引申为事之起始。

② 江篁南：江瓘（1503—1565年），字民莹，号篁南子，明代南直隶徽州府歙县人。初业儒，后因自身多病，自学医术治疗，久而竟成名医。有感于“博涉知病，多诊识脉”之训，摘录古今往来验案，历二十余年，未能成书。其子江应宿继其业，编成《名医类案》。

③ 魏玉璜：魏之琇（约1721—1772年），字玉璜，号柳州，清代杭州府钱塘县人，著《续名医类案》。

④ 寖（jìn，音近）：逐渐。

上卷

◉ 李桥三案

雉皋李桥镇孙董内子，晚寝安然，四鼓后大汗不止，眩晕，伏枕不能动摇。人言稍重，虚烦欲绝。蒙被蜷卧，壮热恶寒怯风，气弱如丝，脉沉微细涩。先有医谓风温重证，用疏解品。予曰："此真阳不固，元精亏损故耳。法宜阴阳双固。"立方一服，竟瘳。后晤孙董，戏诘之，果然若如前医，不立脱乎？

方用

熟附块　煅牡蛎　炙黄芪　当归　朱茯神　龙骨

炙草　五味子　砂仁炒　大熟地　制半夏　龙眼肉

一日过孙董见围炉制药，诘之，曰："小妾病五日矣。服药无效，刻延一医，谓防怯损，骤难见功，为立膏方。正欲就教，幸光降。"阅方乃双补大剂，询其状，曰："平素小病亦不经意，数日来水谷不入，呕吐痰水盈盆，头眩颐红，心悸，恶寒热，彻夜不能寐，烦难已极。"予曰："数日未见，何遽？"而因诊视，脉滑实，舌白腻。予曰："此痰滞壅遏，胃气不和，实症也，何怯之有？前方胡闹已极。"孙以前诊其妻效神，其说曰："异哉！前内子病医，谓表邪，子言虚损；今医谓虚损，子又谓实邪，能复一药愈之乎？"予笑曰："虽不能，姑试之。"用平胃散料加茯苓、半夏、生姜汁、黄土，百劳水煎一服，吐止安寐思食。谓口微渴，孙疑吐伤阴液，连进猪肚汤两碗，至下午病复如初，奔告予。予曰："孟浪哉，子真笨汉也！速归，取昨方加楂炭二钱、谷芽三钱。"孙曰："心中烧热甚，且数日不食，前方加味，得毋嫌温燥克削乎？"予笑曰："试服之，不效再议，效则须玉人亲叩谢也。"明日果愈。更用姜附、苓术、夏草、陈皮、谷芽，合成五两为丸，日服之丸竟病除，不复作矣。孙字岐山，李桥虎而冠者①，性爽直可取。

村妇王氏，妇年近三旬，旧病痫，寻愈有年。一日午后，浣衣觉不爽，就卧。至夕人事不省，痰响如拽锯。其夫奔告求治，比往，漏近三下，诊得睛露口张，壮热微汗浸浸，面赤若妆，微喘状，甚烦难。脉寸关洪大，重按无力，尺脉全无。先有医谓中风，用疏风劫痰大剂，药已就煎，予曰："此脱候也，此药入口立败。"其夫骤起将药倾去，叩求立方。勉用固阳填镇息风法，服后两时，汗敛神清能言。次早延往，云"遍身痛，心烦难极"。取前方加减一服，愈。后竟操作如常。当初方立就，其夫持市药，有数医在肆，睹方骇怪，药肆亦讶姜附太重。幸其夫深信不疑，遂致应手回春。甚矣，此事难知，然不料取效神速若斯也。

初方

炮附子三钱　干姜二钱　炙黄芪三钱　炙蚕三钱　钩藤三钱

---

① 虎而冠者：比喻凶残如虎之人。

防风二钱　磁石三钱　酒炒白芍三钱　炙草一钱五分

次方

桂心一钱　白芍三钱　炙草二钱　当归三钱　防风二钱

杏仁二钱　炙芪三钱　紫石英二钱　炮附子二钱　炙蚕二钱

如此重症，两方全愈，竟无须再药。虽曰神妙，然益见误药之为害大矣。业斯道者愿慎之。

◉ 宋姑泄泻应期验案

每逢长夏泄泻，腹胀或痛或不痛，四肢烦热，甚则烦心，周身蒸热，呕吐不思食，口淡有时而渴，早晨泻较甚。杂投理中平胃、利湿扶脾、舒郁涩肠等剂不效，易以苦坚，腹加痛；投以补火升提，咽喉痛；佐以补中，食不下。历诸医卒无效，绵延至秋始愈。如是五年，应期不爽。予自李桥回，与论治。

按：太阴以湿土主令，阳明从燥金化气，太阴主开，阳明主合，从化势本不敌主气，又值长夏，燥金未胎，湿土正旺，湿甚则木郁而风生，风湿相搏，外廓肌肤则为胀为痛，内薄大肠则暴注泄泻。以未胎之金制风湿两邪，如使一懦夫抗二悍贼，已必不胜，况风中又隐挟邪火以助虐耶。迨金风一动，燥气乘权，湿气乃衰，风木亦俯而受制，此至秋始愈之大较也。夫脾者为胃行其津液，灌溉四旁，脾病津液失其化原，胃气不濡其热乃形，故有时而渴；其能食者，胃本无病，因湿动于下，脾阳不能磨化水谷故食亦不香；且虽微渴而口仍淡也，其或呕吐烦冤者，胃为阳土，易于升而必以降为用，胃之能降必由脾之能升，脾陷则胃壅而木气亦郁。经言：诸吐吞酸，酸为木郁，吐为胃逆，胃脉络心注肺胃，热则累心而烦；其四肢烦热者，脾不能为胃行其津液，灌溉四旁，故主四肢发热。经谓太阴中风，四肢烦疼，长沙论太阴伤寒，手足自温，《经脉篇》于手三阴皆有掌中热症，岂非经脉有以累之乎？脾主四肢，胃主肌肉，津液内耗，寒热易凑，故发热蒸蒸，蒸蒸者，肌肉作热也。此症握脾胃大肠及肝肾为治，各有见到，处而皆不效者，抑规仿成法不知变通而神明之耳。

盖脾主信，应期而发，确为脾病固已然。经言：肾开窍于二阴，治既不验，何不从此着想，而参合足少阴脏腑之寒热，奚似用以为治乎？

按：足太阳膀胱为水府，足少阴肾为水脏，水府宜清，水脏宜温。人生阴阳互抱，水出高原，火根下极，故上不致过热，下不致过寒。肺为水原，膀胱承其气化，必清肃之令下行，然后水府不病热，一点真阳封蛰，坎中水得火温然后水脏不病寒。今因湿陷风动，真阳不潜，长夏又为火气外泄之候，火外泄则府气热而脏气寒，究之热为浮热，寒为真寒。此时扶土调金中更宜温纳真阳，使外泄之浮火复纳坎中以温水脏，清化水府以疏其源流而水道自调，尚何痼疾之不可瘳乎？爰制丸方授之，令于初夏日服四五钱，两料未罄而积年痼疾全愈，永不复发矣。志之以证不谬。

丸方

野於术一两　云茯苓一两五钱　盐水炒补骨脂六钱　桂枝六钱

牡蛎一两五钱　炮紫干姜五钱　生杭白芍一两　炙甘草五钱

饴糖二两五钱为丸。

◉ 姻嫂韩雷氏

产后四五日，发热微汗，头眩心悸，胸闷不思食，舌薄白底微红。医谓感冒风邪，中杂郁滞，制方未服。适予往，请诊脉全无，令反手诊得脉沉弱而微。予曰："嫂系反脉。"据云三十年来每病，医皆顺诊无道及者。予笑曰："足见高明！但此症却非感冒，乃阴虚生热，阳气不振故耳。"用黄芪建中汤加牡蛎，一服而愈。此症似不经意，实则新产正虚，变证最易，若如前医妄用解表化滞，有不犯虚虚之禁而变痉厥乎？虽曲突徙薪[①]，无或措意，然戚党见信，实肇于此。

◉ 汪茂才毓芝尊阃

新产次日往贺，据称坐蓐时忍饿，去瘀甚涌，饮食不甘，头痛眩，多泪，眼眶微肿。当察其神色如常，起坐甚健，脉浮大滑实，心异之，知必有风湿浊邪伏于产前尚未发作，恐触忌讳，默为踌躇而已。嗣闻饮童便饮食加进，越四日来延，据称头目痛甚，泪多汗泄，眩悸不饮食，脉滑实而大。此虽风湿上冒，卫阳不固，然实大之脉见于新产，强寇方张，未易直折，而伊家以正虚所致，请进补剂，勉拟龙骨、牡蛎、姜夏、茯神、阿胶、黄芪、炙草。而返继思，产前浊邪乘虚而发，其势必重，悬揣既久乃寐。次日往视，云未服药前，渐次神昏语乱，引手抱头；服药后，安卧两时，醒大吐，嘈杂昏冒，舌謇语乱，自言神识若蒙。按脉较昨稍平弱，知浊邪勃发，正不能胜，吐伤胃肠，心神内扰，欲为化浊和胃镇心。见案头有王立功方，用旋覆代赭汤加玉壶丸，问服否？曰："刚半服。"因止之，曰："更请立功来参酌之。"比晚症益笃，立功引陈继之前辈同至。予曰："此产前伏邪乘虚发，见不可泥定新产。"众韪[②]之，因立数品候参订。一服，症减半。次日，复与立功合参一方，迎刃而解矣。

按：此症于未病之先切脉时，已了然于心，以素不为人诊，惧不见信。病机发，始假手以行我法，竟应手收效颇快然。甚矣！医贵有识有胆，尤贵有权变易视者焉。知其难哉。

初方

龙骨　紫石英　姜半夏　熟枣仁　浮小麦　炙草

加榆炭、荷叶灰、血珀、大枣。

次方

龙齿　紫石英　姜半夏　熟枣仁　煨木香　郁金　佩兰　茯神　茯苓　杏仁　煨生姜

荷叶盖煎。

◉ 梁印甫大令尊阃

产后肢体拘挛不仁，两手不能抬转理发，饮食大减，经半载不能愈。商治于予，为悬拟膏

---

① 曲突徙薪：成语典故，出自东汉·班固《汉书·霍光传》。原义是把烟囱改建成弯的，把灶旁的柴草搬走；比喻事先采取措施，才能防止灾祸。

② 韪：是，对。

方两料，遂获全瘳。

初方

黄芪　桂枝　炒白芍　炙甘草　生姜　饴糖　杜仲

续断　当归　牛膝　阿胶　茯苓　於术　谷芽

此方心脾为君，养肝和胃为佐。以心生血，肝藏血，脾统血，四肢不仁得于产后，自是血虚不荣筋脉之故；而血生于气，气血又皆生于谷味，用黄芪建中汤两和营卫，补气以生血。加杜仲、续断、当归、牛膝、阿胶养血和经络，息风兼化积瘀。苓术、谷芽调补脾胃，以疏肝气，运水谷，俾气血有所资生。药品气味温和，配合匀称，无偏杂之弊，甚足贵也。

次方

肥玉竹　瓜蒌根　苡仁　桑寄生　何首乌　大生地　海螵蛸

木瓜　合欢皮　木通　山茱萸　巴戟天　乌梅肉

按：久病必入络为热。此方全用和平通络荣筋之法以调治节、和筋脉。肺胃为君，悦心脾、养肝肾为佐。盖肺主治节，阳明主宗筋，胃为水谷之海，气血之所从生，必和风布濩①，气血周流，经脉自利。以继前方之后，宜其着手成春也。

◉ 张辛甫内子

妊娠四月，肠风内痔下血如注，肢体倦怠，神气困惫，纳谷不香，喉间秽浊之气冲触口鼻。此乃肝脾下降，金气失调，以致水府之气不清，腐臭之气上犯。正所谓清阳不升，浊阴不降故也。其原总由血病累气，当先治血，加升清调金之品，仍是“治风先治血”之旨。

何首乌　蛤粉炒阿胶　炙芪　乌梅炭　赤石脂　牡蛎

生白芍　地榆炭　茯苓　醋炒柴胡　荷叶灰

黄土和百劳水煎。

方三服，下血愈，食香神完，惟口中秽浊之气未除，易方数服愈。

前方去赤石脂、地榆炭、荷叶灰，加入泽兰、紫苏、砂仁、大麦糖，荷叶盖煎。

◉ 宋四姑

妊娠八月，吐逆胸闷心烦，腰以后痛彻，周身努力，角弓反张，咬牙痉厥，日夜频作。入夜神识不清，不思食，杂治十余日不效，惶然求治。予按脉左关尺沉濡，寸微劲，右滑大，乃土为湿郁，不能转输，胆气失调，相火上逆，留热膈上。其上虽浮热，中下乃困于寒湿，气分既弱，胎无所禀正，恐不育耳。拟方，一剂知，二剂已。

初方

橘皮　姜汁炒竹茹　淡吴萸　土炒潞党参　茯苓　酒炒白芍　姜汁　大麦糖

诸恙渐平，腰痛甚，前方加白於术、川续断，两服而愈。

◉ 万茂才去疾

万茂才去疾，恙由相火过炽，神魂失敛，以致颠倒梦乱，精不能守。精者肾所藏，精伤即

① 布濩（hù，音护）：散布。

肾伤。腰为肾府，髓本精生，府治则腰健，髓充则骨温。今腰膝酸痛，两腿无力，畏寒，精伤髓虚故也。乙木主疏泄而不虑太过者，以得癸水温养生机调畅耳。今水病不能养木，木失养则怒，而愈欲疏泄，遂致风生火动，下陷无所制，加以存养不密，欲不遗泄得乎？所以然者，乙癸同源，未有水病而木不病者，理相因也。木郁则邪火旺而正火益衰，祇[①]能贼土，不能疏土，土无木疏则湿聚为痰，火无水制则邪热上干，于是痰嗽目涩赤痛颐红怯损之象生矣。夫惊怯者，肝胆虚也；烦梦者，心神扰也；思虑者，土湿而脾郁不升也；猜疑者，肾虚而志不定也；劳力多汗者，汗为心液，实肾所主，强力伤肾，火无水济，因之心阳外越也。抑闻之不见可欲，则心不乱[②]，梦中所主之心，心之神也，所见之形，肝之魂也，所泄之精，肾之精也。心为君火，肝肾属相火，君火动，相火必随之而动。必当清心寡欲，勿劳筋力，役形神，静养数月，调以药饵，庶几精足神完。若徒恃药力，不自撙节[③]，虽诊治得法，亦得不偿失，何论固涩杂投，寒暖妄进，补水壮火，纷纷者庸有济乎？症经年余不瘳，岂容轻忽，愿熟复此论，严为防闲，务使天君泰然，调摄如约，则长生妙谛，近在目前矣。金针直度，有道审之。

附方

龙骨　牡蛎　炙草　远志　茯神　枣仁　白芍　五味子　炙芪　竹叶　莲子心　炒黄柏

此症经年半，历试多医罔效，就予商治。予见受病已深，先立论以戒之，并嘱眠食起居必告无讳，然后随时治以活法。奈不能寡欲，出入半年始治愈。附方特其一斑。

◉ 杨月秋茂才尊阃

产后断乳经阻两年余，枯瘠羸怯，稍一劳烦便不能支。一日，月秋从友处识予，固请往诊。适卧病有日矣，色枯神馁，气夺息微，身热颐红，语不出声，脉如游丝，危若朝露。予曰：病若斯，夫人而知不可为矣，惟有大健中气，冀其来复再议，用黄芪建中汤加牡蛎，倍加黄芪。明日往，神气稍振，语声倾耳可辨，前方进退消息之，不十日竟全愈。惟年甫逾笄，血虚经断，羸若衰柳，终非寿征。调治经年，眠食加健。值隆冬，为立膏方如下，以调其经。明年春，药尽两料，经水两下，方幸功成。逾两月复病，经月虽诊治获痊，而天癸又断，停药静养半年，无恙。未几病寒热，治愈越半月，绕脐痛甚，不思食，延医诊，数日无效，仍恳予治，为立方如下，愈更立膏方以善其后。

按：经治未有如此难且久者。三年中随症补救，虽应手取效，而血海终枯，本实先拨药饵，无能为役也。附方特千虑之一得，故志之。

调经治验方

鹿角胶一两　乌贼骨三两　紫石英八钱　干姜五钱　桃仁五钱　元胡索五钱　桂心二钱

炙黄芪二两　醋炒归身八钱　於术一两　炙草五钱　大枣十枚　白蜜六两

---

① 祇：正，只。

② 不见可欲，则心不乱：出自老子《道德经》，意为不看见足以引起欲望的事物，那么心思就不会被扰乱。原文作“不见可欲，使民心不乱”。

③ 撙节：抑制；节制。

环脐痛治验方气血虚痛凡属脾肾者皆治

当归身四钱　生白芍三钱　阿胶三钱　茯苓三钱　糯米炒杜仲二钱
乌贼骨三钱　炮姜二钱　炙草二钱　山茱萸二钱　土炒党参三钱
山药三钱　煨木香一钱　盐水炒补骨脂二钱　生姜二钱　饴糖五钱

◉ 小儿四案

陈御三君幼女，伤暑吐乳，胸高腹膨，水浆不能下，壮热四十余日，筋纹直透命关，时作戴眼，微搐，几无生望，邀往。阅所服，皆辛温香散，间有用陷胸、泻心等法，皆无效。予谓：杂药妄投，徒伤胃气。姑与甘寒微咸，和胃平热存液。一服吐止热减，再进甘寒微咸平法，两服而愈。同时郑大令兰溪幼女，亦发热四十余日，咳逆上气，呕吐胸满，疳瘦，危殆殊甚。又同里李熊两儿，皆壮热，大病月余，医皆不治，延予，予并作暑热治，用甘寒辛凉微咸平法，和胃化热，救液存阴，两三服均愈。时值盛暑，烁石流金，小儿脏腑柔脆，阴精最易受灼，发为温热。病久热不退，阴液重伤，时手不察天时病机，动谓暑必兼湿，辄从事于香薷、苓、朴、六一辈。初不思大暑伤气耗阴，最忌辛温误汗，即用苦寒以泻热，亦不知苦能化燥，尤非肺胃所喜。大凡暑热，必先从口鼻感入肺胃，予以甘寒和胃，保液化热，咸平清金，养水以制火邪，稍加辛凉以解暑。药中病机，自不难应手回春。人生胃气为本，小儿胃腑尤弱，不任小挫。天时人事两宜参合，医者慎勿率意为之。顾因四儿危而获安，一时遂传为儿科圣手，抑误已。

◉ 沈氏乔梓三案

沈君绍笙令嗣，年十龄，当暑四肢厥逆，腹微痛，汗大洩身冷如冰，色淡薄，脉洪大而虚，医谓伤暑用香薷辈。适予至，曰此中气虚，卫阳外泄，非客邪也，改用黄芪建中汤稍加参术，一服而愈。逾月，绍笙来曰：小儿近得一疾甚奇。诘其状，先是腹抽痛，随若有物逆阻喉间，一呵欠后满床滚叫，烦难面青，身冷如冰，大汗如雨，炊许时复呼，腹抽痛，因之喉阻，因之呵欠而罷[①]，罷后饮食起居二便均如常，日夜四五作，始犹按时，近更不拘，医药罔效，家人疑为邪祟。予曰：“此非虫积，即肝胆病耳。”为悬拟平木火，调金土小剂。明日来曰：“昨服尊方一夜甚安，今早食面一碗，半时许病作较甚，能枉诊否?”予以未暇应召。逾日来曰：“近更两医无效，必烦[②]一诊。”予嘱仍延前医与参往，察脉无乍大乍小，色淡薄微青，唇舌薄红，无斑纹，知非虫积，曰此木病也。前医曰：“虽然无大热象，知肝实脾，经有明训，且前受温补，足见金虚土弱，当温土生金暖水，稍参凉肝为治。”绍笙以所言似确，韪之。予心以金水未见虚寒，土亦无弱象，竟不谓然，默然而退，医遂投以乌梅黄连归芍四君加姜桂附子。明日绍笙来告，服药后症愈笃，频发不止，奈何仍烦援手。予曰：“无虑，予思之熟矣。前恐见信不专，未使独任，今既若此，需为施擒贼擒王手段。”援笔书一方，付之令质前医，试其何说，医无可否，因市药归煎服之，明日告谓药后病减过半矣。更烦加减，予曰：“无须。

---

① 罷(bà，音罢)：停，歇。
② 烦：敬语动词，表示请、烦劳之意。下同。

原方再两服即愈矣。”如约果瘳。方附后。

按：此症全属肝病，肝主筋，胆为相火，同气相求。腹抽痛者，乙木风动，下贼土也。喉若阻者，甲木火动，上侮金也。呵欠者，水为风火煽吸，肾气不能上达而引伸之也。因之烦难，汗泄身冷者，火无水济，风为阳邪，风火内扰，心体心液被劫，逼汗外泄。汗为心液，卫气不固而阴液不能自秘也，若何来若何去者，胜负相寻之常道也。本质虽弱，饮食二便如常，肺脾肠胃固自无恙，误用辛温必致木火益肆，所谓赍粮假寇[①]，不惟无益，而又害之矣，然非深思有得，焉能药到病除？吾不知世之驾飞舆往来如驶者[②]，其果探手了然，不假思索，因不屑如此用心否耶。

附方

石决明八钱　干霍斛三钱　嫩桑枝五钱　乌梅一钱　黄连一钱　茯苓三钱　炙甘草一钱

绍笙病疝气，右睾肿坠，痛引小腹不能坐立数日，狼狈甚。问治，予按法治之，一服痛减，入夜安寐。黎明更衣，复卧有顷，壮热如焚，大烧大渴，饮已大吐，吐已大饮，疝痛彻心，气逆胸闷不能转侧，命仆迎予，不绝于道。比往告曰：“早间起更衣，想袭风寒，乃者上焦烧渴烦难，中脘满闷不舒，下半身牵痛彻心，一身三截如入火坑中，不可支矣。”家人环泣相求，予素胆怯心软，不觉为之心乱，惶然不知所措。因嘱赶另延医，予坐待之。逾两时来两医，一谓湿温重病，当先所急，疝从末[③]治；一谓人虚感表，内杂肝郁。两方互异，全不中肯。予旁伺既久，心神始定，按脉滑疾，舌白底红，语曰：“此疝气湿热，逆传阳明，故发热蒸蒸，剽悍之气甚厉，且阳明主阖，势甚危险，稍不中与，必不可救。”两医皆不识此，仍请独任可乎？绍笙谓：“肯若此，虽死无憾。”因立方如后，次日往视，则居然逍遥房中。迎笑曰：“子之术何其神哉，今竟疾若释矣！”予亦欣然与谈良久，令取原方再服一帖，遂全瘳，数年来不复矣。

附方

苍术　黄柏　瓜蒌　姜半夏　茯苓　生楂肉　小茴香

绍笙兄适年时以体弱多疑致病，有时烦闷嘈杂不宁，或头眩耳鸣，或上气努力，或两腿怯寒无力，或四肢冷厥，或腹痛便溏，或膹郁动怒，如是年余不自安。偶问治予，以痰火内扰，肝脾不和，持和肝运脾为治，虽不时旋愈，而杯弓蛇影时不去怀。予谓凡邪皆乘虚而入，心疑不除，其中先馁，最易致病。时劝以养心神，行所无事，自足却病，多药奚为？绍笙疑为推托之辞，另商诸医，日事补剂，入冬每旦溏泄两三行，服四神丸时效时否，腹或痛或不痛月余，复就论治。予曰：“脾藏意，肾藏意与志，多疑终属阴邪，脾郁沉寒，积痰不化，因以草果加运化品。”治之效。后岁暮往视，委顿殊甚，阅近服诸方，皆双补重剂。予按脉濡滑缓而有力，

---

① 赍(jī，音机)粮假寇：赍：资助。借给敌寇兵器，送给盗贼粮食。比喻做有利于敌人、坏人的事。

② 世之驾飞舆往来如驶者：指代那些疲于迎来送往、四处奔波，却无暇深入思考医理的医者。驾飞舆：语出西汉文学家枚乘《七发》之“驾飞軨之舆”，意为驾驭着轻便的猎车。

③ 从末：即急则先治标。

何致大虚？此必宿痰盘踞，阳气被因不能健运，以致凌心作悸。平素多疑，亦由于此。非抉其根株，虽暂愈必复作。但气分不足，难任劫剂，且脉沉病不在上，用平胃散料加香豉、葛根以鼓舞之。先取头煎，服半时以手探吐，逾时再取二煎，徐徐服下勿令吐。明日往，果吐白痰两碗许，心胸较畅。按脉仍未减，曰："蓄痰未尽，可再服一剂，但不须探吐。"乃三日间连呕痰涎盈盆，胃气因逆而不降，并食亦吐不能安寐者四日夜。家人大恐，遍延医，以舌微肿，咽痛语謇。谓吐伤心胃，归咎药误，语甚危悚，甚有指为阴阳重伤，法不治，不肯立方，其立方者，服亦无效，家人益惶然无措。绍笙虽恚，予仍请往，见其狼狈虽甚，而脉无败象但微弦数，语曰："前方并非引吐劫剂，特胃弱腑气易动，又以多歧不善其后，以致虚火上炎，彼昏肆口，其实不致大碍。"因取甘平微咸，清而不润，以镇降之，方用龙骨、牡蛎、竹叶、贝母、霍斛、茯神、白芍、黄芪、炙草，一服吐止能寐，再服能食，三服诸症悉平。绍笙问曰："当吐伤后，诸医皆以液耗，处方似与兄相近，但凉润居多，君独主清而不润，何也？"予曰："初本痰邪为患，根株方锄，如二冬二地之滋润，独不虑复聚为痰乎？且滋润尤非脾阳所喜，但当清其气分，稍加平镇自愈。几微之别正在此耳。"今大乱既定，元气要非药饵所能为宜。停药静养，调以饮食，俟其来复，如约半月愈而加健。

按：此病初因脾弱肾虚，水结为痰，甲乙失其滋培，致上侮而不陷。脾阳乖其运化，因累母以病。夫然既酿成痰癖，非乘其新聚，捣穴擒王，鼓之使出，则此数大碗痰更从何处消脱？再加滋补以胶沍[①]之，将来不成为迷妄颠痫乎？乃虎穴方探，几为群吠所噬。惟民不可与图始，良然。绍笙虽愈，犹疑功过参半，第当危急之秋，虽惑于众论，犹能排弃诸方，独服予药，使予尚有办者，固由平素相信甚深，要亦有命也。夫然与此，益有戒心焉。吁，难哉！

◉ 许游戎莜安

任青山营时患四肢痛着不仁，腰重身板不能转侧，气滞色晦，胸闷不思食。医有指为中痱为瘫痪者，有断为痿癖者，有谓将成偏枯者。杂治十余日，臂益拘挛掣痛，腰如折踹如裂，舌謇，两腿板木如废，稍一触衣痛彻心，自疑不起，买棹来省，邀予往治。予验面色晦浊，舌苔灰腻，脉沉涩缓濡，曰："此必劳力汗出当风，寒湿着于筋骨，经所谓痛，着痹也。杂治多日，无益有损，经络脏腑徒受其殃，然治如法，半月可愈，何多虑也。"后果经治不满十日全愈，更为制丸方两料，身体健旺如常，故志之。以见庸工强不知以为知者，徒乱人意，毫无见地耳！

按：痹亦寻常症也，市医不察，往往误作中风及瘫痪不遂等为治。不知诸中及偏枯不仁等症，皆因气血先衰，然后虚邪得以中之，气血健旺者绝无此症。痹症则不然，经谓"风寒湿三者合而为痹"，虽按四时脏腑血脉各分名目，要皆外邪内着，少壮者往往有之，与诸中偏枯等一虚一实，迥若天渊。故诸痹症治如法多不过一二十日便痊，非如诸中经年屡月多有不起者矣。治此症者，只须于风寒湿三者分别孰轻孰重及兼见何症，按法施治，无有不愈。予于此症

---

① 沍(hù，音护)：凝结，闭塞。

经治老少男女多人，皆不出半月而愈，大法不外活血温经、祛风燥湿胜寒而已。

◉ 侄女

周身板痛不能着物，衣被稍粘痛彻心骨，饱闷不食，此风寒湿三气合邪而寒湿较重，病名“周痹”，由经脉累及中腑。

桂枝　淡吴萸　木瓜　炒苡仁　米泔浸茅术　姜汁炒川朴

白蒺藜　炒枳壳　煨木香　酒炒白芍　桑枝　续断

痰重不能纳谷。前方去木瓜、白芍，加夜交藤、姜半夏、谷芽。

诸症减半，转侧不灵，易方两服愈。前方去茅术、川朴、木香、姜半夏，加醋炒当归、生芪皮、炙甘草、煨生姜。

◉ 姚嫂郑宜人

据述素本血虚肝旺，偶因闪跌，初亦不甚痛楚，逾半月右腿自体枢以下至足拘挛痛甚，不能移动，串肿时起时消。医经十二人，凡烧针、围药、汤丸，内外杂治七十余日，更加痛楚，夜不能寝，饮食日减，牙战心烦，身重经阻三月有奇①，每汗至颈而还。

按：舌上滑底粗，面色青淡，脉结微毛，乃久痛入络，伤气耗营，治节之令不行，筋脉凝结不能流通所致。误作外症治，烧针、围药重伤筋络血脉，未易复矣。握少阳阳明，先调其筋脉，有效再议。时己丑四月二十八日初诊。

当归　红花　桑寄生　首乌藤　白芍　山茱萸　苡仁　茯神　炙甘草　谷芽　饴糖

二十九日，脉左滑右弦，寸上鱼际，尺弱，防厥逆之变。前方去当归②、山茱萸，加牡蛎、陈皮、芪皮。

三十日，汗下透至胸，痛减，卧较安。

生芪皮　桂枝　白芍　炙草　桑枝　红花　茯苓　陈皮　首乌藤　谷芽

汗透下至小腹，大便难，阴液不足。

芪皮　白芍　当归　炙草　红花　茯神　菟丝饼　阿胶　知母　苁蓉

初二日，经水大来，饮食有加，是拨转气血流通之效。

当归身　阿胶　炙草　桂枝　炮姜炭　桑寄生

菟丝饼　炙黄芪　鳖血炒柴胡　谷芽　饴糖

初三日，据述昨早服药后，一日痛大减，心神较畅。至晚因洗濯劳动，感风湿气，入夜半后，忽壮热神昏语乱，人事不省。按脉弦数而浮，重按全软，舌苔薄白，中分适当。经至血行过多，心肝之阳易扰。《金匮》云：妇人经至，中风发热，昼则明了，暮则谵语，此为热入血室。今昼并不能明了，大暑伤气，湿动风生火扰，颇防猝变，治以先清心体为要。

竹叶卷心二钱　朱砂拌茯神三钱　酒洗白薇一钱五分　龙骨二钱

蛤粉炒阿胶二钱　鳖血炒柴胡一钱　炒枯芩一钱五分　炙草一钱

---

① 三月有奇：即三个月多几日。奇，零数之意。

② 当归：“归”字原脱。

初四日，神识清，烦闷，右脚跟热痛，小便短赤。脉左参伍不调，右弦细。阳气下陷于阴，佐以开提通调。

竹叶卷心　瓜蒌根　黄郁金　砂茯神[①]　酒洗白薇

牡蛎　龙齿　杏仁　柏子仁　木通　生草

诸症俱平，惟痰多胸闷，苔白不思食，立方两服愈。

姜汁炒竹茹　姜半夏　砂茯神　炒贝母　陈皮　炙草　焦谷芽

十六日，喉齿间觉有浮热，右腿动则仍痛，因事触恼，气逆腹膨，食不香。

菊花　霍斛　刀豆子　砂仁　炙草　白芍　当归

二十二日，大便难，右腿腹痛。前方去砂仁、陈皮[②]，加生地、续断、胡麻。

二十六日，诸恙全愈，请立膏方以调养之，乃健旺逾常，惟右腿稍跛，系前烧针所伤，然不为患矣。

膏方

炙芪　炙草　归身　炒杜仲　桑寄生　黑脂麻　苁蓉　丹参　陈皮　木瓜　须谷芽　饴糖

◉ 刘太姻母

年迈花甲，大汗身冷，寒战摇床，斗牙鼓舌，眩晕心烦而悸，气夺语不成声，舌苔白，脉沉弱。

按：此症全是阳虚气弱。大汗，阳虚阴凑也；身冷寒战，阳亏内陷于阴也；眩晕，阳根失潜，挟风火上越也；烦悸，心阳内扰，水气上凌也；苔白，无阳以化也；气夺语不成声，气弱不足以续也。症似少阴中风伤寒，而实非也。法宜温固真阳，补健中气，兼镇雷龙之火。一剂知，二剂已。

初方

炙芪　熟附块　茯神　紫石英　牡蛎　炙草　煨生姜

次方

炙芪　桂枝　生白芍　炙甘草　牡蛎　紫石英　茯神　煨姜　饴糖

◉ 太恭人

家慈晚膳后逾时，忽唇舌抖战，上下牙床鼓击不止，周身抽痛。斌旁侍，骇极，奉命拟方。

按：此为肝脾血亏，虚风煽动，仓惶进药，两服而安。

炙黄芪三钱　醋炒当归二钱　桂枝水炒白芍三钱　炙甘草二钱

牡蛎三钱　首乌藤五钱　僵蚕二钱　钩藤三钱　黑大枣三枚

◉ 朱如捷

病经两月，杂治益剧，延予往诊，得胸前痞闷，小腹鞕硬如石，时觉隐痛，小便短赤若

---

① 砂茯神：为朱砂拌茯神，也是朱茯神。

② 原方去砂仁、陈皮：据上下文，原方指十六日方，方中确无陈皮，疑脱。

塞，玉茎上缩，呼吸若不相续，吸气尤短促心悸，入梦惊汗不安，四肢软怯，时作麻木，腰如束，蹦如蹈空，坐必贴实。此心肾大亏，脾肺失运，乙甲并病，冲督交伤，水火无既济之占，阴阳有坐困之象。本体内损，医以杂感温病例之，无怪其剧矣。揆厥由来，非得于起居不慎，即卒受虚惊所致，幸神色虽馁，六脉尚无败象，然难治已甚，再误不救。时庚寅长夏八日。

初方

酒炒白薇　桂枝　夜交藤　醋炒当归　熟附块　茯神　茜草　法半夏　牡蛎　莲心

初九日复诊，前方去茜草加龙齿、妇人发灰。

十二日前方两服，诸症向愈，五日不更衣，腰微酸饮食无味。

茯神　夜交藤　牡蛎　桂枝木　蜜炙半夏　酒洗当归

白芍　续断　炙芪　炙草　六曲　麦芽　莲心

十四日诸恙悉愈，大便溏，用异功散加减，数服而安。

土炒於术二钱　炙草一钱　茯神五钱　煨木香五分　盐水炒陈皮一钱五分

六曲三钱　白芍三钱　续断三钱　炮姜炭一钱　谷芽五钱

◉ 王节妇

病二十余日，就枕则气逆阻，倚息终夜不能成寐，始犹略食，后乃粒米不能下咽，强啜米汁，日尽杯许，犹嫌米腥犯胃。延予时，已绝谷三日，夜惟倚寐时许，而行动语言月事小溲如常，大便亦无所苦，舌苔微白唇微紫，脉结身无寒热，胸腹亦无痛楚，诸医历试不应。予曰："此症诚不易办，但脉结唇紫，夜不安寐，终是胃有瘀热，结伏不和所致。"仿此为治，三服仍不应，复延往诊，时已不眠不食六月矣，而精神起居不加惫。四诊十剂无稍效，心异之，不识病之所在，辞曰："凡诸治法都不应，鄙人术浅，请另延。虽然病必有因，请言近年所苦。"乃客岁因手臂无力不能任物，制药酒约三十斤，服竟始愈。予问白酒乎？黄酒乎？素善饮乎？曰："膏粱，饮量亦尚可。"予曰："得之矣，疾根其在是乎。"爰从解酒毒、药毒为治，三服大效，能卧能食，由是进退十余日全瘳。更立膏方以善其后，数年无他患。

按：此证若因舌白脉结用辛温必致动血，重则酿为胃痈。至注定胃有瘀热，思已过半而不应者，病中酒药毒瘀结胃口，非从其类以解毒。虽和胃泄热化瘀，终无不合而病根究不能除，或致酿成大患，岂不冤哉？前辈云：今人治病，徒恃切脉，既无此巧悟，而"望闻"二字更微乎其微，非粗枝大叶能得其奥，所恃者惟一"问"字，而问亦不易，或病家误报，或医家错会，非悉心详察沿流溯源，熟审其所述之真伪疑似，其足任活人之权而免戕生之孽乎？吁，可畏也！惜原方无存，不复记忆，大要如绿豆衣、韭汁、葛花、茜草、枳椇、藕节、花粉、柏叶之类以清瘀化毒、泄热安胃是也。

◉ 徐楚卿湿毒误认辨治

枕骨旁生一湿毒，医家谓为脑疽，语甚危险。楚兄因检《医宗金鉴》"按部验之，有溃必不治”字样，佥[1]以为忧，渐致漫肿不痛而木。予往视，脉沉濡而弱，倦怠无神，舌灰白而板不思食，按其肿处，绵软色淡，予谓必溃。初不知触其忌讳而见恶也，后往不与见。予以至交，日代陪医间参论，辄不从，既而委顿益甚，举家惶惶。因得入视，脉寸微洪，出语长者曰：“此宜用阳药温托。”问能消散否？予曰：“脓已成，散于何处？”曰：“然则必溃乎？”曰：“然。”长者骤起，引入他室，告曰：“家人咸疑溃即不治，深以为忌，医亦谓能消散方妥，汝勿多言取憎。”予唯唯，继以总角交[2]，言虽不用，岂容坐视？且此症本不致命，何能听其因循贻误？枨触[3]终夜不成寐，天明访至所延医士家，语曰：“徐君所患实湿毒非脑疽，且脓已成，皮厚阳弱，亟宜温托燥湿，勿任毒内陷。误有日矣，敢请改调。”医漫应之，比往视其方，仍谬执前见。予不忍默，密语长者曰：“脓已成熟，但头皮厚，阳气又弱，未易自溃，奈何养痈贻患？”问：“溃有碍乎？”曰：“湿毒何碍？且脓成能禁其不溃乎？但阴湿弥漫，非补阳气以助之不可。必不见信，故就原方去其凉解之品，加上上桂心一钱，明日当验。”长者如约，乃药下咽，疑味不合，侦知大恚。次日具告医，医心会而口非之，阴仿予法立方，去予密伺[4]之，比及[5]下午果大溃脓碗许，家人咸色变，予不禁嗤然曰：“何如？”长者顾予曰：“昨因加桂心致怨方深。”予曰：“怨亦何妨，只期病好耳。”问：“令当如何？”予曰：“适见所立方，已知改错，不烦代虑矣。”由是日渐平复。

按：此症予以至好不能主持，日视医治不合法，颇切隐忧，虽屡经取憎，而一片热肠卒以暗中力争，导之先路，助使收功，爱友之诚！至今犹堪自信也。故志之。

◉ 顾茂才仪甫

病月余，杂治益剧，固延往诊，神呆面晦而有浮光，颐红微咳不欲言，四肢瞤动，时发微热，入夜语乱，舌苔边白中干黑，不甚渴，脉左弦滑而空，右微弱。此肺燥脾弱，阴液受伤，心阳失振，肝风内动，脉嫌空滑，颇无足恃，姑议建中气和营热，昼夜尽两剂，明日再议。时庚寅二月初四日。

太子参三钱　炙黄芪二钱　桂枝五分　生白芍三钱

炙草一钱五分　牡蛎六钱　霍斛二钱　茯神五钱　饴糖五钱

初五神识略清，津液渐回，咳嗽痰多，脉虚弦滑，木强土弱，前方去参，加怀山药二钱、炙蚕二钱、紫石英二钱。

初七日，前药两帖，诸症减半，脉转大。久病[6]宜加宁心运脾。

太子参　黄芪　桂枝　白芍　炙草　霍斛　牡蛎

龙齿　朱茯神　补骨脂　山药　盐水炒陈皮　谷芽

---

① 佥（qiān，音签）：众人。
② 总角交：童年相交的好友。
③ 枨（chéng，音城）触：触动。
④ 密伺：秘密观察。
⑤ 比及：等到。
⑥ 病：此后原有“非”字，疑为衍字，删去。

两服症愈，便溏食不香，一帖全瘳。

於术　茯苓　炙草　姜夏　盐水炒陈皮　熟苡仁　补骨脂　山药　紫石英　乌梅炭　谷芽

◉ 世弟宋虎臣补通两案

年十二，时夹滞伏表，头昏壮热，无汗饱闷，坐则眩晕益甚。医先解表不应，加导湿化滞仍不应。余以表不能解，必因里气不宣，按至胸下，隐隐作痛，试以双解仍不应。延至十三日不更衣，神气馁弱，眩烦不安，热则日轻夜重。医欲下之，予谓：积滞虽显然，但脉不结实，舌根仍板白而中分尖红，营伤气弱，恐不任下。医以里滞不除，表邪终不能解，为小剂以下之。明日神气益馁顿不支。表里之邪未化，正气先伤，实症而有虚征，颇防正不胜邪，酿成昏陷之变。既思诸治不验，良由中气太弱不足以运，先主扶正，俟神气稍振再议祛邪。但外热如此，内结如彼，用补实难。然生死关头，岂容再误？于是以四君子汤如芪芍姜枣，煎令服。既念亦无把握，徘徊终夜。明早往视，据称昨晚服药后安睡大半夜。察证虽未减而神气大振，因语曰："是可迎刃解矣。"前方去参加陈皮、炒枳实以运之，一服转矢气。明日去术加杏仁，微下黄粪，热减。予曰："宿滞虽动，气仍不足以运，必得燥粪如黑球，方无事。"原方加太极丸，仍未解。家人疑药轻，径用五仁汤。明日泄泻五六次，惧以告。予曰："发热半月无燥象，良由素质虚寒多湿，前之不用润下，正恐滋湿伤脾。几微之别，正在此耳。"用五味异功散料加枳实以运之，两服下燥粪甚，诸恙遂愈。

按：此症壮热无汗为表实，痞闷不通、胸下拒按为里实，舌腻眩晕为痰滞。而脉不结实，则脉与病反。舌苔中分，则实与虚间。其中得窍，全在神气馁弱，色薄泽而不浊，卒以补正运脾收功。人生宗气为本，正气进一分，则邪气退一分，虽在实症，犹不可忽如此。长沙论病人当发汗，尺脉迟不可发汗，当与建中汤，中气建乃能与邪争战而胜，此之谓也。一部《伤寒论》，步步顾定胃气，岂不以人有胃气则生，无胃气则死乎？经旨昭然。乃今人发汗不顾阴阳，攻里不问胃气，及至正气愈伤，邪气愈无所制，犹复倡议滋阴，坐败元阳，其足与言司命乎？

又，他年虎臣患胸骨尽处[①]牵及胁下痛不可忍，日不能食，夜不能卧，伛偻狼狈，困惫殊甚，家人谓因失意所致。予按痛楚部位为肝胃交络，立宣调郁滞，两和土木，小剂不应。家人杂治三日，痛益剧无少，休息眠食俱废，迫而复延予。视神色委顿极，舌薄白，脉软滑无神，知非气郁食积，语曰："此症照六郁论治亦不大谬，而不效者，良由阳弱痰积，体认不真，未免喧宾淆主。"思以一方奏效，非大药不足以胜之。乃用温通辛开法药，进一时许，痛顿减，沉沉酣睡，两时许，醒来病若失。索食令勿饱餐，安眠一夜，居然全瘳矣。

方用

细辛四分　干姜一钱　附块一钱五分　炒小茴一钱五分

煎成用药，吞指迷茯苓丸五钱。

◉ 郭醴香次子

偶访妹丈郭和斋，见阶下纸灰尚燃，入室闻哭声骇然，询知伊弟醴香次子病殆。其母闻予

---

① 胸骨尽处：约剑突附近。

至，含泪请曰："小儿病半月余，今虽无救，烦一诊能万一否？"甫褰帷[①]香气窜脑，问奚服，曰："回春至宝丹。"视儿目瞪无光，以手扇之不动，鼻如烟煤，口噤牙燥，舌短强，壮热如焚，气高痰壅作声，握拳微搐。予曰："风火燎原，津液告竭，何能为？"其母泣请再四曰："病业至此不效，亦何尤？"阅前方皆辛温香燥及表散之品，予谓："小儿阴阳均弱，焉能受此峻劫？是真药误之也。"勉用石膏、竹叶、花粉、沙参、知母、天冬、麦冬、生地、牡蛎、甘草，一派甘寒微咸，重其剂以存阴化热。一服口能言，目能视，身能转侧，再服诸症减轻。予以病机既转，用甘寒养液存阴，轻其剂以缓调之，两服微泻，热仍未退。其母欲求急效，因请另延不可。予曰："何妨？人已救苏可不死，予何靳哉？第阴伤已极，断难骤复。然或有见不到处，加一人参酌较妥。"于是召时医王某至，谓予曰："治法甚妙，奈何胆小，旋即减轻？"仿予意加苦咸泄热进退数日，表热仍不解，静卧无所苦，但不欲食。王生窘，不知病之所在。予笑曰："阴伤极热虽在外，良由阴虚所致，必俟阴复，热方能平，宜甘平清补小和之，多歧反惑。"又数日如故，王生辞不治。予熟察曰："病实退，何言不治？但阴营受伤已极，非百日不能复元。必不放心，姑停药两三日，再当与以小剂可立退也。"其母不得已如约，因授以甘寒清络数品，一服热果平。惟安卧不思食，引之语亦语，不语则寂卧终日。母怪甚，复延往予，曰："非病妥，药听其养，百日自复。"其母疑信参半，另延他医，虽依样葫芦，终至百日始平复如常。

◉ 陆中丞文孙论案元鼎字春江

公宰江宁时，文孙病痫月余，延往诊，制方未服。明日复延立方，座间多客，均深许可，立请照服。明日症减半，原方进退之。乃三日来，均服不及五分之一，无效。公款遍征医均推，服予方请与参数日，均市药不与服，予见政出多歧，必不能治，力辞不脱，爰撮其病情，附书以谢之。曰：证见对眼[②]，肩微掣，微咳逆上气，神呆面青，项微急，息微，肢体温和，无寒热，有顷复安，面微黄，环唇略青，舌白中分，上颚浸白，关纹散，鼻燥，大便杂乳不化。

按：足太阳脉起目内眦，上额交巅下项夹脊。足阳明脉起于鼻之交頞旁，约太阳下循鼻外环唇，其支者入缺盆与少阳相交目系，内连肝胆。睛对项急，肩掣鼻干，乃三阳经输不和也。咳而遗矢，阳明腑病也。气逆痰滞微咳，阳明并于冲任，挟少阳上逆也。面黄上颚白，神弱舌中分，关纹散，大便杂乳不化，中气弱而脾阳不健运也。环唇微青，木乘土弱也。阳气既衰，水乳入胃无火以化之，因之聚湿生痰，痰滞则气失调而肺胃逆，木火上侮故咳逆而阻。究之金土虽弱，生原自在，故有顷而复。凡人肺胃宜降，肝脾宜升，肺之不降必因胃逆，肝之不升必由脾陷。将欲清降胃土，必先温升脾土，所谓有春之升而后有秋之降，天旋地转之常化也。脾所以不升，阳气弱不足以运也，幸眠食二便尚可，生意犹存。第小儿为稚阳之体，稚阳者，言

① 褰帷（qiān wéi，音签维）：亦作"褰帏"，撩起帷幔。
② 对眼：两眼都向内斜视。

阳未长足也，加之先后天皆不足，变症尤易，药力已不足恃，奈何犹豫自误，如恐药伤胃气，附呈一法代饮，不无小补是亦，寓不药中医之意。屡辱宠召，时维兢兢自愧，肤陋不足仰副云垂，用陈管窥，伏维电鉴。

附方用

净黄土一大杯　山阴泉水三大杯　生姜一钱　大麦糖三钱

按：黄土性甘平入脾胃，以土补土而培木胜水退风，皆在其中。昔元丰皇子病瘛疭，治罔效，钱乙进黄土汤而愈，是其验也。泉水，《本草》言治呕吐烦闷，霍乱转筋，以其为山髓之精，穿隧而出，能入人骨髓，清阴热，润筋脉，滋木息风平火，《易》曰：蒙泉养正，圣功也。生姜微辛能润，和降肺胃，入少阳化浊邪，通神明，和阳气。大麦糖大甘补土，大麦为心谷，心阳泰则百体和，与姜合成辛甘化阳，调和营卫，建运中气，加以阴泉水育阴养先天，黄土培脾养后天，品用四数，用一三取奇偶相生之意，合为六分，天生于一，地六成之，平淡无奇之中大具阴阳造化之妙。附志以俟识者。

◉ 医用阿胶不验原由

旧以东阿井水用桑柴熬净，黑驴皮去其浊滓，取其精华以成胶，故名“阿胶”。

按：驴为阳兽，性极热属火，其皮尤易动火生风，皮黑是火极似水，兼胜已之化①也。阿井来源为济水伏地，下行而入是井。水本性寒，又伏行地下，更属沉阴极寒。以极寒合极热，力敌势均，熬以桑火，使寒者化而热者平，变成水火既济之功，酿为甘平冲和之味，无驳无杂，不偏不倚，滋补上品，莫妙于血肉有情。驴皮既为有情之物，阿水又属至阴趋下，故能清肺养肝滋肾，定喘上嗽。补血息风，柔和筋脉，此古人参赞化育，体认阴阳之妙用也。今则阿井为官家物，虽土著不易得，造胶者无论何水，取以为制熬，炼不拘桑柴，已失本旨。更杂以他色驴皮，气味秽浊，全失甘平冲和之性。以之滋血，而适足燥血，以之息风，而反以动风。其误在药，其咎反在医，曷若取他药以代之乎？然亦非谓阿水不可得，此品遂可作废。岩穴阴泉所在皆有造胶者，但当取常年不见天日之泉水，断桑木为火，熬净黑驴皮，一再去其秽浊，取其清华汁味甘平者，以文火炼成胶，存贮既久，然后可用。虽不敌真阿胶，亦足平收其益。附志，以质用药制药者以为何如？

◉ 拟调湿痰眩晕论

外舅刘文时，患湿痰眩晕，着手辄效。嗣因应聘远出，命立论以示方针，谨按湿痰家大法，宜温运水脏，得真火温养人生水府宜清，水脏宜温，必真阳封蛰坎中，不使外泄，然后水府得清，水脏得温，清水府如牡蛎、茯苓、黄柏之类，温水脏如附子、肉桂、破故纸之类则足以资生万物，不致上涎为痰。木气受涵，生机调运，风清气畅，自无眩晕之患。脾阳健运土得火生故健则足以磨化水谷，资生六气六气谓精气津液血脉也，并免积湿生痰之患，此大较也。夫土湿则木郁，郁则生风生火，横中则为胀闷，陷下则为泄泻脾癖，上窜清道则为头目眩晕，其标为火为风，其本鲜不由于土湿，

① 胜已之化：指在五行生克的关系中，某一行亢盛到极点，其所不胜的行会对其进行制约，从而表现出某些所不胜行的特征。

《金匮》谓"知肝之病，先实其脾"，即此义也。但人逾始衰之年，又不可偏主温燥。每见高年人性反急躁易生恼怒，良由血脉衰，木失其养，水不足以涵木血亦水也则生。气不遂，佛郁生风，浮火乘之，上僭而为眩晕，自以养血息风、镇纳浮火为主，是温纳真阳、和运脾土之中又当参以柔润息风、清金平木一法，风息则火秘，金清则天气下降，生水以涵木养血息风如桑叶、胡麻，镇纳浮火如龙齿、牡蛎，自无上热下寒之症上热如面赤、头痛、眩晕、目涩，下寒如腹痛、便清、下部怯寒之类。惟湿家最不喜润，润则易于伤脾。良工于火土主温运，于金木则宜清降，或参清润，于运脾药中以成交济，须有目送手挥之妙，勿蹈顾此失彼之讥，此又一大法也。至火亦大有区别如阴阳虚实，若相雷龙，类分而治亦异，姑即雷龙之火论之，高年下元先亏，其火尤易上窜，若不辨虚实，一见火动便用清润或苦寒，鲜不误事。盖虚火宜甘温微苦以补之。昔贤谓甘温除大热，又以芪草为泄火良药，指虚火言也。实火则不然，自以清解为先，甚则用苦寒凉泄以直折之。若雷龙之火根于下极，发自水中，上乘于天，半由于虚，或因湿郁而动，动必上窜。如燥湿过度，天必应以雷雨，必待离照当空，风清气爽，而后龙潜海底。故治此者，必以咸平填镇为主介石之品是也，而参以引火归元，苦辛甘温法最忌凉润，凉润如龙得云雨而飞腾愈厉矣。且其间冲气亦必要照顾，冲为血海附于肝而丽[①]于胃，龙雷火动，未有不由冲气上逆者吐血症及妇人经病，必兼奇经为治此也，此又一大关键也。至于药品，如制雷龙及镇冲气，最宜介石。介属潜阳，如牡蛎、蛤粉、龟板、鳖甲之类。牡蛎功用最大，性咸平微寒，咸能软坚，平能制风寒，能胜热，体用皆阴，善制木火。介属入水不濡，故善利湿豁痰指热痰而言，同气相求又能补水，水有龟鳖则鱼不能飞，潜阳故也。时手于牡蛎但知为性涩特入水不濡敛汗寒能清热，咸能养水，热清水澄，汗自止，乃阴平阳秘之效耳，而汗之何由而出，何由而敛，则茫然不知其所以。即此一味，体认尚不能清，何论方法之配合乎？石属如龙骨、龙齿、紫石英、磁石，性甘平微温，镇补心肾，制伏游火，桂心引火归元，故纸、胡桃补少火，於术补脾燥湿，两益气血，白芍敛阴归根阳根于阴，白芍能于土中泻木，两和土木。附子善固阴气，峻补祖火，温水脏桂温血水，附温气分。五味子酸以敛木气归根，温以遂木气调达，善收坎中耗散之火。甘草两补阴阳，调和百药。黄芪专入少阳，主大风内中，补气生血，为补药之长，故名"耆"。桑叶清金息风，和络养血。菊花清理头目，善平木火。霍斛两平肝胃之热，贝母入气分开郁痰气结，白薇入血分最清浮热，砂仁快气，木香运脾，谷芽疏肝健胃，饴糖补健中气、养心营、化虚痰，半夏通阴阳、降逆气，苍术燥脾湿，厚朴泄中满，当归补血活血，为冲任要药；茯苓导湿，六曲化滞，陈皮理气，皆治湿痰与雷龙之火所宜采择者也。他如胡麻、阿胶养血息风，龟板潜阳，决明清肝，鳖甲破结血，虽各有所长，类非脾胃所喜，要亦不必泥耳。苟能配合得法，收其益而制其害，何尝不可用？总之运用之妙，存乎一心，医道入微处，可意会不可言传也。今人开口便言肝热，举手便用平肝，不知肝热何自而来，何由而去。又曰补气补血，补阴补阳，不知阴阳血气从何而耗，从何而补。《内经》云：气血生于谷味，若非健运，脾阳纳谷日昌，气血从何滋生？若非

---

① 丽：附着，连接。

温养少火，脾阳何由健运？彼以人参补阳与气，熟地补血与阴者，袭景岳门面，话不审《内经》仲景为何物。陋习相沿，不值一笑也以上所论外感不在此例。

◉ 郑敦甫哲嗣少甫

秋杂感表邪，壮热头昏，腹胀烦闷，唇麻，肢厥冷，筋脉搐动，下利黄水，动则微汗，小便混浊，神识如蒙，苔白不渴，入夜谵语。医用党参、洋参、当归、白芍、枣仁、远志、黄芩、葛根、六一散，连进三日。延予，予大骇，怪曰："此外邪内伏，不为分解，乃以此等药冱邪，使不得解耶？"为拟桂枝汤去枣，加苏梗、半夏、茯苓、扁豆衣、枳壳、苡仁，荷叶盖煎。晚间复诊，肢厥唇麻均愈，神识亦清，脉仍濡滑无神，知浊邪内冱，用三香汤加减以解秽湿。明日往，但告入夜烦闷不安，谵妄无次，今晨稍安。刻已延四五医，敢烦参酌。时有谓温邪逆入厥阴，用犀角、羚羊复脉法加清心丸，予力阻之。俄群医至，佥谓秽湿着里，三焦失职，宜从三焦湿温法治之。予见病势有加，私疑三香方法有误，不敢复持己见，姑任公订方，默然而退。比晚复请往，则舌强根黄腻，尖燥无津，耳闭目瞪，神识迷罔，热壮，肢抖战，小便全无，唇紧而绛，谵妄发狂，不渴，日间鼻衄，脉沉伏而涩。浊邪内闭三焦不得外解，乃从里结，阴液暗耗，三焦失其化原，膀胱因之再结，天地否塞之象。沉思此症，惟有双解一法，一面提阳出阴，升清降浊；一面存阴通腑，为彻上彻下背城一战。商之鸿雪生，意见相孚，乃用葛根一钱半、柴胡八分、升麻五分、防风、炒芪皮、生扁豆各三钱、酒炒泽泻五分、荷叶露一两、沙参、麦冬各二钱、五味子五分、甘草二钱，加防风通圣丸三钱。明早来延，谓："昨晚服尊方，半时许彻汗周身，神稍定，假寐半时。"复进二煎，又两时小便畅行，神识全清矣。予曰："殆哉！昨方亦驳杂，铤而走险。若不应，直予误之矣。今幸中，然予归，辗转一夜不安。"郑君谢曰："诚累兄，然即有意外，亦与兄无涉。"方服桂枝加减方，一日甚效。日哺，前医又至，仍用洋参、枣仁、白术、远志、归芍等大剂，且许一服即瘳，家人欣从之。君之三香加减一方并未服，亦未告以，仍服前医之方，致有是夜之变。予叹曰："药不瞒医，君将以误我者自误乎？"方众医公订方法时，予意颇不然，彼时窃自咎药或有误，何敢更驳众论？晚见病势已亟，变不旋踵，为此孤注一掷，然非鸿雪生许可，亦不敢独肩此任。假令鞭长莫及，虽由自误，人其谓我何？今仍请与鸿雪生参之前方，去扁豆、通圣丸，加栀子、谷芽，有效改轻其剂，诸症平。惟热退不净，食不香，腹胀不更衣五六日。予按脉象弱而和缓，病邪已退，虽不更衣无所苦，非中有燥矢须下之，但调养脾胃，建其中气，俟其来复自愈。用炙於术、茯苓、面炒枳实、盐水炒陈皮、炙甘草、炒谷芽、浙贝、荷叶包陈米。一服食香，再服胀消热净而大便通。

按：此症经三误而获安，是有命也。外淫浊邪内着三焦，理宜辛香解秽，乃大队厚汁补剂冱邪，内陷入阴，些须葛根、六一散无济于事，一误也；浊邪重困阳气，内陷不能透围而出，复以滑石、苡仁、苓朴苦降下导，重抑阳气，燥劫阴液，使之下而不上，二误也；中间得桂枝加减以和解之，刚望拨转，又任前医封锢之。譬之落井而又下石，犹不明告，使余怀疑，不敢径驳诸医之失，此误之尤误者也。余见病势有增，不究其有无别固与前方之曾服与否，徒自胆怯引咎，不敢自是，虽属虚心，亦由学识太浅，体认不真，大昧经训“有者求之，无者求之”之旨。厥后竟毅然任之若忘前，此之怯者，直以热肠夙具，不遑他恤，卒以侥幸成功。抑险已，故志之。

◉ 刘淑人

时患咳嗽，笑怒时益甚，巅顶奇痒，发随屑落，面热如焚，身半以下清冷，脉象虚弱。服清降，咳益剧；用温镇，胸中烦热，咳而加呛。予按此虽血虚风燥，木火刑金，上窜头面为痾。痒为风屑，逆侮肺胃为呛咳。而其原，总由金郁不能生水，水亏不能涵木，木失养则怫怒而生风，风生火，火生痰，雷龙以气相感，坎中真阳不得安其封蛰之常，乙癸因之同病。且冲脉附于肝而丽于胃，木火不平，冲气亦逆，是奇经亦不得为无病。其身半以下常清冷者，坎阳上越，水无火温，酿成上热下寒之势，而脉虚弱则又关乎气血之亏。肺主气，心主血脉，气血亏，人知补心肺，血生于气，人又知补气以生血，而不知气血之原皆生于谷味。经云：水谷入胃，上焦宣发，谷气若雾露之溉，是谓气；中焦受气取汁，变化而赤，是谓血。所以能宣发变化者，水谷入胃，全赖脾阳健运以磨荡之，则知已土当首握其枢矣。法宜奠中以运四维，使木火各安其位，金水顺受其生，偏清偏热、偏宣偏补，均属得失参半，为拟膏方缓治之，果验。

膏方

炙黄芪一两　怀山药二两　茯苓一两五钱　炙草五钱　三角胡麻一两　桑叶五钱

蛤蚧尾酥炙，一两　真阿胶一两　牡蛎一两　柏子仁八钱　续断八钱

炒牛胶三钱　山茱萸六钱　天仙藤五钱　龙眼肉十粒　熟蜜四两

◉ 郭婀母

症怔忡，自汗如水，心烦夜不成寐。气若不接，饮食加倍于平常。时觉虚嘈，饥饿不及待，脉虚洪大。此阴虚火炽，重症防成除中，立方两服而愈。

干霍斛一两五钱　炙黄芪一两　怀山药一两　生甘草五钱　酸枣仁一两五钱

黄连一两五钱　桑霜叶八钱　朱茯神一两五钱　山茱萸一两　牡蛎二两　浮小麦二两

生白芍一钱　紫石英七钱　炙黄柏五钱　远志一两　龙眼肉二十五粒　白蜜五两

下　卷

◉ 郭四姻母

冬令过燥，亢阳不潜，最易扰越。高年营卫必虚，腠理欠固，过于温暖，逼汗外出，焉得不烦躁失眠？汗为心液，根阴出阳，液伤则营卫愈虚，反易畏寒。心为君火，肝胆属相火，阴虚二火内扰，怫郁不遂，因之周身无一是处。经云：君不安则十二官皆危。脾气素弱，健运少力，聚而为痰，凌心生悸，聚湿成疑，以脾主意也。土弱则木失培，尤易动怒。然血气虽衰，脉色二便自可，本无重恙，饮食不无受益营卫，得养稍和，故成然而寐。次复懒于运动，拥厚久卧，气机较滞，宿食磨化稍钝，新食兀自不香，补益仍进，徒增食气，食气壮火，为元气之贼，烦躁心悸，多疑失眠越夜再作者，正坐胃不和耳，似此用药焉能全效？询悉右臂时痛，姑以心营肺卫脾气为主，兼于血中匀气，多歧反惑。

黄芪二钱　南北沙参各二钱　紫丹参三钱　炙於术一钱五分　淮小麦四钱

柏子仁三钱　刺蒺藜二钱　夜交藤四钱　桑寄生四钱　茺蔚子二钱　南枣肉二枚

◉ 郭慎之尊阃

偶因郁恼，致伤络脉，吐血多痰，心悸，虚里穴动应衣，胸膈闷胀烦难，头目及周身抽痛。旧患痉厥，至是频作。脉左弦细，右沉弱，乃血虚气滞，甲乙怫郁，挟相火上侮，宗气大泄，症甚危殆。拟温养下元，清平木火，调血匀气，镇冲为治。如法两服而愈。

醋炒当归身三钱　黑苏子一钱五分　木瓜炭三钱　酒洗白薇二钱

醋炒柴胡一钱五分　酒炒牛膝二钱　苦桔梗二钱　醋炙半夏二钱

生炙黄芪各一钱五分　炙草二钱　龙骨三钱　牡蛎二钱　姜汁一小匙

◉ 燕山主人

高年感冒方除，里气未和，医用姜朴温中，因而咳呛，肋痛，胸闷多痰，吐血盈碗，脉来弦大而滑。予按脉大者病进，弦为肝虚失养，医家误以辛温动血，脉气不静，理宜养血清血。痰多胸闷乃郁湿化热内扰，总由正虚不运，误认内实，适重其虚。方立，议者以痰多胸闷为疑。予固持之，三服果愈。

生黄芪　醋炒当归　炒白芍　茜草　炙甘草　合欢皮　蛤粉炒阿胶

柿霜　炒柏叶　炒牛膝　黑姜炭　茯神　黄土

百劳水煎。

◉ 卢王氏

病经年杂治不瘳，疑为劳怯，叩治于予。诘其病状，体倦神怠，气郁不畅，虚里穴时动应衣，甚则心悸食少，喉舌作干，不甚渴，内烧面热骨蒸，月信参伍不调，涩少殊甚。中脘有宿积一条，直杠胸前，约四五寸长，以手按之，隐隐动跃，冲触心慌，脉象沉弦滑结而弱。此肝胃失调，气与痰结而成积。经年食减，气血两伤，又多抑郁不遂，诸恙蜂起，皆此宿积所致。

此积一消，诸症不治自愈。但磨化宿积，不宜过猛，用丸缓治之。一面健运中气，冀纳谷日昌，气血有所资生；一面消积调气，庶几痼疾可瘳。如法服丸两料而愈。

丸方

土炒潞党参一两　土炒於术八钱　云茯苓一两　盐水炒陈皮五钱　制半夏一两

当归须五钱　干霍斛五钱　台乌药一两　香附五钱　牡蛎二两　白芥子五钱

枳实炭八钱　乌梅炭三钱　姜汁炒竹茹五钱　炒栀子五钱　谷芽一两　麦芽一两

炼蜜为丸，日服五钱，分早晚开水送下。

◉ 妹丈句级荞

病疝气，杂治十余日不效，尤谬者指为子痈，外用敷药，内用消散化毒之剂。予往省视，少腹向右，筋结而粗，牵引睾丸，赤肿痛甚，下及大腿，上廉不能转侧，时觉热气冲上，气逆郁结不舒，脉沉弱弦而迟，舌苔白腻不思食，八日未更衣。语曰："此《内经》所谓冲疝症也。"参验色脉，乃寒湿着裹，肝气下陷怫郁，以致脾阳内困；寒则伤营，湿邪下袭，伏遏筋络，故狼狈如此。论疝症，本任脉与厥少二阴为病，自以温经散寒为法，此更当先降冲开郁，以阳明太阴为主，以阳明主宗筋，太阴土温则湿消而木调。余从末治，拟方两服，痛定结散，饮食渐香，加温经和阳化湿而愈。

姜半夏三钱，醋炒　当归三钱　生楂肉三钱　姜汁炒川朴一钱

米泔浸茅术一钱五分　甘草梢一钱　茯苓二钱　炒小青皮

后加吴茱萸、桂枝、炒小茴、杭白芍。

◉ 许游戎莜安夫人

病愈后数月不能复，述证叩方，据称肢面浮肿色困，痰气留中，纳谷不香，心烦作呕，牙龈肿痛，头亦时痛时止，咯血溏泄。

按：此乃肝胃不和，少阳相火上侮肺胃，煽灼阳络，清肃之令不降，脾阳虚陷不升，不能磨运，治宜敛木气归根，清降肺胃，温养脾阳，遂其左右升降之路。久病后用药宜取和平缓调。

南沙参二钱　米炒麦冬二钱　五味子五分　牡蛎三钱　霍斛三钱

炒白芍二钱　蜜炙枇杷叶一钱五分　阿胶二钱　炒柏叶一钱五分

怀山药四钱　扁豆衣三钱　於术二钱　桑叶二钱　炮姜炭一钱

◉ 汪嫂

久病胀，治不验。

按：胀病之因最多。今四肢烦冤，自胸以下均胀，喜哕稍松，肠鸣切切，胃脘隐痛，此木郁贼土侮金而为脾胃胀也。冲脉附于肝而丽于胃，土木不和，冲气横逆，胸中故隐隐而痛，切切而鸣，非水病也。久病必入络，冲任伏邪于络，调疏土木，兼参奇经，从血中理气。

醋炒柴胡二钱　醋炒当归一钱五分　茜草八分　佩兰梗一钱五分　苏叶一钱　姜夏二钱

苦桔梗二钱　麦芽三钱　陈皮一钱　茯苓三钱　土炒於术一钱五分　生姜三片

◉ 张玉书令嗣

病十二日，杂治益笃，医皆引退。时玉翁方抱鸰原之痛[1]，益切忧惶，速予往，述医言有谓湿温逆传，有谓秋邪内陷，究属何证？予诊毕曰："疟吾知其为疟，痢吾知其为痢，以若所云，非所知也。"古今刻板症候绝少，自《内经》《金匮》《伤寒》而外，前贤广立病名，原欲后来顾名思义，为"有者求之，无者求之"之意。辨别稍差，相去不啻霄壤。非明眼人参以活法，鲜不有误，故愚谓前贤多创病名，犹嫌徒乱人意。然古人立一名，必有一名之的证，不似今人随口乱称也。其故由病家以为病必有名，倘病名尚不知，何以医为？虽无可名者，必名之。如春病则曰春温，夏则曰伤暑，秋则曰秋邪，冬则曰伤寒。试问春温、夏暑、秋邪、冬寒应见何症，症见何脉为顺为逆，应从何治，病家不知，医家亦不暇细辨，无惑乎？六经、三焦、表里、寒热、虚实之不明，案不对症、药不对案者，比比然矣。今请先将尊恙写出，以验确否，再拟用药。案云：缠热十余日不解，日晡后热较壮，入夜时有谵语，微汗不足言，胸腹拒按，右胁痞痛，耳微聋，头昏声微，舌苔微黄，小便短赤，口淡不渴，不欲食，脉右弦数微滑，右尺较甚，左部稍弱。张曰："是皆然矣，当作何治？"予曰："此阳明少阳合邪，不得外解，渐从里结，病诚非轻。幸舌不燥，阴液未亏，拟用柴胡桂枝加牡蛎，从营分以化表里之邪，加小半夏以通和阴阳，化滞为治。"如法果应手就痊，时壬辰八月十四日。

桂枝一钱　生白芍二钱　醋炒柴胡一钱五分　炙甘草一钱

煅牡蛎四钱　姜制半夏二钱　生姜一钱

◉ 顾仪甫夫人

产后安饭五六日，忽大崩下，眩晕，壮热。次日得汗热解，神识不清，入夜谵语，如见鬼状，旦昼昏昏，默默不欲食。问治于予，予曰："前辈谓产后百脉皆虚，总以养正为要，余从末治，况属血脱阳微，自以和阴养阳为宜。"拟方服不效，延往诊，脉微而滑，重按有力，舌苔灰腻，脘闷神弱，五日未更衣。予曰："此痰滞困中，阳气不足以运，若在平人，亦无难治。但甫经崩下血，脉空虚，温中消克之品恐阴不胜，或致重伤。"为拟建中和阳小剂，仍无大效。予绎此证，本由脾阳不运，胃无火化，饮食聚而为痰，停滞中脘，乃产后实证。徒以胆怯，恐耗阴，而实则阴邪困阳。经云：有故无殒。言有病则病受药，不致有他殒也，顾忌多反足误事。爰放笔为拟一方，一剂知，二剂减，三剂霍然愈矣。

米泔浸陈茅术　姜汁炒厚朴　盐水炒陈皮　六曲

茯苓　醋炙半夏　炙草　桂心　紫石英　谷芽　煨姜

◉ 袁玉书

病喘喝大汗，伏几倚息不能平卧，卧则逆阻。稍动移，眩晕欲绝，面赤语不能续，饮食不进，危殆已极。室人惶然，速予往。先有两医谓阳越阴亡喘脱之候，重用滋补填阴大剂。予按脉沉微而滞，口不渴，舌苔厚腻白黏，胸腹腰间隐隐作痛，面虽赤而泽腻，汗虽泄而黏，时不

---

① 鸰原之痛：指因兄弟去世而引起的痛苦心情。

大便已五日。语曰："此痰喘症，似虚脱而非也。"家人曰："虚弱至此，尚属实邪耶？"予曰："何为不然？以色脉形证参之，全属寒湿浊邪盘滞扰越清阳，肺胃被阻，不能下降，一湿痰困中变症，非离照当空，温中宣阳，不可滋补阴液，下咽必致阻遏益甚。真火何以能支，不将弄假成真乎？"家人疑之。予曰："予临此症，手眼明亮，必不有误，敢任之。"方用桂心、姜汁炒厚朴、茅苍术、六曲、陈皮、姜半夏、茯苓、炒麦芽、生姜汁，一服喘定汗止能卧，再服全瘳。

◉ 陈孝廉雨生太夫人

太夫人年近八旬，病寒热往来，有汗，胸膈痞闷不通，勺粥下咽作嗳腐气，不能安眠，气逆溏泄。医指为疟，杂治数日，症益笃。时雨翁令弟凤生二兄宦游浙省，电促令回，颇切惶惧。延往诊，脉微滑而实，舌苔白腻，两颐发红，面色微浊，语曰："此阳微湿聚，痰滞中焦，抑遏升降出入道路，以致营卫不谐。营卫欠和则寒热往来，升降失职则上逆下陷，乃湿痰困中变症，非疟也。医见高年正虚，客邪易感，且有寒热往来，遂疑为表而不辨其为里，无怪多歧，然色脉形证可验也。"方用桂心、炒白芍、炙草、姜夏、茯苓、陈皮、苍术、姜汁炒厚朴、六曲、麦芽、煨姜出入，三服诸恙全愈。

按：上三证，一新产，一体虚，一尊年，而又或属亡血，或似喘脱，或类表邪，而皆断为痰滞，并用平胃、二陈、桂枝汤加减，均应手奏效，足见湿痰变症最多。吾乡地土卑湿，居人患湿痰者十居六七，用药率不喜凉润，特非细参脉证，独具会心，亦未可泥也。今因三证迥异而并用一法收功，类志之，以质行道者，临证须要卓见，不可犹疑迁就，人云亦云，预存卸过地步致误人命。是在辨证详确而用心仁厚也已。

◉ 陈茂才在芝尊阃

妊娠八月，病角弓反张，手足抽劲，目证无光，口噤齿燥，头摇舌短焦黄，面色纯青，人事不省，医药不应，延访及予。比至则群医麇①集，持论棼②如，予按脉弦细微数不匀，大便素溏，两日来小溲全无。考孕妇面青舌焦，子母两殒，细绎良久，一线生机只在四肢温润，唇色不燥，脉不劲大耳。土气虽弱，尚未全受木克，但脾肺之气甚弱，用苦寒清降直折风火恐非脾肺所喜。且苦能化燥，用凉润息风，又恐重伤脾阳，且雷龙之火得火愈炽（缘前方内用芩连、丹皮、麦冬、龟板、鳖甲，故议及此），或谓胎已伤，非下去死胎如何可救？予曰："脉已沉陷，再用峻剂下胎，正气不随之俱去乎！"又或难之曰："死胎留腹，当作何治？"予曰："胎产全恃气血运送，今气血虚弱，无力送下，再重伤其气血，不速之毙乎？鄙意但使症减气复，胎自不击而下，何可行险自误？"因拟一方如下，候公订。或又曰："此等药大半服过，无效。"予曰："前方分量太少，且药杂多牵制，故自不应。"或谓，并数剂合算，亦不为少。予笑曰："譬诸一餐饭，分作数日食，饱乎？否乎！"众始默然相引而散。时癸巳仲春。

生牡蛎四两　白薇八钱　鲜桑枝五钱　大生地一两　细木通二钱

---

① 麇（qún，音群）：成群。
② 棼（fén，音焚）：纷乱。

鳖血炒柴胡八分　黄芪五钱　黄白菊花四钱　香谷芽六钱　穞豆衣五钱

明日不见来延，心疑症或败矣，为之不安者数日。越五日复延，据称十五日服尊方，逾半日人事遂清，能言能食，病愈六七矣，未便再渎，且尊方大效，业有成规，遂令前医接诊，每日两次药，亦两帖。不料四五日来，病又如初。予曰："古方古法且不可泥，何况偶中，如何可法？接诊人未免不知活变，但鄙人前治不验而不见信可也。既验矣，尚怀疑自误，得非命乎？"如此大症多延一日，正气多受戕一日。予不任功，亦不愿代人任咎，力辞不获。转念生死关头，倘有挽回，亦一快事，因偕往。见外势较轻而脉益微弱，搐搦，惊恐怖啼数作。此心神内亏，魂魄不安，雷龙游火不能归宿，因之金木两刑，啼哭乃金不肯受木刑，愤气欲伸，木气亦藉以疏解，大是生机，于是有拟用人参者，予以今时人参多伪不足恃，且此时自以镇补心阳，收摄雷龙游火为急务，非门面套法可以济事。

方用

醋煅紫石英三钱　真阿胶三钱　炙甘草八分　五味子五分　上桂心五分

生牡蛎二两　炒白芍五钱　煅龙骨三钱　於术四钱　炙黄芪五钱

二十一日，诸症减半，入寐神怯不安，肝气欠舒，前方去阿胶加抱茯神一两、合欢花二钱。

二十二日，诸恙悉平，惟便溏不除，饮食不香。

於术三钱　炙黄芪三钱　生白芍三钱　五味子七粒　煅龙齿三钱　煨木香五分

醋煅紫石英二钱　牡蛎三钱　桂枝一钱　炙草一钱　谷芽三钱　煨生姜一片

二十三日，诸恙全愈，啜粥加倍，精神大长，用四君子加龙齿、牡蛎、白芍、陈皮、谷芽调之。

二十四日辰刻，气顺胎下，产母安然无恙，饮食有加焉。向非病去正复，调治得宜，安能保泰若此。生死关头，间不容发，抑何险哉！弥月安健如常，为之一快。

◉ 汤绍穆夫人

新产三日，劳动感表邪，壮热头昏，微汗，际颈而还，瘀行凝滞，手足心热炽而四肢清冷，心胸烦闷，时作噫气，米饮下咽，逆阻中满，渐至日轻夜重，烦难达旦，不能假寐，渴不多饮。杂治八日，有加无减，惶惧延往诊，得六脉实大无伦，新产得此脉，邪强正弱，颇甚危险。舌苔薄白，根底微厚，中心一块鲜红，无苔而润。日作溏，解一二次不等，小便短涩若无，积瘀不行，胸腹微胀，气逆声微，语若不续。此邪陷营分，布满膻中，营气逆阻，内外不谐，升降失运。误治重伤营分而四肢转清冷，大便溏解，脾阳不能健运，汗际颈而还。则又天气不降，久热不解，邪实正虚，大有痞结之患，颇形棘手。细绎形证，惟有先从营分提出太少二阳，俾由枢转拨开病机，使邪外透，再拟变通。方用桂枝、柴胡、白芍各一钱，生草、佩兰梗、茯苓、姜夏、煨木香、牡蛎、谷芽以运化之。次早延往，据云："入夜烦热益甚，并四肢全热，汗亦下透而微，脉滑微数，舌苔微黄。"予曰："气机拨转，邪热不为汗衰，正以营热留连，阴虚阳扰之故，当从营分以解热，育阴以维阳，不难望愈。"盖昨与今症有转移，治法亦必因之而变。

方用

软白薇四钱　生白芍三钱　煅牡蛎五钱　生草一钱　霜桑叶一钱五分　生芪皮八钱

煎服后，安睡一时许，微汗周身而黏，热退神安。伴晚[1]请复诊，居然脉静身和，胸宽气顺，小解调畅，结瘀通下，症全愈矣。当夜半，其仆奔命，来意甚仓惶。诘以故，则云："家主母晚间尚安然，啜粥甚香，刻忽语言恍惚，神识不清，气色俱变，主人疑邪去正陷，亟求降临。"予讶然曰："断无此理。适晚间脉已调和，岂有不越两时许遂致昏陷乎？"然亦不得不往。比入室，则香烛高烧，仆辈竦伺，主人惶惶迎入。诊良久，脉虽弱而和，问所苦，答言甚清楚，但神气似甚倦怠。予不禁失笑，回顾主人曰："顷几令人吓煞。前者病延九日，危险已极，未见如此张惶。今病已愈，乃作此杯弓蛇影耶？"主人谓："适见神识恍惚，语若不接，不觉草木皆兵，欲得明眼一决耳。"予曰："久病甫愈，神气未复，或因多言伤神，遂若不支之故。"曰："容有之[2]。晚来数人省疾，与谈良久去，遂若此耳。"予曰："刻正阴极阳伏之时，大病新愈，正宜令其安眠养神，奈何扰乱之？恍惚之由，正坐此耳。非有他变，安寐自愈。必不放心，可小作建中汤饮。"

炙芪　土炒潞党参　生白芍　炙於术　炙甘草　抱茯神　饴糖

一服果安。越三日，复热微汗，用桂枝汤去枣，加芪皮、桑叶小和之。愈后少腹向右隐痛，用桂心三分、炒白芍三钱、炙草一钱、醋炒当归须一钱五分、炙於术一钱五分，遂庆全瘳。

◉ 姚姓妇

半产后下瘀甚多，痉厥搐搦，反折间或稍止，人事不省，医治罔效，迫而延诊，时目不交睫已三昼夜，曾无一时宁静。比入室，哭声杂沓盈耳，病者正昏痉无知，攫手按脉，沉迟濡弱，绝无弦劲之象。撅口视舌灰白厚腻，唇色淡，面晦浊，齿龂。阅前医方，大率育阴养血清润之品。予谓按色脉全属一派阴霾之气蒙蔽三焦，阳气困遏不振，以致木郁生风，与《金匮》所称痰厥湿痉相类，平素想多湿痰为患，主人然之。问今当如何？予以必宣补真阳，温纳少火，徒事滋阴未免以水济水，真阳愈败。医或难之曰："产后血虚肝燥，风火内煽，复用阳药，不益助其焰乎？"予曰："症有似是而非者，此类是也。以若所言，前方皆作产后惊风治之，胡再不验，而反加剧。"主人以予前为其姑愈一危症，深信任之，因用黄芪以胜风，桂心以补阳消阴邪，附子以固阴气，干姜以宣阳气，龙齿、牡蛎以镇纳龙雷游火，制半夏姜汁以降逆导痰和通阴阳，稍参和脾养血之品，医士观方为之咋舌。乃药下咽，不逾半时成然而寐，半日醒，人事清能言，病愈六七。明日原方稍事加减出入，三四帖居然痉愈。此症全凭色脉，独具双眼，放胆为之。虽似出奇制胜，实非审证的确，心与神会，焉能药到病除？乃全方未存稿不能悉记，心甚惜之。然大法已具一斑，追录之，以见惊痫痉厥等症，不必尽属风火，专以苦寒阴柔

---

① 伴晚：即傍晚日落时分。

② 容有之：容或有之。或许发生过这回事。

为事，毫厘千里。是在临证时手眼灵活，审证得间，以意会之可也。

◉ 高广文柳溪尊阃

妊娠及三月，呕恶倦怠不欲食，头痛如裂，予谓是虽孕子常情，然头痛如裂，此胎恐不能育。逾月告曰："子言不育，今果半产，何以知其必然？"予谓前虽妄言，要有至理。彼时非仲春下浣[①]乎？过此为暮春，肝木旺极之时，而胎适满三月，胎本土载，分受五脏之阴，三月正当木气养胎，木气或不足，往往求助于食味，故有贪嗜甘酸之微，此其常也。前言倦怠少食，土弱已见一斑，而头痛如裂是木气挟邪上干巅顶，风生火动之象。木主疏泄，最易贼土，所赖金以制之，水以涵之，土以培之耳。今土气既弱，又分其力以载胎，金水适当衰令，木邪肆无所制，下陷则贼土，土已不支。延至暮春，木邪益旺，正乃衰，胎适当受气之时，有不任其戕贼矣乎？曰："然则孕妇遇有头痛欲裂，胎必堕乎？"予曰："是又不然，要亦会逢其适，如在秋冬之交必无害也。秋冬木气归墓，金水相生，子能令母实，土得金助，木受水涵，虽有微邪，衰而易制，故自无害。火令亦然，火令则木气已衰，且火能生土，小为调治，亦自可支。此之必堕者，以木邪旺极之时恰值胎孕三月，为其所辖，两者若不相值则否矣。此虽适然之数，实造化不易之理也。"逾数日，夜半柳溪命仆仓皇来延，盖产后抱恙，至是愈笃，速余往，人已昏闷目闭息微，四肢冷过肘膝如冰状，极烦难，六脉全无，细察神色为阳虚内陷，非大剂回阳不为功。柳溪谓："顷者医用姜附不受，入口即呕出，奈何？"予曰："此必配合未妥，煎法不得故耳。"因索纸写方，用熟附子三钱、干姜二钱、桂心一钱、炙黄芪五钱、炙甘草二钱使配药，予为代煎，伺服必不致吐。煎成令徐服半盏，少顷再饮，陆续进毕，甚安。坐俟一点钟，时复诊六脉，已隐透丝微，四肢冷亦稍减。因嘱取原方再市一帖，如法煎服，因回憩，时已五更。次早往则六脉全复，四肢转温，人事大清，但烦难殊甚。因为和阳养营小剂，调治四五日而愈，惜后方无存，不复记忆。

◉ 徐明经慰农三令郎

病后失调，留热营分，杂治经月，反增壮火食气，饮食加平日数倍，而四肢无力，周身疲软，浸成食㑊[②]重症。时觉一股热气循脊而上，颐红，绕颈作热，舌苔光黑满布。慰农惶急，速予往诊。

按：太阳与督脉循脊上巅，为多气多血之经，与少阴相表里，久病未有不伤及少阴者。少阴伤则水不足涵木而雷龙之火不潜，挟少阳相火上僭，内灼胃腑。胃腑不清，颐红绕颈热者，少阳、阳明经病也。少阴病，厥阴亦不能条畅。三阳二阴同病，头绪纷繁，诚不易治，无怪医家无所措手，模糊影响，疑为痨怯。姑从营分导热下行，执简御繁，当无大谬。时甲午十一月杪[③]。

茜草一钱五分　炒枯芩一钱五分　大生地三钱　龙齿二钱　牡蛎五钱

---

① 仲春下浣：夏历二月下旬。

② 食㑊（yì，音亦）：病名。善食而瘦，谓之食㑊。

③ 杪（miǎo，音秒）：指年月或四季的末尾。

桑根白皮二钱　生草一钱　元参二钱　朱茯神三钱　秋石二分

初一日，症略减，多汗，加沙参二钱、浮小麦三钱、生芪三钱。

初三日，诸恙减半，惟觉气结，腹微急，乃木气贼土。

前方去茜草、枯芩，加白薇三钱、炒川贝母一钱五分、土炒白芍一钱五分。

初五日，症愈六七，肺胃脉微弦数，上鱼际。易方，两服全愈。

瓜蒌根二钱　霜桑叶一钱五分　白芍二钱　五味子三分　炒白薇一钱五分

龙骨二钱　牡蛎四钱　首乌藤三钱　生芪三钱　生炙甘草各一钱

炒牛膝一钱五分　北沙参三钱　须谷芽一两先煎水入药

◉ 黄执之尊阃

产后寒热，医者治愈，不数日咳喘气逆不能平卧。就枕则喘咳逆阻，四肢头面微肿，医谓产后阴阳血虚气弱，用补血滋阴剂数日，益笃。自下肿至大腹，板硬而痛，手肿至臂，面首庞然，咳喘气逆，上下若不接续，溏泄不思食，倚息不成寐。惶然延予，诊得脉沉微濡迟，唇色淡薄，舌苔漫白，无汗。语曰："此寒湿困于太少二阴，乃麻细姜附证也。谬疑血亏阴虚，滋用润补，无怪其剧。"闻者犹谓数日来饮食甚少，气如不接，且属新产，得非虚乎？予曰："病证显然自宜，凭证施治，岂容臆度。如畏药峻，稍事变通，去麻附可也。滋血养阴，与此证何涉？"方用细辛、干姜、厚朴、桂枝、紫苏、姜制半夏、茯苓、砂仁、炙草、姜皮、麦芽，两服病去六七。因去桂枝、紫苏、姜皮，加桂心、白术，三服而愈。

◉ 兰芝庭

呛咳痰吐不畅，音哑而咳声清越，杂治半月余，症益重，问治于予。按六脉皆弦，右关尤大，乃湿郁己土，不能培木，木邪挟风火上触肺胃，肺胃被灼化燥，不能遂其清肃下降之令。亟宜清降肺胃，两和土木。音哑久延，防金破土崩，酿成痨嗽不治，立方三服竟痊。

肥玉竹三钱　炒贝母二钱　苦杏仁三钱　盐水炒陈皮一钱五分

茯苓三钱　蛤粉炒阿胶二钱　生芪皮一钱五分

◉ 郭筱园尊阃

产后三日，惊风人事不省，闭目咬牙龂齿，努力握固，僵若死状。医谓产后百脉皆空虚，风卒中，治以双补，兼风药辛开。药不能进，厥去一日，半夜不苏，家人仓惶置办后事。比予到时，已三鼓矣。诊得脉象缓滑实大，面色润泽，四肢温和。语曰："脉象有胃气未败，何致无救。"此痰火壅闭，气机失运故耳，不可认作虚中。先宜通阴阳，豁痰息风。时丁酉秋九月初六日夜半。

方用

姜制半夏五钱　姜汁炒竹茹三钱　霜桑叶三钱　茯苓四钱　陈皮一钱五分

钩藤四钱　甘菊花二钱　生姜汁一小匙，用箸拨齿徐徐灌入

初七日中，往诊，人事已苏，溏泄两次，小腹隐痛，脉左滑大，右软滑。

炒桑叶二钱　贝母二钱　朱茯神五钱　法半夏四钱　陈皮一钱五分　土炒於术一钱五分

菊花炭一钱　甘草一钱　生麦芽三钱　炒楂肉一钱五分　南沙参三钱　生姜汁一小匙

初八日，因语多劳神，复厥如初状，为时较浅，脉滑数而弦，用甘咸微寒平镇法。

南沙参五钱　寸麦冬三钱　甘草一钱　姜汁炒竹茹三钱　桑叶三钱　菊花二钱　干地黄八钱

牡蛎一两　龙齿三钱　天竺黄一钱五分　羚羊角汁五分　朱茯神五钱　莲心五分

初九日，忽作狂状，谵妄，惊悸，躁扰不安，手舞足蹈，人不敢近。此郁火内伏，乘虚层叠而出，百变无常，总属心胆热邪，用清心泻胆直折法。

竹沥一茶杯　龙胆草三钱　牡蛎二两　龙齿五钱　朱茯神八钱

软白薇五钱　羚羊角汁五分　天竺黄三钱

初十日诊，昨用直折法，今证变大平，用甘寒柔镇以清理之。

按：昨狂状虽属热邪扰乱，然见人则引被蒙头自避，情甚恐怖，究属心胆阳虚，非真阳明狂证不避亲疏可比，宜稍加振心阳为治，一剂知，二剂已。

紫石英二钱　煅龙齿四钱　朱茯神五钱　元参心三钱　莲心八分

连心麦冬三钱　炙甘草一钱　干地黄四钱　炙鳖甲四钱　白薇三钱

制半夏二钱　黑大豆二钱　炒贝母二钱　梨汁　竹沥各一大勺　姜汁一小匙

◉ 王穆斋明经内子

霍乱吐泻不止，四肢逆冷上至肘膝，目眶下陷，神滞色晦，变不旋踵。亟予回阳奠中。

桂心一钱　熟附块三钱　土炒白术二钱　杭白芍二钱　淡吴萸一钱五分　干姜一钱二分

次诊

四肢回温，吐泻未止，时作干呕。

炮姜二钱　杭白芍八钱　牡蛎五钱　乌梅一钱五分　炙草三钱

泄泻减少。因吃西瓜水一碗，腹串响，胸腹胀闷，舌中薄白边绛，鼻干，红丝缠络，乃脾肺络热未化，骤为生冷冰伏，脉左弦濡，右滑涩，易方两服愈。

米泔煨葛根八分　姜汁炒黄连五分　乌梅肉二钱　砂仁六分　白芍三钱

於术二钱　黄柏炭一钱　沙参三钱　鲜扁豆花三十朵　谷芽五钱，百劳水煎

◉ 唐克斋令嗣

年十龄时，病后失调，渐至囊肿如灯，龟头缩短，肿冷如冰，脐突出大小腹，四肢俱肿硬拒按。面色浮黯，唇白苔薄，头热肢冷，午后恶寒憎热，饮食不思，溏泄。脉左浮弦，右沉微弦紧，往来无神，杂治无效。审厥病因，医以阴分重伤一时难复，命食龟鱼，连日饱啖，计有七八个，杂以滋阴补剂，由是日益加剧。予曰："似此阴邪充满经络，脏腑同受，其困真阳欲息，论法已在不治。幸髫年嗜欲未开，且此症由药误，或有几希可望。"然实危不足恃，姑试之，应手为吉，从少阴风水为治，有效再议。

麻黄八分，先煎去沫　细辛四分　桂枝一钱五分　甜葶苈三分　椒目三分

炒小茴五分　木防己一钱二分　熟附块八分　土炒白术一钱五分　生姜皮五分

两服得汗透下，诸症大减。

细辛四分　桂心四分　干姜五分　熟附块一钱五分　白术二钱　茯苓三钱

益智仁二钱　防风　炒芪皮八分　小茴八分　生姜两片　红枣三枚

各肿处皮现皱纹，渐有消势，饮食稍进，气逆痰动，少腹微疼。

桂心八分　熟附块一钱五分　法半夏二钱　乌药三钱　炒小茴一钱

荔枝核一个　於术二钱　生芪皮一钱　茯苓二钱　煨生姜一钱　红枣四个

肿减过半，口淡痰多，寒热往来，阴邪将从少阳转枢，大是起色。

乌药三钱　桂心八分　姜半夏二钱　於术二钱　巴戟二钱　醋炒青皮一钱二分

煨草果一钱　炙草五分　生姜皮三分　饴糖五钱

肢冷，寒热往来，前方去草果、桂心，加柴胡一钱、桂枝一钱五分，肿硬全消，化疟分清，营卫不谐，余邪留连未化，脾寒尚欠健运。

桂枝　白芍　甘草各一钱　柴胡　於术　巴戟各二钱　乌药　首乌

姜半夏各三钱　小茴陈皮各钱半　煨生姜二钱　饴糖五钱

疟轻，食香，小便清长，少火尚弱，参以温养下元，两服而安。

乌药　何首乌各三钱　小茴柴胡各一钱五分　肉桂五分　熟附块八分　於术

益智仁　乌梅炭　巴戟各二钱　炙草一钱　茯苓三钱　煨姜一钱　饴糖三钱

谷芽水煎。

◉ 医士武俊卿[①]两案

恙由怫怒不遂，木火内郁已埋，勃发之根旋因鞍马劳顿，震动脉络，肺胃冲任并伤。体素羸弱，以致火动风生，鼓血上窜，咯吐盈碗，浮沉红紫不一。医用一派甘寒凉润、育阴镇肝之品十余日，血不稍减，呛咳益甚，卧不能安，饮食不思，时觉一股热气从少腹循左上冲，心悸不宁，两颐及颧发红，昏晕时作，危殆不支。群医束手，谓为不治，辞不立方，追而延予。案头列水碗四五，贮血于中，指问究属何脏何腑之血。予曰："诸脏真血不见，见即死。诸腑中亦不见血，其吐窜者皆经络中之血。"昔谓浮者属肺胃，沉者属肝肾，不浮不沉属中，皆谬论也。按脉虚芤弦急，右尤嫌空滑，重按全无，虚脱之象已现。幸而四肢温和，虽偶见微汗而大汗未来，剩此一线生机耳。因语曰："脱血补气，本属定法，昔贤善治血者，多用甘温加清络脉取效，良以阴非阳不生，血得温养则归经。古人谓运之者，其阳和乎。"此语意味深长，惜乎时流不悟。东垣有言曰：甘温除大热。指虚热而言。今大吐如此，体又尪瘦，得不谓之虚热乎？况症本因劳致损，《内经》云：劳者温之，损者益之。损之当益，夫人知之劳则动火，何以不言清火而反温之？盖因劳生火是虚火也，虚火宜温，会有至理，昧者自不察耳。夫血本属阴，虽因火动，而火亦分阴阳，动于阴火者得水愈炽，凉润之品，水也，此义世多忽焉。今血势即涌，为日又多，不得不参用堵截之法。时乙未十一月二十一日。

炙黄芪五钱　土炒当归身二钱　野於术二钱　生甘草二钱　炒柏叶一钱五分

---

① 武俊卿：近代金陵名医。系近代"金陵医派"的"三卿一石"（随仲卿、朱子卿、武俊卿、王筱石）之一。

紫石英二钱　乌贼骨五钱　煅龙齿三钱　妇人发灰三钱　童便一钱

另吞十灰散五钱。

次诊

脉重按稍复，血来减半，加清络堵截阳明法。前方去十灰散加荷叶筋烧灰存性、首乌藤各三钱、炒桑叶一钱五分、赤石脂二钱，百劳水煎。

三日血止脉归根，腰腹抽痛，气苦不续，血伤肝虚，不能荣筋，中气未复。前方加枸杞炭三钱、川续断三钱。

又三日，脉和气复，诸恙全愈，吐如橘络、白木耳者二十余口，当是败络或肺叶之类。既无所苦，自属除旧生新，是日并大便如常，但虚弱益甚，命静养以俟来复，气微欠顺，稍参调气建中，遂庆全瘳。

炙黄芪五钱　炙於术　土炒当归身　桑叶　白及　人乳

炒香附各二钱　茯神四钱　炙甘草一钱五分　枸杞一钱五分

续断三钱　柏叶炭一钱五分　龙齿　首乌藤各三钱　大麦糖三钱

又，逾两年，夏月滋服生冷，起居不节，重伤暑湿，壮热如焚，自用香薷饮、藿香正气散之类治之数日，益不支，延予往见。手执香生藕，问何似，曰嗅之觉清香可人。诊脉沉数而弱，视舌光绛无苔，中心觉微痛，润而不燥，身有微热，头不痛，心烦闷不宁，席地而卧，小便赤涩。告曰："按暑湿为治益甚，何也？"予曰："脉不浮洪而沉数，气不粗，病不在表，不得引暑湿杂感为例。此邪热伤营，内扰尊体，阴分素弱，妄用辛散温降宜乎？不中与矣。"诘曰："前病血，君尚谓宜温，今伤暑湿，又过服生冷，湿动于中，口因不渴，胡为用辛温反剧？"予曰："此症妙在不渴，阴液尚未大伤焉，可再事香温以消耗之？况结热在营，本不渴，非暑伤气分可比。只须从里化邪，用清营直折法。"方用黄连、黄柏、黄芩、真花粉、竹叶、莲心、牡蛎、赤芍、丝瓜络、生草、荷叶筋，一剂知，二剂已。

◉ 外孙龙官

甫周岁，病惊痫，日夜频作，发时面纯青，吊眼咬牙，抽掣鼻干，指纹青紫直透三关，半时方苏。苏则哼啼不宁，状甚烦难，时时下气泄泻，元阳虚弱，脾气下陷，木邪内贼，风火交煽，扰乱神明，刻不能安，勉为治方，三服获瘳。乃经年以来，靡月不发，皆持此方，一两帖而愈。因命用原方十剂熬膏，逐日小调之，尽两膏始全愈。

霜桑叶二钱　杭菊花一钱五分　干霍斛三钱　羚羊角汁四分

煅牡蛎四钱　炙野於术一钱五分　抱茯神三钱　姜汁炒竹茹二钱

黄芪三钱　炒黄芩一钱　龙齿二钱　生草五分

◉ 沈姑

胃弱纳谷不香，腰痛溏泄，天癸不调，延经半载叩治，为拟温养脾肾，和肝调经，制方四五服，竟全瘳。

当归身四钱　生白芍三钱　真阿胶三钱　糯米炒杜仲二钱

盐水炒补骨脂二钱　山茱萸二钱　潞党参三钱　乌贼骨三钱　怀山药三钱

茯苓三钱　炮姜二钱　煨木香一钱　炙甘草二钱　生姜一钱　饴糖三钱

◉ 陈生新妇

病心悸怔忡，动甚则上撞至喉，周身肌肉瞤惕不宁。症经数月，医用宁心清火降痰则吐清水，饮食不思，用填镇则如石压胸，用补则闷胀，用豁痰理气则气若虚不接续，时时眩晕，卧不能安。

按：此多由心体不足，冲气失调，痰郁火扰所致。要亦心脾之阳不能健运，痰水因之凌心。本此为治四五日，症减六七，因畏药改作膏缓调之而愈。

朱茯神　熟枣仁　炙远志　川芎　柏子仁　龙齿　紫石英　制半夏　姜汁炒竹茹

炒川贝母　苦桔梗　煨木香　於术　陈皮　炙草　煨姜　大麦糖

◉ 王姓妇

骨蒸盗汗，时作寒热，小腹结块，时时隐痛，月信过期不调，欲食颇健。症逾两年，杂治不效，叩治于予。

按：此必内有瘀血结伏，诸症皆由于此瘀，化他可不治而愈。但为患已久，峻猛之剂恐不能受，且饮食虽健而人殊瘦损，用扶正化瘀法，为丸方以授之。尽丸两料，寻愈。

丸方

连皮生炙黄芪各一两　怀山药一两　於术五钱　甘草五钱　牡蛎一两　当归尾五钱

海螵蛸一两　鳖甲八钱　霜桑叶五钱　浮小麦八钱　粉丹皮八钱　地骨皮八钱

杭白芍五钱　桂心三钱　延胡索三钱　茜草五钱　桃仁一两

◉ 陶谨之家妇

两年来叠见经阻，刻又停经三月，向右半头面耳下至颈臂时觉烧热蒸蒸，医用苦寒泄火，清血热及通经化瘀之品不验。予按脉微弱欠神，查无血热之征，当属冲任虚而失调，以致少阳胆火不靖[①]，肝胃之恙杂见。冲为血海，丽于胃而附于肝者也，既非瘀热为患，恣用苦寒破血，未免诛伐无辜，致蹈虚虚之失。自以温养为宜，从冲任奇经调气活血消息之。症见经年，难期骤效，先用煎剂，觉有验，继以丸缓调，寻愈。

汤药方

醋炒当归身三钱　桂心三分　牡蛎四钱　乌贼骨四钱　朱茯神三钱　紫丹参二钱

黄芪二钱　生甘草一钱五分　小香附人乳炒，二钱　生姜一片　饴糖三钱

丸方

炙黄芪三两　当归身一两　乌贼骨一两五钱　蛤粉炒阿胶二两

紫丹参一两五钱　酒洗白薇一两　茜草六钱　桂心二钱　香附二两

朱拌茯神二两　炙甘草一两　牡蛎三两　龙骨二两　煨生姜二钱

---

① 靖：平安，使安定。

大麦糖为丸。

◉ 秦山长伯虞如君

年甫三旬外，经水断已数年，头痛眩晕心悸，周身痛楚，呕吐痰水，食入吐益剧，甚则痰中咯血，时或牙龈出血，饮食不香。脉右极沉细微弱而迟，不满三部，左则细按全无。心甚异之，语曰："论症自是身体亏弱，肝木犯胃，胃弱不能下降，聚痰膈上，逆为留饮，其上似热，其下必寒，要由心脾之阳欠运化力，身半以下当常常怯冷。"答云："良然。"予曰："脉象全无可凭，惟有从症。"以意消息之，以观后效。时丙午冬月。

橘络二钱　制半夏二钱　淡吴萸五分　紫石英二钱　茯神三钱

龙齿三钱　土炒当归一钱　陈皮一钱　炙草一钱

次诊

咯血全无，呕吐痰水未已，舌苔白，不思食，声微委顿无神，脉象隐约莫辨，参以健气温纳少火，治不应。予曰："两投不中，脉又无可凭，实愧术浅，无处着手，固辞，请另延。"伯虞以见信素深，不允推辞，且谓："即云不应，而药下全无坏处，总须累手。"予曰："此证可疑者，脉右如此迟弱，按脉法迟为寒，弱为虚，既属虚寒，理宜温健；左脉又反复推寻不得，自是禀赋素亏。舟行江海，去其帆柁，更从何处得有把握？姑再以意变通，然不任功，亦不任咎也。"伯虞笑诺之，用清化阳明为治。

南沙参三钱　肥玉竹三钱　醋炒竹茹　甘菊花　桑叶各一钱五分

白芍　甘枸杞各二钱　淡吴萸　生草各八分

加姜汁少许。

两服胃和思食，呕吐未净，头角两肋痛甚，痰多木气未调，再从少阳阳明两和之。

醋炒当归二钱　鳖血炒柴胡一钱　姜汁炒竹茹一钱五分　女贞子三钱　茜草一钱

炒牛膝一钱　童便　炒香附三钱　生草　乌梅　陈皮各一钱　茯苓二钱　制半夏一钱

谷芽水煎。

呕止食香，易方两服，全愈。

鳖血炒柴胡　姜汁炒竹茹　陈皮各一钱　柏叶炭　制半夏各一钱五分

制香附　南沙参各二钱　女贞子　茯苓各三钱　乌梅炭　生甘草各五分

谷芽水煎。

◉ 姚崇阶孝廉

病八九日，医罔效。延予往，诊得微热头汗蒸蒸如雨，身亦微润，面红昏眩，烦闷坐卧不安，神识欠清，舌苔薄白。先日溏泄数次，脉象缓弱不振，两尺尤迟。前方始以辛温表散，继用芳香开提。予曰："脉不浮紧，汗又如此，表寒安在？又不弦实，郁结何凭？胃为药魔，中气受贼，是则妄投之咎也。"为立小建中汤加茯苓、白术消息之，乃为群喙所阻。另延他医，又五六日，病愈危笃。伊弟霭春邀沈君绍笙来恳复往诊，询以近状，则谓诸医咸云势将虚脱，昏陷变在旦夕。问断食否，虽未，然自病以来，啜粥总不甚香。予问医言若此，用何药救之？

则别直参、麦冬、生地、阿胶、牡蛎、竹茹之类。予曰："前诊本无大碍，今业为医误如此，何能代人任咎？"力辞不获，乃同往视病情。微热汗出蒸蒸，神滞耳聋，舌謇语难，苔漫白板厚，脉缓滑，往来分明有根，绝无洪数虚软脱陷之征。心知医误药不中病，邪必内结，举手向胸腹才一微按，攒眉咬牙若不胜痛楚状，因指顾霭春曰："病在是矣。"诊毕出，绍笙问有救否？予曰："无碍。"症类结胸，实证也。何虚之有？论阳明多汗谵语，目不了了，仲景有急下三法。结胸胸痞，证亦以通腑为要务。今此证脉微缓滑，不结不实，舌苔白板不松，亦不渴不燥，乃阳气为阴药胶困不振，如承气、陷胸、大柴胡皆不中与，成法固难泥也，宜先温中运脾，使阳气得振，免致结伏内陷。时戊戌三月初九日。

姜制半夏四钱　姜汁炒川朴一钱五分　麦炒枳实二钱　炒小茴一钱五分　焦谷芽三钱

外用香附末、白芥子、元胡粉各三钱，开口椒一钱，和盐炒热，布包熨[1]胸及腹。

次诊

人事大清，声音稍振，仿前意进步。

干姜一钱　姜半夏三钱，麦炒　枳实二钱　缩砂仁一钱

桂心五分　炒蒌实三钱　煅牡蛎三钱　焦谷芽五钱

汗敛，胸腹痛觉松动，转矢气稍畅，苔仍板白。

干姜　炙川朴　肉桂　缩砂仁　炒香附　六神曲　枳壳　煅牡蛎　须谷芽

精神大振，胸腹积痛移向下，时转矢气，耳亦不聋，小腹微胀，而舌苔仍板腻未腐。病者与家人总以不得大便未免养邪，交请下之，勉与太极丸一粒，不应与更衣丸二钱，得溏解。告之曰，此非正粪，迫于药耳。要知苔未腐，究不以下为合法，仍当温运，俟其瓜熟自落为稳，且症已愈六七，大事无碍，何必强迫，徒伤正气，反易生事。因仿前意出入，三服，遂获全瘳。

◉ 伤寒辨治

居恒涉猎方书，本以调卫全家，乃骨肉中偶构疾，虽极轻感冒，辄张惶无措，一心若蒙，岂真不能自医耶？抑顾忌多，方寸乱耳。忆往年三小子三岁时，值盛夏酷热，病发壮热，微咳不渴，延医治之，指为暑热温邪，治三四日益剧。薄暮放学，归心急如焚，惶然不辨何症，守坐卧侧，见其左右反侧不安，两手乱挠，周身壮热，头不能举，微咳，皮肤隐隐作红，知为身痒，为遍体抚搔之觉稍安，睡片时，又复辗转反侧。舌苔薄白，状虽狼狈而不啼闹，呼吸之间气息平静。伺至夜深，予心神稍静，因念气盛身热，得之伤暑，气静身热，得之伤寒。今气静舌苔又不黄腻，周身隐红似作痒，是为邪遏肤表。因语室人曰："医误矣。此伤寒症也。"室人谓："如此酷热，昼夜无间，哪得伤寒？"予曰："是不可泥。"问何治，曰："仲圣《伤寒论》云，壮热不能得微汗，身必痒，麻黄桂枝各半汤主之，似与此症相合。"室人请俟明早延医商之，予曰："时医焉解此？"半夜来定心细审，似确当不致大谬，姑放胆为之。黎明取麻桂各半

---

[1] 熨：原作"慰"，据文义改。

汤原方减其分数与之，服竟安睡两时许，微汗浸浸，热平大半。比醒时已向午，热又减，但咳益甚。予谓表邪虽解而里邪寒湿未化，用真武汤原方四分之一与之，服迨夕阳在山，居然热净身凉，咳亦全止，安然就眠。症已全愈，不须再药矣。当此大暑铄石流金，一日之内先用温表，再进温里，闻者莫不咋舌，而数日沉疴应手立愈，经方之神妙，固又不可思。拟者然非自家儿子，亦不敢放手为此，即使明辨真确，敢于立方，病家亦绝不敢服。甚矣！辨症难，用药难，得人深信无疑尤难之又难。

◉ 温热辨治

二儿十三岁，时值新秋，发热头痛，无汗不渴，烦闷太息，医药不验，更医与诊，谓六脉隐伏沉微，阳病见阴脉，邪伏不出，亟宜提出三阳，用柴桂升葛杂以他品。予心乱无主，窃疑之，姑与半煎，服未罄，入夜烦热益剧，谵妄欲走。予益惶迫，侵晓①广延数医，有谓逆入厥阴，有谓寒暑并病，有谓秽湿着里，所立方皆不合，置之。后来两医，谓为暑热伏邪，脉为热闭，因致模糊，与阳病阴脉有异。予心韪之，乃一用辛凉解表，一用清火兼芳香以开化之，虽近似而药杂不尽合拍，因诘以西瓜水可服否？答以小试亦可。时予心稍定，谛审既久，见其舌白如粉，边底色绛，头痛如裂，十指甲红紫微胀，腿至足跗上白痦密布，色干而燥。知为火邪内燔已极，顷刻有燎原之势。阳明剽悍之气甚厉，迫不及待，赶取生梨汁一碗与服，问奚似？曰：服下心略畅。因以手浸凉水，由两头角眉棱骨顺向下抹，觉痛稍松。一面再取梨浆，并购西瓜，叠进瓜水下，不若梨汁之舒畅，乃但陆续饮以梨汁，一面取医方参酌出入，主太阴阳明为治，用甘寒微咸，救液存阴，如菊花、麦冬、生草、沙参、元参、牡蛎、羚羊角汁、鲜生地、芦根、梨皮煎服。半日间计饮生梨汁十颗、药一碗、西瓜水半盏，热势稍平。自始服梨汁后，瞬息舌粉变黄。又逾时，黄苔退向下，尖转红。不两时，舌光绛，苔全无。跗胫上白痦瞬时成片，瞬时如风屑，干离肤剥落。傍晚二煎，与梨汁仍续进。定更后，得溏泄数次，热邪得出路，始渐就安。火势迅速如是，非沛然决江河以救之，竟有不及之虞，令人骇然。次日仍延后医，细告情状，仍仿前意，与参一方，如是三日始全瘳。计前后食生梨汁二十余枚，煮熟梨汤又十余枚，西瓜弗如者。一大甘，一甘酸，化阴故也。

按：此全属暑热伏于肺胃，内热又重，二火相并，加以新凉外束，郁在阳明，其发也勃焉，铄石流金，祸不旋踵。前后只以重用甘寒微咸法，一丝温药固在禁例，即苦寒之品亦并不用者，以苦能化燥，且胃气已受火灼，更用苦寒以伤之，必不任受矣，故并远之。彼疑入厥阴，用凉开加芳香，且不中与，何论其他？但此症若审辨再缓半日，必不救。危哉！幸哉！

◉ 虚证似表辨治

大儿年十三，时值深秋，感寒壮热头眩，胸闷不思食。延医治六七日，始尚无汗，继乃合目，大汗湿枕衾而热益壮，大便不通，势甚委顿。予惶急无措，欲另更医。转念数日来，业为医误，与其胆怯，曷若按定心神自为之？因解馆回，熟为审视，舌白壮热，汗湿发枕，眠时露

① 侵晓：拂晓。

睛。虽七日不更衣而胸腹间不拒按，亦无所苦，但觉烦闷，脉象洪大无伦，重按软弱无力。因念秉赋素弱，医乃重虚其表，里正气益不支，此为虚证，似表而非也。爰用补中益气汤去柴胡，减升麻，加煨葛根五分，全从阳明以扶正化邪，一剂汗收神爽，二剂热净身安。

按：三子所患，同属壮热不渴，而一为伤寒，一为温热，一为正虚，用药有温凉、表里、补散之不同，辨别异同，毫厘有差，其谬不可以千里计矣。彼轻视此道者，谓医术亦有何难，只须辨明寒热虚实。此言良确，然而疑似之间辨之谈何容易？非博览群书，见症众多而又能会心独具者，焉足以辨此。故志，以为轻心以掉者戒。

◉ 王让泉尊阁

病经阻两月余，或呕吐，或周身痛楚，或烦眩，或气结不舒，困怠无神，一身无一是处，饮食不思。先数月曾病恶阻治愈，因复延前医，服药数帖无效，问治于予。按脉和缓微结，左寸动滑，询其所苦，谓所患甚杂，索医方视之，乃通瘀化痰理气大剂。予笑曰："误甚。"据述病患甚杂，以予验之，非病也，直胎气耳。经谓：人病脉不病，为有子。王诘曰："前者经阻，与此形证仿佛，焉见为胎？"予曰："不惟是胎气，并是男胎。医用此等破药将打去之乎，真胡闹。信予言，不必服药，稍俟十余日自愈。"后果然举一男，甚壮。志之以告任妇科者，宜详慎，不得颟顸[①]误人。

◉ 李恭人

患头风，周身怯寒，时方季秋，气候未冷，着重棉、拥厚衾、头裹棉外围，以风帽垂帐坐床中，犹觉呼吸间冷气贯鼻，引袖笼口鼻。人或掀幛问讯，觉冷风攒入脑袋，不胜其寒。医用温表胜风寒不应，改从温里仍不应。予按脉沉迟，苔白不思食，自是沉寒痼冷，用八味壮火以消除阴翳仍不应。复诊表里，虽一毫热象不见而身体素壮，何致无火若是？心虽疑，姑用大补祖火温元阳剂，尽去阴药以试之。但觉腹中稍得暖气，予见全不现热象，乃并用大温品如肉桂、附子、干姜、破故纸、胡桃、蜀椒等品，重叠以进，两服后始稍解，可启帐出矣。再进，然后陆续轻减棉裹，前后似此大温燥药十余剂，始平复如常。然后以甘温补气、和阳冲和之品调理之，人始健。似此沉寒痼冷证，真属罕见，故志之。

◉ 王老太太

症见胸腹满痛，不思食，舌苔白腻，时有一股热气从少腹下串肛门，坠痛异常，便溏而难小溲，必得热汤熏蒸始稍出。脉右滑实左弦细，杂治无效。予按滑实为痰滞积中，弦为痛，细为营弱，此系肺金为实邪阻遏，不能通调。经谓膀胱为州都之官，气化则能出焉。气化者，三焦之气化也，而肺实主之。今膀胱失其气化，得汤开通其气，故溲始出。金失调，乙木困之，下陷侮金，交战作痛。高年正虚邪实，金木土火兼病，不徒积滞为患，营分亦受影响，姑从运阳和营以调化之。

桂心五分　酒洗白芍一钱五分　制半夏二钱　茯苓二钱　六曲一钱

---

① 颟顸（mān hān，音熳憨）：糊涂而马虎。

木香五分　茜草五分　大腹皮一钱　甘草梢五分　橘核八分　生谷芽五分

次诊

胸腹据按稍松，舌苔前半亦减。

泽泻三钱　土炒白术钱半　桂枝八分　白芍二钱

原蚕沙钱半　生楂肉钱半　浮小麦二钱　姜汁少许

症减胸满未除，易方两服愈。

桂枝五分　川朴五分　牡蛎三钱　泽泻二钱　白术钱半　生楂肉二钱

原蚕沙三钱　盐水炒陈皮一钱五分　生谷芽五钱，先煎　生姜汁少许

◉ 叶氏妇

方书谓经多为热，经多妄行亦为热，医家率用滋阴凉血之品由是，久而变成骨蒸怯损、痨嗽者比比矣，而不知此症多因土湿卑监，不能提防所致。盖脾主统血，脾病则血无所统故也。前贤谓"血得温则归经"，又谓"运之者其阳和乎"，斯言诚得治血调经三昧。尊恙兼症时觉虚烦，两腿板肿，时胀时痛，脉右寸关来盛去悠，显露芤革之象。右尺沉弦而微，左三部虚弱，阴血固伤，阳气亦殊欠振运。病已多日，姑仿归脾汤意加减以消息之。三剂后果验，原方出入十余帖遂瘳。

附存初方

炙黄芪　炙野於术　醋炒当归身　盐水炒陈皮　水炙甘草

首乌藤　宣木瓜　川续断　煨木香　白茯苓　生麦芽

◉ 刘恭人

自胃上脘至胸骨尽处，旁牵腰胁少腹后及脊背，全部逆满胀痛异常，四肢厥冷，气机壅塞，痞闷不能坐卧，脉伏涩若无。用辛开苦降、顺气泄满、疏郁化滞药，入旋吐，如是三昼夜，因殆已极。予细绎诸法，均属正治而皆不应，此必由于冲脉横逆，营气失调，以致肝胃络脉不能交通。卫为血海，附肝丽胃，逆则俱逆，且胀痛不解，必入络伤营，非平冲气和络脉，土木不能合德，徒事芳香开气舒郁无益也。爰用蜜炙半夏、醋炒当归须、茜草、淡吴萸、玫瑰花、醋炒青皮络、醋炒净柴胡、赤白茯苓、煅牡蛎、生麦芽，一剂知，二剂平，稍加木香、枳壳以运疏之，三服遂瘳。

此方法最精当，可谓独具双眼，配合亦纯净不杂，可宝也。

◉ 赵恭人

腰痛乳漏，此肝胃亏虚不固，治以双补，两剂愈。

潞党参三钱　於术三钱　茯苓三钱　炙草二钱　炙黄芪三钱　大熟地三钱　归身三钱

白芍三钱　煨木香一钱　糯米炒杜仲三钱　山药三钱　五味子一钱　菟丝饼二钱　苏梗一钱

自治

牙龈酸痛透骨，上及耳门太阳头角，内及舌右，咽喉尽痛不可忍。此少阳火郁，热蒸阳明，相火灼金，金不调，不能生水制火。治以灌根散郁清金平肝，一剂知，二剂已。

霍斛二钱　瓜蒌根二钱　苦桔梗二钱　醋炒竹茹八分　炒子芩一钱

薄荷五分　枸杞根二钱　细生地二钱　生草五分

此方手法灵活极妙。

◉ 孙某

疮疡遍体，哮喘不卧，肢体振动无休，脉左沉迟微滑，右沉弦。

按：疮为湿热蕴于肌肤营分，今因寒邪抑遏，气机逆滞，肺金失权，木郁风生，最为恶候。先以温降开气。

沉香汁二分，冲入　炒乌扇一钱五分　茯苓五钱　桂心五分　苦杏仁三钱　姜汁炒半夏三钱

喘平过半，痰吐微作红色。

炒乌扇二钱　紫菀三钱　苦杏仁三钱　刀豆壳五钱　细辛二分　紫苏子一钱五分

茯苓五钱　磁石二钱　姜夏三钱　沉香汁一分　桂心三分

喘愈，疮甚，用五苓加减。

赤苓皮五钱　苏梗一钱五分，醋炒　归须二钱　紫菀三钱　泽泻二钱　茜草一钱五分

赤芍三钱　炒乌扇一钱五分　猪苓二钱　苍术皮一钱五分　生甘草八分

愈后丸方服罄，并素患湿痰痼疾全瘳。

丸方

桂心　刀豆子　紫菀　醋煮半夏　苍术皮　苏子　炙草

茯苓　赤芍　苦杏仁　磁石　橘络　谷芽　生姜汁

◉ 女弟子陶宜人

脚气冲心，掣痛作呕，最为恶候。今复身振头摇不止，面纯青，成法无可循。

按：此为乙癸同病，水不涵木，木气失养生风。仿经训“治风先治血”意，柔润息风，兼镇摄法。

三角胡麻五钱　新嫩桑枝五钱　醋炒全当归四钱　土炒白芍四钱　甘草节一钱

木瓜三钱　生芪皮三钱　白蒺藜一钱五分　槟榔二钱　生枇杷叶三钱　石决明五钱

诸症渐平，脉见弦数。

前方去蒺藜，加甘菊花一钱五分、牡蛎三钱、新荷梗五寸。

症愈，入夜不宁，制丸方，服之瘳。

黄芪　归身　白芍　草节　朱茯神　夜交藤　首乌

肥玉竹　煅龙骨　白薇　橘络　於术　谷芽

◉ 蔡仲举大令

日晡蕴蕴作热，头汗至颈而还，胸闷神昏，呕恶面晄白，舌苔白腻。脉右软滑，左尤弱而无神。误服凉润，抑邪内结，暂用和阳导湿以消息之。

桂心　白芍　炙草　黄郁金　茯苓　陈皮　姜夏　谷芽

舌苔化为光绛，湿热伤营，阴分素弱，桂不中与。头有微汗，防逆陷。

桑叶　防风　茯神　枇杷叶　赤芍　橘络　南沙参　甘草　麦芽

汗退热平，午后复热，神识若蒙，四肢蠕动，耳聋，舌淡白。化疟不真，仍防昏陷。

醋炒柴胡　牡蛎　大贝　防风　生芪皮　陈皮　南沙参　夜交藤　荷叶包生谷芽

有汗热退，无汗热起，神识若蒙，大便溏，脉虚软浮滑。

生芪　牡蛎　夜交藤　朱茯神　醋半夏　沙参　白薇　炙草　扁豆衣

诸症大减，神识清，唇紫润，舌薄白，湿郁上熏，气弱，用扶正化邪为治。

黄芪　太子参　土炒白术　茯神　醋半夏　夜交藤　牡蛎　川朴　陈皮　谷芽

症愈脉和，腹泄不思食。

用六君子汤去半夏，加六曲、扁豆衣、谷芽。

愈后四五日，下利红白，气虚不摄，用升固法，两服愈。

太子参　绵芪　於术　陈皮　醋炒当归炭　龙骨　御米壳　炙草　煨葛梗　升麻

百劳水煎。

◉ 梁亚甫鹾尹尊阃

肝旺气弱，咳血愈后，久泄不已，胁胀，腹痛下坠，脉右弦滑而浮，左弦涩。用调肝胃、健中固下为治，遂愈。

米炒青防风　绵芪　白芍　赤石脂　抱茯神　煨木香　乌梅炭　五味子　焦谷芽

◉ 郭小园

眼昏唇燥，苔白痰多，神志不清，日晡后盲若无见，神愈痴，眠食二便如常，脉亦和缓。杂医不效，问治于予。予知素恒抑郁不遂，心欠开达，语曰：此神志间病，非药能瘳，姑就症论治。

按：心藏神，脾藏意，肾藏意与志，忧劳伤神，思虑伤意，抑郁不遂伤志，伤必先耗血，耗于肝则视不明，以目得血则能视也；耗于心则神失守；耗于脾则唇燥而意不乐；耗于肾则真水亏，邪水上泛为痰。夫血生于心，统于脾，藏于肝，为五液中之一大液也。肾主五液，志不遂则液与俱伤，治法自以养血为君，当以灵活手笔处之。然非怡畅其心志，以辅药力亦未必大效。为立方八九服颇效，后以忧郁，致前功尽弃，遂不获瘳。志之以证，所论不谬。

霜桑叶　三角胡麻　软白薇　酒炒白芍　甘枸杞　煅龙齿　茯神　茯苓

◉ 郭小园四子

乙卯仲秋初春，四儿病微热呕吐，舌白腻不渴，胸串响时亦下气，治以温运，呕止热不减，肢时作冷不怯寒，再进温剂不应，医谓湿温，主辛凉透表，淡渗化湿，服近十帖。每至未申，热重肢冷，夜尽热轻，肢稍回，唇红舌苔时而粗黄，时而薄白，脉亦或沉或浮，或弦数，或缓弱，一日数变。经二十日忽大下瘀血如猪肝色，次日复下，色稍淡，小溲短赤而浊。医加清营透表邪，数日不应，予以三黄加竹叶、梨皮，得干粪少许，热如故，始终无汗，不思食。初犹略饮清米汁，继并米汁不饮，而胸不胀闷，复不痞硬，但微串下气不爽。予思夺血者无汗，清透既不应，虽逾月不大便无所苦，从里夺之，亦非拟用清补。医谓表热不解，终属伏暑未化，虽甘草亦禁。历参数医，皆守清营透邪为治，予方寸甚乱，不知所措，因令停药审思。头不疼，项不强，体不重，耳不聋，无三阳表症；胸不满，腹不硬，又无里症可凭；若属温热，舌亦有时薄白如是；四十日入阴分，热重肢冷，交阳分，热轻肢稍和，虽久热留舍，阳明似宜清化，乃频药无效；且得谷者昌，今勺浆不入口者，又七八日，虽属胃弱不纳，亦由湿热郁遏脾阳，不能健运三焦，气化无权，宜健中气以运之，不得，仍以表热未解为疑，因放胆用四君子汤加陈皮、枳实，小其剂以消息之。药下未及一日，便思米饮，又俟两日，察其无他，始用四君子加黄芪、陈皮、枳实，重其剂，一服热顿减，再服食亦香，又数日得畅解，见微汗热净而愈。

按：此症久热伤营，且下瘀血甚多，为阳明中经留腑之症。串响下气，热缠肌肤，亦属阳明温症。清营透表，治亦非谬。乃久而不效者，良由久病中气已馁，三焦化无力，脾阳不能健运所致，主以健运实不易之法，然当表邪未退，从事温补，他人固非之，予亦不敢自信，卒赖消息以收其功，甚矣！此事难知，诚哉是言也。

◉ 附：单方（斌治验）

救吞生鸦片烟，世以洋法最善。然不应者，恒居多数。犹忆予于庚辰就馆李桥镇厘药镇董某妾晚吞烟膏，迫叩予往，先以小磨香油灌之尽两碗后，进各方取吐，虽吐而烟膏点滴未出。盘至四鼓，方法俱穷。其人神色已变，面唇青眼上吊，众皆歇手，时有以生荸荠进者，姑试之，连灌两杯，俄顷大吐，和烟俱出。予视吐水中油裹烟膏，条条浮水上，乃悟膏为油粘裹，使烟毒未得散布，是麻油之效果也。至荸荠汁性本下降，反能引吐者，盖杂他药水鼓之上越耳。故知麻油为吞生烟第一上品。

齿舌出血立效方试治验

予在唐闸，有人无故齿舌间流血不止，进各方法都不应，时面已灰白，血流已半日矣。予知之，亟令掘生枸杞根和醋少许煎，取水漱之，漱尽碗许遂止。

喉症简便方（陈法）

一方用米醋、真白蜜和凉开水漱口，每日数次，以黏涎吐净为度。

一方鸡蛋两枚，煮熟用冷水激透，去壳再入滚水中炖热，对准痛处滚运，冷则递换之，拔去热毒自愈。有据可验，其蛋黄轻则坚硬有刺，重则现青黑色。

胃气痛

用天竹果冲碎入玉兰酒，炖热服。

有人中指螺纹生红毛，锐如针，触之痛彻心，根固红盘。此心火与肾水不能既济，君火动而血无所统治，以金匮肾气加减三日转黑，由黑而黄而白，十日痂脱而愈。

有人唇生七疔，名七星攒月，最危。惟十二岁内小儿所下蛔虫百条，捣饼叠敷之可愈。

健少旧氈笠熬膏，治脑髓虚耗。

辟瘟方（治瘟疫方）

雷丸四两　飞金箔三十张　朱砂三钱　明矾一两　大黄四两

水泛为丸，每服三钱。

南唐烈祖食饴，喉中噎，太医令吴廷绍进楮实汤而愈。又冯延巳苦脑痛治不愈，廷绍进甘豆汤而愈。盖一以噎因甘起，一以嗜山鸡鹧鸪，山鸡鹧鸪皆食乌头半夏，故以甘豆汤解其毒尔。

一妇腹渐膨脝或疑有私。国朝况烈文诊曰："寒气客于胞门，故经血凝聚。"用温经汤宣之，大溲而愈。

一妇患少腹痛几死，徐峋用东引桑根煎水服乌梅丸，下一物如鳖，愈。

一人病感冒，饮食入口辄呕哕，治无效，医谓不治。杨守吉诊脉，谓病已久，去月余小食，蛔虫争上啖胃，次搅绕作恶耳。以冷茶投粥，令强食，初尚作呕，既乃霍然。

被蚕啮者，以甲虫末敷之。

被马咬者，烧鞭梢灰涂之。

治筋断，以鲜旋覆根绞取汁，以筋相对，涂而封之即续。

附：小儿八珍粉方

怀山药四两　云茯苓四两　建莲肉四两　芡实四两　苡仁四两

白扁豆四两　净谷芽四两　鸡内金四两　籼米二升　焦锅根二斤

上炒熟，研极细，磁罐收贮。每早和服半茶杯，加白冰糖三四钱，开水调匀。

救产全书

原著　清·谢文祥

点校　王以洲

金陵谢文祥麟生　原辑

南海梁佩兰药亭　评定

沈阳佟国翼念菴　校梓

受业沈佐璜臣　编次

男琦、琰、玘、瑛、球　仝述

校记

《救产全书》一册，不分卷，谢文祥编纂。谢文祥，字麟生，金陵人，据陈廷敬与范时崇所言，其为“东山苗裔”①，或为谢安后裔。生卒年不详，据陈廷敬序，清康熙十二年（1673年）时，谢文祥已年逾耄耋，则其生年或在1593年之前。谢氏早年具经世之才而不轻为世用，为文学名流，与天津道直隶河道总督范时崇交好，手订《救产全书》一册。其季子谢修五仕途通达，与时任左都御史、《康熙字典》的编纂者陈廷敬情同父子。范、陈二人皆为此书作序。范序、陈序版《救产全书》刊于康熙三十六年（1697年），但序中称此书在粤东、江南已两度付梓，故成书时间应大大早于此。

《救产全书》被列为产科专著，实则涉及调经种子、妊娠、临产、产后、婴幼儿养护、痘疹等多个方面，是一部极为实用的妇产科著作。其篇幅短小精悍，分“临产”“种子”“胎前”“产后”“稀痘”五部分，共载方三十二首。“临产”篇占全书半壁江山，也是精华所在，详细论述了妇人临产时的注意事项，横生逆产、血晕等症的应急处理办法，对调经种子、妊娠调护、婴幼儿养育也有所提及。“种子”篇强调节欲，简述了养胎与婴幼儿养护注意，与前篇内容大致相同，附男女各一种子方。“胎前”篇记载了胎动不安、子痫、子悬、子气、子肿、子烦、咳嗽、子淋、转胞九种产前病的定义、证候、病机，并各附一方，附有数则治疗胎产疾病的民间验方。“产后”篇有方四首，主治产后恶露不尽、不行之病，附至阴穴灸法，主治难产及包衣不下。“稀痘”篇载五方，炮制用法详尽，并附一段方论。

谢氏的产育观点颇有见地。其认为，临产应当“顺其自然”，反对峻药及人力催迫，将“脐腹痛急，腰间重痛，眼中如火，肛门迸急”列为临产四样症，四症具备，方是产时。同时，谢氏重视情志作用，提出临产需平心静气，从容忍耐，产妇与家属、稳婆俱不可急躁慌乱，要避免产妇受惊恐惧。病理方面，谢文祥强调火毒为害，从孕妇妊娠期的饮食起居到婴儿诞生后的调护，皆要预防与清散火毒。此外，谢氏倡导寡欲，认为其有利于繁衍后代，并反对杀牲祭祀。

迫于时代局限性，本书也含有一些民间风水学与因果报应内容，譬如“临产”篇反对杀牲祭祀的理由是多造杀业不利子孙，“种子”篇认为行房日期的阴阳属性与妇人的左右卧向能决定胎儿性别。本书收录的部分民间验方与“稀痘”篇三清化毒黄蜡丸、三清快斑红蜡丸、三清百解绿蜡丸三方功效表述夸张，且具有一定宗教色彩，医理药论略显粗糙，今为保持文献原貌不作改动，读者可自鉴识。

本书现存清康熙三十六年沈阳佟国翼刻本，藏于南京中医药大学图书馆。今即以该刻本为底本点校整理。

---

① 东山苗裔：东晋谢安曾隐居会稽东山，后以“东山”指代谢氏子弟。“苗裔”即后裔。

救产全书序

天地于举，凡民物必欲各遂厥生。而生有未遂，势不得不假权圣人。是以神农本草、伊尹汤液、周礼医师、药性方伎所繇设也。然群生之内，尤重始生。故易乾坤，即次屯蒙。屯也者，物形始肇，曲屈未伸，有胎之象。蒙也者，物生之初，蒙昧未明，有产之象。曰难生、曰险止云者，皆危道也。故蒙必言养，而养蒙不若养屯。坤必言顺，而顺坤即以利蒙。圣人盖明明示以胎产，不可不从事医药，尤不可杂几微矫揉未谐。顺养胎产者，实人世之宗祧[①]。生所由寄，母子之呼吸，命所由分，顾不重哉？往读迁史[②]《淳于意传》、医师孙思邈书，而必首载妇人，妇人尤首载求子、妊娠、养胎、难产，则是古真仙之济世与古良史之传心，原自符合。胎产之书，凡有家室者尤当置之几案，昕[③]夕披揽，使天地之生气尝存也。虽然其事既已，郑重著述，正未易言，即有成编，而亦未可轻试。殆必著述之人德量心智度超群伦，懿行嘉言率循闬闬[④]，素有济世康时之术，合于濂洛关闽[⑤]之儒。生平经验，日积月累，沘[⑥]毫削牍，无言不摅[⑦]，书始足传，传始足信，惟吾麟生谢先生是矣。

先生东山后裔，湛明经史，蔚为硕士，早年具经世才而不轻为世用，据梧南郭，浥露上池[⑧]，问道求生，户外之屦[⑨]，恒满远迩，慴服不翅[⑩]。叔度[⑪]、太丘[⑫]所著嘉言善录，卫生养性诸篇艳传，寓内予与交最深稔，识先生德范芝根，醴源多所停蓄。其季，修五，上承庭训，捷于南宫，扈从上林。出而治戎岭表，声施蔚然，顷以解组，遨游燕赵，一日会于上谷，见其粤游诸集，叹为惊才，盖发屈宋衙官[⑬]。修五尤先手授是编，拂几细绎，言简旨深。先生盖以淳于意、孙思邈之心为心哉。中有方之便于乡曲者，论有超逸古人者，有起死回生、母若子呼吸存亡与天地争顷刻者，有习行之可却妊娩之致疾、可无痤痘之戕生者。难者易，危者安，自此家少仳离，户无夭折，胎产保而族类繁，族类繁而天地之元气复矣。

---

① 宗祧：宗，宗庙；祧，远祖之庙。引申指家族世系。

② 迁史：即司马迁《史记》的别称。

③ 昕：指黎明。

④ 闬闬(hàn，音汉)：基本定义是古代里巷的门，也可以借指街坊和里巷。

⑤ 濂洛关闽：宋朝理学四个学派合称。濂指周敦颐，因其原居道州营道濂溪，世称濂溪先生，为宋代理学之祖，程颐、程颢的老师。洛指程颐、程颢兄弟，因其家居洛阳，世称其学为"洛学"。关指张载，因其家居关中，世称横渠先生，张载之学称"关学"。闽指朱熹，朱熹曾讲学于福建考亭，故称"闽学"，又称"考亭派"。

⑥ 沘(bǐ，音比)：或通"匕"，刻写简牍的刀具。

⑦ 摅(shū，音书)：抒发、发表之意。

⑧ 据梧南郭，浥露上池：凭依南郭的梧桐，沾染上池之露水。南郭本义为城郭南部，《庄子·齐物论》有载先秦隐士南郭子綦。上池之水则指未沾及地面的天露之水。两者皆有浓郁的道家色彩。

⑨ 屦(jù，音据)：用麻、葛等制成的一种鞋。

⑩ 慴服不翅：慴服亦作"慴伏"，本义因畏惧而屈服。不翅，不展开翅膀，此处应为佩服不已之意。

⑪ 叔度：蔡叔，又称叔度，周文王之子，周武王之弟。

⑫ 太丘：陈寔，号太丘，东汉名臣。

⑬ 屈宋衙官：屈宋，指楚辞的代表作家屈原和宋玉。屈原和宋玉只能做下属的衙官，听任差遣。意谓文章才华远远超过屈宋。

先生是编讵仅胎产云乎哉？予以为是书传之天下，家珍户宝，永无颠危，其所全活不可数，指粤东、江南两付剖劂，其板累累难挈。从游予与佟子念菴，更授梓人[①]，用广厥传。庶乎予心欲行而不能即行者，益借先生而远被。有危毕救，无生不遂，噫嘻！先生之意果再推广行之，方为善读先生之书矣！

时康熙岁次丁丑中秋后三日

沈阳范时崇[②]顿首拜撰

① 梓人：古代木工的一种，制作刻书雕版的匠人。

② 范时崇（1663—1720 年）：清汉军镶黄旗人，字自牧，号苍岩。范文程孙，范承谟子，以父荫出任辽阳知州，历官福建按察使、广东巡抚兼盐政、福建浙江总督。康熙五十五年（1716 年）官至兵部尚书。

陈序

从来有济人之阴功者，必享奕世[①]之遐福。此非决之于数，而决之于理也。夫天地有好生之德，而不能使之咸遂其生，所藉以维持调护挽回造化者，人也。昔阿难尊者遇一婆子，产难，往而白佛。佛曰：吾自有生来，未尝杀人。阿难往告婆子，闻之而产难遂免。呜呼！佛之不杀，天地之好生，一也。有能使生不坼副[②]，人无夭折，其功岂在佛与天地后，而其福又岂可涯量乎？

曩岁癸丑[③]，予奉命校阅武闱，得谢子修五。见其人则英年俊逸，而复沉毅端方；见其文则素娴韬略，而复局警机圆。已早识其为大器，榜后询及家世，东山之苗裔。而乃翁麟生，公为文学名流，毅然高尚，性极仁慈，假岐黄以济世，故天赐之以福而年逾耄耋，克昌厥后[④]。修五以青年得邀天宠，授以侍卫，予即喜得人而又以其仁爱性成，遂觉情逾父子。后出讯粤东，虽数年契阔，未尝不为悬念。近自运米塞外，事竣来谒，出乃翁手订《救产》一书，予阅之再三，喟然叹曰："此真一片婆心也！俾天下之子，若母咸遂其生，其所全活宁可以数计耶？"修五曰："此书行于粤东江左，已两易其版而不可复用，今将宦于蓟北，欲重付之剞劂，以救此一方生育者。"予甚喜其利济之心，克成先志也。自今以往，谢子必将大展经猷，为皇家梁栋。而其昆玉森蓝，亦皆蔚蔚挺秀，自当簪缨累累。若予之所谓有阴功必有遐福者，不更于此而可征哉！

康熙岁次丁丑[⑤]仲春日

通家生陈廷敬[⑥]撰

---

① 奕世：累世，代代。

② 生不坼(chè，音彻)副：生产时产门不要破裂。出自《诗经·大雅·生民》："不坼不副，无菑无害，以赫厥灵。"形容后稷灵性非常，其出生对母亲没有伤害。坼副，都是破裂、裂开之意。

③ 癸丑：即清康熙十二年，公元1673年。

④ 克昌厥后：意为做善事来庇荫子孙，使得子孙都兴旺起来。

⑤ 丁丑：即清康熙三十六年，公元1697年。

⑥ 陈廷敬：原名陈敬(约1638—1712年)，字子端，号说岩，晚号午亭山人，山西泽州直隶州(今晋城市阳城县)皇城村人。清朝政治人物，入仕五十三年，康熙朝官至工部、户部、吏部尚书，文渊阁大学士。卒谥"文贞"。

◉ 临产

◎ 临产须知

谢子曰：临产如渡江海，纵有风波，心不摇动，须臾自息。若未险而惊，临险而乱，其不至于覆，也几希又如理乱丝然。缓则解，急则结矣。惟平心静气，从容宁耐以待时可也。

富贵孕妇，身体肥，厚养安逸，自是血凝气滞，交骨坚闭不开，决难生育。若能行走，供事厨灶，疏通筋骨，开豁骨眼，易产。贫贱妇生育极易者，因其劳碌，胎气流通故也，可验。流畅，在未孕之先流通，于既孕之后则易产必矣。

怀孕妇，寒冬切莫坐卧火箱热炕，逐日烘火第一紧戒；并酷好姜、蒜、椒料、辛辣大热等件，俱令母受火毒。生子月内，必生赤瘤火丹、惊风、喉舌口疮、不能进乳，多亡少生。孕母切戒是福。外则体热，内则食热，其火不入于胎也而何归？

临产时最忌用力太早。如腹痛延久不生，还是胞衣[①]未破，子未出胞，盖胞衣薄则破速，胞衣厚则破迟，胎瘦则出胞速，胎肥则出胞迟，迟速俱非人可用力。即延至三五日亦无妨，须要安心定气，勉强忍痛，勉强饮食，莫令虚乏，以致产时无力，欲行、欲坐、欲睡听其自然，莫听稳婆[②]逼迫，用力太早。不可屈膝侧眠，不可视水手探，自己亦勿求速离身，旁人亦不得多言惊惑以乱其心。瓜熟自落，时至自然分娩。譬如大小二便，未急不能催，急时不能止，可知矣。迟速审详须按时至。

临产腹痛，腰不甚痛，产未急也。须扶起直身而行。若不能行即倚物而坐，亦可。不必妄投催生峻剂，攻迫致损胎元。设若天赐好命佳儿，必候年月日时，八字贞吉[③]，然后诞生，岂以人力强催迫而欲胜天工乎？又为稳婆虑收他家生，匆忙催逼，用力误事。良时当候。

审理斟酌，以王道催生，和顺气血，易产用。

当归三钱　川芎一钱　益母六分　枳壳八分　陈皮八分　甘草五分　香附八分

白水煎服稳当。

临产，子欲出户[④]时，此候要认得真。倘非是出户，或儿方转身，错于用力催逼，努气纳儿下至跨腹，虽转，必至手足先出，遂成横生逆产[⑤]之症。手足先出，嘱稳婆以手轻轻送转，如不然，用粗针刺儿手足，深二分，得痛惊转缩回，或盐涂儿手足，心急搔[⑥]之，即转顺生。每悯愚妇无知，利刀碎割，诚可伤也。戕生杀命之惨，慎之！重之！可悲可悯，最宜留心慎重。

临产有腹痛数日不产者，不必慌忙。须审胞衣破否，子出胞否，断不可急错用力，关系性命。惟宜安心定气，六亲亦不必许杀牲愿心，及一切淫祀，令产妇疑惧，致令难产。必看脐腹

① 胞衣：在子宫内包裹胎儿，对胎儿的生长发育起到保护、营养、呼吸、排泄作用的胚胎辅助结构。即胎盘和胎膜的总称。

② 稳婆：旧时民间以替产妇接生为业的人。

③ 八字贞吉：八字，即生辰八字，是一个人出生时的干支历日期。贞吉，《周易》断占常用语。吉，指吉祥。贞吉，意指所要贞问的事情有吉祥之兆。旧时民间认为，人出生的日期与时辰会决定其命运的好坏。

④ 户：即阴户，又称四边，指妇女阴道外口。

⑤ 横生逆产：分娩时，胎儿姿势或位置异常，包括横产（胎儿横卧在母体内，胎头朝向母体的侧方）、倒产（胎儿的脚或臀部先进入产道，而不是头部先进入）、难产（胎儿在分娩过程中无法顺利娩出）等情况。

⑥ 搔：同“搔”，意为用指甲或他物轻轻地抓挠。

痛急，腰间重痛，眼中如火，肛门迸急，四样症俱到，胞水与血俱下，此时子已出胎，产母方用力努，庶不误事。如数症未到，切勿急性乱为。有眼中见火，引腰稍痛，非四症全者，乃儿转身，宜扶行，不可早坐。四症须知，谨识为要。

临产用力努太早，水衣非自破，乃因催迫先破者，子与水衣[①]两不相应，致令产户为儿所吹，因而肿胀干湿，成难产者，只耐几个时辰，从容俟之无妨。或稳婆无知，或有意害人，私以手指摇破水衣，致令子道干涩，遂致难产，极要关防。稳婆之不可托者皆宜□。

临产，最戒曲身坐卧。盖产母畏痛，多不肯直身行立，每爱曲身坐卧，以致胎元转动不顺，儿出胞时寻到产门，被母曲腰遮闭，因不得出。少顷又转，母又护痛，再闭如此。数次，子必无力，而不能转，遂成难产。人见不动，便谓死胎。误用峻药攻下，其实因无力，非死也。此时虽有良药，何能令子有力而动？只要心安气和，勉强饮食，从容调理，候儿元气稍复，能转，自然生下。曲身为患不轻。

临产胞水已下，子或不动，停一二日，至三五日有之，切勿惊疑暴急。盖惊则气散，忧则气结，暴则气逆，血必妄行，多致昏闷、血晕[②]。知此善调，自然生下。如血晕，用生韭菜一大把，捣烂置茶壶中，用沸滚醋一二碗倾入壶内。盖头，以壶嘴放鼻中，熏之，即醒。或烧伞衣漆纸，或醋炭频淬，熏鼻俱好。惊忧暴急适足滋害。

临产凡有丧服及秽浊人，勿令入房，致产不利，又忌往来人行走。多令难产。若多一人入房，则多一人迟延。第一切戒响动喧闹。孕妇闻惊就提缩，住宜静心自安，无惊惧惶惑，自然气充胆壮而有精力，产前后俱无害也。静安以□动功。

临产全以饮食为本，美羹美食胜过多药。有等妇人，临产不能饮食，精力不壮，须预买好人参二三钱，收贮，俟临产时，煎汁一钟，取其陆续饮之，大助气力，胜于肉食百倍。产后勿用。服食宜先。

将产胞衣水破后，腰腹并痛，阵阵紧急，时方用预先备下催生如意散[③]。催生急着当预。

明乳香末一钱　鸡蛋清一个，二味置碗内

好人参二钱，切片煎滚，汁汤冲入碗内，用箸急搅均匀，乘热服之　辰砂五钱，飞

少顷生产神速，如顺风顺水行舟，无横生逆产之患。此为要紧。

方产讫，先以川芎煎汤，加入童便，和酒同服，勿令即睡，且令闭目而坐少顷，方可上床仰卧屈膝，宜频唤醒。倘有昏迷血晕，即以醋炭烟熏，使闻其气则可无虞。

产后二三日间，瘀血积于子肠，小腹一块痛，俗名儿枕[④]，即用山楂七八钱，水煎一钟，加好砂糖五七钱、好酒一二杯，空心或饥时热服用二三次。

催下恶露败血即安。消瘀静[⑤]捷。

---

① 水衣：胞衣的别称。

② 血晕：即产后血晕，由气血暴虚，血随气上，迷乱心神，故眼前生花，甚者闷绝，口噤神昏气冷。

③ 催生如意散：方出《妇人大全良方》，治临产腰疼。

④ 儿枕：即儿枕痛，产后腹痛的别称。

⑤ 静：同“净”。此处指本方消瘀血既彻底又速效。

儿脐带落下，即用新瓦阴阳火焙，研加：

好朱砂一钱，水飞，过极细末　川黄连　粉甘草各一钱，极细末

每用一二分，或同化毒丹，或蜜水调服，月内服尽，可化胎毒，稀痘神良。化毒稀痘亦第一义。

欲生多子，定须寡欲。寡欲，精稠神足，自主长寿。怀胎宜少，欲事多则头上必生秃疮。

婴儿初生，一块纯阳，月内最喜啼哭，热气随啼而散，常单衣露足，更带饥寒。欲广嗣者宜着眼。若朝夕抱怀，绵褥重暖，则阴内消，助蓄火毒愈结愈深，痧痘决危。乳食太多，壅聚不化，生痰为惊。尝念富家儿，过爱饱暖，娇怯易病，多致夭亡。贫儿坐草啼哭，火毒可伸，得水土清凉，热毒内外两解，痘疹自稀无害，所以贫儿坚劲无疾。百儿百护，安者常带饥寒而已，世人谁不共见？又不但愚言谆谆多赘，疏列数条，冀人之安，不致临产慌忙，有关性命也。富儿贫儿病，安之由，无嘿识之也。

余每叹世人寿难弥百，何不体天地好生之心，急行救苦济危之事，尝闻孕妇之产也，每多仓惶失误，深为悯恻。特著产言数则以告天下，使产者得以免其苦，而子可全。未言宗嗣攸关，且思人命是重，仁人同心，广傅是望①也。悲念可想，应与《玉函金匮》②共垂不朽。

产妇坐月，每每烹杀多命，弥月之中，供口腹者百计宴。亲朋又不止百计也。中人数十，贫者亦杀数命，不思子抚于怀，如珍爱惜。物命遭杀，岂无惨冤，所以多有旬日殇亡，多生夭折。杀业至害，可不戒叹？云楼大师言：生子不宜杀生。凡人无子则悲，有子则喜。不思一切禽畜亦各爱其子，庆我子生，令他子死，于心安乎？夫婴孩始生，不为积福而反杀生，造业亦太愚矣。此举世习行而不觉其非，吾愿仁人猛省，临盆有庆，而百尔斯男矣。生子杀生殇亡及复，可不畏哉？不是劝戒杀，乃广嗣保婴良药也。

◉ 种子

◎ 种子秘法论

《易》云：男女构精，万物化生。凡欲种子，首在寡欲，盖寡欲则精稠，精稠自暖，易得成胎。产子必壮实，疾病少。多欲则精稀，精稀自寒，难以成胎，生子定虚怯，寿命难长。妻妾以经调为主，方能受妊，若经不调，亚男精寒冷，皆不成孕。后附二丸方，制服灵验。

秘法云：月经行三日之后，第一日、三日、五日阳数，乾道生男。第二日、四日、六日阴数，坤道生女。至七日，子宫闭而不受孕矣。阴金③先施，包阳产男。阳精先泻，裹阴生女。乘其经去宫空，期内择一吉日，天月二德④为佳，风清月朗，尤妙。交合必于子刻之间，乃阳初生时也。交毕，微猛咬女上唇令惊，以坚固子门，不宜小便以泻之。令其向左侧稳卧，生男；右侧生女。盖子宫男左女右，二穴居也。字字珠，章章玉，人间未易闻此，不广令待何？

---

① 广傅是望："傅"同"博"，其期望宽广博大，或指播散"产者得以免其苦，而子可全"的期望。

② 《玉函金匮》：即《金匮玉函经》。

③ 阴金：即阴精，"金"通"精"。

④ 天月二德：天德与月德为星相与命理学之术语，皆为吉星，天月二德日可通过生辰八字的干支计算得到，是日吉星高照，能逢凶化吉。

父精母血，血包精裹，结蒂为胎，夫妇预戒醉酒，及姜椒性热异物，可免遗秽热毒生于脏腑。有胎更戒行房，亦免头面生疮。如此斟酌，按欵[①]而行，生儿自然清秀，聪慧端庄，痧痘皆稀，自无灾害。

护生一法：产下嫩芽，始见天日，神魂未宁，纯阳一块，须按天时冷暖，尝令露足带饥，切勿重绵叠褥，热则生风多病。莫使乳食频加，壅滞生痰惊喘。贫儿多掷地坐，得其水土清凉，火气流通，灾痘稀少。古云“富儿多命促”，此之谓也。予于《内经》摘句授人，每获奇效，不敢秘藏，以为乏嗣者开一方便法门。虽云子嗣天定，往往亦在人为，更有放诸生命，积诸阴功皆可补天工之不逮惟。前数孕法兹授育法，药王之心至矣哉。

高明留意，自验验人。其于补益世道，岂小之哉？

◎ 禁幼延寿论

盖天地阴阳，男女相配，人生大欲，莫切于此。今人年十四五，形体虽具，血气未定，骨力尚嫩。或失防卫荣养，被人引诱，令其身破体亏，真元先泻，皆以有限之真精，丧于无用之地矣。幼穉[②]娶早，阴阳强合，斲[③]丧无度，精寒髓冷，皆致无子。且真去假存，纵使得胎，亦必羸弱。其为疾病夭亡者，不既多乎？予思人寿嗣为重，故表而出之，以为后人戒也。古人三十而娶，旬日入房一度。七日精复，行止有方，寿逾百岁，非其养之有道哉！今人纵欲为乐，损其先天本源，虽欲求寿，其何能寿耶？诚不以愚言为赘，则大寿绵绵，受福无疆矣。谨传之以为延生者采而行之。又复揭出，保全初地，诚天地开一大父母也。

◎ 固本种子丸[④]

大怀熟地八两，酒煮，晒，杵膏　补骨脂八两，青盐二两化，酒炒，去衣

透明鱼胶八两，醋煅，牡蛎粉炒成珠　山萸肉四两　白茯苓三两，人乳拌晒

枸杞四两　怀山药四两　辽五味三两　牛膝肉三两　杜仲三两，刮去皮，盐水炒

泽泻三两，去毛　菟丝子二两，酒煮　牡丹皮三两　厚肉桂一两，去皮，不见火

如阳痿，加真川大附子一两，童便浸制。

如本虚，加头胎紫河车一具，河水洗，银针挑去血筋，酒蒸烂，捣膏。

共为细末，炼蜜丸如桐子大，男用。每早空心白滚汤服。先服三钱，后渐加至五钱止。二方王道和平，补虚填实，自然奏效，于孕育延年却病，可循而至。观者勿以夜光暗投[⑤]之，易而忽谢公慈心爱世也。

◎ 调经种子丸[⑥]

益母草末十两，四月中采，上半截白梗肥壮者佳，蒸透熟，晒干　当归身四两，酒洗　真川芎二两

白术四两，饭上蒸熟　白芍三两，醋炒　怀熟地四两，酒煮，杵膏　黄芪二两，蜜炙

---

① 欵：同“款”。按欵，即按款、遵规则、条款处事。
② 穉：同“稚”，幼小。
③ 斲：古同“斫”，斧刃。
④ 固本种子丸：同名方剂出《集验良方》，但药物组成差别较大。与《回生集》“滋肾种子丸方”相似度更高。
⑤ 夜光暗投：出自宋代杜范的《和阳秀才惠诗七绝》，常用来比喻珍贵的事物不应被忽视或埋没。
⑥ 调经种子丸：药物组成、剂量都与《集验良方》卷五“益母种子丸”极其相似。

人参一两　白茯苓二两，人乳拌晒　砂仁二两，炒　粉甘草二两　广木香一两，不见火

共为细末，炼蜜丸，女用。每服三四钱，早空心，晚食前，白滚汤[1]送下。

此二丸，药料务选道地，炮制精详，不惟种子神良，而更延年益寿，诸病无染，功效不能尽述。若夫固齿牙，黑须发，视听聪明，精神强健，此余事耳。

◉ 胎前

妇人怀妊后，而经水又来，或半产后，下血不绝，或妊娠下血腹痛，或损伤冲任，月水过多，淋沥不断。

◎ 胶艾汤

阿胶炒成珠　芎䓖　甘草各二两　当归三两　艾叶三两　干地黄四两　芍药四两

水五升，酒三升，煮取汁三升，入阿胶烊化，陆续服。

◎ 又胶艾汤治胎动不安，腰腹疼痛，或胎上怆心，去血腹痛。

阿胶一斤，蛤粉炒　艾叶数茎

水煎服。

怀妊数月之后，忽然中风，涎潮忽仆，目吊口噤，角弓反张，名为“子痫”。

◎ 羚羊角散

羚羊角屑，一钱　独活　防风　芎䓖　当归　枣仁炒

茯神　杏仁炒　薏仁各五分　甘草三分　加五加皮五分

生姜为引，水煎服。

凡胎气不和，凑上胸腹，腹满头痛，心腹痛，腰胁痛，名为“子悬”。由下焦气实，相火旺盛，举胎而上，上逼心胸也。

◎ 紫苏饮

紫苏一钱　当归七分　川芎　白芍　人参　陈皮　大腹皮五分　甘草三分

加姜煎，空心服，心腹痛甚者，加广木香、玄胡索。

治妇人冲任，素受血风，因妊娠而足肿，喘闷妨食，甚则脚指出黄水，病名“子气”。非水也。

◎ 天仙藤散

天仙藤即青木香藤，微炒　香附炒　乌药　陈皮　甘草炙

上药等分，加紫苏三叶，木瓜、生姜各三片，空心煎服，或为末，盐汤调下，日三服。

治妊娠面目肢体虚肿如水状，名曰“子肿”。胎中挟湿水与血，搏湿气流溢，故令面目肢体浮肿，亦名“胎水”，原因烦渴引饮过多，或泄泻损伤脾胃，脾虚不能制水，五六个月，多有之。

◎ 白术散

白术一钱　姜皮　陈皮　茯苓皮　大腹皮各五分

---

① 白滚汤：清水烧开之意。

为末，米饮下。《指迷方》有桑白皮，无白术即五皮饮，丹溪除姜皮、腹皮，加川芎、木通，补中导水行气。此症或服鲤鱼汤、鲤鱼粥者。

治妊娠心惊胆怯，终日烦闷，名为“子烦”。受胎四五个月，相火用事，或盛夏，君火大行，俱能乘肺以致烦躁，胎动不安。亦有停痰积饮滞于胸膈，致令烦躁者。

◎ 竹叶汤

淡竹叶十片　麦冬一钱五分　茯苓一钱　人参五分　黄芩

或以茯苓为君，无人参，有防风，如有痰者，加竹沥。如相火盛者，单知母丸。君火盛者，单黄连丸。心神不安者，朱砂安神丸。切不可作虚烦，用栀豉等药治之。

凡怀妊数月，咳嗽不止，胎气不安。

◎ 紫菀汤

紫菀　天冬一钱　桔梗五分　甘草炙，五分　桑白皮　杏仁各五分　竹茹四分

水煎入蜜温服。

治子淋心烦闷乱。子淋，膀胱小肠虚热也，虚则不能制水，热则不能通利，故淋。心与小肠相表里，故烦闷。亦有因房劳内伤，胞门冲任虚者，宜八珍汤或肾气丸。

◎ 安荣散

人参　细辛一两　当归　甘草　灯草五钱　木通　滑石　麦冬三钱

共为末，每二钱，麦冬汤调下。

治妊娠转胞。转胞者，胎逼及胞压在一边，胞丝转戾，急痛，溲数，或闭也，因气血虚弱，痰饮壅滞以致之。

◎ 参术饮

当归一钱　熟地黄一钱五分　芎䓖六钱　芍药八分　人参一钱

白术土炒，一钱五分　陈皮留白，八分　半夏七分　甘草炙，五分

加姜煎，空心服。此即八珍汤去茯苓，加陈皮、半夏，以除痰也。

又法，以指探喉中令吐，吐后再进前药，小便自通。

又法，将孕妇睡板上，以板倒竖，使胎转而小便自通。

◎ 佛手散

治妊娠五七个月，或因事磕头，子死腹中，恶露下，痛不已，口噤欲绝，用此药探之。若不损，则痛止，子母俱安。若胎损，即便逐下。

当归六钱　川芎四钱　益母草五钱

共作一剂，水煎，入酒一盏，再煎一滚，温服。迟一个时辰再服一剂。

又方

治胎将坠欲死，验方。

生地二两，酒拌湿，微炒　砂仁末一两

用水二碗，酒二碗，煎。作二次服下，立愈。

◎ **艾叶固胎方**

治胎觉有受伤，服之即安。或素有小产者，按期食之。经验良法。

真艾叶四钱　鸡子二个

空心用水煎，吃鸡子，饮艾汤，连食数日，永无小产之患。

◎ **保产无忧散**①一名易产丹

治妊孕九月，预服一剂，间数日再服，能令身体轻快，临产再服一剂利顺之极，虽至难生者，亦保母子两全。令产后并无血晕、儿枕、疙瘩诸症，此药须先制下以便取用。

当归身酒洗　川芎各一钱五分　菟丝子一钱四分　白芍酒炒，冬月一钱，余月一钱二分

川贝母去心，一钱　荆芥穗　黄芪蜜炙，各八分　厚朴姜汁炒

陈蕲艾各七分　枳壳去瓤，麸炒，六分　羌活　甘草各五分

姜三片，水煎，空心温服。

◎ **异授金兔丹**

兔皮连毛，共烧灰存性，为极细末，用米糊成丸，如芡实大，金箔为衣。凡生产及胎衣不下，无灰黄酒送一丸。如再不下，再服一丸，即产。

临产四五日，不醒人事。

验方

明鱼胶三钱炒成珠　川贝母七粒去心

共研为细末，用无灰黄酒一碗灌下。

◉ **产后**

◎ **黑神散**

治产后恶露不尽，攻冲作痛，及胞衣不下，胎死腹中，由血滞不行也。

熟地黄　归尾　赤芍　蒲黄　桂心　干姜炒　甘草各四两　黑豆炒，去皮，半斤

共为末，每服一两，酒、童便各半煎温，冷服。

又方

治逆产及胎前产后虚损崩漏等症。

百草霜　白芷等分

每用二钱，水煎，入童便、醋少许，和服。

◎ **失笑散**

治恶露不行，心包络痛，或死血腹痛。

蒲黄　五灵脂

等分为末，煎膏，醋调服。

---

① 保产无忧散：出《傅青主女科》，原书描述为：“上方保胎，每月三五服，临产热服，催生如神。”

又方

治坐草[1]三四日不下，即刻令下。

蜜一钟　香油一钟　好酒一钟

三味合煎，令产妇面东服之。

灸法

治难产及胞衣不下。

于右脚小指尖头，即至阴穴灸之。炷如小麦大，三五炷立下。

◉ 稀痘[2]

◎ 小儿稀痘化毒丹

粉甘草末四钱　川黄连一钱　锦纹大黄一钱五分　飞细朱砂六分

上药预先备下，俟儿生，即用大当归一枝，重二钱，大生地一枝，重二钱，无灰好酒一碗许，将归地二味煎取稠汁，再用水半碗，煨归地二味取汁盏余；将大黄末煨熟，合甘草、黄连、朱砂，用前稠汁调，抹小儿上腭。但看药尽，即再抹之，务于一月之内服完。如药干，另用当归、地黄煮汁和之。

◎ 千金稀痘丹若毒厚，当出脓者，即稀少。若稀少者，即不出。此儿童之圣药，治验不能尽述。

珍珠一分　甘草二分　黑豆　绿豆　小黑豆各二十八粒

灯心二尺八寸　细茶一钱　鲜羊屎收干者，一粒

水一钟，煎五分，每月初一十五日，清心服。

◎ 三清化毒黄蜡丸

此丸传于异人，用朱砂补气和血解毒，快托衰弱，益元清心。诸药煮之，功效大有神异，乃保婴之仙丹。

朱砂五两，用红亮者　当归一两　生地一两　人参五钱　犀肉镑，五钱

黄连四钱　白术八钱　牛蒡子七钱　连翘七钱　葛根四钱　升麻二钱

荆芥穗四钱　黄柏四钱　牛黄一钱五分　甘草四钱

上㕮咀，将朱砂打作绿豆大块，用绢袋装缝。酒二碗、水十碗，同药十五味入砂锅内，文武火煮之，以净剩一碗汁为度。滤清，拌朱砂，晒干，以猪心血调糊为丸，干重五分，外以黄蜡护之。凡痘初出，即细研一丸，用薄荷汤调服，痘即减少轻快，其效如神。仍有三清快斑红蜡丸，专治痘疮不起发及浆不满，脓不苍蜡，气血不充盛等症。又三清解毒绿蜡丸，专治痘瘟、痘疔[3]、倒压[4]、倒发[5]毒盛危急等症。与此丸功效相同。痘疹始终，病症俱尽于三者之中，不可缺一者也。

---

① 坐草：指代妇女临产或分娩的过程。

② 痘：即天花。天花在古代又被称为痘疹、痘疮、痘疾，常简称为“痘”。是一种常发于小儿、死亡率极高的烈性传染病。

③ 痘疔：出《痘疹泄秘》。长于痘疮内的疔，其色紫黑，疔形坚实，随痘而出，多先见疔而后见痘形，生长较快。

④ 倒压：即倒靥，指痘疮不能结痂。《证治准绳·幼科》：“痘疮遍身溃烂，不结痂者，倒靥也。”

⑤ 倒发：或为“倒陷”之意。痘疮成毒，由内向外透出为顺，已出复入为逆，痘出不能成浆为倒陷。

盖此丸炮制精妙，犀角能清心火，去难散之毒；牛黄清热，袪骨髓难投之毒；朱砂镇心宁神，解周身之毒；人中黄乃甘草久藏于粪坑中成者，最能降火，清心解毒，保全元气之仙品。且痘疹之毒出于受胎之始，已为根深蒂固，而五脏六腑俱有热毒煎烁，不比伤寒，止在一经已也。若非金石大力珍重药味，岂能透骨清髓，扫荡脏腑之真毒耶？且取用简便，奏功神速，有心济人者，其加之意乎？

◎ 三清快斑红蜡丸

专治痘不起，起而脓不全，全而不苍厚，烦满不宁或遍身痒塌，间有干黑者。若不急为益血补气化毒，大复元气，斯脓不满而面靥亦凶矣。纵苟免大害，倒发、痘毒、倒靥，日久不痊者多矣。

当归红花汁浸，焙二两　熟地姜制，二两　生地酒洗，二两

人参去芦，七钱　白茯苓八钱　犀角镑，三钱　川芎酒洗，一两

白术一两　荆芥穗七钱　牛蒡子五钱，炒　甘草六钱　玄参六钱

上为极细末，炼蜜为丸，皂角子大。三岁儿一丸，一岁儿半丸。薄荷灯心汤调下。时常以胡荽酒、麦须与饮，更妙。

◎ 三清百解绿蜡丸

专治痘疮已靥，毒气内收，不能散降，隐伏于脏腑之内，乘虚偶发，变症百端，惟以化毒为主，斯免烂肤、腐筋[①]、坏骨、溃鼻、蚀牙、丧明之患矣。

此丸能驱五脏六腑之毒，俱从大小便徐徐降下，不伤元气，不损脾胃，虽至虚至弱者，服之亦不知其毒从何去，真元如何自复，妙不可言。谓此三蜡丸为三清延寿救苦丹，真实称其名矣。珍之！重之！

归尾红花汁浸，二两　生地酒洗，一两二钱　白术土炒，八钱　人参八钱

威灵仙酒浸，五钱　牛蒡子炒，研，八钱　犀角镑，六钱　天花粉六钱

滑石煅，六钱　槟榔升麻汁浸，四钱　牡丹皮七钱　人中黄五钱

牛黄一钱　大黄酒浸，蒸晒三次，一两二钱，袪毒复元全在此味

上为细末，炼蜜丸，皂角子，大三岁儿一丸，一岁儿半丸，余剩者仍以蜡封住，候后再用，愈久愈效愈烈。

---

① 筋：原作“觔”，据前后文意改。

扶雅斋读医札记

原著　民国·侯巽
点校　薛昊　范崇峰　李可心

校记

《扶雅斋读医札记》二卷，侯巽撰。侯巽，字健伯，江苏省江宁府江宁县人，生卒年不详，活跃于清末民初。生平不详，光绪十四年（1888 年）举人，曾于光绪二十九年（1903 年）正月，随缪荃孙、徐日昌前往日本考察学务，在日本五周，于三月中回国。光绪三十四年（1908 年）担任江宁府官立中学堂堂长。著有《国文讲义》《扶雅斋读医札记》。

《扶雅斋读医札记》乃是侯巽晚年研读医书的一部读书笔记合集，就其自序来看，本书为研读医书之余偶得，因其以治文之法治医，笔记盈褚，既而存之，题为“读医札记”。本书分上下两卷，内容分布上，两卷并无明显划分。全书内容包括对经典理论的阐释注解、对方名药名的释义、对各家学说的评述解释、对疾病的认识、对涉医习俗的评价、医林轶事等，采择极为丰富，看法颇具见地，文辞典雅，引经据典，包罗甚广，足可见其日常涉猎之丰。

本书自成书以来，从未正式刊行。据自序落款，本书应成于 1920 年（庚申），但《中国医籍通考》载其成于清宣统元年（1909 年），因未能得见中华医学会上海分会图书馆藏抄本，故无从考察其缘由，权且存疑。除该版本外，南京图书馆近新见抄本一种，尚未被医学目录类书所收载，今所点校者，即以此为底本。

序

医岂易言哉！叶香岩临殁，诫其子云：“医可为而不可为，必天资敏悟，又读万卷书，而后可藉术济世，不然鲜有不杀人者，是以药饵为刀刃也。”三复兹言，令人毛发俱悚甚矣。医之不可不读书也。巽少治文，知文贵积理，孳孳[①]以读书。自期近，且转而究心及医，未知诣力所造，能免于香岩所讥以药饵为刀刃与否？然而后之治医，犹乎前之治文。柢以古训，范以经旨[②]，旁涉百家，浏览靡辍。挑灯莹莹，坐对古人，固不殊曩昔也，且医号司命，较文关系弥钜，故巽治医，视昔之治文，尤兢兢焉。丹黄[③]盈褚[④]，日有课程，业[⑤]而存之，颜[⑥]曰：读医札记。藉以觇[⑦]予诣力[⑧]，并就正于当代善读书之君子。

庚申十月

江宁侯巽

① 孳孳：勤勉的；孜孜。

② 柢以古训，范以经旨：二句皆宾语前置。以古训为基础，以经旨为法则。柢，基础。

③ 丹黄：赤黄色。旧时点校书籍用朱笔书写，遇误字，涂以雌黄，故称点校文字的丹砂和雌黄为丹黄。

④ 褚：囊袋。

⑤ 业：既。

⑥ 颜：意为“题写”。

⑦ 觇：窥视，察看。

⑧ 诣力：指有一定造诣的才力、学力。

扶雅斋读医札记卷上

江宁侯巽健伯甫　撰

一部《黄帝内经》，以胃气为本姚颐真。一部《伤寒论》，以救津液为本陈修园。

津液者，即胃中之津液也。董废翁[①]云：十二脏腑中，惟胃为水谷之海，上下有口，最虚善受。故诸邪皆能入之，邪入则胃实矣，胃实则津液干矣，津液干则死矣。其述感证致死之由，最为檃栝[②]，司命者其知之外感、内伤为病证两大类，去其所本无，复其所固有，为治法两大纲。

疗病以药。药者，瀹[③]也，求病所而用物以疏瀹之也。所虑者，瀹之太过耳。善治病者，攻击毋滥，必时时懔[④]及巨川之溃堤。订方以案。案者，判也，据方书而临床以裁判之也。所虑者，判之稍偏耳。善处方者，疑似不淆，必字字求为老吏之断狱。

疗病参之《易象》，于剥、复二卦而可悟焉。两土同崩则剥，故大病必顾脾胃；土木无忤则复，故病转必合肝脾，修园此言可云深得要领。

天地二气升降相浃，上下相衔者也。泰则俱泰，否则俱否，惟人亦然。肺象天，病则多及二阴，脾胃大小肠象地，则多及上窍。尤在泾故云人身一小天地。

天道下济而光明，地道卑而上行，人身似之矣。阴主降而阴何尝不上溉，阳主升而阳何尝不下潜。降中有升，升中有降，必悟此，方得阴阳互抱之微旨。

朱丹溪云：阴常不足，阳常有余；张会卿[⑤]辟丹溪又为“阳常不足，阴常有余”之论，皆偏也。惟仲师治病诸法不毗[⑥]阴阳，寒温咸宜，补泻各当，无所谓不足，无所谓有余，适中焉而已。吕搽村[⑦]云：仲景之学直接轩岐，历代相传之道，不外一中，偏阴偏阳，总属邪说，读仲景当在“中”字上着眼。至哉言乎！

有仲景栀豉、瓜蒂诸汤，而后有子和之主吐。有仲景白虎、泻心诸汤，而后有东垣之主扶土。有仲景猪苓、复脉诸汤，而后有丹溪之主养阴。四子各擅偏长者也，仲景独具全体。学贵贯弗[⑧]，古无独抱一经之名儒，亦即无墨守一家之名医。

古人重治未病，《周礼》食医所以列于疾医、疡医前者，具有深义，必俟其既病而疗之，晚矣。然犹幸其病不甚剧也，必俟其既病，而又加剧至必用仲景之斡旋法、救逆法也，则尤晚之

---

① 董废翁：清代医家，生平不详，当为浙江人。学术上多宗薛立斋、赵献可之学，著有《西塘感证》。

② 檃栝：矫正竹木邪曲的工具，揉曲称“檃”，正方称“栝”。泛指矫正。

③ 瀹（yuè，音悦）：疏导。

④ 懔：畏惧。

⑤ 张会卿：即张介宾，为明代著名医学家，字景岳，又字会卿，别号通一子，绍兴府山阴县（今浙江绍兴）人。

⑥ 毗（pí，音皮）：损伤，破坏。

⑦ 吕搽村：吕震名（1798—1852年），清代医家，字建勋，号搽村，杭州府人，道光五年举人，著有《内经要论》《伤寒寻源》。

⑧ 弗（chǎn，音产）：本义为烤肉用的竹签，引申为贯通、贯串。

晚矣。曲突徙薪[1]乃为上策。医贵慎始，故世补斋特刊行《不谢方》[2]。

方剂非始于伊尹《汤液》也，《灵》《素》已有之。《灵枢》列方凡五，《素问》列方凡七，高简玄奥，未易测识。近人则除兰草汤、秫米半夏汤外，罕能用之者矣。

《伤寒》命名，诸家异解，惟管凝斋[3]云：寒为六气之一。伤寒者，举一以名其书，犹鲁史错举四时而名《春秋》也。比例最确，得此可芟除几许葛藤。

伤寒固传经，却无日传一经之理。柯韵伯辈辨之是已。抑巽于旧说外更有所献疑[4]者，太阳主表，阳明主里，少阳主半表半里。如果日传一经，则是一日在表，二日传里，三日复传半表半里，有如是之，颠倒无序耶！知不然已。

《伤寒论》仲景所以救误也，阳经中多阴经治法，阴经中多阳经治法，参错甚矣。董[5]而理之，各以类从，令人得之易。得要领者，莫如尤在泾《贯珠集》、徐灵胎《类方》两书。条理井井，旁参新法，酌古斟今，则有吴坤安之《伤寒指掌》。心口了了，自抒快论，批郤导窾[6]，则有搽村之《伤寒寻源》。

《金匮》"惑"为今之牙疳证，"狐"为今之下疳证，"阳毒"为今之烂喉痧证，此虽后贤传会，而病状却符。

药王祀典，相传为供奉唐之韦讯[7]道慈藏，此大非也。医药滹[8]源首推神农暨黄帝，而反略之何耶？巽意祀时神农、黄帝并宜位正中，岐伯、伊尹、秦越人、扁鹊、张机左右配飨，方为允当。不此之求，中更千数百年，而独于唐代取一人？可诧。求诸唐代，而独取一不甚卓著之韦慈藏更可诧。以其好施舍欤？则两间[9]不乏慈善家，不必慈藏也。以其善刀圭欤？则唐以前、唐以后工医者实繁有徒，不必慈藏也。草草位置，茫无裁择，窃为祀者不取。重惾貤缪[10]，相沿至今，研医史者盍一纠正之。

世人辄称叔和，然郑樵《氏族略》：王叔，姬姓，周襄王子王叔虎之后也。据此则王叔其氏，和其名也。研医史者不可不知。

血室者，肝也。肝藏血，一称血室柯韵伯。血室，柯氏主肝与成氏主冲似异实同。冲者，自血之源头处言；肝者，自血之藏聚处言。故血室，男女皆有之。天癸者，天一所生之真水也，在人身谓之元

---

① 曲突徙薪：把烟囱改建成弯的，把灶旁的柴草搬走。曲，弯；突，烟囱；徙，迁移；薪，柴草。比喻事先采取措施，才能防止灾祸。

② 《不谢方》：又名《世补斋不谢方》，收录于清代医家陆懋修编写的系列丛书《世补斋医书》中。

③ 管凝斋：管鼎，字象黄，号凝斋，又号佛容。清代苏州医家，世居苏州娄门内平江路管家园，为名医缪遵义弟子。有《气有余便是火解》《东垣景岳论相火辨》《古今元气不甚相远说》《四时皆有伤寒说》，被收录于《吴医汇讲》。

④ 献疑：质疑，提出疑问。

⑤ 董：统率。

⑥ 批郤导窾：批，击；郤，空隙；窾，骨节空处。从骨头接合处劈开，顺着骨头的缝隙就势分解。比喻善从关键处入手，顺利解决问题。

⑦ 韦讯：唐代医家。唐代京兆府（今陕西省关中平原一带）人，曾为道士，道号慈藏，约生于唐贞观十八年（644年），卒于开元二十九年（741年）。

⑧ 滹（hū，音乎）：本书假作"乎"，下同。

⑨ 两间：据前后文，或指唐以前、唐以后。

⑩ 重惾（pī，音批）貤（yí，音移）缪：指谬误重出。惾，谬误、错误；貤，重复。

阴。《内经》：丈夫二八，天癸至，精气溢泻。故天癸男女皆有之，世之以血室为专属妇人者，非也。以天癸为专指妇人月汛者，亦非也。又女子亦有精，亦云“男女媾精”可证。

精脱必繇[①]小便，气脱必繇大便，神脱必繇玄府汗孔。凡精气神，一伤易治，两伤难治，全伤不治王汉皋。此真至言。

六淫之邪亢甚皆见火化，郁甚皆见湿化，郁极则由湿而转见燥化。感证大纲尽于此矣。故研医者最须熟记一“化”字。

《素问》：其高者，因而越之。越，非专指吐法言也，凡轻清开化上焦，皆越之义。

叶香岩之通络，王孟英之运枢，皆近贤治疗别具会心处。

凡感证初起最忌血药，防引邪深入也。最忌表散中兼消导药，防骤攻及里，里虚易至陷闭也。上工疗病必慎于初，岂特始咳用五味子，始痢用诃黎勒，始疟用青龟甲，为切禁乎？

患泄精者必求能食，能食虽泄不过惫，否则羸瘠日甚矣。经云：精气生于谷气。盖固摄下元，未有不由于培养中州者也。故“精”字从青，从米。

《伤寒》桂枝汤下云：服药已，啜稀粥一升。十枣汤下云：糜粥自食。可见感证非概强绝其食也。张令韶[②]《胃气论》推阐及此，真足保人生生之源。

凡中风证，至遗溺必死，以其肾败也。凡劳瘵证，至便泄必死，以其脾败也。生死界画，全以肾脾两经已败未败为断，故古人诊危病，切脉兼及太溪、趺阳。

述瘟证者，有云虾子瘟、鸬鹚瘟。述痧证者，有云凤凰痧、蜈蚣痧。述小儿惊风证者，有云马蹄惊、蟹沫惊、虾蟆惊、乌鸦惊。似此妆点，巧立名目，殊为通儒所识。

耳属水而中虚，则有离之象。目属火而中满，则有坎之象。水与火交互为用如此。

魏玉璜云：凡治小儿，不论何证，宜先揣虚里穴左乳下，若跳动甚者，不可攻伐，以其先天不足故也。幼科能遵吾言，造福无涯矣。此千古未泄之秘也，珍之贵之。巽按，不必揣虚里穴也，第辨囟门足矣。肾主骨，肾秉寒水之气，主蛰藏，受五脏之精而藏之。化髓生骨，儿体渐凝，头骨易合。其难合者，乃先天不足使然。故疗婴儿病，欲决其能否攻克，请先验之囟门。

《内经》有“饮”字，无“痰”字，两汉以前谓之“淡饮”，“淡”从水从二火。水以聚痰，火以蒸痰。水溃火烁，痰繇是生，悟此，则疗痰之法寓其中矣。

火也，痰也，皆吾身中气液所蒸化也。无病则为气、为液，有病则为火、为痰，上工治疗，不狃[③]目前，必为之追溯繇来。是故火可降也，过以苦寒之品扑火者非；痰可除也，过以剽悍之品劫痰者非。

苦寒伤胃，人所知也。苦先入心，其化以燥，岂人所尽知耶？

喻氏清燥救肺汤不用一苦寒药，恐味苦反从火化也。后之治温证，恣用芩连而愈令舌津干

---

① 繇（yóu，音由）：介词，通“由”。

② 张令韶：张锡驹，字令韶，明末清初医家，杭州府钱塘县（今浙江省杭州市）人。曾从学于张志聪，著有《伤寒论直解》。

③ 狃（niǔ，音扭）：拘泥、因袭。

涸，治损证恣用知柏而愈令龙火升燔者，正坐[①]未悟此旨。

世医执引火归源之说率用桂附，误也。引归源第为上热下寒者言之耳，倘水涸火炎之证，上下俱热，将引其火归于何处？何氏西池[②]此辨足息群哤[③]。

凡淋浊初病宜利水，久病宜固肾。善治者，渗泄之中必须处处暗顾真元，凡癥瘕初病宜急下，久病宜缓攻。善治者，搜逐之中必须步步酌留元气。

气凝者，噎膈之兆也；经闭者，崩漏之兆也。本非噎膈，日投丁香、肉蔻等香燥之药不止，则必令胃液干涸而噎膈成矣。本非崩漏，日投莪术、三棱等攻克之药不止，则必会血海空虚而崩漏作矣。上工疗病，于气凝时当预防其噎膈，于经闭时当预防其崩漏，所谓慎之于微。

妄用石膏，则胃气不至于四肢而手足厥冷；妄用麻黄，则卫阳不周于一身而筋惕肉瞤柯韵伯似疟非疟；妄用柴胡，必提成长热不退汪谢城尚在上焦；妄用硝黄，所下必皆未化之物，肠胃中脂膜与之全下徐灵胎。又，伤寒发汗，外邪即解；温病发汗，里邪愈炽。麻桂青龙用治伤寒，未有不生者；用治温病，未有不死者杨栗山。仲景成方虽皆适用，而误用之亦有流弊如此甚矣。医之不容胶柱鼓瑟也。

峻厉之品易损真元，非有以监制之、调和之不为功，故仲景治水用甘遂、芫花必兼大枣，东垣治积用三棱、莪术必兼人参。

《此事难知》王海藏《医学实在易》陈修园撰一曰难，一曰易，何悬绝若是耶？巽以为，凡视事过易者，皆其未曾入门者也。修园纵不类是，而"易"之一字已足为天下召许多庸手，动许多杀机。后世之轻率从事，动辄悬壶者，大抵皆修园"易"之一字闲之也。平心比较，毋宁从王。

黄坤载[④]撰著繁富，时抉精奥，惟自制诸方，偏于扶阳，《冷庐医话》纠之是已。巽尤怪其方名之纤佻[⑤]。玄霜也、素雪也、红雨也、苍霖也、紫玉也、黄酥也，必欲侔色揣称[⑥]，妃青俪白[⑦]是奚为者？夫治文太妆点，近乎雉鼠獭祭[⑧]，在文家且属下乘，而况于医何？玉楸子绝未知之耶！

辟阴证之谬者，沈明生[⑨]也。辟小儿惊风之谬者，喻嘉言也，以及徐灵胎辨螳螂子，吴鞠

---

① 坐：介词。因，因为。

② 何氏西池：何梦瑶（1693—1764年），清代名医，字报之，号西池，广州府南海县（今佛山市南海区）人。著有《医碥》《伤寒论近言》等。

③ 哤（máng，音忙）：嘈杂的声音。

④ 黄坤载：即清代名医黄元御，别号玉楸子。

⑤ 纤佻：纤巧轻浮。

⑥ 侔色揣称：形容描写景物，恰到好处。

⑦ 妃青俪白：又作"俪青妃白"。用青配白，比喻文句对偶工整。出唐代柳宗元《读韩愈所著毛颖传后题》："世之模拟窜窃，取青媲白，肥皮厚肉，柔筋脆骨，而以为辞者之读之也，其大笑固矣。"

⑧ 獭祭：《礼记·月令》："獭祭鱼。"獭贪食，常捕鱼陈列水边，称为祭鱼。后用"獭祭"比喻罗列典故或堆砌典故。

⑨ 沈明生：名时誉，生卒不详，明末松江府华亭县（今属上海市）人，后移居苏州桃花坞唐寅别业。学医于同郡陆履坦，著有《医衡》一书，在清代顺治、康熙年间数经刊刻，颇具影响。

通辨瘤[①]，李惺庵[②]辨鬼箭，持论正当，均足唤醒一切梦梦。

妇科专究奇经，此叶香岩独到处。痧胀专究奇经，此亦龙青霏[③]独到处。

舌黑，人皆以为水乘火位也，而吴坤安以为属脾。神昏，人皆以为邪干心包也，而陆九芝以为属胃。撇去常解不为苟同而不然者，则好奇而已矣。

黑苔燥润宜辨。《金镜》三十六舌，以纯黑为水克火，主大寒证。囫囵言之，大谬。

蓝色于青为近，舌蓝者金脏乏权，木邪偏盛乘土位也。略见蓝纹犹可生，纯蓝不治。

舌苔之变，非特裂纹如“人”字已也，或作“川”字，或作“爻”字，重证亦间有之。

察舌而外，叶香岩并验齿，秦皇士[④]并验唇。

古人用药，有骤观之似不相涉，而其实最吻合者。人之一身阴阳互根，孤阳不长，孤阴不生，此定理也。故救阴者必益气补血，汤中妙在黄芪。人之前阴精、溺两窍，精窍利，溺窍闭；溺窍利，精窍闭，此玄旨也。故摄精者必利水，衍宗丸中妙在车前。

导滞有白术，败毒有人参，寓补于攻，攻剂乃非克削。归脾有木香，六味有泽泻，寓消于补，补剂乃非窒凝，否则徒狃于偏，笨伯而已。

《理虚元鉴》，绮石先生撰，佚其姓，必胜朝遗耆也。先生其有黍油麦秀[⑤]之思动、蝉蜕鸿冥[⑥]之感，而以医自晦者乎？不然何姓氏弗传也？以巽断之，其人品、其学术均不在阳曲傅青主下。

先圣制字，具有微旨。肝从干，有戒干犯之义，故抑肝之药，皆预防其侮土。肾从坚，有求坚固之义，故益肾之药，皆务责其强阴。

人乳纯阴，婴儿纯阳，所以不假他物充饥渴，而但资乳哺者，纯阴济纯阳也。观此可知造化自然阴阳支配之妙。

医有可以罕譬喻者，凡禽畜之类，有肺者有尿，无肺者无尿喻嘉言。观此可悟清金为行水之定法。兽有小便，故粪无溏，禽无小便，故粪多溏邹润庵[⑦]。观此可悟利水为崇土之定法。

金主治节，肺固与大肠相表里。水出高源，肺又与膀胱通气化。二便之通闭，均于肺有关系，故戴麟郊[⑧]下宿垢辄用贝母必两许，喻嘉言利小溲辄用黄芩、阿胶。

汗为三法之一，固不可发。但液亏之人本有汗而复令其汗，本无汗而强责其汗，遍体大泄，淋漓不止，最是摧伤元气，酿变无穷。昔范云病疫求诊于徐文伯，□速愈，文伯乃煅地布桃柏叶，令云卧其上，汗大泄，翌日病痊。后二年云暴卒。是役也，病家责望过急，医家宜解

---

① 瘤（pān，音潘）：古病名。
② 李惺庵（1662—1722年）：清代医家，字用粹，又字修之，原籍宁波府鄞县（今属浙江省宁波市），后徙居江苏省松江府（今属上海市）。著有《证治汇补》八卷。
③ 龙青霏：清代医家，字佩芳，号青霏子，苏州府长洲县（今属江苏省苏州市）人，于痧胀证治颇有见解。著有《脉药联珠古方考》。
④ 秦皇士：即秦之桢，清代医家，明代名医秦昌遇的侄孙，松江府（今属上海市）人。著有《伤寒太白》四卷。
⑤ 黍油麦秀：亡国之痛的感叹，语出《尚书大传·卷二》。
⑥ 蝉蜕鸿冥：如蝉蜕解脱束缚，如鸿雁高飞远走。比喻解脱，远避祸患。
⑦ 邹润庵：即邹澍（1790—1844年），字润庵，一作润安，清代本草学家，常州府武进县（今属江苏省常州市）人，著有《本经疏证》。
⑧ 戴麟郊：即戴天章（1644—1722年），字麟郊，晚号北山，江宁府上元县（今属江苏省南京市）人，清代温疫学派代表医家。

过甚，两职其咎焉。吁！古今来因误汗而殒命者比比矣，宁独范云哉？

古之良医，曰和曰缓。顾名思义，和者不慓悍之谓，缓者不鲁莽之谓也。疗病切须识此，不然锐于操刀则真杀人事矣。

白虎汤有粳米，桃花汤有粳米，一则监石膏，一则监石脂，防其慓悍，持以谷味和之，仲景其有深意耶。故凡投峻剂者必当随时照顾胃气。

息高喘促不已，似属气有余，不知此非有余也，乃气不足使然耳。治宜平调，最忌苏葶泻肺。经行淋漓不已，似属血有余，不知此非有余也，乃血不足使然耳，治宜固摄，最忌蓬棱攻瘀。

治瘫痪，毋多投风剂以助燥；治肿胀，毋猛用攻剂以泄元。

五行之数，以天一生水始，以天五成土终。故水土二者，实为五行之纲。

五行互生，而水之用独大。金得水而出，木得水而长，火得水而济，土得水而润王丹麓。人之五脏，非水弗养，水即阴也，阴竭立亡。

水火对待之辞。然天一生水，诞物之原，在人则肾号先天，他皆后起。水固较火为尤重也。阴阳对待之辞，然静乃生动，翕乃致辟[①]。阳统阴而实基于阴，譬诸灯檠[②]，焰，阳火也；膏，阴液也；膏足焰始明，阴固较阳为尤重也。古人叙五行必以水字冠火之上，不曰“火水”而曰“水火”。叙二气必“阴”字冠“阳”之上，不曰“阳阴”，而曰“阴阳”，有以夫，有以夫。

“病”字从丙，“疢”字从火，大有取义。又《素问》病机十九条，属寒者仅居其一，余多属火，可见世间热病多于寒病矣。故上工治疗，绝不过用辛刚燥裂之品燥伤真阴。

妇人病最急迫者，莫如崩中。婴儿病最急迫者，莫如慢脾。崩而曰中，明其有关中土也。慢而曰脾，明其有系脾阳也，准此则治无余蕴矣。

直溢曰满，横充曰胀，此“胀”“满”两字之别也。出少而势缓曰泄，出多而势急曰泻，此“泄”“泻”两字之别也。眩仅眼目昏花，其证轻；晕则天旋地转，其证重，此“眩”“晕”二字之别也。手足厥冷专指指掌言，四逆兼胫臂言，故少阴下利，手足厥冷尤可生，四逆则多死，此“厥”“逆”两字之别也。病状同中有异，切勿囫囵以观。

酒人多病中风，茶饮多者多病不得眠，故嗜好宜节。

诸淋者，皆属于热。初为热淋，久则煎熬水液，或凝块如血，或稠浊如膏，或火燥而成砂石，此即煮海为盐之义也吴鹤皋。诸虫皆因杂食生冷，甘肥油腻，节宜不时，腐败停滞，而致中脘失运，酿成湿热，随五行之气变化，而为怪怪奇奇之状，此即腐草为萤之义也李惺庵。两喻最新最确，读之令人解颐[③]。

补虚与攻实异，攻实有速效，补虚无近功。服药而病不增，虚能受补即效也，古称填补。

① 翕乃致辟：翕，开合；辟，启闭。语出《易·系辞上》：“夫坤，其静也翕，其动也辟，是以广生焉。”指动静转换对立统一的关系。
② 檠(jìng，音竟)：有脚的盘碟之类的器具。
③ 解颐：开颜欢笑。

地有陷阱能容填，倘平地填之成敦阜矣程杏轩。此喻最妙。

鼻渊属风热，可喻以风激成湍；鼻瘜属湿热，可喻以湿蒸成菌。

中风者，必先有内风，而后召外风；中湿者必先有内湿，而后感外湿。尤氏在泾此语允为洞见本源。

妇人以血为主，血以中气为主，中气者，土气也。土湿不能生物，土燥不能生物。湿燥得宜则土自生物，疾痛并蠲尤在泾。五行之土犹五常之信也。脾阴土，胃阳土皆属信，信则毋愆期。古人名月经为月信，不止命名确切，而经之多寡、有无、迟速及治疗原委，无一不包括于“信”字之中陈修园。两说同条共贯，最简明、最精确，妇科能事毕于此矣。

吴鞠通误以“渴不恶寒之温病，桂枝汤主之”为仲景原文。杨栗山误以“病家汗家，诊其尺脉涩，先与黄芪建中汤补之，然后汗之”为仲景原文。此与方匀《泊宅编》、赵养葵《医贯》所云仲景为汉武帝治消渴者，同一杜撰造作，缘饰[①]厚诬古人，长沙有知，得毋恫耶！

温病忌桂，吴鞠通《温病条辨》开编首桂枝究属弗合。巽意不如改用葱豉汤。

湿者，蕴也，里热久蕴之谓。静绎字义，可见病温皆伏邪，河间主火，于近时温热治疗之法颇宜。故究心温证者，不可不熟读守真原书式[②]，余书特鳞爪耳。

疗温证，当时时頟[③]诵韵伯[④]两言，曰：“肝胆发温之源，阳明成温之薮。”

喻嘉言治温用姜附，失之辛热助火。程郊倩治温用地麦，失之清滋腻邪。陆九芝治温用芩连。

究三焦，夫河间治法，亦惟六经是言，而“三焦”两字始终不见于《六书》[⑤]，此是香岩妄托陆九芝，且温热须究三焦之说尤谬，仲景之六经百病不能出其范围，岂以伤寒之类而反与伤寒截然两途耶？俞东扶得此驳辨，真足大破群蒙。

热深厥深，肢虽凉毋用白通、四逆。壮火食气，胸虽痹毋用越鞠、香砂此指温证言。

陆丽京[⑥]夏月以乌梅代茗，非不引津也，而失之酸收。陆定圃[⑦]夏月以青蒿代茗，非不涤暑也，而失之升散。收则护邪，散则耗气，二者均非摄生所宜。

暑月成方，正气散有白术，六和汤有人参，缩脾饮有乌梅，或补或涩，始病即用之，独不虑其黏滞、护邪耶？医勿泥古。

热合湿乃为暑，《月令》“土润溽[⑧]暑”，惟其润、溽所以成暑。治暑者，不知扼重“热”

---

① 缘饰：文饰。

② 守真原书式：刘完素（约1110—1200年），字守真，自号通玄处士，又号真宗子，河间府（今属河北省沧州市）人，金代著名医学家。著有《素问玄机原病式》《内经运气要旨论》《伤寒直格》《黄帝素问宣明论方》《伤寒标本心法类萃》《三消论》等。原书式，概言刘守真此类探究《内经》《伤寒》之理的著作。

③ 頟：不休息貌。

④ 韵伯：即柯琴，字韵伯，号似峰，清代医家。其著作《伤寒论翼·温暑指归》中提出“阳明为成温之薮”的观点，揭示伤寒阳明病与温病密切相关。

⑤ 《六书》：即《刘河间医学六书》。

⑥ 陆丽京：陆圻（1614—?），晚明诗人、名医，字丽京，一字景宣，号讲山。杭州府钱塘县（今浙江省杭州市）人。

⑦ 陆定圃：陆以湉（1802—1865年），清代医家，字敬安，号定圃，嘉兴府桐乡县（今浙江省嘉兴市）人。著《冷庐医话》。

⑧ 溽：湿润，闷热。

"湿"两字，非法也。

疟，一曰痎。痎，古谐切，《说文》："痎，二日一发疟。"谓痎乃新发之疟。世之以痎为老者，误也。痢一曰滞下。下，亥驾切，去声，与《易经》"自上下下"[①] 句之第三字同。谓因滞而不下，世之以滞下为下多者，亦误也。读医贵有心得，毋为故纸所蒙。

古方露姜饮，人参、生姜煎去渣，露一宿再煎数沸，温服。而叶氏《临证指南·疟门》中用秋露水煎药者凡四，则师古而实背古者也。沉阴太甚，冰伏疟邪，香岩臆造，殊未可从。

岁运可凭而不可凭，寒湿司天，岂终其年绝无燥证？素体可凭而不可凭，木火禀质，岂终其身绝无寒证？善医者，第因证制宜而已。

汗者，液所生也，汗多易耗真液。嘉言贵徐不贵骤之说，最为得之，否则徒使淋漓，竭泽而渔已耳。溺者，气所化也，溺少以宜滋化源。孟英治其所以然之说最为得之，否则专事渗利无水而舟已耳。

溺窍一名"气门"，"气"字最谛当[②]。气为水母，只此字已足揭出溺之源头。

古法以张琴弦验弦，以按鼓皮验革，以刮竹痕验涩，以截葱管验芤，以小粟验滑，以败絮验濡，脉状如绘。

"胃""根""神"三字，相传为诊家要诀，至高鼓峰则以脉圆为欲愈，"圆"之一字盖又得"胃""根""神"三字之神髓矣，此后贤见解特超处。

四诊中以脉为最难，察脉时全仗神明，不得少参迹象。往往有始审尚确，及大则多方揣测，素以有心而转涉于惝恍迷离[③]者。故仲景《平脉篇》特云"初持脉"，初者，以其无成见也。此"初"字最宜着眼。

千古善脉之人，莫过王叔和，讲脉之书莫过《脉经》。《脉经》宜专言脉，然开编便引察色观形、彼此参伍以决死生云云，此可见其言外微旨之所在矣。四诊以切居终，昔贤岂倒置哉？是故隐疾困医，徒令索脉，东坡尝识之。

东垣、丹溪，一补阳，一补阴，开后学用补两大法门。然学李者，第学李之扶土可矣，切勿仿其动辄升柴，散越元气；学朱者，第学朱之壮水可矣，切勿仿其动辄知柏，增长阴霾。

火能生土，火亦能焦土。凡土经火燔则干硬而不生物。东垣重脾胃，而于燥烈之品有耗元气者必禁用，职斯故也。至子和善吐法而犹有不可吐之厉禁，其义与长沙"不可汗""不可下"诸条兢兢垂诫同，古人岂胶执哉！

丹溪一生学力全在治郁治痰，其善补阴，人所知也。其善治郁与痰，则非人所能易知也。

丹溪云：气有余便是火。韵伯云：气上腾便是水。两说各具至理，可以对勘。

赵养葵[④]云：水养火。"养"字最有味。余春山云：治风先养血，血充风自灭。易一"养"

---

① 自上下下：语出《周易·益》："自上下下，其道大光。"

② 谛当：确当，恰当。

③ 惝恍迷离：茫然若失而模糊不清的样子。

④ 赵养葵：即赵献可(1573—1664年)，字养葵，自号医巫闾子，宁波府鄞县(今属浙江省宁波市)人。

字并"充"字，较古歌尤胜。养有渐渍不迫之义，有调剂适均之义，故君子贵之。

足少阳胆主相火，古人名汤不曰"凉胆"，而曰"温胆"，颇足玩味。盖唯恐后人之折以苦寒，而戕东方甲生发之气也，调剂适当，毋伤暄和，"温"之为义大矣哉！

治疗之神，有如朱丹溪药摩腰一法，许胤宗煎药置床下熏蒸一法；制配之妙，有如葛仙翁药纳枣一法，吕元膺合丸药用外匮一法，心思灵敏均开后人无限法门。

凡治老人病，毋用辛热，惧其竭真阴也，知此者徐灵胎。凡治婴儿病，毋用苦寒，惧其伐稚阳也，知此者程芝田①。

婴儿初病，世俗惯用抱龙丸，然内有麝香，宁不近于开门揖盗。妊妇初产，世俗惯用生化汤，然内有炮姜，宁不近于厝火积薪②。

治痢证当知聂可久之四忌痢疾三方聂撰，见孔以立③《痢疾论》，坊本皆误作倪涵初。治湿温证当知吕搽村之六禁。

肾痰上泛忌用二陈，肝火上升忌用逍遥，久服熟地黄者，往往暴脱陈修园。阴虚人误服补中益气，往往暴脱陆丽京。虽习用之品而其闲，隐伏流弊不可不防。

感证以咳为轻，瘵证以咳为重。感证易传里，咳则系里之表，温邪可以从肺渐泄而气通矣，故咳者其生机。瘵证多损下，咳则系下干上，金脏不复与水相涵而液竭矣，故咳者其死兆。

凡血证须赖归脾、四君之类以收功。凡咳证，清金之后亟当顾母。

饮证有窠囊，许叔微创论于前，喻嘉言畅发于后，大足羽翼《金匮》。

喻氏④治疫以解毒为主。又可⑤之大黄，师愚⑥之石膏，松峰⑦之青蒿、绿豆，香岩之银花、金汁，即此意也。然皆不越承气、白虎、栀豉诸汤之范围，故仲景虽无疫论而实为千古治疫之祖。

邪羁膜原却不得用溃之之法，如逐寇然，溃则败矣。又可《瘟疫论》发明膜原甚是，而一再曰溃，不顾正气，殊非。

治疫之法惟"清热、解毒、宣气"六字为扼要，而宣气尤为首务，未有气不宣而热能清、毒能解者。见王秉衡《重庆堂随笔》。

---

① 程芝田：清代徽州府歙县（今属安徽省黄山市歙县）人，嘉道年间名医。

② 厝（cuò，音错）火积薪：置火种于堆积的柴薪之下。比喻危机已伏，尚懵然未觉。厝：放置。

③ 孔以立：字毓礼，黎水（属河南）人，生卒年代不详，编撰《痢疾论》一书，于清康熙十六年（1751 年）刊行。

④ 喻氏：喻昌（1585—1664 年），字嘉言，号西昌老人，南昌府新建县（今属江西省南昌市）人。其著作《寓意草》记载用人参败毒散治疗瘟疫。

⑤ 又可：吴有性（1582—1652 年），字又可，苏州府吴县洞庭乡（今属江苏省苏州市）人。明末清初传染病学家，著《温疫论》。偏用大黄治疫，称赞大黄为"起死神丹"。

⑥ 师愚：余霖，字师愚，清雍正乾隆间人，安庆府桐城县（今属安徽省安庆市）人。著有《疫疹一得》，创制重用石膏的清瘟败毒饮治疫三十年，活人无数。

⑦ 松峰：刘奎，字文甫，自号松峰山人，青州府诸城县（今属山东省诸城县）人，约生于雍正末年，卒于嘉庆初年。其著作《松峰说疫》一书有用青蒿、绿豆治疗瘟疫。

疫者，郁也，太和[1]湮郁之谓也熊松园。疫者，地中汙[2]浊之气，郁久而发罗芝园。巽按，“郁”字下得极精当，自属是证源头。

林衡甫《时疫辨》云：治疫之道宜疏达而不可发表，宜芳香而不可燥烈，宜辛凉而不可冰闭，宜流利而不可伤液。升提须防衄血，峻下又恐暴脱。櫽栝一切，卓然名言。

疫证中有虏疮，见《肘后》；有登豆疮，见《病源》，并戾气流播所致。曰虏者，所以表其种之异也，曰登豆者，所以绘其状之同也，又“登”字实“豋”字之讹，“豋”“豌”通。

疫如徭役之“役”，比户皆然，齐俗谓婴儿生痘曰“当差”，即以徭役目之者也。名称虽俚而颇具古意。

长沙书最櫽栝，虽曰《伤寒》，而温证疫论具备意会之可也。汪氏仲伊辑仲景温疫论，毋乃骈枝。

刘松峰治疫之用浮萍，仲圣之麻黄也。叶香岩治疟之用青蒿，仲圣之柴胡也。王孟英治霍乱之用蚕沙，仲圣之鸡矢白也。吴鹤皋[3]治血积之用夜明砂，仲圣之水蛭、虻虫也，均善脱胎，可谓变而不离其宗。

饮鹤山人[4]于《伤寒》有《贯珠》，于《金匮》有《心典》，可谓升仲景之堂而哜[5]其胾[6]者，已乃[7]《静香楼医案》八卷，绝不袭用他方，此在他人犹可以黯浅[8]相识，若尤氏非笃信长沙之深者耶？故善师古者，决不泥古。

沈尧封[9]《伤寒论读》，盖能得简字诀者。六经为纲，将辨脉平脉并纳其中，少许胜多，真乃拔戟自成一队[10]。

《褚氏遗书》仅仅十余叶耳，古今流传医籍未有简于此者，然其中多洞彻玄奥之言。

何以称四诊？诊之为言审也，诊病即审得周详，病自呈露。世医匆远求脉，殊未达诊字之义。

痹者，闭也，闭有郁之义，非宣气何以能化郁。痿者，萎也，萎有枯之义，非滋液何以能泽枯。

“痘”字以菽豆之豆为义，可见其从肾发。“癣”字以苔藓之藓为义，可见其由湿生。

湿者土之气，土者火之子也。故湿病每生于热，热气亦自能湿朱丹溪。世医仅泥于“寒”

① 太和：天地间冲和之气。
② 汙：同“污”。
③ 吴鹤皋：即明代医家吴昆的别号。
④ 饮鹤山人：即尤怡，别号饮鹤山人，一作饲鹤山人。
⑤ 哜(jì，音季)：微微尝一点儿。
⑥ 胾(zì，音渍)：切成大块的肉。
⑦ 已乃：旋即，不久。
⑧ 黯(yǎn，音掩)浅：暗昧浅薄。黯，黑暗。
⑨ 沈尧封：即沈又彭，清代医家。字尧封、尧峰，嘉兴府嘉善县(今属浙江省嘉兴市)人。著《伤寒卒病论读》，即本条所言《伤寒论读》。
⑩ 拔戟自成一队：谓自成一队独当一面。比喻别具一格。语出《左传·襄公十年》：“狄虒弥建大车之轮而蒙之以甲以为橹，左执之，右拔戟，以成一队。”

"湿"两字，得此亦足订偏。

针刺，良法也，而禁用是法者有二：曰水肿，刺之水尽即死；曰瘪螺痧，刺之气泄立亡。

瘪螺痧一称"伏阴病"，伏阴者寒湿邪蕴于肺脾肾三经孙络而晚发也，与霍乱有别。田云槎[①]《医寄》[②]云：霍乱证，先呕后利，腹痛转筋；伏阴证，先利后呕，厥逆，转筋无腹痛。其辨呕利先后，即宗《内经》"阳病者上行极而下，阴病者下行极而上"之旨，最有的据，昭若发蒙。

烂喉痧毋专治喉，宜以痧为主，达则喉自宽。夹热痢毋骤治痢，宜以热为主，热蠲则痢自已。

疟方张不可截，血正涌不可涩，湿温肌热虽微不可止，痰喘里气虽似不续不可补，否则误疗必杀人。

妇人经初停时，妊与否最难辨。顾晓澜[③]云：胎前以调气为主，况女子多郁，尤当疏肝。若经停数月别无他病，无经无论胎脉现与不现，俱宜调气平肝，庶于胎元无碍，即非胎亦无难，气调经转。诚哉！斯言也。稳练周帀[④]贤于世之鲁莽从事者，多矣。

新产后恶露贵乎能行，然行虽少而腹无痛苦者，荣养之血素亏，姑听之可也，此时切戒亟亟攻瘀。大病后月汛贵乎能转，然转虽迟而证无反复者，资生之源未裕，徐俟之可也，此时切戒贸贸通经。

小儿稚阳固已，世人因此又倡补阴配阳之说。夫既曰稚阳，则阳亦不足，专事补阴可乎！张心在云：阴阳二气不容偏胜，小儿气水未充，躯壳柔脆，治疗难于成人。然亦有易于成人者，以其无人事之断丧也，病在阳则治阳，病在阴则治阴。焉用纯阳稚阳之纷纭耶？此说尤得圆相。

医者穷理之事，非通儒硕彦心知其意者，不能为也。故丹溪撰著有云《格致余论》，子和撰著有云《儒门事亲》。

诸家方论以王晋三[⑤]《古方选注》为最，诸家药解以邹润安《本经疏证》为最，诸家医辑以俞东扶[⑥]《古今医案按》为最。

扶雅斋读医札记卷上终

---

① 田云槎：即清代医家田宗汉，字云槎。

② 《医寄》：即《医寄伏阴论》。

③ 顾晓澜：顾金寿，字晓澜，清代道光年间医家，南通州如皋县白蒲镇(今属江苏省南通市)人，著《吴门治验录》。

④ 帀(zā，音匝)：周全。

⑤ 王晋三：王子接，字晋三。清代医家，苏州府长洲县(今属江苏省苏州市)人，叶桂曾师事之。著有《绛雪园古方选注》。

⑥ 俞东扶：俞震，字东扶，号惺斋，清代医家，嘉兴府嘉善县(今属浙江省嘉兴市)人。著有《古今医案按》。

扶雅斋读医札记卷下

江宁侯巽健伯甫　撰

《周礼》：医师岁终则稽其医事。贾疏谓：治病有愈有不愈，并有案记。此后世医案之祖。

骆龙吉[①]《内经拾遗》、郭白云[②]《伤寒补亡》，其用意欲羽翼先圣，真乃高人一层。

《神农本草经》有云：主妇人乳者。乳，指胎产，言汉以前妇人产子，通谓之乳。曰“新产”、曰“产后”者，自《金匮要略》始也。近则只知乳为哺乳之乳，而古训寝晦矣。

《灵枢》：女子如阻。《脉经》：令人嗜甘如阻妇状。“阻”字可即作“孕”字解。

《灵枢》剉蔆、翘草根各一升，煮饮治败疵。“蔆”“菱”通，“翘”“翘”通，系两物。倘如马玄台[③]说，蔆翘即今之连翘，指一物言，则各字奚所取义耶?

《素问·脉要精微论》云：滑者，阴气有余也。而《灵枢》则云：滑为阳气盛，微有热。彼此矛盾，毕竟当从《灵枢》。

《素问·金匮真言论》：藏于精者，春不病温。吴鞠通云：不藏精，非专主房劳说，一切人事之能动摇其精者，皆是也。此意补得圆帀，唐笠山[④]云：夏令之炎，威过于冬令之严寒。人但知冬不藏精者致病，而不知夏不藏精者尤甚也，此义更补得圆帀。

《素问》连称咳嗽者凡四，而《咳论》一篇专论咳，其中无“嗽”字。盖言咳，可赅嗽也。吴注：有声之谓咳，连声之谓嗽。频咳即嗽，与“嗽”字从朿，有所束缚，痰不易出之旨正符。此最可从。

《素问》形有余则腹胀，泾溲不利。王注：泾，大便，溲，小便。然大便何以称“泾”，于古无征，惟林校据杨上善云：泾，当作“经”，妇人月经也。较确。

《素问》：血温身热者死。尤在泾谓：温当作溢，血既流溢复见身热，则阳过亢而阴被逼，故死。《素问》：食气入胃，浊气归心。沈思劬[⑤]谓心当作脾，心最虚灵不能受，浊惟脾则可受之。引《灵枢》“诸阴皆清，足太阴独受其浊”云云为证，是皆善于读书者。

《素问》治阳厥生铁洛饮，《甲乙经》作“铁落”。“洛”“落”古字通，《春秋》闵公[⑥]及齐

---

① 骆龙吉：宋代医家，生卒年不详，著《内经拾遗方论》四卷，注解《内经》所载六十二种疾病，分拟处方。

② 郭白云：郭雍（1106—1187年），字子和，号白云先生，宋代医家。其父师事程颐，郭雍传其家学，通于世务。张孝祥曾举荐于朝，郭不奉召，得号冲晦处士，宋孝宗又封为颐正先生。晚年因感于《伤寒论》已残，故采名家所论，作《伤寒补亡论》二十卷，以全其义。后世称该书为“豫医双璧”之一。

③ 马玄台：即马莳，明代医家，绍兴府会稽县（今属浙江省绍兴市）人。曾于太医院任职，著有《黄帝内经素问注证发微》《黄帝内经灵枢注证发微》，其中《黄帝内经灵枢注证发微》是史上第一部《灵枢》的全注本。

④ 唐笠山：唐大烈，清代医家，苏州府长洲县（今属江苏省苏州市）人，字立三，号笠山，一号林嶝。曾任苏州府医学正科，主持编集《吴医汇讲》。

⑤ 沈思劬：清代医家。字思劬，号小隈，苏州府吴县（今属江苏省苏州市）人。沈谦之曾孙，学医得叔沈果之，于《内经》之学较有研究。曾撰《辨〈素问〉浊气归心之讹》一篇，载入《吴医汇讲》。

⑥ 闵公：原作“闵元公”，盖“闵公及齐侯盟于落姑”典出《左传·闵公元年》，疑为错讹，故删“元”字。

侯盟于落姑，《左》作“落”，《公》《穀》作“洛”，其证也。见陆九芝《内经难字音义》。

实壅之证为痞。“痞”字从“否”，隐示天地不交之象；虚热之证为劳，“劳”（勞）字从二火，隐示火水未济之象，故医贵识字。

医之类书备于唐，而门户分于宋。此两朝实为古今医学绝大关键。

人身有九窍，张氏在心《医参》又增舌为心窍，廉泉为津窍，鬼门为汗窍，茎为精窍，共十三窍。此说足为医经补遗。

《灵枢》：过客主人。客主人，穴名，在耳前目后适中处。巽按：今俗谓之太阳筋。

男子三百六十五骨象，天数也。女子无顶威、无洞、无棚、无左右初步，只三百六十骨象，地数也。人身构造阳与阴判然，弗同如此。

陈寿田[①]《经脉图考》骨度穴道一一备载，疏证确凿，条理分明，可谓之《灵枢》翼。

中国非无解剖学也，《抱朴子》“淳于解颅以理脑”，又《初学记》引《抱朴子》云：“文挚愆筋以疗危困，仲景穿胸以纳赤饼。”又皇甫谧《释劝论》“岐伯剖腹蠲肠”，皆解剖确证。岂持俞跗、华佗轶事足传已耶？

《圣济总录》云：小儿哺食过度，脾胃尚弱不能消磨，则水谷之精灭损，无以荣其气血，致肌肉消瘠，腹大颈小黄瘦，谓之丁奚。巽按《说文》：奚，大腹也。从大，丝省声。丁奚取义殆即繇此。然近人能知此者罕矣。

《诗》：“为鬼为蜮。”蜮，惑也。《金匮要略》列狐惑二证以虫毒之蚀喉者为惑，盖本诸《诗》。

凡病觉鼻间膻气，肝邪也；闻焦气，心邪也；闻芳气，脾邪也；闻腥气，肺邪也；闻腐烂之气，肾邪也。木膻，火焦，土香，金腥，水朽，其理实根诸月令。

不寐证乃阴阳牴牾，阳亢不入于阴所致。在《易》为火水未济，悟此便是治法。蛊胀证乃土木郁搏血络，因之燥结所致，在《易》为山风蛊，悟此便是治法。

川芎即《左传》之山鞠穷。李濒湖云：传言麦曲、鞠穹御湿，予治湿泻每加二味，其应如响。观此益知经训之足贵已。

古无“胀”字，《左传》晋侯獳“将食，张，如厕”。张，即今之“胀”字，段若膺[②]云。

春温证及凡感风而病头痛者，无不兼见肢酸。《周礼》“痟首疾”三字极简括，痟即酸也。

“医不三世，不服其药。”解者以为祖孙相承，误也。汉儒谓《神农本草》《黄帝素问》《元女脉决》为三世之书，医必读之，乃为有本之学，而操业始精。否则颟顸杀人而已。《曲礼》此言足当医林棒喝。

“本草”之名始见于汉《平帝纪》诏天下，举知方术本草者，汉人重视本经可以概见。

---

① 陈寿田：即陈惠畴，清代医家，字寿田，长沙府湘潭县(今属湖南省长沙市)人。长于针灸，撰《太乙神针方》，刊于康熙年间。又著《经脉图考》四卷，论人体内景、周身骨度、经脉循行要穴、主病、图像及歌诀等，对经络穴位、奇经八脉循行及主病颇有阐明。

② 段若膺：即段玉裁，字若膺。清代镇江府金坛县(今属江苏省常州市)人，撰《说文解字注》。

后世论证有云麻者，有云木者，仲景无是也。仲景于麻仅曰虫行皮中，于木仅曰不知痛处。然而两证曲曲如绘矣，长沙书之耐人寻味如此。

许弘《内台方议》多设疑问，于《伤寒》所以立方之旨阐发明了，最裨后学。世以弘为许叔微之子，误也。书中固明明称“引叔微矣”，弘字宗道，明人。

《伤寒》：“阳明病，胃家实。”《千金》作“胃家寒”，寒即“塞”字之伪，与实同义。《金匮·黄疸》：“阴被其寒。”《千金》亦作塞。可证莫氏枚士此释为功，病者非浅，不然世俗见一“寒”字，必有以辛热药投诸阳明病者，而横夭性命比比矣。

痧与解㑊绝不类者也，缓急悬殊。江篁南《名医类案》不应溷为一证。疠风与鹤膝风似类而实不类者也，标本各别。罗东逸《名医汇粹》不应合为一编。

凡证一入张戴人[①]，论中无不见实。一入张会卿，论中无不见虚。何二张识议之悬绝也？读者宜两两互勘。

辨证宜通体合参，同中求异。戴麟郊云：通体皆见有余实象，而独见一二虚象，则虚象反为吃紧。此勘治要决也，特难与躁心人言耳。

耳黑责之肾枯，目光视一成两，责之精散，均为死征。

悬雍暴肿者，热也；眼胞上下黑者，痰也。以及疟之久而忽见口疮者，火邪外泄，将愈之象。痢之久人而忽见口糜者，脾邪内陷，将败之征，此亦勘证要诀。

睑，音检，即眼胞。《玄珠》云：脾之候在睑。睑动知脾也。脾一病，则睑涩嗜卧矣。巽按：此勘[②]湿温证者所宜知。

酸，木味。吐酸，肝热上扰，置饭于釜，热久则酸，其例也。切勿误指为寒。

经云：阳引而上，阴引而下则欠，阴阳相引，故无病，病亦即愈。然此仅指初病轻浅者言，恙久虚脱，作欠连绵，危候也。见林慎庵《四诊抉微》。

大便干结，热也；然大便滑泄黄色亦为热，人多忽之矣。小溲黄赤，热也；然小溲色白而浑浊亦为热，人多忽之矣秦皇士。医须识此，方免疑以溷淆。

寒而利，则云如鹜溏，热而利，则云如蟹渤。古人真善状病态。

足冷非必沉寒也，肺热气不下行，往往上见热证，下见足冷。胸冷非必沉寒也，痰邪壅阻，则胸膈闭，往往阳郁不伸，以至痢下。觉冷繇于热逼，均不得以寒断，毫厘千里，医者审之。

胃脘痛非必有食也。胃为水谷之海、仓禀之官，仅有食必无痛，惟邪气蕴结、中枢不利，按之斯痛。胃无谷神藏真大虚，按之亦痛。倘不审邪正虚实，概云有食，误矣。又按者轻虚平按，若按不得法，加以手力，未有不痛者。张氏隐庵此说可谓力辟群蒙。

苔白，寒也。白如积粉，非寒也。温证疫证外触秽恶不正之气，内挟郁蒸化燥之痰，邪热弥漫，三焦充斥，每见此苔，世医指粉为白，大谬！

---

① 张戴人：即张从正（1156—1228年），字子和，号戴人。

② 勘：勘治。

不渴非必寒，凡病属血分者，多不渴。喜热饮非必寒，凡病属郁遏弗通者，多喜热饮。

面赤，胃热上冲也，而戴阳则繇于火衰，宜温肾陶节庵。痰咳，肺气上逆也，而顿呛则繇于血凝，宜理肝高士宗。病状略近，而治法天阔如此。

伤风亦有戴阳证喻嘉言。感风寒亦有谵语证刘松峰。虽不经见，而轻恙中潜伏危机者甚多。医当究心。

董废翁《西塘感证》三篇，以照顾胃液为总旨。其论胃液，即周身气血所化，积叠胃底，为后天之本。凡人平日之强弱，及遇外感贼邪之难治易治，可治不可治，强半凭此卓识鸿议，足以羽翼东垣。惟所述养阴之法，乃及四物六味，则又大谬。安有感证而又议药至此者？存津液可也，因存津液之故而护邪，不可也。古书中当有力辟群哤，而卒失之矫枉过正者，此类是已。

吐血戒苦寒，当仿顾晓澜之八汁饮；肝痛戒香燥，当仿魏玉横之一贯煎。

凡噎膈证不出“胃脘干槁”四字，凡消渴证不出“肾阴凋伤”四字。

“非风”之名，昉[①]于张会卿，然“非”字亦过当，不如迳云类风可也。阴暑之名，昉于张洁古，然“暑”字上冠以“阴”字则难通，不如迳云夏月感寒可也。

中风之风，即人身暴乱之气，以其势之鼓掉动荡也，假名曰风。林慕莪此看“风”字最得圆相。

《机要》[②]“中脏宜下”一语最误人，未有素体既虚、脏真既漓而犹可贸贸焉大施攻泻之术者。古人治风每云“填空窍”，不填之而开之，得毋令里愈虚、风愈煽耶？读者勿泥。

“化气存液”四字为治温要旨，“安中纳下”四字为治损金针。

吕元膺[③]评历代医有云：刘河间如橐驼种树[④]，所在存活，但假冰雪以为春，利于松柏而不利于蒲柳。张子和如老将对敌，或陈兵背水，或济河焚舟，置之死地而后生。不善效之，非溃则北矣。可谓善于举似。

张华《博物志》云：汉武帝时，西域月氏国度弱水贡返魂香三枚，大如燕卵，黑如桑椹。值长安大疫，西使请烧一枚辟之。宫中病者闻之即起，据此则治疫必用芳香逐秽，其法盖有所本矣。

凡疠气所见，多有湿热蕴酿郁蒸而成。故治之宜兼化湿。马援在交阯时，必饵薏苡以却瘴，即此义。

痢，古称肠澼，一称便脓血。蒋韫斋着眼“脓血”两字，喻以内痈，谓暑湿食毒蕴酿，熏蒸脂液，化为赤白，即痈疽化脓之意。创解也，亦的解也。

痢与疟均以中气奠定为主，痢噤口不治，疟噤口亦不治。

---

① 昉（fǎng，音仿）：起始。

② 《机要》：即《病机机要》。

③ 吕元膺：吕复，字元膺，晚号沧州翁，元末明初名医，祖籍山西河东，徙居浙江，至复时，为宁波府鄞县（今属浙江省宁波市）人。

④ 橐驼种树：典出《柳河东集》中的《种树郭橐驼传》。

《心法》[1]论疟：无汗发汗固已，惟有汗敛汗之说则非。疟证系于暑湿内藏，风邪外束。湿家最多汗，风暑皆阳邪，亦易致汗。疟将退时，往往肌腠开泄，汗出溱溱，数发后，邪渐杀正以屡得汗解故耳。恐其有汗而又敛之，酸收难投，固摄纷进，阴柔滞腻，邪必久羁。丹溪此语祸人非浅。江含微谓：汗少不妨更汗，汗多不必更汗。似较圆惬。

疟非必真有祟也。久疟则气馁，凡壮胆气皆足止疟。杜甫诗："子璋髑髅血模糊，手提掷还崔大夫。"读之辄愈疟。非豪语壮胆而何！

越婢汤，喻嘉言云：化热生津，柔缓之性比女婢犹过之。控涎丹，王晋三云：控，引也。涎，读作羡，涎涎[2]，水流貌。引三焦之水，涎涎流出于水道也。此均穿凿。婢，《外台》作脾，成聊摄[3]以发越脾气解最可从。至控涎则第控制痰涎而已，何必强为之辞？

越鞠者，发越鞠郁之谓。莫枚士云山栀即越桃，川芎即鞠穹。各摭取一字以名之。然是丸非君栀芎者也，殊未可从。

呃分寒热，丁香柿蒂汤治寒呃者也，今人援以治热呃则谬。腹痛分寒热，芍药甘草汤治热痛者也，今人援以治寒痛则谬。

河间云：行血则便脓愈。此行血当作和血看，今人乃以峻攻猛下为行，大谬。丹溪云：黄昏嗽，火浮于上，宜敛而降之。此降当作养阴降火看，今人乃以固涩酸收为敛，大谬。

生脉散不能生脉也，固涩酸收生于何？有人第恃此为生，恐脉绝难续矣。宜易其名曰：参麦散。补中益气汤不能益气也，升提散越益于何？有人第恃此为益，恐气泄转虚矣，宜易其名曰：补中升气汤。

近人治湿温，多主又可达原饮，大谬。饮中有芍，失之酸敛；有知芩，失之苦寒。欲宣邪者，不应尔也。刘、雷两家知之，松峰[4]达原饮以栀柏苓易知芩，少逸[5]宣透膜原法，以藿半易知芍，各有取义。而一则去知芩增栀柏，虽去犹之弗去。一则去知留芩，苦寒之品自存，疗初病最忌寒凉冰伏，黏滞腻邪。徇名用之奚可耶？不特此也，草果辛热异常，槟榔性如针石，凡病湿温者，往往热郁在里，二药气味虽雄烈，摧削太甚亦非宜，故必切戒。

徐灵胎论虚劳力辟建中汤，萧慎斋[6]论妇人热入血室力辟柴胡汤。盖诚知古今病证之有同异也，不为古囿，可云别具会心。

《医学钩玄》有目病不宜服六味，辨泽泻、茯苓、山茱萸诚不宜于目窍，谓凡肝肾虚者，皆不宜此三味，非惟目也见《柳州医话》。

六一散，一名"太白散"；凉膈散，一名"连翘饮子"。然知者寥寥。

柴胡之柴，当从草作茈。竹茹之茹，当从竹作筎。

---

① 《心法》：即《丹溪心法》。
② 涎涎：涎，通"演"，涎演，水流貌。故有前文王晋三之说。
③ 成聊摄：即成无己，为山东聊摄人，故称。
④ 松峰：即刘复明，字文甫，又名刘奎，号松峰。清代医家。
⑤ 少逸：即雷少逸，名丰，字松存，号少逸。晚清名医。
⑥ 萧慎斋：萧埙，清代医家，字赓六，号慎斋。嘉兴府(今属浙江省嘉兴市)人。

鼻血曰衄，字当从丑作“衄”，坊本作“衂”者，误也。肾丸曰睾，字当从血作“睾”，坊本作“睪”者，误也。

积证肠覃之覃，当从莫枚士改作“簟”。疫证颐毒之颐，当从朱应偕改作“遗”。

秦皇士论病多主食滞，王清任论病多主血瘀，不为无见，然非其人则嫌乎偏执矣。

曩哲[①]订名何以曰外感、曰内伤？感有表里相应之义。不曰外来而曰外感，明乎感发自中，人之病有繇召也。伤有造次毋补之义，不曰内虚而曰内伤，明乎伤已则复，人之病鲜纯虚也。悟此乃可云医。

脚气痛甚剧，疝气痛亦甚剧。曩哲订名“脚气”“疝气”，讵无谓耶？著一“气”字便见治疗宜兼调气。

世称“脚气”之名自晋苏敬始，误也。汉华元化《中藏经·第四十二》论脚弱不显，有脚气之病云云耶。

《中藏经》有二，一华氏一黄氏见《宋史·艺文志》。截然两种，惜黄氏书不传。

病机有可以互勘者，女子亦有疝，男子亦有瘕。

女子亦有囊缩可验，但见乳头缩者即是。以二部皆隶厥阴也。男子亦有带下可验，但见白浊淋沥者即是。以二证皆繇太阴脾湿，少阴肾虚也。

人第知有脚气，而不知亦有手气证。人第知有腹疝，而不知亦有心疝证。

医贵辨似。骨槽风，似齿痛而非齿痛也。梅核膈，似喉痹而非喉痹也。肺痈，似外感作嗽而非外感作嗽也。劳瘵骨蒸，似外感发热而非外感发热也。经闭证，呕恶，似娠而非娠也。气虚证，胀满，似痞而非痞也。土衰证，大便不摄，似痢而非痢也。湿温证，日晡寒热，似疟而非疟也。瘪螺痧证，吐泻大作，似霍乱而非霍乱也。一彼一此，途经悬绝，治疗异法，切毋紊于所施。

损证以能食者为可治，否则中虚不化液。疡证亦以能食者为易治，否则气衰不托脓。

损证、劳证有别，损者无阳，劳者无阴。《慎柔五书》截然分虚损、劳瘵为两门，真乃巨眼！

损亦有二，吴师朗《不居集》分别内损、外损。内损为五脏内亏，已损者言之也，外损为六淫外入，似损非损者言之也。“外损”两字开人觉悟不少。

壮热是火，不时发热是无火。火衰而浮火不归原，故反致发热，此论甚精，见黄闇斋《折肱漫录》。

今所谓劳，古人之蒸也。今所谓淋，古之癃也。今所谓呃，古之哕也。今所谓厥，古之痓也。今所谓痫，古之癫疾也。今所谓痢，古之大瘕泄也。俗医名且弗识，尚何治法之足云。

古只云注夏，周澄之《读医随笔》又增注秋一条，辞新而理确。

---

① 曩哲：先贤。

有热入血室证，然岂无寒入血室证？有热入心包证，然岂无寒入心包证？系此悟彼，故曰：读书宜观对面。

唇焦为食积，见秦皇士《伤寒大白》，世人但知此为脾燥而已。大肠病能令鼻扇动，迎香脉气使之然也，见张心在《医参》，世人但知此为肺绝而已。

绕脐作痛，世皆以为食积固已，然虞花溪《苍生司命》云：凡在胃脘下痛者，属食积；绕脐痛者，属火。此又宜知。

鼻窒在标病为风淫，在本病则肺热壅郁证也。口甘在新病为脾瘅，在久病则土衰败证也。医毋执一。

发脱繇于有热，骨响繇于有风。

齿痛责胃，齿枯责肾，唇反[①]责脾，唇乌责肝。

有交肠证，有离魂证，有目光视物成倒证，骤见之皆令人奇骇，而其实确有病理，确有疗法，医宜熟思。

膀胱倘无上口，何以粪入交肠？特平人虽有之而恒闭耳，腑气大虚大热力羸甚，斯不闭；火迫甚，斯不闭。沈氏橘园并引人身外窍脐孔耳，乳无故常闭，有故则或出脓血，或通乳汁为证。可云精辟！

凡肾脏不能封蛰之证，皆由于阴失管摄，水乏滋濡。周慎斋“肾燥不合”一言，未经人道。

《柳州医话》：木热则流脂，未有肝火炽盛而绝无痰者。此说极清。

“肌肉大脱，九候虽调弗治。”此经训也。赵晴初云：余每以两手大指次指后，验大肉之落与不落，以断病之生死。百不一爽，此亦秘决。

凡人将寐，则倦态朦胧，脾主之；既寐则梦魂惝恍，肝主之。然必肺气下纳于肾，肾气上交于心，而后寐能熟，故五脏有一不率其职，不寐。

耳聋诸治不效，宜理肺。肠风泄泻诸治不效，宜调肝。

古医十四科内，列脾胃一科，谓中州调则诸恙自愈也。所以命名之义良可玩味。土主中央，央者，阴阳之所会也。阴阳两字合读成音即为央，故治土者，当体阴阳相交之义，以中和为主，不得稍涉偏执，毗柔毗刚。脾为阴土，得阳始运；胃为阳土，得阴自安。香岩此说殊有弊，倘治脾纯用刚药，得毋劫脾阴乎？治脾纯用柔药，得毋伐胃阳乎？巽窃谓脾有脾阳脾阴之别，胃有胃阴胃阳之别。脾阳胃阳不足，宜温运。脾阴胃阴不足，宜凉濡。似此剖析较为弗偏。

气不郁、血不郁，不病，凡病皆生于郁。阴不偏、阳不偏，不病，凡病皆生于偏。

邪热者，有形之火也；元气者，无形之火也。客水者，有形之水也；真阴者，无形之水也。惟无形者日益短绌，斯召有形，惟有形者日益羁留，斯败无形。

---

① 唇反：口唇外翻。

阳偏盛者，补阴配阳，不必去阳。阴偏盛者，补阳配阴，不必去阴。赵氏养葵并以天平有重轻，只补足轻者一边，毋凿法马[①]为喻，去阳去阴，直凿之而已吁！今之世，抑何凿法马者之多耶！

治病如理乱丝，当先去棼[②]王三阳，如着弈棋，当先救急。杨仁斋两喻最妙。

凡用滋补药，病不增即是减，里已受益故也。用克伐药，病不减即是增，里已受伐故也。李念我数语最精要。

何西池《医碥》以确当胜，张心在《医参》以精深胜，程杏轩《医述》以淹赅胜，石芾《南医》原以简净胜，均属必传之书。

用药以究心气味为主，形色次之，尤须熟于化气，如酸甘化阴、辛甘化阳之属，斯为上乘。

酸者秉厥阴之气，居五味之首，与辛味合，开发阳气最速。今晋俗感寒用蒜醋发汗，即此义。

酒客不宜过辛，有饮邪不宜过咸。

药贵中病，毋取乎品之繁多，古方如霹雳散附子、独圣散山楂肉、百祥圆红芽大戟、举卿古拜散荆芥，仅仅一物而投之，辄获奇效者，以其责重力专也，何况独参。

急治之方宜从简，缓治之方宜从繁。治专一之证宜从简，治难糅之证宜从繁。仲景诸方简矣，然如乌梅丸、鳖甲煎丸之类，何尝非繁耶？各有所适已耳。

肝虚有火者服枸杞子，往往增剧，以其性温也陆定圃。久痢滑精崩中下血者，服人参须往往增剧，以其性专下泄也张路玉。故仅泥常解，不足与言药物学。

谷属金，阴也，而糠性热。麦属火，阳也，而麸性凉。阳包阴，阴包阳，此之谓物物各具一太极。

桂枝非发汗药，“发”字当认作“升”字，谓荣气和则汗自出也寇宗奭。葛根非生津药，“生”字当认作“升”字，谓胃气鼓则津自升也王学权。似此剖析，方于药物能得真解。

杨仁斋以菖蒲治噤口痢，易思兰以苏茎通大小便，张隐庵以麦芽疗反胃，王孟英以竹茹安胎，皆所谓用药别具机杼者，各有心得，特录之。

陈修园痛诋何首乌为劣品，费晋卿[③]痛诋白扁豆为劣品，均过当之辞。

《潜斋医案》载赵秋舲进士子子循，每啖蔗必鼻衄，遂疑蔗为性热，此大误也。子循殆禀质异常耳。蔗性甘凉，实能祛燥，王维诗：“饱食不须愁内热，大官还有蔗浆寒。”天生果品应候益人，如春生梅，酸以敛肝；夏生瓜，清以涤暑；秋生梨，凉以肃肺；冬熟杞，温以益肾是也见《毛对山医话》。此即经言“五果为助”之义。

---

① 法马：即砝码。

② 棼（fén，音焚）：纷乱。本句化用“治丝而棼”，乃语出《左传·隐公四年》：“臣闻以德和民，不闻以乱。以乱，犹治丝而棼之也。”

③ 费晋卿：费伯雄，字晋卿，号砚云子。清代常州府武进县孟河镇（今属江苏省常州市新北区孟河镇）人。晚清孟河医派代表性医家。

制阿胶，古法先取狼溪水以浸皮，后取阿井水以煎胶。狼溪发源于洪范泉，其性阳。阿井发源于清济，其性阴。取阴阳相配之义，今则无此。宜其效马[①]者，寡矣。吁！药既鲜真，炮制又复戾法，赝鼎[②]杂陈，误人不知凡几，宁独阿胶哉！

甘澜水有两解：一云水味咸体重，劳之则甘而清，取其益脾胃不助肾邪也。一云扬之万遍，取动极而静之义。巽案后说较优。

严观[③]喜用姜汁制附子，人称之曰“严附子”。张介宾喜用熟地黄，人称之曰“张熟地”。非不繇此获誉也，然而偏矣。

盍鴡[④]冬毛落，而寒号忍冻，聚柏叶食之，又自食其遗，遗而复食，故矢为五灵脂。此濒湖《纲目》所未详者，见方密之《物理小识》。

鹅血治噎见于张路玉《医通》，不特此也，王渔洋《香祖笔记》、钮玉樵《觚賸》并载武昌献花寺僧事綦[⑤]详然。渔洋晚年《于亭杂录》云：鹅血治噎，试之亦不甚效，则又自觉其言之非矣。盖人百，其体病百，其状执一以绳之，不可也。故医贵神思曲运活泼泼地。

木瓜疗转筋，然如陶弘景云：转筋时，但呼其名及书上作“木瓜”字，皆愈。此则理之不可解者。又《遁斋闲览》载：杨勔腹中应声虫，读《本草》至雷丸，不应，服数粒而愈。《泊宅编》载：毛景喉中有物，应声诵《本草》至蓝，不应，饮汁吐虫而愈。虫果有知觉乃尔耶？稗官[⑥]附会，曲说穿凿，研医之士，毋为所蒙。

肠风非真风也，此“风”字当作“气”字。观腹中应声虫非真虫也，此“虫”字当做“毒”字观。

药物只救偏，安能自无生有？汤液止已疾，安能续命延年？《本草经》不饥不老云云，皆后人传会尔。

桑叶，《本经》除寒热、出汗。补骨脂开实[⑦]，主五劳七伤、风虚冷、骨髓伤败、肾冷精流及妇人血气堕胎。后人误读误解，以桑叶为发汗之品，补骨脂为损胎之品，此大谬也。出汗者谓其人夙多汗，疗以是药，非谓以是药出之也。堕胎者谓其人屡堕胎，疗以是药，非谓以是药堕之也。上文“除”字、“主”字直贯至此。不观诸《夷坚志》乎？严州山寺僧盗汗廿年，用桑叶乘露新采者，焙干为末，空腹温米饮调服三日愈。据此则敛汗圣药也，恶得指为发汗？不观诸《妇人良方》乎？妊娠腰痛，通气散，补骨脂二两炒香为末，先嚼胡桃肉半个，空腹，温酒调服二钱则效。据此则固胎圣药也，恶得指为损胎？

丹溪治酒人病，多用枳椇，后人咸宗之。然《毛对山医话》云：余少时曾伤酒发热，取汁服

① 效马：出《礼记曲礼上》：“效马效羊者右牵之，效犬者左牵之。”为进献牲畜史的礼仪，以此说明制药时阴阳相配之义。

② 赝鼎：指仿造或伪托之物。

③ 严观：明代医家，杭州府仁和县(今属浙江省杭州市)人。精于医术，治病不拘泥于古方，长于用药，颇具胆略，尤善用附子，故有文中之称谓。

④ 鴡(jú，音局)：伯劳鸟。

⑤ 綦(qí，音奇)：程度副词，意为极、很。

⑥ 稗官：野史小说。

⑦ 开实：开解实寒凝滞，以其味辛气温而燥，甄权谓之能逐诸冷顽痹。

之，反觉中满，或味甘所致耳。此与《冷庐》壮岁服枸杞齿痛之说相近。学者均宜参观。

吴俗畏重药，马元仪预用麻黄，煎汤浸豆发蘖[①]，凡遇麻黄证，以自制大豆黄卷赠之，除疑祛病，曲曲两全。今既无此，犹指豆卷为泄汗之品，大谬。

医者意也，心通其意，随手摭拾，靡不入妙。故程观泉以梅花治胀，叶香岩以桐叶催生。

弩牙[②]速产，杵糠下噎，败扇止汗，月季调经，古人摭药进取即是，因此以巧发奇中者，往往有之。虽然，毕竟难为正方，其失也戏。

窦材自署扁鹊，陈念祖自负长沙后身，其失也狂。

《医经原旨》非薛氏书袭用张会卿《类经》，《景岳发挥》非叶氏书姚真撰曰：叶者，坊贾托名也，见曹时庵《医学读书志》。

叶、薛同时负盛名而各不相下，叶榜所居曰踏雪斋，薛榜所居曰扫叶山庄。抑何其度量之偏也，至黄玉楸则不特厌叶。今人抑且菲薄古人，以钱乙为悖谬，李杲为昏庸，刘完素、朱震亨为罪孽，谩骂太甚，直妄人也已矣！

医贵积理，理以至中极正为的。勘诸庸近，不必神其说于龙宫三十方也，陈远公《石室秘录》公然托之于岐天师，毋乃不经？

脏有五秘录，增胞胎为六，腑有六秘录，增膻中为七。增膻中尤可言也，至以胞胎羼入[③]其间，则未免穿凿过甚矣。

禁方无传，近有坊本曰《龙宫三十禁方》，一一征实之，而所征又不甚确，毋乃蛇足？

脾主信，凡发作有时之证，皆责脾。肝主仁，凡顽痹不仁之证，皆责肝。

药戒滞腻，必胃气日隆方可峻补。盖凡投补者，须赖胃气敷布故也。张仲华[④]此语为用补之南针。

迅利之药非不可用也，特视用之何如耳？姚僧垣于梁武帝之患发热证，劝其毋服大黄。帝不从，立殆。于梁元帝之患宿食证，劝其亟服大黄。帝从之，立瘥。一不用，一亟用，临床斟酌弃取咸宜，古之人何尝预设成心哉！

苏东坡之死，死于病暑饮冷暴下，而服黄芪粥，服后胀满日增矣。可见高年用药，不可偏补。朱晦翁之死，死于脚气大作，以为壅滞，而服巴豆、三棱、莪术及温白丸，服后泄泻不止矣见蔡九峰《梦奠记》。可见高年用药不可偏攻。

王节斋服龟甲数十年而腹疾殒命见《医暇卮言》。陆放翁族子相服菟丝子十余年，而背肿赤焮致生大疽见《老学庵笔记》。虽在补品，久服亦反酿毒，药之不当偏盛如此。

“痈”字从壅，“疽”字从阻，皆气血稽滞，荣卫不通使然。痈疽必肿，肿，钟也，毒所钟聚处也。肿必溃，脓气化水蒸血而腐化者，较水更浓，故名“脓”。详玩造字之义，可悟

---

① 发蘖（niè，音涅）：发芽。

② 弩牙：即铜弩牙。古时弩弓上用于钩弦的青铜结构部件。《名医别录》载为下品，刘完素则曰：弩牙速产。

③ 羼（chàn，音颤）入：掺杂、混杂。羼入即掺入、混入。

④ 张仲华：张大爔，字仲华，号爱庐，清代医家，苏州府长洲县（今属江苏省苏州市）人。张大爔声著于嘉道之间，同邑杨渊与之并列。著有《临证经验方》，为其平生所效之验案，后被柳宝诒选入《柳选四家医案》。

疗法。

单用曰方，复用曰剂。方，仿也，举古法之当，遵行者而仿之，是为方剂也。举药物之难，董理者而齐之，是为剂。

汤，荡也。散，散也。丸，缓也。膏，牢也。诸剂各有取义。

古方只用“丸”字，宋钦宗讳“完”音与“丸”近，故南宋椠本皆改作“圆”，《伤寒缵论》“圆大丸小”之说未免臆造。

眩，玄也目黑。鼿，壅也。咳，阂也隔阂有痰出乃快。喘气，耑在口也。呕，伛也将吐，背必伛也。消，销也热盛有销金烁石之象。疳，甘也嗜肥甘所致。癥，征也。瘕，假也，又遐也历年遐远。癫，颠也。痫，闲也发有闲断。瘫，难也。痪，涣也。痉，劲也，瘛疭也。疰，住也留滞，停住，又注也注易旁人。疟，虐也。疹，诊也。痧，沙也攒点如沙。瘾，隐也隐见肌肤。瘅，丹也。疥，介也虫啮错如肤濯鳞介。疔，丁也象形。鼠瘘，窜瘘也。瘰疬，累累历历相连而生也。以及形垂如缨曰瘿，气结如山曰疝，筋扛如弦曰痃，肉突起如大阜之峙曰痔，均可纂入医经释文。

川芎一名芎，芎有穷高主升之义。地黄一名“苄”，苄有沉下主降之义。

桑之属为用，凡十有二叶枝皮葚花汁耳，瘿虫油寄生螵蛸。莲之属为用，凡十有二叶茎蒂须花房，蕊节实薏汁粉，他品不及也。二物得天地闲清和之气，最足能通能散能补，疗病亦最多，《理虚元鉴》云“全身上下纯粹无疵”数语，直可为桑莲合传。

荷蒂一曰荷鼻，见《本经逢原》，然知此者绝少。

草木无情，血肉有情，以无情补有情，不如以有情补有情。故西蜀道士治虚损，有斑龙丸。东吴仙翁疗痨瘵，有白凤膏。

六味补水，八味补火，十补斑龙两益水火。法非不善也，然以假补真必真，真者未曾尽丧，庶几获效，倘先天祖气荡然无存，纵有灵芝，亦难续命，况庶草耶！程氏普明数言最透辟。

徐之才十剂，湿可去枯，白石英、紫石英之属湿润也。古人以服石为滋养之品故云，然究未谛当。

牡蛎无所谓左，无所谓左顾也。陈藏器云：咸水结成块。然不动阴阳之道何从而生？寇宗奭云：牡蛎，言牡，非谓雄也，如牡丹。岂有牝丹乎？此物无目，更何顾盼。

今人动称九肋鳖甲，而鳖甲只八肋，从未见有九肋者，毋亦医家之难其辞以异欤？见汪双池《物诠》。

今人治痨喜用紫河车，然质就枯槁，精气靡存，此则譬诸珠之蚌、玉之璞，无用者耳。未见其能益也，倘再涉毒害随之矣，坎炁亦然。

吴庚生云：两头尖非雄鼠粪别，有是药非草非木，形类鼠矢而稍大，味辛微苦，出关东等处，或云虫食树滋所化，或云草木所结之子，近时市肆罔知此物，即医家亦鲜不以为雄鼠粪矣。药品多伪，录此以见一斑。

世称狱囚被拷，肺坏，白及能补，非也。隔脊骨，虽拷不伤肺，何肺坏而骨不坏耶？且白及由食管入胃，非由气管入肺。谓凌迟时肺上，白及末未尽化，其诳显然矣见舒驰远《伤寒集注》。

世称诸肝有一定叶数，唯獭肝一月一叶。非也，予亲见杀獭数次，留心审视其肝，悉如常肝，无所云一月一叶也见汪双池《物诠》。两说足辟古今沿袭之谬。

抱鱼咸寒，功同淡菜。今作“鲍”，“鲍”乃“抱”字之讹。栝楼一称天瓜，其根澄白为粉，曰天瓜粉，今作天花。“花”乃“瓜”字之讹。

许叔微《本事方》有思仙续断圆，“思仙”即杜仲也。刘昉《幼幼新书》有中庸饮子，“中庸”即商陆也。

皂荚一名为“乌犀”见《纲目》，蚤休一名“紫河车”见《图经》，同名异实，切毋互淆。

一物不知，儒者之耻，故往籍中载物綦详，若《毛诗》，若《尔雅》，皆名物渊薮也，汇其有关药品者，录如下。

《毛诗》：卷耳，今苍耳子。芣苢，今车前。茨，今蒺藜。虻，今贝母。谖，今萱草。蓷，今益母草。茹藘，今茜草。莠，今狗尾草。藚，今泽泻。苞杞，今枸杞。苓，今甘草。苞栎，今橡实。葽，今远志。果蠃之实，今栝楼仁。伊威，今鼠妇。芩，今黄芪。蒿，今青蒿。枸，今枳椇。女萝，今菟丝。苕之华，今紫葳花。堇，今乌头。柽，今西河柳。盍旦，今矢为五灵脂。来，今小麦。牟，今大麦。稌，今糯稻。

《尔雅》：薜，山蕲，今当归。术，山蓟，今白术。杨枹蓟、赤枹蓟，今苍术。葥王蔧，今地肤子。菉，王刍，今淡竹叶。葖，芦菔，今萝卜缨。委萎，今玉竹。葴，寒浆，今灯笼草。薢茩、英光，今草决明。芍，凫茈，今荸荠。蘸，鸿荟，今薤。苏，桂荏，今紫苏。离南、活莌，今通草。髦，颠蕀，今天门冬。蘠蘼，虋冬，今麦门冬。荨，莸藩，今知母。薃侯，莎，今根为香附子。莞，苻蓠，其上蒚，今蒲黄。堇，葴盆，今覆盆子。葍盗庚，今旋覆花。藐，茈草，今紫草。葞，春草，今白薇。菋，荎藸，今五味子。盱，虺床，今蛇床子。菟奚，颗涷，今款冬花。荞，邛钜，今大戟。的，薂，今莲子。的中薏，今莲心。纶，似纶，今昆布。被黏，今杉木。杌，檕梅，今山楂。杬，鱼毒，今芫花。无姑，其实夷，今芜夷。棫，白桵，今蕤仁。不过，蟷蠰，其子蜱蛸，今桑螵蛸。蛭，虮，今水蛭。魁陆，今瓦楞子。彙，毛刺，今刺猬。

上皆药笼中物，而两书收之，凡以见曩哲格物，靡所弗到。后人究心药物学，正当淹贯[①]及此，则是两书又未始[②]非漱润橘井、扬棻[③]杏林之一助也。考古有年，略事勼[④]辑，附录于此，备检查焉。

扶雅斋读医札记卷下终

---

① 淹贯：深通广晓。

② 未始：未尝。

③ 棻：通“纷”，茂盛的样子。

④ 勼(jiū，音纠)：聚集。

王氏医案

原著　民国·佚名
点校　刘昊辉

校记

《王氏医案》医家及版本抄者不详，抄本为南京中医药大学中医药文献研究院教职工私人收藏。通过对该抄本的整理，可知其为民国时期出诊于南京江东门一带的王姓医家之诊疗案例。

抄本《王氏医案》一册，不分卷。医案诊疗时间涉及民国三十一年（1942 年）、三十六年（1947 年）、三十七年（1948 年）。全书载有妇人肺病、产后病、小儿时病、时病、男科诸病、虚损病等内外妇儿科病案六十余案，累计百余诊次。

为方便读者阅读，本次校对，对原书的编排进行了两大调整。其一，抄本所载医案顺序以日期排列，同日的病案之中，往往病种各异；而前后数日之间，又常会出现同一患者的复诊病案。因此，在校对过程中，我们通过手稿上的诊次标注、就诊日期、住址、病种、治法、处方等信息，甄别出属于同一位患者的复诊案次，将其摘出并连缀于首诊案之后。其二，原书所载章节仅有“妇人门 肺病篇”“小儿嗽门”“男科”三类。“男科”后较大篇幅的补录医案未能进行分类，故本次校对在确认每一则病案的病种基础上，将所有医案以病种为纲目重新整编排序，重编目录，以便阅读学习。

尽管抄本《王氏医案》的医家、抄者等有效信息十分有限，但读者通过对《王氏医案》的阅读学习，或可管窥彼时金陵国医之风貌。故本次整理亦将本书录入，以飨读者。然其中讹误脱漏亦在所难免，不当之处，还望读者指正。

◉ 妇人肺病

◎ **初诊** 十月廿五日 住址：上新河街后圩积善村

症延数月，气血双亏，但因原来吐血过多，脾土失其健运，不能荣养肢体，呛咳痰少，咳甚则两肋作疼，交寅时则咳甚，微汗口干，胸饱作呕，食不甘味，此乃五行相克之症。日下乃九月初八日①，正土王用事②之节，正当土旺多食，今不能食，乃相反也。治先拟柔肝理气，补土生金，佐以敛阴养血，使口不作干为幸。尚否？静以观之，立方。

制香附三钱 九孔石决明五钱 白云苓二钱 制鳖甲三钱 南沙参三钱 川郁金二钱
金佛草二钱，布包 焦於术二钱 盐水炒知母二钱 炒淮山药二钱 宣木瓜二钱
广陈皮二钱 细生地二钱 制龟板三钱 白归身三钱 焦苡米三钱

二诊 十月廿九日

服昨培土生金、行气柔肝之药，气机觉畅，饮食稍增。但因久病体弱，肺脾肾三经俱亏日下，脉象右沉濡而涩之脉，确与该病相符，苔色薄白，口中或而作干，两肋咳时觉痛，且流清涕清痰。此脾土虚弱，不能调达肺经之故也。今仍健脾理肺益肾主之。

土炒淮山药二钱 白云苓二钱 老广皮二钱 制香附三钱 盐水炒杜仲二钱
焦野於术二钱 炒冬瓜子二钱，研 炒谷芽三钱 川郁金二钱 盐水炒知母二钱
炒南沙参三钱 天茄子二钱，研 苡米仁三钱 杏仁泥三钱 大红枣二个

三诊 十一月四日

连服培土生金、理肺行气之药，咳嗽已减，饮食已增，但因心相二火不足，脾受湿侵，脾为生痰之源，肺为行痰之所，咳引两肋代痛，交丑时咳甚，痰少，腹作响有水声，大便溏。此胃脘有虚寒，脾阳不旺之故也。脉来沉细而滑，舌色薄白且润。今拟仍平肝扶土为法。

白云苓二钱 炒刀豆子二钱 炒金铃子二钱 煅磁石三钱 苏芡实二钱 焦於术二钱
炒五味子八分 制香附三钱 海浮石三钱 蛤粉炒胶珠三钱 香橼皮二钱
焦炒米仁三钱 紫蔻仁八分，研，后下 制首乌二钱 九香虫二钱，引

四诊 十一月六日

病情已叙前方，服药八帖，均有效机。今仍肺脾肾三经为主。

蛤粉炒胶珠三钱 白云苓二钱 炒谷芽二钱 炙紫菀三钱 西箱归③三钱
制鳖甲三钱 补骨脂三钱 制香附三钱 炙百部二钱 杭白芍三钱
炒淮山药二钱 炒五味子八分 焦山楂三钱 海浮石三钱 陈佛手二钱

五诊 十一月十日

病服前方已获效机，刻下两肋不痛，痰色微黄而稠黏，咳少而涕亦少，周身或时痛而麋

① 案首十月廿五日为阳历，此处“九月初八日”为农历。
② 土王用事：“土王”即“土旺”。阴阳家认为，木旺于春，火旺于夏，金旺于秋，水旺于冬，木火金水各七十二日。唯土于四时无时不在，故在四时各寄旺十八日，计七十二日，称土王用事。土王用事的日期从立春、立夏、立秋、立冬开始，上推十八日。
③ 西箱归：即当归。

定。乃血不足之故也，今拟养心血益肺气主之。

米炒党参二钱 粉甘草八分 西箱归三钱 海螵蛸三钱 海浮石三钱

焦白术二钱 炒扁豆子二钱 杭白芍三钱 制鳖甲三钱 炙百合二钱

白云苓二钱 炒冬瓜子二钱 大川芎二钱 盐水炒知母二钱 银杏仁三个

◎ **初诊** 十一月望日 新河口江滩杨氏车木行

肝阳不化，食滞停中，发热口渴，入夜则重，经来色紫，心悸作饱，干呕欲吐，少腹作胀。六阳之气扰于上焦，此木旺克土之故也。脉来沉细，舌色满白。今拟柔肝理滞为法。

金佛花[①]二钱，布包 制香附三钱 益智仁一钱五分，打 焦六曲三钱 薄荷叶二钱

宣木瓜二钱 广木香八分 炒枳壳二钱 香白芷二钱 苏叶二钱 石决明二钱

广陈皮二钱 制首乌二钱 炒麦芽三钱 省头草二钱，引

二诊 十一月九日

症经柔肝理滞之药，未获效机。良由木旺克土，脾阳不能运化，清浊之气升降失宜，以致头晕胸饱，时作干呕，入暮则增寒增热，脉来沉细，舌色薄黄。今拟清营化热主之。

炙青蒿二钱 杭白芍二钱 制香附三钱 炒竹茹二钱 枳壳二钱 地骨皮二钱

大川芎二钱 宣木瓜二钱 薄橘红二钱 焦六曲三钱 粉丹皮二钱

焦山栀三钱 山萸肉二钱 益智仁一钱五分，打 鲜枇杷叶二钱，引

三诊 十一月十日

连服清营化热，已获效机，但因肝阳过旺，脾土受制，上午轻下午重。气滞互结，中焦胃脘作热似疟，心悸作嘈。此热邪意欲传心，心不受邪，复传于脾之故也。舌色薄黄，脉来沉细。今拟宁心理气化滞主之。

酸枣仁二钱 西箱归三钱 焦山栀二钱 宣木瓜二钱 炒麦芽三钱

炙远志二钱 杭白芍三钱 粉丹皮二钱 焦六曲三钱 山萸肉三钱

朱茯神三钱 大川芎二钱 制香附三钱 炒枳壳二钱 广陈皮二钱

◎ **初诊** 十一月八日 住址：新河口

症因病后体虚，口腹未经慎重，兼感寒邪，致脾土受其戕贼，健运失职，嗳胸作饱不思纳，溲短便溏。今拟宽中理滞为法。

炒枳壳二钱 砂仁泥八分 紫苏叶二钱 川独活二钱 焦六曲三钱

制川朴一钱五分 粉葛根三钱 桑寄生三钱 焦山楂三钱

焦茅术二钱 信前胡二钱 大川芎二钱 炒麦芽三钱，引

二诊 十一月九日

昨服宽中理滞之药，已获效机，但因病后体虚，食湿困脾，化为蒸热，入夜则重，脉来细

---

① 金佛花：即旋覆花。

数，舌色黄腻。今拟健运化热主之。

广木香八分　炒麦芽三钱　炒豆卷二钱　青蒿梗二钱　砂仁泥八分

焦六曲三钱　白茯苓二钱　地骨皮二钱　炒枳壳二钱　鸡内金三钱

炒常山二钱　炒条芩二钱　西茵陈三钱，引

三诊　十月十三日

症经健运化热之药，已获效机，惟食滞困于中焦，脘饱潮热，面黄体酸，脉来弦数，舌色黄腻。今拟温化理滞为法，久延非宜。

制川朴一钱五分　砂仁泥一钱五分　淡干姜八分　广木香八分　焦茅术二钱　枳壳二钱

炒麦芽三钱　焦山楂三钱　炒青皮二钱　炒豆卷三钱　焦苡米三钱　西茵陈三钱

◎ 十二月八日　江东门

寒湿侵脾，胃脘作疼，甚则口流清水，纳谷不甘，天癸停近二月，脉来左滑右弦。今拟健中和胃为先。

焦茅术二钱　荜澄茄二钱　炒枳壳二钱　制首乌二钱　白茯苓二钱

川荜茇二钱　焦六曲三钱　粉丹皮二钱　炒豆卷二钱　砂仁泥一钱五分

制香附三钱　香橼皮二钱　炒艾叶二钱，引

◎ 十二月八日　江心洲

经事失调，气滞互结中焦，少腹作胀，或而口满清水，脉来左三部滑细，右关尺在寸口细，舌色薄白。今拟健中调经为法。此病经之病也。

制香附三钱　焦六曲三钱　砂仁泥一钱五分　广陈皮二钱　制首乌二钱

炒麦芽三钱　大川芎二钱　广木香八分　粉丹皮二钱　焦山楂三钱

炒豆卷二钱　焦茅术二钱　益母草三钱，引

◎ **初诊**　十二月七日　上新河

感寒停滞，咳嗽痰稠，甚则气喘，入暮起热，交寅时则退，咳后头眩欲呕。今拟宣肺和胃治之。

紫苏子二钱，研　前胡片二钱　杏仁泥三钱　炒枳壳二钱

薄橘红二钱　炙桑皮二钱　焦六曲三钱　砂仁泥一钱五分

制半夏二钱　炙蒌衣二钱　焦茅术二钱　薄荷叶二钱　冬桑叶二钱

二诊　十二月八日

昨服宣肺和胃之药，症势已轻，惟痰滞互结中脘，脉滑细，舌色薄黄。今拟健脾理肺、导痰行下为法。

炒沙参二钱　炒豆卷二钱　葶苈子二钱　元苏子二钱，研　杏仁泥三钱

白茯苓二钱　焦六曲三钱　制香附三钱　炒二丑二钱　炒枳壳二钱
焦白术二钱　炙桑皮二钱　广陈皮二钱　制半夏二钱　炒麦芽三钱

三诊　十二月九日

服昨和胃宣肺导痰之药，气喘已减，咳嗽觉少，饮稍甘。今拟化痰止嗽、培土生金之法。

炙兜铃二钱　诃子肉二钱　白茯苓二钱　砂仁泥一钱五分　炒枳壳二钱
老广皮二钱　蔓荆子二钱　炒豆卷二钱　制半夏二钱　焦六曲三钱
葶苈子二钱　炙桑皮二钱　炒沙参三钱　制香附三钱　冬瓜子二钱

◎ **初诊**　十二月十日　三十四岁　南京汉西门石鼓路

素来肝旺，土受木制，寒湿侵于脾土，肺气不能宣化，水谷入于胃海，化为痰涎，咳嗽痰多且稠，头昏，胸部作胀。肝气阻于喉管，呼吸不畅，甚则呕吐酸水，夜眠盗汗，精神疲倦，食饮不甘，脉来沉细，舌色薄白。症势已延日久，乃木旺土衰、金气不化之象也。先拟柔肝理气、培土生金为法。

宣木瓜二钱　台乌药二钱　炒枳壳二钱　制川朴一钱五分　白云苓二钱
陈佛手二钱　广陈皮二钱　焦六曲三钱　蔻仁泥六分　川荜茇二钱
香附米三钱　姜半夏三钱　炒豆卷三钱　焦茅术二钱　冬瓜子三钱

二诊　十二月十一日

服前方后已获效机，但因久咳肺虚生火，则痰稠黏，又兼肝阳过旺，土受木制，时而作饱，肝气逆于喉结之下，时咳时止，脉有佳意，舌已转黄。今仍原意加减主之。

宣木瓜二钱　炒元苏子二钱，打　焦白术二钱　金橘叶二钱　陈佛手二钱
制香附三钱　老广皮二钱　白茯苓三钱　炒枳壳二钱　杏仁泥三钱
炙枇杷叶二钱，包　炒沙参三钱　制首乌二钱　石决明二钱　荆芥穗二钱，包

三诊　十二月十四日

素本肝旺，胆汁不化，口内作苦，胃脘疼痛，痛如针刺，或时呕酸，饮食不甘，入暮尤重，走路战疼，坐卧亦疼，舌色薄白，脉沉细。今拟温中平肝主之。

宣木瓜二钱　粉丹皮二钱　制香附三钱　砂仁一钱五分　麦芽三钱
川荜茇二钱　高良姜六分　金佛草三钱，布包　老广皮二钱
陈佛手二钱　六曲三钱　山楂三钱　荜澄茄二钱　制半夏二钱

◎ **初诊**　十二月十一日　国府口估衣廊　江北小早村人

吐血已止，身体未克复原，尤其因素昔心思不遂，致肝气逆以喉管，咳嗽痰清，夜眠不寐。此失血过多，心气虚弱，心肾不能交合矣。脉来左弦紧右沉细，刻下纳谷不甘，或而痰中有血。此心肝肺脾肾五脏均虚，先拟滋水养木、健脾生金，佐以宁心为法。

制鳖甲三钱　秋桔梗二钱　白茯苓二钱　西箱归三钱　广陈皮二钱

制武板二钱　浙大贝二钱　炙紫菀二钱　大川芎二钱　制香附三钱

朱寸冬二钱　杏仁泥三钱　炙百部二钱　五味子二钱　胡桃肉二钱

◎ 十二月十四日　中华门外老叔母

阳明积热，未经调治，致大便带血，已经月余之久，其色紫暗不鲜，少腹作胀，大便不能爽下，入暮则恶寒微热，尚有瘀血注于下元之故也。夜眠不寐，口内作干，兼挟呛咳痰少，此太阴兼阳明表里相牵之故耳。脉息沉细，舌色薄黄。治宜清金润肠、化热养血主之。

制鳖甲三钱　地骨皮二钱　南沙参三钱　箱归三钱　桃仁二钱

制龟板三钱　秋桔梗三钱　白茯苓二钱　川芎二钱　杏仁三钱

炙青蒿二钱　大象贝二钱　大生地二钱　丹参二钱　生苡仁三钱

十二月廿二日　中华门外

症服前方二帖，夜眠自如，咳嗽有痰，作干大减，血中带有鲜红之意，亦不腥臭，少腹胀减，饮食大增，脉细舌黄。仍宗原意增减主治。

南沙参三钱　大连翘三钱　制鳖甲三钱　西箱归三钱　秋桔梗三钱　薄荷叶二钱

制龟板三钱　大川芎二钱　生苡仁三钱　苦杏仁三钱　生山栀二钱，打

血余炭二钱，布包　地榆炭一钱　侧柏叶二钱　蒲黄炭一钱五分，引

◎ 十二月二十四日　新河口

怀孕六甲，偶受寒邪，腹疼腰酸，精神疲倦，不思纳谷，幸而疼痛不甚，痛而有时，两肋不胀，脉亦沉细。假若浮数无根，则胎不保矣。刻下脉来沉细，舌色白腻，中偏底不干彻。今拟保胎止腹疼为法。

西箱归三钱　杭白芍二钱　炒艾叶二钱　桑寄生三钱　川续断三钱　炒杜仲二钱

益母子二钱　蛇床子二钱　女贞子二钱　淡吴萸八分　西砂米八分　菟丝子二钱

◎ **初诊**　十二月二十四日　菜市口

风寒伏肺，食滞停中，咳嗽脘饱，干呕欲吐，入暮起热，头晕肢酸，脉来滑细，舌色薄白。今拟温化宣肺主之。

制半夏二钱　信前胡二钱　焦六曲三钱　西砂仁八分　薄橘红二钱　杏仁泥三钱

炒麦芽三钱　威灵仙二钱　苏薄荷二钱　紫苏叶二钱　焦茅术二钱　生姜二片，引

二诊　十二月二十五日　痰病已除

昨服温化宣肺之药，汗出热退，周身酸疼已解，惟痰食入于肺胃，咳嗽未除，肺实痰多。今拟前方加减主之。

炒沙参三钱　炒枳壳二钱　杏仁泥三钱　炙兜铃二钱　焦茅术二钱　焦六曲二钱

炙桑皮二钱　砂仁泥一钱五分　白茯苓二钱　焦楂饼二钱　炙全蒌二钱　生姜二片，引

◎ 七月三日　三十岁　河南街

妊娠数月，伏暑受寒，恶寒起热，头昏肢困，周身酸疼，二便艰难，腹疼且胀，不思纳食，口渴思饮，微咳嗽痰少，脉来滑，舌色白。先拟和化解表主之。

紫苏叶三钱　淡子芩二钱　白茯苓三钱　炒豆卷二钱　浙贝母二钱
广藿香二钱　桑寄生二钱　焦六曲三钱　杏仁泥二钱　鲜佩兰二钱
粉葛根二钱　焦苍术一钱五分　炒枳壳二钱　炒全蒌二钱

◎ **初诊**　卅七八月三日　二十五岁　河南街　连长妇

经事已停，脾阳不旺，偶受暑邪，先寒后热，头眩肢酸，胸满不纳，时吐白沫，甚则干呕，脉来滑细，舌色薄白。治宜和脾清暑为法。

广藿香二钱　佩兰叶二钱　焦白术　砂仁泥　紫苏叶三钱　炒条芩　白茯苓
焦六曲　荆芥穗二钱　桑寄生　炒豆卷　炒枳壳　公丁香五分，引

二诊　八月六日

经事虽停，胎元尚未结成，头昏作呕，口吐白沫，四肢作冷，中干作热，又下白带，脉来滑细，舌色白腻。健脾理滞为法。

焦六曲三钱　小青皮二钱　砂仁泥一钱五分　荜澄茄二钱　制香附三钱
炒枳壳二钱　焦苍术二钱　制川朴一钱五分　炒麦芽三钱　宣木瓜二钱
制半夏三钱　薄橘红二钱　炒豆卷三钱　生姜一片，引

三诊　八月七日

昨服健脾理滞之药，干呕已减，胸膈畅。今拟宽中调气主之。

广木香八分　荜澄茄二钱　焦白术一钱五分　制香附三钱
砂仁泥一钱五分　炒枳壳二钱　焦苡米三钱　香橼皮二钱
炒麦芽三钱　炒扁豆子三钱　炒蒌子　何首乌三钱　鸡内金二钱，引

◎ **初诊**　八月九日　上新河

经闭数月，突然而至，下血如崩，头昏腹胀，四肢无力，已经数日，胸口饱闷，身热不退。皆因近感暑邪，肝旺体虚，不能收摄之故也。脉来虚弦，舌色薄白。先拟养血清热止血为先。

西箱归三钱　川续断二钱　荆芥炭二钱　广藿香二钱　淡子芩二钱
抚川芎二钱　侧柏炭二钱　炒艾叶二钱　苏叶三钱　焦六曲三钱
炒杭芍二钱　陈棕炭三钱　地榆炭二钱　香佩兰二钱　血余炭二钱，引

二诊　八月十一日

昨服养血清热之药，已获效机，但血虚生热，崩未止，腹胀。今拟祛旧生新为法。

西箱归三钱　杭白芍二钱　抚川芎二钱　大生地二钱　粉丹皮二钱

侧柏叶二钱　天花粉二钱　青蒿梗五钱　酸萸肉一钱五分

熟蒲黄三钱　淡子芩二钱　制香附三钱　香橼皮二钱，引

按：是方用酸以敛之，凉以凝之，兼有养血之味，不至□□。

◉ 产后病

◎ **初诊**　八月六日　新河口

产后旬余，暑邪蕴伏，中脘不畅，饮食则呕，腹胀下泄，头眩肢酸，脉来弦细，舌色薄白。先拟和化分利主之。

制半夏二钱　焦六曲三钱　炒建泻二钱　广藿香二钱　焦茅术二钱

砂仁泥一钱五分　香猪苓二钱　紫苏叶三钱　炒枳壳二钱

大腹毛二钱　细木通一钱五分　荆芥穗二钱　公丁香五分，引

二诊　八月七日

昨服和化分利之药，已获效机，但产后体虚，脾阳不旺，脘饱不纳，脉来沉细，舌色薄白。今拟宽中理滞为法。

砂仁泥一钱五分　小青皮三钱　制香附三钱　焦六曲三钱　炒枳实二钱

薄橘红二钱　炒麦芽三钱　莱卜子二钱　广木香八分

炒豆卷三钱　大腹皮二钱　细木通二钱　降香一钱五分，引

◎ **初诊**　八月九日　二十二岁　积余村

产后体虚，脾为湿困，面浮足酸，少腹胀疼，心中作烧，不思饮水，头昏神倦，又下白带，脉沉细，苔薄白。症势已延日久，若不多服药饵，后患莫测。拟温运调达为法。

制川朴八分　淡吴萸二钱　大腹皮三钱　炒建泻二钱　益智仁一钱五分

上官桂一钱五分　五加皮二钱　焦苍术二钱　炮姜炭八分

荜澄茄二钱　赤猪苓各二钱　六曲三钱　蛇床子二钱，引

二诊　八月十日

昨服温运调达之药，诸恙均减，但因产后之病，多服药饵方可奏效痊愈。治仍原意加减进步，以求速效。

五加皮三钱　炒广皮二钱　粉丹皮二钱　香猪苓二钱　细木通二钱

吕腹皮三钱　宣木瓜二钱　海桐皮三钱　炒建泻二钱

益智仁一钱五分　淡吴萸二钱　制川朴一钱五分　炮姜炭八分，引

◎ **初诊**　八月廿一日　江滩新河口

产后多病，气血两虚，近受寒暑，壮热头昏，四肢酸麻，红瘖均已发现，尚未出足，心烦不安，口渴思饮，胸闷有汗，脉弦数，舌色薄黄。症势虽然险恶，尚有补效之法。先拟宁心调达化热主之。

西箱归三钱　炙远志三钱　鲜薄荷一钱五分　荆芥二钱　抚川芎二钱

朱茯神三钱　鲜佩兰三钱　苏叶二钱　炒杭芍三钱　粉龙齿三钱

鲜藿香二钱　粉葛二钱　淡子芩二钱　天花粉二钱　鲜石斛二钱，引

二诊　八月廿二日

昨服养血宁心、调达化热之药，汗出热解，入夜能眠，精神安定，口不大渴，已届经期，少腹胀疼，头昏胸闷，纳谷不多，脉来沉细，舌色薄黄。今拟清化和血安中为法。接效是幸。

鲜石斛二钱　西箱归三钱　朱茯神三钱　抚芎二钱　石决明三钱

鲜佩兰二钱　生杭芍二钱　制香附三钱　藁本二钱　龙胆草一钱五分

鲜生地三钱　炙远志三钱　粉丹皮二钱　明天麻一钱五分　鲜薤白二钱，引

三诊　八月廿三日

昨服清化和血安中之法，病势均减，但因适值行经，头疼腰酸，少腹胀疼，脉来沉细，舌色薄黄。此乃清阳不升，热入血室之象也。

西箱归三钱　西藁本二钱　制香附三钱　原红花一钱五分　炙远志三钱

炒赤白芍各二钱　酸萸肉一钱五分　元胡片二钱　炒荆芥二钱　朱茯神三钱

抚川芎二钱　明天麻一钱五分　粉丹皮二钱　炒艾叶二钱　降香二钱，引

◉ 小儿时病

◎ 十二月二日　菜市口

风寒伏肺，咳嗽痰清，咽喉代痛，入暮起热，脉来滑细，舌色薄白。今拟疏风化热主之。

紫苏叶二钱　粉葛根二钱　秋桔梗二钱　盐牛膝二钱　苏薄荷二钱　射干二钱

浙大贝二钱　杏仁泥二钱　青防风一钱五分　山豆根二钱　炙蒌衣二钱　冬桑叶二钱

◎ 戴小记木号徒　七月十三日　一岁七月　河南街

受热感寒，身热头眩，口渴饮多，肢体酸楚，胸满不纳，腹中微疼，热度不等，头有汗而身无汗，脾土为湿所困，脉来虚弦，舌色白腻。症属湿温之象，恐有缠绵之虞。先拟和化达表之剂主之。

广藿香二钱　紫苏叶二钱　香佩兰二钱　粉葛根二钱　左秦艽三钱

焦苍术二钱　焦山楂三钱　炒枳壳二钱　威灵仙二钱

制川朴一钱五分　焦六曲三钱　砂仁泥一钱五分　生姜二片

◎ 七月十三日　七岁　上新河

痧喜后未慎，风寒袭入，咳嗽胸满，入夜则重。法拟辛宣主之。

紫苏叶二钱　粉葛根二钱　信前胡二钱　炒枳壳二钱　薄荷叶二钱

淡子芩一钱五分　化橘红二钱　焦六曲三钱　冬桑叶二钱

炙蒌衣一钱五分　浙贝母二钱　山楂饼二钱　秋桔梗一钱五分，引

◎ 七月十三日　菜市口

风寒袭络，咳嗽腰酸，身热不退，脉来沉细，舌色黄泛。拟宣肺调达之剂主之。

粉葛根二钱　淡子芩二钱　威灵仙二钱　紫苏叶二钱　桑寄生三钱　川独活二钱

抚川芎二钱　棉杜仲三钱　焦六曲三钱　炒枳壳二钱　信前胡二钱　苦杏仁二钱

◎ **二诊**[①]　小脚　七月十三日　四岁七月　上新河河北街

干呕吐不出，服昨柔肝解表之法，外感已减，惟肝气逆于胃口，寒食凝下元，腹疼不泄，脉来弦数，舌色黄，口不渴。今拟平肝止呕，佐以温运主之。

石决明四钱　制香附三钱　薄橘红二钱　焦六曲三钱　砂仁泥一钱五分

旋覆花二钱　元苏子二钱　制半夏二钱　焦山楂三钱　公丁香五分

宣木瓜二钱　香橼皮二钱　炒竹茹二钱　制川朴一钱五分　降香二钱，引

◎ 中华民国三十一年八月三日　三岁

小儿受热感寒，身热不安，腹胀便泄，关纹已至气关，苔色满黄，口渴思饮。今拟清热分利为先，防其惊变。

紫苏叶二钱　粉葛根二钱　洗腹皮二钱　小青皮二钱　广藿香二钱

淡子芩一钱五分　福泽泻二钱　炒枳实一钱五分　鲜佩兰二钱

天花粉二钱　香猪苓二钱　焦六曲二钱　荷叶少许，引

◎ 女孩　八月六日　三岁　新河口

暑湿蕴中，已经旬余，时而作吐，身热腹胀，口干便溏。势宜速治为佳，防转惊变，今拟清热分利主之。

广藿香二钱　淡子芩一钱五分　苏薄荷一钱五分　香猪苓二钱　紫苏叶二钱

威灵仙一钱五分　大腹毛二钱　薄橘红一钱五分　粉葛根二钱

焦苍术二钱　炒建泻二钱　制半夏一钱五分　炒麦芽三钱，引

◎ 小儿　八月五日　六岁　搭背恶寒发热

当归尾二钱　荆芥一钱五分　苏叶二钱　香白芷一钱五分　京赤芍一钱五分

灵仙一钱五分　防风一钱五分　秋桔梗一钱五分　粉丹皮一钱五分

三棱二钱　羌活八分　粉葛根一钱五分　茜草一钱五分，引

◎ 八月七日　上新河

---

① 未见前案。

小儿身染水花，已经透出，腹部作胀，不时瘙痒。今拟清解毒为法。

生甘草八分　花寸冬二钱　细木通一钱五分　紫苏叶一钱五分

洛银花二钱　细生地二钱　飞滑石二钱　香佩兰一钱五分

大元参一钱五分　天花粉一钱五分　车前草一钱五分　广藿香二钱

◉ 时病

◎ 八月二日　二十岁　新河口新桥

暑邪内伏，寒食停中，身热头眩，肢体酸困，咳嗽脘饱，口渴思饮，大便数日未解，汗出热不退，或轻或重，脉来弦细，苔色白腻。先拟宣化解表主之。

广藿香二钱　炒条芩二钱　炒全蒌二钱　制半夏二钱　鲜佩兰二钱

紫苏叶三钱　威灵仙二钱　杏仁泥二钱　焦六曲二钱

粉葛根二钱　桑寄生二钱　薄橘红二钱　淡竹茹一钱五分

◎ 八月二日　五十岁　上新河

症服健中和化分利之药，诸恙均减，但肝旺血虚，不能安眠，脉来沉细，舌色黄。今拟调达佐以温运主之。

炒当归三钱　宣木瓜二钱　焦六曲三钱　上官桂一钱五分　淡子芩二钱

炒杭芍二钱　制香附三钱　砂仁泥八分　益智仁一钱五分　淡吴萸一钱五分

朱茯苓三钱　制首乌三钱　制川朴八分　粉葛根二钱　炒枳壳二钱　炮姜炭八分，引

◎ **初诊**　七月三十日　三十岁　上新河

伏暑受寒，胸闷腹胀，便泄稀水，头昏身困，口干饮少，脉弦细，苔白腻。治宜清暑分利为法。

炒建泻二钱　大腹皮二钱　广藿香二钱　制川朴八分　焦六曲三钱

香猪苓二钱　炒条芩一钱五分　紫苏叶二钱　砂仁泥一钱五分

炒枳壳二钱　六一散三钱　粉葛根二钱　鲜佩兰二钱

二诊　七月卅一日

昨服清暑分利之药，外感已止，疼泄已减。治仍原方加减主之。

制川朴八分　上官桂一钱五分　焦苍术二钱　炒麦芽三钱　广木香八分

淡吴萸一钱五分　炒枳壳二钱　炒豆卷三钱　益智仁一钱五分

补骨脂二钱　焦六曲三钱　大腹皮三钱　炮姜炭八分，引

三诊　八月二日

暑湿已转湿痰，困中之症，服温中药已获效机。治仍健脾化痰为法。

焦白术二钱　白茯苓三钱　炒枳壳二钱　化橘红二钱　炒豆卷三钱

广木香八分　炒麦芽三钱　制香附三钱　益智仁一钱五分

制半夏二钱　焦六曲三钱　香橼皮二钱　降香二钱，引

四诊　八月二日

症经健脾化痰滞之药，大便已行，但因痰滞蕴蓄中焦，胸闷作嘈，神迷多睡。今拟温中为法。

制川朴八分　焦苍术二钱　老广皮二钱　广木香八分　砂仁泥一钱五分

白茯苓三钱　制半夏二钱　制香附三钱　荜澄茄二钱

炒豆卷二钱　杏仁泥二钱　炒枳壳二钱　降香二钱

◎ 八月三日　十五岁　后圩

暑邪蕴伏，食滞停中，身热头昏，肢酸脘饱，腹胀便难，脉来沉细，舌色薄黄。先拟表里并治为法。

广藿香二钱　紫苏叶三钱　佩兰叶二钱　粉葛根二钱　砂仁一钱五分　番泻叶一钱五分

◎ 七月三日　二十七岁　河南街

感冒风邪，袭以肺卫，干咳头疼，呼吸气喘，无寒无热，饮食如常。今拟宣通肺气活痰之剂主之。

紫苏叶三钱　信前胡二钱　浙贝母三钱　炙桑皮二钱　大力子二钱

苏薄荷二钱　秋桔梗三钱　桑叶萁各二钱　炙全蒌二钱　荆芥穗二钱

杏仁泥二钱　威灵仙二钱　葶苈子三钱　降香二钱，引

◎ **二诊**[①]　八月一日　十九岁　上新河后圩

服昨表里并进之药，身热已减，胸膈觉畅，惟大便未行。今拟排泄主之。

广木香八分　炒枳实二钱　炒蒌仁二钱　焦六曲三钱　花槟榔二钱

京三棱一钱五分　杏仁泥二钱　锦纹军二钱，后下　小青皮二钱

炒麦芽三钱　炒二丑二钱　生粉草一钱五分　鸡内金三钱，引

三诊　八月二日

症经表里并进之法，身热已减，食滞腐化未行，苔黄脉数。今拟消导主之。

广木香八分　炒枳实三钱　炒蒌子三钱　生甘草一钱五分　砂仁泥八分　小青皮二钱

炒二丑二钱　番泻叶一钱五分　焦六曲三钱　莱卜子二钱　炒麦芽三钱　鸡内金三钱，引

四诊　八月三日

昨服消导之药，已获效机，大便未行，先寒后热，脉来沉细，苔色已黄。今拟润下主之。

广木香八分　炒枳实二钱　郁李仁二钱　番泻叶一钱五分　砂仁泥八分

① 未见前案。

花槟榔二钱　京三棱二钱　炒蒌子二钱　炒谷麦芽各二钱

炒青皮二钱　莱卜子二钱　炒二丑三钱　焦六曲三钱

按：是症口不渴，如口渴多饮，可多用油润之药。

◎ **初诊**　八月二日　六十岁　上新河

暑湿蕴中，脘饱腹疼，大便溏泄，不思饮食，脉来沉细，舌色薄黄。治宜宣化为法。

制川朴八分　淡吴萸一钱五分　炒枳壳二钱　香猪苓二钱

砂仁泥八分　上官桂一钱五分　焦山楂三钱　广藿香二钱

焦茅术二钱　焦六曲三钱　炒建泻二钱　紫苏叶二钱　佩兰叶二钱

二诊　八月三日

症服宣化温运之药，泄泻已止，惟中脘饱闷，饮食则吐，渴不多饮，脉沉细，舌色黄。今拟温脾理滞主治。

广木香八分　砂仁泥八分　淡吴萸一钱五分　炒枳壳二钱　花槟榔二钱

制川朴一钱五分　淡干姜五分　焦六曲三钱　焦苍术二钱

益智仁一钱五分　炒麦芽三钱　焦山楂三钱　红枣二个，引

◎ 八月四日　三岁　河北后街

病久体虚，成为肝疳之症，绵热不退，口渴思饮，手足心常热，腹微胀，不思纳食。今拟清化主之。

香青蒿二钱　肥知母二钱　淡子芩一钱五分　炒麦芽三钱　制鳖甲二钱

净连翘二钱　细木通一钱五分　焦六曲三钱　地骨皮一钱五分

天花粉二钱　香猪苓二钱　洗腹皮二钱　荷叶少许，引

◎ **二诊**①　八月四日　三岁　上新河

症经前剂，身热已减，便溏已止，惟内热不清，口渴思饮。法宜和化主之。

白茯苓三钱　净连翘二钱　焦六曲三钱　地骨皮一钱五分

杏仁泥二钱　浙贝母二钱　淡子芩二钱　小青皮二钱　秋桔梗二钱

元山栀二钱　炒枳壳二钱　炒蒌子二钱　荷叶少许，引

◎ 八月四日　功成营　士兵

受热感寒，风邪袭肺，发热头昏，脘饱且疼，咳嗽痰黏，已经旬日，口渴思饮，症势颇重，脉来弦细，舌色薄黄。今拟疏化主之。

---

① 未见前案。

广藿香二钱　淡子芩二钱　炒麦芽三钱　杏仁泥三钱　紫苏叶三钱

威灵仙二钱　炒枳壳二钱　炒全蒌二钱　粉葛根二钱

桑寄生三钱　焦六曲三钱　秋桔梗二钱　鲜佩兰二钱，引

◎ **三诊**①　八月五日　十七岁　后圩

昨服排泄之药，热度已平，大便已解，但疟疾日久，腹中生癖。今拟健脾理痰滞主之。

京三棱一钱五分　炒麦芽三钱　焦白术二钱　炒豆卷二钱　小青皮二钱

蓬莪术一钱五分　枣光槟二钱　白茯苓三钱　砂仁泥一钱五分

炒枳实二钱　制夏曲二钱　生甘草一钱五分　鸡内金三钱，引

◎ 八月五日　上新河

受热感寒，脘饱头眩，肢体酸楚，口干不饮，身热不退，脉来弦数，舌色白腻中红。治宜和化理滞主之。

广藿香二钱　炒条芩二钱　炒枳壳二钱　炒麦芽三钱　紫苏叶三钱

威灵仙二钱　砂仁泥一钱五分　焦山楂三钱　粉葛根二钱

桑寄生二钱　焦六曲三钱　焦苍术二钱　鲜佩兰二钱，引

◎ 八月七日　廿岁　新河口

风温串皮，已有二旬，刻下胸满腹胀，两足浮肿，头眩腰酸，咽咳似有硬物阻塞。此属湿困气机，脾阳不能运化之象也。

五加皮三钱　青陈皮各二钱　粉丹皮二钱　焦苍术二钱　大腹皮三钱

海桐皮三钱　山栀皮二钱　焦六曲三钱　炒桑皮二钱

炒冬瓜皮三钱　赤苓皮二钱　炒建泻二钱　生姜皮五分，引

◎ **初诊**　八月八日　三十岁　上新河

伏暑受寒，食滞困中，身热肢凉，腹疼便泄，胸满呕恶，口渴思饮，肢体畏寒，头昏体困。此属恶性疟疾之症也，舌色黄腻，脉来弦数。先拟和中解表为法，防其四肢逆冷，神迷烦躁，成为正式霍乱之变。

按：霍乱症必四肢逆冷，身热肢麻头疼，烦躁不安，上吐下泄，精神迷钝，舌色漏底。

鲜藿香二钱　粉葛根二钱　淡竹茹二钱　焦六曲三钱

鲜佩兰二钱　威灵仙二钱　制半夏二钱　炒枳壳二钱

紫苏叶三钱　淡子芩二钱　薄橘红二钱　苍术二钱　公丁香五分，引

---

① 未见前案。

二诊　八月十日

症经和中解表之药，略有效机，但因中暑伤食，形寒身热，头眩肢酸，胸满腹疼，痢下红色，干呕欲吐，口渴思饮，脉来弦细，舌色薄黄。此症情形，乃暑瘟之象，不可轻忽。今拟清化消滞为法。

青蒿梗三钱　竹茹叶各二钱　粉葛根二钱　鲜佩兰二钱　小青皮二钱

淡子芩二钱　广藿香二钱，鲜　炒山栀三钱　炒枳壳二钱　制半夏二钱

天花粉三钱　鲜薄荷二钱　薄橘红二钱　山楂炭三钱　公丁香五分，引

◎ 八月八日　徽洲滩

延月余脾为湿困，腹胀便泄，面浮足肿，形体瘦弱，两耳微聋，肢凉身热，口渴思饮，脉来弦细而数，舌色白滑无苔。症势已入危途，先拟和中分利，佐以清热主之。否则另请。

焦苍术二钱　砂仁泥八分　细木通二钱　广郁金二钱　炒冬瓜皮三钱

焦六曲三钱　五加皮二钱　金猪苓二钱　紫苏叶三钱　小青皮二钱

炒枳壳二钱　大腹皮三钱　炒建泻二钱　淡子芩二钱　公丁香五分

九日更减苍术，加山栀二钱、地骨皮二钱。

◎ **初诊**　八月八日　十八岁　新桥中滩

暑邪内蕴，食滞困中，身热头昏，口渴思饮，胸满气疼，流串两肋，忽时胸动似有块状。但因肝气素旺，食气斗于中脘，疼痛正楚，脉来弦数，舌色薄白。先拟和化行气解表主之。

制香附三钱　香橼皮二钱　元胡索二钱　荜澄茄二钱　紫苏叶三钱

宣木瓜三钱　焦苍术二钱　京三棱二钱　益智仁一钱五分　淡子芩二钱

制首乌三钱　焦六曲三钱　广木香一钱五分　广藿香二钱　鲜佩兰二钱，引

二诊　八月九日

昨服和化理气之药，诸恙减，惟肝阳盛旺，气有余便是热之象也。口渴思饮，先寒后热，似疟之状，大便未解。今拟导滞宽中主之。

广木香八分　炒枳实三钱　蓬莪术二钱　酸乌梅二钱（批注：酸以收之，敛肝要药，又望梅止渴。）

花槟榔二钱　莱卜子二钱　番泻叶二钱　炒苏子三钱　炒青皮三钱

京三棱二钱　常山片二钱　制香附三钱　炒蒌子三钱，引

三诊　八月十一日

昨服宽中导滞之药，诸恙均减，大便仍未解，已转间日疟，腹疼未减，浊气不能下降。今拟芳香化浊法。服昨方口尚不渴，因有生乌梅二钱之故也。

香白芷二钱　香橼皮二钱　炒谷麦芽各二钱　炒枳实二钱　苏合香二钱

陈佛手二钱　山楂炭三钱　莱卜子二钱　香砂米八分　制香附三钱

炒青皮三钱　锦纹军三钱，后下　元明粉二钱，冲服，引

◎ 八月八日　新河口

受风感寒，食滞困中，头昏肢酸，脘饱不纳，寒热全无。但因素来肝旺，兼产后体虚，气滞互结，中焦不能宣畅，脉来沉细，舌薄白。今拟和中理气为法。

茅术二钱　豆卷三钱　香橼皮二钱　香附三钱　莱卜子二钱　抚芎二钱　六曲三钱

砂仁八分　木瓜三钱　青皮二钱　枳实二钱　藁本二钱　降香一钱五分，引

◎ 八月十一日

肝气郁结，伏暑受寒，胸闷作呕，头昏体困，口渴思饮[①]，下午则重。脉来弦细，舌色薄白。先拟柔肝和胃清暑为法。

石决明三钱　制香附三钱　制半夏二钱　广藿香二钱　宣木瓜二钱

香橼皮二钱　焦苍术二钱　紫苏叶三钱　金佛花二钱，布包

化橘红二钱　焦六曲三钱　佩兰叶二钱　公丁香五分，引

◎ 八月十一日　五十八岁　菜市口

痰滞结以中焦，咳嗽痰黏，头疼脘饱，干呕欲吐，腰疼肢酸，自汗身热，下午则重，脉来滑细，舌色黄腻。治宜清热化痰滞为法。

紫苏叶三钱　前胡片二钱　炙蒌衣二钱　焦六曲三钱　苏薄荷二钱

杏仁泥三钱　炙桑皮二钱　焦苍术二钱　粉葛根二钱

薄橘红二钱　制半夏二钱　西砂米二钱　公丁香五分，引

◎ **二诊**[②]　八月十日　河南街戴小记

昨服表里兼治之法，诸病均减，胸膈觉畅，食滞已入下焦，作嘈似饿，大便未解。今拟行气导滞排泄主之。

广木香八分　小青皮三钱　焦六曲三钱　生甘草一钱五分

制香附三钱　西砂米八分　炒麦芽三钱　番泻叶二钱　香橼皮二钱

花槟榔二钱　山楂炭三钱　炒蒌子三钱　降香五分，引

三诊　八月十一日

昨服行气导滞排泄之药，大便已解，胸膈觉畅，外感已解，但饮食不甘。肝旺血虚，头昏不寐。今拟养血和中主之。

焦六曲三钱　焦白术二钱　焦苡米三钱　炒杭芍二钱　炒枳壳二钱

朱茯苓三钱　焦山楂三钱　抚川芎二钱　炒豆卷二钱

炒冬瓜子三钱　西箱归三钱　柏子仁二钱　红枣二个，引

---

① 饮：原本无“饮”字，据文义增补。

② 未见前案。

◎ **二诊**[1]　八月十日　三十四岁　河北后街

昨服解表和中之药，略获效机，胸膈饱闷，干呕欲吐，头昏眼黑，夜卧不寐，口渴思饮。今拟养血清头目为法。

西箱归三钱　广木香八分　香橼皮二钱　粉葛根二钱　杭白芍二钱

制香附三钱　焦六曲三钱　淡子芩二钱　酸萸肉二钱

制半夏二钱　广藿香二钱　紫苏叶二钱　炒麦芽三钱，引

◎ **左**

三诊[2]　八月十一日　二十六岁　河南街

昨服表里兼治之法，大便已解，作饥思食，口渴思饮。今拟清化理滞以清余邪。

青蒿梗二钱　净连翘三钱　炒麦芽三钱　花槟榔二钱　淡子芩二钱

天花粉二钱　焦六曲三钱　炒常山三钱　焦山栀二钱

杏仁泥二钱　炒枳壳二钱　焦山楂三钱　佩兰叶二钱，引

◎ **初诊**　八月十一日　河北后街

痧后余毒未清，成为肝热，朝轻暮重，腹胀便闭，口干思饮。先拟清热利便主之。

净连翘五钱　青蒿梗二钱　黑山栀三钱　大元参二钱　天花粉二钱

地骨皮二钱　金银花二钱　炒蒌子二钱　淡子芩二钱

肥知母二钱　生甘草一钱五分　炒二丑二钱　制军二钱

二诊　八月十二日

昨服清热利便之药，热度已减，大便已行。法仍前方加减主之。

地骨皮二钱　天花粉二钱　黑山栀二钱　杏仁泥二钱　秋桔梗二钱

洛银花二钱　生甘草一钱五分　大元参一钱五分　大麦冬二钱

飞滑石三钱　细木通二钱　香猪苓一钱五分　荷叶少许，引

◎ 八月十一日　中滩

病已延月余，乃肺受寒邪，食滞困胃，转成伤寒之症。刻下热邪入于营分，朝轻暮重，咳嗽痰少，心烦不安，腹胀胸满，口渴，大便溏泄，形体消瘦，脉来弦数，舌色黄腻，热属人中病重，防转慢惊之虞。先拟清营化热，兼理肺胃主之。

青蒿梗二钱　肥知母二钱　福橘络一钱五分　元山栀二钱　焦六曲三钱

制鳖甲三钱　净连翘三钱　丝瓜络二钱　元参二钱　白云苓二钱

地骨皮二钱　浙贝母二钱　秋桔梗三钱　杏仁泥二钱　鲜佩兰三钱，引

---

① 未见前案。

② 未见前案。

◎ 八月九日　河南街

受热感寒，食滞困中，头疼身热，胸闷肢酸，干呕欲吐，渴不多饮，脉来弦细，舌色薄。治宜解表理滞主之。

广藿香二钱　威灵仙二钱　焦苍术二钱　六曲三钱　苏叶三钱　桑寄生三钱　制夏二钱

枳壳二钱　西香薷八分　香白芷二钱　橘红二钱　砂仁一钱五分　佩兰叶三钱，引

◎ **初诊**　民国三十七年八月七日　上新河

暑邪蕴伏，食滞停中，先寒后热，肢酸无力，头眩胸饱，干呕欲吐，脉来弦细，舌色黄腻。先拟温化解暑为法。

制川朴八分　焦苍术二钱　焦六曲　广藿香二钱　广木香八分　薄橘红二钱　炒枳壳二钱

紫苏叶三钱　砂仁泥一钱五分　制半夏二钱　小青皮三钱　佩兰叶二钱　生姜一片，引

二诊　八月八日

昨服温化解暑之药，已获效机，惟中焦宿滞未撤。今拟截疟化滞主之。

广木香八分　炒青皮三钱　煅乌梅二钱　炒麦芽三钱　花槟榔二钱

炒常山二钱　炒枳实二钱　焦山楂二钱　砂仁泥八分

煨草果五分　莱卜子二钱　炒蒌子三钱　炒二丑二钱，引

三诊　八月九日

昨服理滞截疟之药，诸恙均安，但食虽腐化而未行。今拟消导主之。

制川朴一钱五分　炒枳实二钱　炒麦芽三钱　番泻叶二钱　砂仁泥八分

花槟榔二钱　鸡内金二钱　煅乌梅二钱　广木香八分

焦六曲三钱　生甘草一钱五分　炒常山二钱　小青皮三钱，引

◎ **初诊**　八月十八日　三十五岁　河南街仁太木行

伏暑受寒，食滞停中，形寒身热，脘饱作呕，不思饮食，头昏体困，腹胀便闭，脉来弦细，舌色板白。先拟和化解表主之。

焦苍术二钱　焦六曲三钱　广藿香二钱　粉葛根二钱　炒半夏二钱

西砂米一钱五分　紫苏叶三钱　威灵仙二钱　薄橘红二钱

制川朴八分　香佩兰二钱　荆芥二钱　山楂炭三钱，引

二诊　八月十九日

昨服和化解表之药，症势已转，惟气滞互结中焦，胸闷不饥，身困微热，脉来沉数，舌色薄黄。今拟宽中理气，佐以清热为法。

广木香八分　炒枳实三钱　制香附三钱　广藿香二钱　益智仁一钱五分

焦六曲三钱　香橼皮二钱　香佩兰三钱　制川朴八分

炒青皮三钱　陈佛手二钱　紫苏叶二钱　降香二钱，引

三诊 八月廿日

昨服宽中理气清热之法，外感略减，大肠浊气已降，中焦食滞尚未腐化，肝气郁结胸膈，以致噫气作呕，不思饮食，周身酸困，头昏不眠，脉来沉细而数，舌色黄厚而腻。症势已成湿温之象，但而上所之。暑为阴症，湿属寒邪，非温药不能搜撤。今拟温运行气化滞为法，立方候。

淡干姜六分 荜澄茄二钱 制香附三钱 姜竹茹二钱 淡附片八分

老蔻仁一钱五分，后下 香橼皮二钱 薄橘红二钱 制川朴一钱五分 广木香一钱五分

制首乌三钱 制半夏二钱 焦苍术二钱 炒青皮三钱 降香二钱，引

四诊 八月廿一日

症经温运行气化滞之法，汗出甚多，身已不酸，胸膈已畅，里滞已化。惟肝郁未舒，两肋作胀，午后仍有噫气。脉来沉细数，舌色满黄边红。此乃寒食虽然腐化，尚未下行，气机不能流畅之象也。今拟柔肝理气导滞以祛病根为法。

石决明四钱 陈佛手二钱 制首乌三钱 广木香一钱五分 宣木瓜二钱

香橼皮二钱 川楝子三钱 益智仁一钱五分 金佛草二钱，布包 制香附三钱

莱卜子二钱 杏仁泥三钱 炒蒌子三钱 炒青皮二钱 降香二钱，引

五诊 八月廿一日

昨进柔肝理气导滞之法，表里双解，惟肝郁未舒，胃脘尚有宿滞，夜间少寐，脉来弦细，舌色满黄，仍有噫气。今拟健脾泄木治之。

焦苍术二钱 紫蔻仁泥一钱五分 旋覆花二钱，布包 元苏子三钱 制香附三钱

朱云苓三钱 炒莱卜子二钱 制半夏二钱 杭白芍二钱 沉香曲二钱

炒刀豆子三钱 炒青皮三钱 川郁金二钱 当归三钱 小茴香一钱五分

六诊 八月廿二日

昨进健脾泄木之法，入夜稍安，但因气滞互结中下二焦，不能下降。今拟芳香化浊，佐以宁心为法。

沉香片八分 川郁金二钱 西箱归三钱 广木香一钱五分 紫苏子三钱

制香附三钱 陈佛手二钱 炒杭芍二钱 香砂米一钱五分 代代花二钱

香橼皮二钱 紫降香二钱 朱茯神三钱 炒刀豆子三钱 番泻叶八分，引

◎ **初诊** 八月八日 河南街 戴小记

疟疾虽止，里滞未撤，化为蒸热，胸膈作满，四肢无力，口渴思饮，兼有肝气郁结，或作响声，大便未解，脉来沉细，舌色白腻。今拟宽中理气退热主之。

苍术二钱 香橼皮二钱 青皮三钱 香附三钱 六曲 藿香 子芩

木香八分 炒枳实二钱 莱卜子二钱 砂仁二钱 苏叶 粉葛 佩兰引

二诊　八月九日

昨服和中理气退热之药，胸气略下，渴喜热饮，舌转黄腻，脉转沉细。热度未减，良因肝旺脾虚，里滞未行之故也。今拟消导主之。

番泻叶二钱　生甘草一钱五分　枳实二钱　青皮三钱　蒌仁二钱

二丑二钱　子芩二钱　鸡内金三钱　槟榔二钱　杏仁三钱

砂仁八分　麦芽三钱　佩兰三钱　焦六曲三钱　山楂炭三钱，引

◎ **初诊**　八月八日　二十八岁　男　上新河

伏暑受寒，食滞困中，头疼身热，形寒肢酸微麻，胸满呕吐，腹疼下泄，口干思饮，脉来弦数，舌色黄腻。此属恶性疟疾之象也，先拟解表和中主之，防其肢冷之变。

鲜广藿香二钱　粉葛根二钱　焦苍术二钱　六曲三钱　紫苏叶三钱

淡子芩二钱　制半夏二钱　威灵仙二钱　鲜佩兰三钱

淡竹茹二钱　薄橘红二钱　炒枳壳二钱　公丁香五分，引

二诊　八月十日

症经解表和中之药，略有效机，但因中暑伤食，形寒身热，头眩肢酸，胸闷腹疼，痢下红色，干呕欲吐，口渴思饮，脉来弦细，舌色薄黄。此症情形，乃暑瘟之象也，不可轻忽。今拟清化理肺为法。

青蒿梗三钱　竹茹叶各二钱　鲜佩兰三钱　薄橘红二钱　焦六曲三钱

淡子芩二钱　鲜广藿香二钱　粉葛根二钱　小青皮三钱　焦山楂二钱

天花粉二钱　鲜薄荷二钱　焦山栀二钱　炒枳壳二钱　公丁香五分

三诊　八月十一日

症经昨药，外热已退，干呕已止，周身舒畅，惟胃中宿滞未撤，便泄稀水。今拟宽中分利主之。

广木香八分　炒豆卷二钱　福建泻二钱　炒川连五分，引　花槟榔二钱

焦六曲三钱　细木通二钱　炒常山二钱　鲜藿香二钱

炒枳实三钱　香猪苓二钱　淡子芩二钱　煨草果五分

◎ 八月十二日　积善村

肺受寒邪，脾胃湿困，咳嗽痰黏，干呕脘饱，头昏体困，纳谷不甘，下午迷倦，脉来滑细，舌色腻。治宜化痰为法。

紫苏叶三钱　香白芷二钱　薄橘红二钱　炙桑皮二钱　荆芥穗二钱

前胡片二钱　杏仁泥三钱　炙蒌衣二钱　苏薄荷一钱五分

制半夏一钱　焦苍术二钱　焦六曲三钱　冬桑叶二钱

◎ **初诊**　十二月廿九日　三十二岁　科巷

感寒停滞，发热头眩，入暮恶寒起热，咳嗽气疼，夜眠不寐，多做梦，且自汗，臀部作痛，渴喜多饮，脉来沉实有力，苔色白腻。拟方冀其消散，防成流注剧症。

小茴炒箱归三钱　桂枝尖八分　淡豆豉八分　炒金铃子三钱　杭白芍二钱

沉香炒赤芍二钱　威灵仙二钱　川独活二钱　炒橘核仁三钱　新会皮三钱

盐水炒杜仲三钱　明天麻二钱　川牛膝三钱　紫苏叶二钱　淡吴萸二钱

二诊　十二月卅日

昨方服后，热退汗出，但因寒食凉入骨髓，肝气逆于中焦，一时难奏速效，左腿作酸，已现流注之状态。法宗原意增减主之。

酒炒归尾三钱　炒赤芍二钱　炒杜仲三钱　威灵仙三钱　川独活二钱

陈佛手二钱　川郁金二钱　醋制元胡二钱　淡附片八分　炙虎骨二钱

川楝子三钱　上官桂一钱五分　小茴香五分　明鹿筋三钱　川牛膝三钱，引

三诊

连服温运活络之剂，诸恙均减，惟肝气逆于中焦，时而作饱，少腹之旁痛而拒按，左腿酸痛，右臀仍痛未消，次上之筋酸已久，外感亦深，舌已黄腐，脉来沉细有力。今仍前增减，佐以润下之味主之。

酒炒归尾二钱　制香附三钱　粉丹皮二钱　小茴香五分　杏仁泥三钱

寻骨风二钱　炒赤芍二钱　川郁金二钱　原红花一钱五分　上官桂一钱五分

瓜蒌仁二钱　透骨草二钱　酒炒寄生三钱　制半夏二钱　陈佛手二钱

西砂仁一钱五分　炒二丑三钱　盐水炒川膝三钱

◉ 男科诸病

◎ 十二月廿一日　汉中路

吃辛受苦，奔波夜间，久觉过度，肝胃二经浮火上炎，致目受患，视物羞明，牙床亦痛。今拟清化主之。

杭白菊花二钱　嫩元参二钱　大连翘三钱　淡子芩一钱五分　谷精草二钱

粉甘草一钱　大生地三钱　生山栀二钱，打　女贞子二钱　白蒺藜二钱

金银花二钱　大麦冬二钱　川黄连六分　桑椹子二钱　青果二钱，引

◎ 十二月廿日　三十岁　上新河

寒食停中，肢酸腰楚，疝气又发，咳嗽胸饱，入暮恶寒起热，舌色白腻，脉来弦细。今拟疏化为法。

淡豆豉八分　紫苏叶二钱　桑寄生三钱　西秦艽二钱　山楂三钱

细桂枝八分　川独活二钱　威灵仙二钱　炒麦芽三钱　枳壳三钱

焦六曲三钱　苏薄荷二钱　香白芷二钱　制半夏二钱

◎ 十二月廿日　上新河

感寒停滞，身热头眩，胸饱咳嗽，不思纳谷，大便数日未解，舌色薄白，脉来沉细。今拟疏化达表之药主之。

紫苏叶二钱　威灵仙二钱　苏薄荷二钱　砂仁泥八分　楂饼三钱
粉葛根二钱　桑寄生三钱　香白芷二钱　焦六曲三钱　茅术二钱
春柴胡二钱　西秦艽二钱　炒枳壳二钱　炒麦芽三钱　生姜二片

◉ 虚损病

◎ 八月七日　新河口

素来肝旺，土被其制，胸膈饱闷，两肋串疼，气不宣畅，食不甘味，脉来沉细，舌色薄白。今拟柔肝培土为法。

石决明三钱　宣木瓜二钱　薄橘红二钱　炒豆卷二钱　制香附三钱　制首乌三钱
制半夏二钱　炒麦芽三钱　金佛花二钱，布包　莱卜子二钱　炒枳壳二钱　焦山楂三钱

◎ **二诊**[①]　三十一年五月三日　上新河

病后体虚，未慎口腹，周身作肿，腹肿甚。服前燥湿健脾之药，肿胀觉消。今拟和化健脾，佐以燥湿为法。

焦六曲二钱　炒谷麦芽各二钱　炒枳实二钱　宣木瓜二钱　干姜衣五分
白茯苓三钱　焦白术二钱　砂仁泥八分　椿根皮二钱　香猪苓二钱
炒豆卷二钱　小青皮二钱　海桐皮二钱　大腹皮二钱　车前子二钱

◎ **三诊**[②]　八月十一日　二十三岁　河南街积余村

连服渗湿之药，肿胀已消，精神已好，手足不酸，惟血滞未行，少腹胀疼，二便不爽。今拟理血导滞为法。

西箱归三钱　粉丹皮二钱　炒枳壳二钱　生甘草一钱五分　京赤芍二钱　制香附三钱
小青皮三钱　淡吴萸二钱　原红花二钱　元胡片二钱　益智仁一钱五分　熟纹军二钱

四诊　八月十二日

昨服理血导滞之药，病已将痊，惟大便未行，少腹隐疼。今拟温通主之。

淡吴萸二钱　益智仁一钱五分　川楝子三钱　炒枳实二钱　上官桂一钱五分　京三棱二钱
火麻仁三钱　小青皮三钱　巴戟天二钱　蓬莪术二钱　锦纹黄二钱　细木通二钱　小茴香五分

五诊　八月十三日

昨服温通之法，大便已行，疼痛已解。刻下面浮足肿。今拟健脾利湿为法。

焦苍术二钱　上官桂一钱五分　西砂仁一钱五分　福泽泻二钱

① 未见前案。
② 未见前案。

焦苡米三钱　片姜黄一钱五分　猪苓二钱　海桐皮三钱

炒豆卷三钱　大腹皮三钱　五加皮三钱　川楝子三钱　小茴香五分

附　十二月　三十七岁

体素薄弱，肢酸头眩，腰腹作酸胀，心脾俱亏，肝气亦损，白带时频频下而不止。拟膏散调之，俾使效是幸。

生黄芪一两　大生地四两　肥玉竹五钱　茯神六钱　川续断二两　原红花五钱

益母草二两　远志六钱　全当归四两　何首乌二两　生於术八钱

文冰一斤　大川芎四两　肥知母五钱　天冬五钱　川杜仲一两

山阳医派卷

目录

山阳何金扬医案二种

山阳金扬何承宣先生方案

何金扬先生医案

校记

何金扬，谱名承宣，以号行世。卒于道光中，具体年份不详。出身山阳何氏，原籍浙江余姚县，清康熙年间迁淮安府山阳县。何金扬少习举业，工善诗文，与同时代文人吴昆田、高子上等结为好友。曾拜河下名家刘振元学医，与位列“淮扬九仙”的刘金方是同门。学成后，在淮安城内、河下等地悬壶，兼善治外感及内伤杂症。曾治愈江苏巡抚丁日昌急症，又曾奉诏进京诊病。何金扬医名远扬，其去世后，人们感念其恩德，在淮安北门外莲花街雷神殿为其立“长生功德牌”，永享春秋香火，接受民众顶礼膜拜。何氏门中，有堂弟何庆书(字振扬)、振扬之子何嘉祺(字绍琴)、长孙何桢(字干臣)等，皆随何金扬学医，学成即业医。其有医案多种存世，上海中医药大学图书馆藏有《何金扬先生医案(何氏医案)》《何金扬先生医案》，德国柏林图书馆藏有《何金扬先生医案》，南京中医药大学教职工私人收藏《山阳金扬何承宣先生方案》《临症经验录》两种，以上俱系抄本。

《山阳金扬何承宣先生方案》

《山阳金扬何承宣先生方案》，或作《临症经验录》，收录临症医案近百则。观其特色，外感病证治疗有先后，杂病调治法度谨严，足见何氏深得辨证要旨。其临症药味精当，尤擅融通名方，守原意、参时变，每于疑难杂病能切有实效。本书现存抄本两种，一为何庄甫藏本(简称“何庄甫本”)，录于1905年，重订于1910年。其书衣题有“金扬何先生医案临症抄录三卷”“何庄甫藏”“庚戌年重订”字样。另一种为荫培抄本(简称“荫培本”)，书衣已残，题有“临症经验录”“荫培抄订”。经对照，两书内容大体重叠，少数医案在表述和处方药物的细节上有些许差异。何庄甫本有目录且卷帙有序，但字迹模糊、脱漏时现；荫培本虽无目录可循，然部分章节可补足何庄甫本之缺，且有八则医案为何庄甫本所未录。本次整理以何庄甫本为底本，两种抄本相互参看。书名上，何庄甫本的书衣题“金扬何先生医案临症抄录三卷”，卷端题名“山阳金扬何承宣先生方案”，目录处题“何氏医案”；荫培本则书衣、卷端皆作“临症经验录”。故两相参合，定名为《山阳金扬何承宣先生方案》。校勘中凡遇何庄甫本的文义不通、字迹难辨处，取荫培本互校补阙。所多之案，依病名归入何庄甫本之中，或补于其后。所见异文，俱出注释，以备参考，俟方家教正。

《何金扬先生医案》

成书年代未详。本书系何氏临证验案之辑录，共载医案二十余则，既见时邪、伏暑、暑疡等外感疾病，又多类中、腹痛、呕吐、便血、头风、咳嗽、失血、水肿等内伤杂病。每案记录甚详，辨证颇精，其中不乏连续复诊医案，至多达十一诊次。何氏善治内伤杂症，变方灵活，兼顾标本，强调导有形之邪出，使无形之邪减。本次整理，以德国柏林图书馆藏1904年抄本为底本。底本部分医案前冠有病名，无目录。为方便阅读，整理过程中根据底本内容重新厘定病名，编排目次。

山阳金扬何承宣先生方案

原著　清·何金扬

点校　娄峄杬　金锴

何金扬　著

何庄甫　藏

录于乙巳季春上浣[①]，录于药室南窗之下

庚戌年重订

① 上浣：同“上旬”。

◉ 风温

◎ 吴六少爷

风温七日，表未汗解，邪已由上传中，太阴阳明合病，伤阴伤于先，病发于后，经所谓“冬不藏精，春必病温”是也。脉息数大，舌边绛，苔黄齿燥，唇焦。时而烦躁谵语频频，按胸竟痛，大便行滞，小溲短涩。此阳明里证已具，非下不克，不下恐有失下之虞，若下又恐有内陷之害，攻守两难，势属危险，倘逆传心包，深入厥阴，神昏发痉则难治矣。今遵古训，先用牛黄丸再上清宫，午后再进垫下之剂去实防虚，公议如斯，未识高明以为然否?

万氏牛黄丸用银花露二两炖开和服。

犀角　元参　麦冬　连翘　莲心　花粉　滑石　贝母　芦根　竹沥　姜汁

又

早进药，戌刻复诊。神志未昏，谵语较减，上焦之热有下降之势，趁此攻里，调胃佐以增液，既可攻实又可防虚，此偶方也。

生大黄　硝　生甘草　生地　元参　麦冬

此增液令调胃之方。

◎ 刘

风湿数日，湿蒸热郁，鼻衄，发黄，下后胸痞，舌苔黄色，渴饮热饮。拟以半夏泻心汤合小陷胸。

半夏　芩　连　瓜蒌皮　杏仁　姜汁　枳实　滑石　枇杷叶　茵陈　黑栀

又

昨服苦辛，胸痞未开，恶寒复见，身汗甚多，此阳微之象，急宜附子泻心汤，苦温开痞，预防亡阳。

熟附子另煎浓汁　生大黄　黄芩　黄连

三味沸汤绞汁，一齐温服。

又

昨进附子泻心，胸痞已开，恶寒自汗均止，腑气不通，宿垢渐下，惟膈上有物梗此，乃痰气交单，胃阳未展。拟用薤白瓜蒌滑利气机，辛润通阳，服一帖，膈上清爽，再拟三香汤加减。

薤白头　瓜蒌皮　半夏　橘皮　贝母　黄玉金[①]　枇杷叶

又

膈上风痹较昨日稍宽清爽，今夜口渴且而鼻衄。乃阴液未复，热伤阳结，苦辛热难再进，不得不用甘寒养阴，佐以微苦清上。

元参　麦冬　山栀　连翘　丹皮　桑叶　菊花　知母　滑石　芦根

---

① 黄玉金：即郁金。

◉ 春温

◎ 某

感冒风寒引动伏邪，化为春温，延今数日。正不胜邪，邪伏于肺，是以咳嗽兼喘，痰不易出，舌苔黄腻，口干欠津，大便溏泄，小溲短赤，身外不热，间有谵语，邪未外赶，防入心包。诊脉两寸模糊，颇属可虞，倘神昏痉厥，则不可救药矣，勉议一方，候高明教正。

元参　连翘　郁金　贝母　蒌皮　生苡仁　梨皮　芦根　竹沥　姜汁

◎ 某

春温七日，脉数身热，口渴心烦，舌苔光赤中黄。今表汗未解，邪渐入营，是以见疹形色稠艳，仍防化瘢。传于阳明，下之可愈，传于厥阴，必致昏痉。拟吴氏银翘散加减，辛凉清利，清热透疹为要。

薄荷　黑栀　牛子　连翘　赤芍　丹皮　银花　贝母　滑石

◎ 某

春温六日，表未解，腑未通，舌黄脉数。邪已传里，用小承气合凉膈散加减。

枳实　山栀　川朴　连翘　制军　竹叶　黄芩　白蜜

又

前服药后，先解里后解表。今诊身热虽退，脉尚未静，舌苔边赤，阴液已伤，治宜甘凉。

元参　山栀　麦冬　知母　滑石　花粉　芦根

◉ 温热

◎ 刘老太太

染受时邪，今第四日，脉息不沉不浮而数，舌边赤中黄，头痛身痛，壮热无汗，此邪在经而未传腑，当以辛凉轻剂治上，引经邪出表，有汗即解，否则恐有入营化疹之虞。

荆芥　薄荷　连翘　甘桔　牛子　通草[①]　杏仁　荷叶

又

病第五天，昨服辛凉轻剂，今诊表汗未解，尺肤仍热，脉尚躁甚，面赤心烦，舌苔黄边赤，颇有传腑入营之势，仍以辛凉汗解为顺。

加银花、芦根，去通草、苏叶[②]。

晚加蒌皮、贝母[③]。

又

病经六日，表邪仍未解，邪已由上传中。胸痞烦闷，舌苔渐黄渐腻，口渴心烦，邪未出表，恐生入里。急以半夏泻心汤合小陷胸汤加减，苦辛开痞为先，方义取黄连苦降，用干姜之辛通，非取黄连之寒、干姜之热也。

---

① 荫培本无通草。

② 荫培本作“原方加金银花、白通草”。

③ 荫培本除此二味外，还加苇茎、竹叶，共计四味。

黄连　干姜　黄芩　半夏　枳实　杏仁　蒌皮　滑石　姜汁

又

早服药后戌刻复诊，烦渴略减，痞仍未开，脉渐沉数，苔渐老黄，按胸即痛，大便未行，间有谵语。里证已具，非下不可，用凉膈承气下之。

黄芩　山栀　连翘　箱黄　芒硝　生草　薄荷　白蜜　竹叶[①]

又

昨晚服药后大便二次，邪竟还表，得汗而解，身虽凉，脉未静，舌苔尚腻。余气未清，仍用原法略减量制，去邪务尽为要。

黄芩　山栀　连翘　花粉　贝母　芦根　滑石　枳壳　大黄　竹叶

又

昨大解一次，按胸不痛，舌苔渐腐，脉亦渐静。恙退之微，治宜甘凉养阴以善其后。

元参　生地　麦冬　黄芩　花粉　芦根　知母　贝母

◉ 暑温

◎ 某氏妇

此手厥阴暑温疟也。产后百脉空虚，暑邪乘虚袭入，虚人受邪不穆[②]，时即过入卫入营，发现丹砂遍身皆赤，夺血无汗，体若燔炭，入营之邪无从凿泄，逼近心包，遂烦躁杂会，夺谵语如狂，神明内乱，瞪目咬牙，痉闭之机已露，证属危险，碍难着手。若识产后不服凉药，恐邪火冒燎原之势；若识大剂清营，又恐已成败崩。是证此病除清营凉汤清营中之热，保杂中之虚，别无良法，可施不得已用之，以尽人心，宗仲圣“有病则病当之”明文。

清营汤。

◉ 暑感

◎ 某

暑感三日，自汗热少，头痛胸痞，手虽微冷，脉滞不匀，舌苔腻白，中脘痛。此无形之邪与有形之邪表里相依为患，由寒暑湿食集感而成，来势颇重，防其邪陷，昏痉厥逆。

香茹[③]　半夏　广皮　藿香　杏仁　赤苓　薄荷[④]

又

早服药，后手足虽然转热，诸弊仍然未减，间有谵语，有汗势不退，乃里重于表，防入营见疹发痧，用新加香茹饮清之。

香茹　扁豆花　银花　连翘　川朴　杏仁　郁金　赤芍　薄荷　荷叶

又

外感四天，昨晚药后，今诊身热较退，头痛较减，有汗无多，舌苔沉白浮黄，胸前按痛，

① 原稿有“花粉、贝母、芦根三味错抄”，今依其意删除。
② 穆：和睦之意。
③ 香茹：即香薷。
④ 荫培本本案处方多白豆花(即白扁豆花)、厚朴两味。

时有谵语。此太阴兼传阳明，公议苦辛治法清化开导，应手不变，昏痉乃佳。

苓皮[①]　通草　淡竹叶　银花　连翘　川朴　薄荷　枳实　杏仁　蒌皮[②]

◉ 冬温伤阴

◎ 某

冬温之邪，首先犯肺，始而咳嗽身热，有汗而退，继又逆传心包，昏睡神呆，延今八日。温化为热，热伤阴液，液虚风动，时有痉象。视其鼻燥唇干，涕泪俱涸，此肝阴胃汁俱伤，极险之疾。勉拟加减复脉汤以复其阴，甘守还津，内风自息，鄙意如斯。

生地　白芍　麦冬　甘草　蜜炙知母　阿胶　沙参　石斛　银花露

◉ 疟

◎ 某

夏伤于暑，秋必作疟，疟来日晏，寒起四末，热时烦闷，口苦而呕，渴喜热饮，热至三时之久，方得汗解，脉息弦数。盖疟之巢穴在膜原，疟之门户在少阳，启门户非小柴胡不可，捣巢穴非达原不能，清之以六一，导之以温胆，乃治斯疟之大旨也。

柴胡　黄芩　半夏　川朴　枳实　广皮　槟榔　草果　知母　六一散　二青竹茹

◉ 痎疟

◎ 程

间日，疟疾已作六次，寒轻热重，待汗而解。舌苔淡黄，胸痞呕恶，不饥不便，小溲短赤，脉息数。此无形之暑湿伏于膜原，有形之邪滞蓄于中土，有形无形内外相依。入秋以来，新凉外加引动伏邪，由膜原出于少阳而成斯疾，用仲景小柴胡加减，和解之中以佐以逐表邪。

柴胡　黄芩　半夏　枳壳　橘皮　赤苓　知母　草果　六一散　鲜竹茹

◎ 丁

初患疟疾，俗名“胎疟”，最为缠绵，久则整齐日衰，邪气日甚，一日轻一日重，俗又谓之“子母疟”。喻氏云：应日干之属阳者，助正则轻，日干之属阴者，益邪杂，无子母之名实，有阴阳之别。病经月余，面色皖白，胸痹，气逆间呕，缘痰，不食不便。经云[③]：九窍不和都属胃病。盖疟邪久羁，少阳之枢失司，木不疏土为木克，脾湿生痰，痰聚于胃，随气上逆，间从呕出，胃既不和，肺亦不降，肠中之渣滓亦难于传送，遂成肠痹。其脉息弦滑而急，按之有力，舌苔白而视之无神，显见正虚邪实，有形之积踞于肠胃，无形之邪蓄于膜原，二者相依为病，互结不解。势属难已，正虚既不能耐攻，邪实又不能受补，今拟分治之法，用丸料以豁其痰，佐蜜煎以导其便，去邪不伤正，邪去正乃治，斯疟之大旨也。

竹沥涤痰丸用洋参另煎，水下。

蜜煎导法。

---

① 苓皮：荫培本作“赤苓”。

② 蒌皮：荫培本作“瓜蒌”，另多一味飞滑石。

③ 经云：此处内容出自《临证指南医案·脾胃》。

北沙参　升麻　槐角米　黄芪　黄芩　石耳[①]　甘草　白归身　生地　山药

◎ 周老太太

年近六旬，病逾两月，寒热数次，每发热时寒从背起，热退而苔未退，饥不饮食，口不知味，乃营卫违和，兼有留饮，邪伏于膜原半表半里分传之间，非用紫桂承气不克。奈年高证虚，难任煎剂，惟借用仲圣鳖甲煎丸。丸者，缓也，缓之固之，俾在经未结之邪与入腑已结之滞内渐外达，营卫复振，庶几寒热不作，则口味和、胸胃开矣。

鳖甲煎丸每服十一粒或九粒，陈皮汤下。

◉ 痰疟

◎ 居

左手三部脉弦且数，平日阴虚阳旺自不待言，右手寸关洪数滑大，必有痰热内蕴阳明。且现面赤多汗，心悬善饥，烦不能寐，口渴苔腻，阳明胃病更可知矣。经所谓：胃中热则消谷，心嘈善饥。又云：胃不和则寐不安是也。议以黄连温胆合秫米汤开豁热痰，和降阳明。昨日忽然寒热逾时，汗解亦恐化疟。

黄连　知母　橘皮　竹茹　茯苓[②]　半夏　甘草　秫米

十一日

原方加黑山栀。

十二日

效不更方。

又

初九日虽经寒热一次，其势甚轻，昨晚忽又寒战，烦躁狂言热甚，天明后汗而解，由烦躁狂言看出痰疟之状也。四五日来服黄连温胆等剂，洪大之脉虽平，厚腻之苔虽退，但阳明胃腑热痰尚未清楚，恐由腑入脏也，当为三阴大疟，岂可不虑痰症化疟？本有明文，书谓“无痰不成疟”是也。今仍拟温胆二陈加减，理太阴、和阳明，服二三帖再议。

橘皮　荸荠　明矾　茯苓　半夏　海蜇　枳实　甘草　丹皮　桑叶　郁金　竹茹

又

昨又寒热，病状如前三日，已成痰疟，颇虑缠绵。疟之巢穴虽在于阴，疟之出路仍在于阳，每发热时，烦怒不安，狂言乱语，多呢喃，乃无形之疟邪外越于少阳，有形之痰热内扰乎？阳明二阳相并为患，失则阳分必伤。今议拟小柴领疟邪外出，佐以温胆使痰热下行，邪热能发泄，疟自由重转轻矣。

柴胡　云苓　竹茹　黄芩　橘皮　枳实　半夏　生草　海蜇　薄荷

---

① 石耳：为石耳科真菌石耳[*Umbilicaria esculenta*(Miyoshi) Minks]的地衣体。味甘，性凉。功能养阴润肺，凉血止血，清热解毒。主治肺虚劳咳、吐血、崩漏、肠风下血、痔漏、脱肛、淋浊、带下等症。

② 茯苓：荫培本作“赤苓”，另多一味石斛。

◎ 居

伏邪晚发，俗所谓“秋感斯疟”也。烦热不一，今已六天，脉弦且滞，苔黄且腻，胸痞气痹，大便不畅，小溲浑黄。此乃无形之暑湿与有形之宿滞相依为患，最不易解，拟以辛凉苦法，上中二焦并治。

薄荷　枳实　贝母　滑石　郁金　蔻仁　姜汁炒黄芩　姜汁炒蒌皮　橘络　荷叶①

又②

原方加连翘。

又

似疟九日，日轻日重，热时头痛，舌黄胸痞，中焦阳明证也。议以丸料导有形之滞，佐以煎剂清无形之热，应手而无他歧则吉。

先服导滞丸。

制军　瓜蒌　枳实　焦山楂　黄芩　滑石　贝母

淡竹叶　黑栀　郁金　知母　苓皮　白豆花③

又

病经二候，昨用煎丸并进法。今早畅解一次，色如败酱，宿垢虽下，阴液渐伤。舌苔兼灰，脉息沉数不静，急宜甘寒养阴救液法权。

元参　丹皮　麦冬　栀子　知母　滑石　花粉　淡竹叶

廿六日

原方加导滞丸。

又

病十二日，邪滞未尽，阴液已伤，脉息弦细兼数，舌苔灰黄欠津，热时烦渴，胸痞未开，中脘按痛，阳明里证已具。议以小陷胸小承气苦辛开化，佐以凉养阴护液，应手乃佳。

川连　枳实　川军　瓜蒌　元参　山栀　麦冬　风化硝　淡竹叶

又

感疟不分，已十三日。昨晨服丸药时，未及一剂即解，大便干而多，此系前日药力。午后接服煎剂，夜半至今早又大便两次，稀粪无多，乃热逼下迫之象。权以芩芍汤和之。

黄芩　赤芍　贝母　山栀　炙草　花粉　滑石　荷叶

廿八日

病十四日已化，瘅疟间日一作，热而不寒，舌干口渴，由夜半至巳刻，待汗而解。书所谓“阴耗先伤，阳独发而成瘅疟”是也，此由暑湿化热伤阴，所致最属可虑。拟景岳玉女煎加减

---

① 荫培本本案处方多地骨皮、杏仁、盐水炒建曲。

② 荫培本该诊次为：服前药后，大便二次，先干后溏，带有黄沫蛔虫，汗出亦多。里分已松，邪渐达表，但弦滞之脉未和，黄腻之苔未退，仍属连绵重候。能化温疟、瘅疟，则由重转轻矣。处方：黄芩、滑石、蔻仁、橘皮、贝母、赤苓、郁金、通草、荷叶。

③ 荫培本本案处方多萝卜子一味。

辛凉甘寒重剂，清胃热、救胃阴，是为急务。

石膏　知母　元参　生地　麦冬　滑石　芦根

又

昨进玉女煎颇合机宜，日暮食粥一次，胃气稍振，舌仍欠津，阴液未复，原方再复二帖，视夜半时热之轻重何如。

三十日

用辛凉甘寒法颇合机宜，瘅疟未作，舌津渐回。但阴液所伤太多，宿垢之除未尽，碍难攻夺，惟拟大剂增液，使津液流通，自能润下，乃增水行舟之法也。

增液汤。

初一日

昨用大剂增液，今诊大便未解，半宜半实，议用原方加减，略加调胃之品微之利之。

原方加调胃承气汤。

初二日

服增液调胃，便虽未通，舌津大转，灰苔退而新苔生，此乃胃底宿垢已入于肠，纵不解亦无大碍。色脉合参，前恙已退，毋庸功夺，当以养阴救液主之，宗仲圣“十日不更衣，一日无所苦”之旨。

增液汤加麻仁丸、梨汁、白蜜。

初三

大便虽解，余波尚存，寒热复作，有汗不退，此食复证也。

青皮　蒌皮　橘皮　神曲　谷芽　半夏　赤苓　杏仁　通草

初四

昨晚汗后身热渐退，今诊脉息而不静，舌苔两边色白且腻。此内伏之余邪由膜原而出，颇有化疟之象，宜达膜原留伏之邪，用吴氏达原饮。

黄芩　草果　赤芍　甘草　槟榔　知母　生姜

初六

原方加风化石。

初七

食后化疟，一日一作，先寒后热，热后汗多，膜原留伏之余邪与胃腑停蓄之新谷相依为患。仍拟原法，使无形之邪外出，另服丸料使有形之滞下行，病有出路，自然就痊。

麻仁丸。

又

接服达原饮二帖，大便连解，邪已内溃，寒热不作。唯脉仍未静，余气未清，阴液未复，小心调护为要。

黄芩　滑石　元参　连翘　黑栀　谷芽　广皮　石斛　淡竹叶

初九

阳疟之后养胃阴，阴疟之后理脾阳，甘凉养阴药中略减其制，免致阴液未复而湿证渐生。

元参　知母　广皮　滑石　赤苓　麦冬　石斛　谷芽　黑栀　淡竹叶

◎ 居

秋冬伏邪由痢转疟，疟未分清，延经数日。刻诊脉息弦数，右甚于左，舌苔边赤，中黄且腻，胸痞气痹，暮夜烦蒸，天明后汗而解。此乃暑湿痰滞互结为患，势属缠绵，拟泻心汤加减苦辛开化，应承渐退为佳。

黄芩　黄连　贝母　枳实　郁金　茯苓　滑石　通草　荷叶

又

秋感似疟，第十二天。昨药后胸痞稍开，今诊脉息仍竟弦数，右间鼓指，舌苔未退。据云中脘按痛，夜半烦蒸，日轻日重，明系暑湿痰滞蓄积阳明中焦证也，非下不克。但正气弱，唯以丸料缓之攻之，另酌煎剂清热渗湿，俾邪有出路，庶可能痊。

黄芩　滑石　茯苓皮　黑栀　贝母　郁金　通草　荷蒂　制造大黄丸[①]

又

病十三天，煎丸并进，便解二次，宿垢下而不多，是以舌苔未腐，脉仍未静，暮夜微热，热时汗多，阳明之邪尚有蓄积，仍拟原方略为加减。

原方加橘皮、淡竹叶，仍用制造大黄丸。

又

病十四日，昨服药后，大便又畅行二次，色如胶漆。宿垢渐下，舌苔渐腐，虽是转机，但间日蒸热不减，中宫仍有余邪，仍依原方法减用之。

原方加知母。

又

病经三候，大便又行三次，舌苔仍然未净，夜半仍觉烦蒸。据云胸前按之作痛，此乃无形之邪与有形之滞均未清楚，脉细且数，阴液渐伤，拟甘凉养阴佐以苦寒清热，邪尽乃安。

元参　麦冬　银花　连翘　黄芩　滑石　黑栀　知母

又

病十六日，连进清热导滞等剂，颇合机宜。昨夜烦蒸大减，惟脉仍未净，余气未清，阴液两伤，口不作渴，热在营分，拟景岳玉女煎气血双清。另服导滞丸，去邪务尽为要。

麦冬　知母　生地　石膏　牛膝

另服导滞丸。

又

病十八日，服玉女煎二帖，间日之热虽退，细数之脉虽静，但舌根之苔仍腻，胸次仍竟不

① 萌培本本案多连翘、荷叶两味。

爽。此邪热余滞未清也，仍宜清热涤邪。

元参　麦冬　知母　枳实　瓜蒌　连翘　黄芩　滑石　淡竹叶　芦根

◎ 居

伏邪晚发，今第十日，舌苔黄腻，胸痞烦闷，大便未解，小溲浑黄，脉色均滞。湿重于暑，入暮伏邪内张，热而不寒，状若瘅疟，热时舌本欠津，唇齿竟燥，每至夜半，待汗而热解。此暑湿伏于膜原，痰滞蓄于中胃，有形无形相依为患，病在深秋最不易退，久延有伤阴入营之虑。议以辛凉微苦，先清伏邪，而痰滞姑以从缓。

青蒿　芩　知母　花粉　银花　连翘　滑石　半夏醋制　淡竹叶

又

秋感似疟十一天，药后暮热略减，舌津已回，唇齿不燥，暑湿渐轻矣。而痰滞尚聚于胃，舌苔老黄，胸前拒按，非下不克，但暑病夹湿，峻下难施，惟宜丸剂宣之，煎剂主于清化，仍用原方。

礞石滚痰丸。

又

秋感似疟十二日，昨用煎丸并进之法，午后大便，暮热较减，但舌苔未净，按胸仍痛，邪尚未清。仍用原法，略为增损，去邪务尽为要。

元参　麦冬　花粉　知母　滑石　银花　连翘　竹叶　芦根

又

病经十三日，昨又大解一次，暮热大减，不闷不烦，沉滞之脉渐和，黄腻之苔渐退，按胸不痛，里滞已松。宜肃清余气，佐以育阴苦甘合化。

原方加川连。

又

病延近三候，便行四次，邪去七八，但暮夜仍然蒸热，热时口干，舌上欠津。此乃邪热未净而阴分已伤，犹虑缠绵，法宜甘凉养阴护液，佐以清余热，薄粥和胃切之。

方缺。

◉ 伏暑

◎ 某

正气太虚，邪伏太少两阳，午后微宽，寒热化疟不及，小柴胡和之。

党参　甘草　柴胡　陈皮　芩　半夏　青皮　姜　枣

◉ 疟疾食复

◎ 某

复病之后，别无所苦，惟舌苔独腻。恐膜原有留伏之邪，用达原饮达巢穴，去邪务尽为要。

草果　赤芍　川朴　知母　槟榔　甘草　黄芩　生姜

◉ 疟复

◎ 某

复而又复，舌苔满白，里滞不清，膜原邪伏。用吴氏法，令邪速退为要。

达原饮。

又

昨用达原饮，又得战汗，脉静身凉，舌苔腻黄，里邪渐溃，治宜清导。

凉膈散加减。

◉ 疟论

凡患疟者，宜蔬食。蔬者，疏也，疏则通，通则脾胃之转输有权而正可复矣，正日复、邪日减，病乃渐退。厚味助热，天产属阳，无痰人尚且浓淡相间，而况有痰乎？书云：疟不传胃，惟痰乃传胃。不传胃则胃强，病在脾，则脾弱胃强，弱则能纳而不能运，不运则生热生痰，而不能生气生血，日绝，厚味非特无益而有损乎！或去病在既苦，若再不以烹调培补，恐胃气渐散，又何以处此？此说近是，但病退则可，或邪少虚多无可，今邪方止，正虚则断乎不可也。

◉ 伏暑似疟

◎ 汜水　胡

似疟未明，半月有余，往来寒热，热时烦呕口苦耳聋，舌苔淡黄，胸次不爽，脉息弦数不匀。此有形之痰滞蓄于中胃，无形之暑湿伏于膜原，表里分传而正虚不能领邪外出，是以疟不分明，用仲圣小柴胡汤和解少阳，其痰滞姑从缓治。

柴胡　半夏　参　六一散　茯苓　黄芩　青皮　陈皮　姜皮

病者问曰：邪从何出？曰汗为表邪出路，书所谓“邪从汗解”是也，下为里邪出路，书所谓“邪从便解”是也。□□形无形六气，风寒暑湿燥火解无形之邪，宿食□涎皆有形之邪，无形有形相依为病，固结不解，必须开之、导之、清之、化之，使邪有出路，病自霍然。柴胡在《神农本经》载在上品，主治寒热往来，呕吐胁痛，口苦耳聋等症，久服轻身。医圣仲景主为和剂主方；金元东垣老人补中益气汤用柴胡，取升清气，转少阳之枢，疏脾胃之土，以行春令；《局方》逍遥散用柴胡，取木郁达之之意。《灵》《素》经络篇云：少阳络脉行身之侧，居半表半里□传之间。又《素问·热病篇》云：伤寒三日，少阳受之，寒热呕而口苦胁痛耳聋是也。小柴胡立为少阳主方。□贵恙时寒热，时而肢冷，呕吐、口苦、耳聋全系少阳经症，病在少阳，治在少阳，药极对证。至小柴胡汤仲圣先师加减，经云：渴甚者去半夏加花粉，本有明文。今口干不渴，渴不多饮，非阳明之大渴引饮，饮不解渴可知。所以原方虽未增减，且半夏气辛微温，主治风痰，降胃气，止呕吐，和阳明，开胸痞，胃经本药，古圣先贤大小半汤以之为君，泻心汤小柴胡温脾以之为佐，其气味虽清，体质尚滑。医之用药，岂不知药性之燥润，体质之刚柔燥润，非细心□□□□□□□又□得而知之乎？乃病者因柴胡半夏未达不尝，何用医药？

◎ 芮

夏伤暑，秋必疟，近而暴者，及时可瘳，远而痎者，三日一发作，愈迟病愈深也。三日疟又名“三阴疟”，三阴者，太阴脾、少阴肾、厥阴肝也。今岁湿土司天，寒水在泉，凡患疟者，在太阴少阴居多。浑樵世兄患此，间三日一作，第四日又一作，乃太阴脾、少阴肾两经并病，先一日是太阴，后一日是少阴，算来俱是三日一作，所以疟发时，或呵欠或腰痛，明系脾肾二经。病状延今二月有余，邪势未衰，寒热未减，舌苔未净，舌本黄而且腻，咳痰浊而且臭，脉息弦数渐大。暑湿伤阴，汗泄伤阳，营卫交亏，虚实相半，补则助邪，攻则伤正，已属难活，倘再饮食不节，则邪愈甚，而正愈伤矣。务须薄味保身，复一分正即退一分邪，却病良方无过于此。

方缺。

◎ 李

贵恙由长夏暑湿深伏于内，秋后新凉外加引动伏邪内发，化疟未明，体困，胸痞，恶寒，便泄，病中饮食虽微但未忌口，前未服药。本月初四日沐浴后又感微寒，病势较重，每交戌刻，恶寒烦热，热时胸中闷烦，怒不安，夜半热退，无汗而解，日来又误饮凉水、井水、冷糖水数碗，以致邪郁不化。今诊脉息，左关弦细不调，右关弦细有力，舌苔淡黄而腻，按胸前板滞而痛，大便自利稀水，小便色且短明，系暑湿之邪蔓延三焦，势成伏邪晚发之，湿温经月余，正气渐虚，不能托邪外出，恐有结胸漏底之弊。拟遵河间叶氏吴氏之法，微辛以通之，微苦以降之，开化三焦，引邪达外，必须热退有汗，胸痞渐开，大便不泄，小便渐畅，邪有出路方可转危为安，恙之重险已极甚之间。学问不深，尚能多延，高明同诊为要。

◎ 逊之太守

痰滞内蕴，湿伤脾阳，胸次不爽，大便泄泻，小便短少，脉息濡细。治以辛淡法，通阳利小便为是。

藿梗　广皮　猪苓　赤苓　半夏　泽泻　楂肉　神曲　灶心土

又

昨服药后，今诊便泄渐止，小溲虽行，脾阳渐振，胃阳未和，胸尚未爽，脉尚濡细。仍用原方略为增减。

原方加木香、砂仁、枳壳，去山楂、神曲。

又

胃不和则寐不安，用秫米汤加味，胃和寐自安矣。

半夏　秫米　茯神　橘皮

又

服药二帖，便泄已止，胸痞已开，惟有宿滞未清，小水未畅，拟曲谷二陈加减，和阳明、理太阴，佐化湿痰，兼利小便。

广皮　半夏　苓　猪苓　泽泻　神曲　谷芽

又

二三日来，服药颇效。思食饮餐，胃家有醒豁之机，小便浑，谓湿热有下行之势，脉渐条畅，恙退可知。仍用原方加辛润通阳之品，宜导曲肠宿滞，从大便而解，自然痊愈。

薤白　赤苓　猪苓　广皮　泽泻　半夏　神曲　谷芽

又

宿滞已从便解，善后宜和脾胃，脾属阴土宜升则健，胃为阳土宜降则和。明日春分大节，又当贵恙渐瘥，应以曲谷六君升脾降胃，调和中土，以应节气耳。

洋参　炙草　曲　於术　广皮　谷芽　云苓　半夏　石斛　荷叶

◉ 痢疾

◎ 长夏伤于暑湿，传至秋深而发，是为伏气之疾。此邪伏于膜原表里分传之间，因感而发，若传表出少阳为病则轻，今传里入肠胃为痢则重。昨今两日已下四五十行，腹痛后重，痢兼赤白，脉数身热，此传膜原之邪尚未全入肠胃，急宜活人败毒散，以潞党参代人参，并去川芎加薄荷、生姜，俾清阳达表，领无形之邪速去，膜原从汗而解，清升浊降，流水不腐，不治痢而痢自止矣。

羌活　独活　前胡　桑根　枳壳　党参　甘草　桔梗　赤苓　薄荷　生姜[①]

◎ 武

湿伤脾阳，戊邪传癸，由便利转成滞下。在经名曰“便血”，气素虚已属可虑，况又不思纳谷，将成噤口。无身热表症，议以温通之，乃痢之首法也。

木香　槟榔　桔梗　赤苓　当归　陈皮　赤芍　枳壳　楂肉　武夷茶　生姜

又

先泄后痢，脾传于肾，谓之贼邪。本属难治，况二气素虚，饮食不进，舌苔白腻，口淡无味，脾胃阳亏，命火衰微。按脉右关不鼓，两尺微细，势属重要，议以温通腑阳，大和中土，纳谷乃佳。

附子　赤芍　干姜　当归　赤苓　木香　陈皮　炙草　陈米　乔饼[②]　生姜

又

前服药后，微细之脉渐起，白腻之苔渐腐，渐思饮食，胃有醒豁之机，此佳兆也。惟滞下尚未全止，小便纯黄且短。宜理太阴，和阳明，佐以淡渗之品开化膀胱湿浊。

陈皮　赤苓　神曲　半夏曲　木香　苦参　焦谷芽　泽泻　猪苓　乔饼　陈米

◉ 便血

◎ 某

中焦受气取汁，变化而赤，是名曰“血”。故五脏各有守经之血，六腑则无之。今大便泻血由感疟不分，延今半月，伏邪化热，伤营入络，络血被邪热逼入大肠，化瘀从大便而下，下

① 本案何庄甫本处方缺如，据荫培本补。

② 乔饼：为柑桔的糖制品。

有碗许，色紫且黑。经所谓“阴络伤则血内溢，血内溢则便血”是也。诊溢血之脉数大，身热未退，仍有暴下血脱之虞，急以扶正气、清营热为主，不治血而血自治矣。

用犀角地黄汤加炒银花、地榆炭、西洋参、云苓。藕汤煎药[①]。

◉ 脱肛

◎ 某

贵恙由疟疾后气弱阴亏，津液不足，传导之官失司，肠痹便闭难解，因而脱肛。固属于虚，亦属于热，热逼下窍，坠痛不安，将近两旬，脱肛未缩，大便未通，舌腻口黏，热复上壅。今诊脉细且数，细为脏阴不足，数为血液之耗。年逾半百，二气渐衰，迫恐肾化无权，肺胃失降，召喘脱之虞，切勿轻视。妄拟增液汤水行舟，佐以三仁转输腑气，俾便能通，再进升补方，克有济治分先后，未知当否？仍候高明教正。

生地　元参　麦冬　大麻仁　甜杏仁　槐角米　生甘草　蜜炒银花　梨汁[②]

◎ 刘大人

案牍劳形，营阴有亏，抑郁伤肝，疏运机钝，复由初冬感受风寒引动伏邪。忽然寒热，胁痛难以转侧，痰饮因之入络，咳嗽气喘，伏邪化热伤阴，舌黑无津，唇燥口渴，面赤颧红，痰带血，大便结，小便黄，朝轻暮重，羁延二十余日。皆缘夏秋之邪伏之深，发之迟，本不易解，连服通肝络、平肺气、化热祛痰、滋阴滑胃等剂，共用石膏六两、生地斤余，又食生梨百枚、竹沥数碗，以上诸恙，始后渐次悉退，此本禀六阳木火通明，乃其验也。平素便血脱肛二证，系脾不统肝不藏，三阴不足，火灼庚金大肠，湿热下迫，兼而有之。现在善后，先配膏方，仍宜育阴服至大寒，随配丸料，继培补肝脾，佐清营热，治本庶无偏弊，循之调养。

麦冬　天冬　生地　沙参　甘草　白芍　阿胶　麻仁　龟板　石斛　大贝　橘皮

上药煮取浓汁，量加白蜜梨汁，竹沥姜汁收膏，每晚[③]调服半调羹，开水送下。

◎ 某

阳明脉虚，厥阴风动，右肩臂不利，指节麻痹，筋惕嘈杂兼之脱肛，气血久亏，防成类中。滋养培补，佐以息风，以杜至渐。

洋参　生地　夜交藤　茯神　玉竹　白芍　桑寄生　石斛　炙草

◉ 霍乱

◎ 某

外受寒暑，内伤饮食，清气入阴，浊气在阳，清浊相干，扰乱于肠胃，则为霍乱。故上吐下利，脉伏身寒，四肢逆冷，吐泻频，亡津液，宗筋失养，以致掌缩筋挛，证属极险。寒多不欲饮水，勉议理中四逆合方，必厥回脉起乃佳。

理中合四逆汤。

---

① 荫培本处方作“犀角、白芍、银花、云苓、生地、丹皮、地榆，藕汤煎药”。

② 荫培本处方多郁李仁一味。

③ 每晚：荫培本作“早晚”。

◉ 泻血

◎ 某

素本肝脾不足，近因暑湿作泻，泻止暑热未清，内伤阴络，统肝脾脏也。失司暴行，紫血约有盆许，行后面色唇舌俱白，经谓“血脱色白”是也。诊脉空大而散，阴阳有离脱之象，危在须臾，勉议独参汤宗血脱益气之旨，尽人心以待天命。

独参汤。

◉ 吐血

◎ 金师爷

素患失血，虽未常发，已历有年，每欲吐时小便先清，热郁于上，阻肺之降，左胁板逆不爽，待至吐后，始觉宽松，溲亦转黄，气火下行，血即渐止。此血由肝络而来，阳气火上升乃阴虚阳亢之明征，幸脉不大不数，又无呛咳之弊，庶免内伤之患。虑钱氏六味地黄壮水之主以制阳亢，少佐仲圣三黄泻心导上升之火从膀胱而泄，清中寓补，补中兼清，并行不悖，俾水升火降，阴平阳秘，不治血而血自止。用丸代煎，徐徐服之。

熟地　泽泻　白芍　茯苓　山药　黄连　大黄[①]

上药为末，炼蜜和丸，每服三钱。

◎ 某

实由厥阴直犯阳明，涌吐瘀血成碗盈盆，吐后能食能寐，胃气尚振，惟大便未解，恐有蓄瘀，瘀之不去则新不生。肝木素旺，中土本弱，最虑复吐，岂可不慎？今仍拟通补中州，和降阳明兼平肝木。

洋参　半夏　苓　竹茹　橘皮　老米　三七　石斛　荷叶　藕节[②]

◉ 咯血

◎ 某

去冬恙后真阴未复，因劳嗽甚，云门肺穴左[③]络痛，痰中带血。现诊脉息左弦右数，水不涵木，木火上炎，灼金莫制。年逾六旬，五液均亏，延恐有亢害之虞，切勿轻视，妄拟一方候酌。

元参　天冬　花粉　丹参[④]　麦冬　贝母　生地　茜草　童便

◉ 鼻衄

◎ 卢小姐

年甫十龄，时见鼻衄，乃先天不足，火升逼血由清道而出，倘久延有倒经之虞。用六味丹、芍、地、苓、药、泻，四生艾叶、荷叶、柏叶、生地为丸，合成偶方，一补先天，一清营热，未知

① 荫培本处方作“大熟地、怀山药、白茯苓、细子芩、十三制军、生白芍、粉丹皮、福泽泻、真雅连”，多黄芩、丹皮两味。

② 荫培本处方多贝母一味。

③ 小字据荫培本补，后同。

④ 丹参：荫培本作“丹皮”。

当否？

◉ 鼻渊

◎ 顾太太

素患鼻渊，胆热可见。今秋亢旱，燥气上郁，咯出红痰，是血非血，每晨或二口或三五口，虽然绵绵不断，尚未成杯盈盂。自秋至冬，鼻渊渐瘥，因之浊涕不从鼻出，由脑下注咽嗌之间，遂成五色浊痰，或咯或嗽而来，其色异，其气味亦异。但胸不痛，音不哑，寸脉不数不大，痈痿无凭，此鼻渊脑漏之变迁，非损怯之萌芽。妄拟三寸固本，壮水以镇阳光，佐以桑、丹、犀、羚合大补煎，凉胆以清肠热，煮膏代煎。未识可能有济，出方呈政。

洋参　桑叶　羚　麦冬　元武板　生地　犀　丹　黄柏　知母　熟地　天冬

◉ 带下

◎ 裴

产育过多，冲任素亏，更伤七情，肝失条达，由来已久。木不疏土，土郁生湿生热，热伤营阴，气虚不能留摄，遂赤白带下两天有余。病属下焦，肝肾内损，延及奇经，少阴失统摄之司，带脉少约束之权，煎服方药虽是法程，但浊带为膏，瘕聚坠胀，腿酸觉热，便结带血，五液均亏虚，恐难复。况年已半百，纵挽回而有效，亦是瘵疾之根。所幸胃气尚振，庶可调治，恙非风寒外感、饮食内伤，不必数数，更方公议，原法略为加损。

高丽参　龙骨　生地　白芍　麦冬　秋石　天冬　牡[①]　龟板　熟地

◉ 停经

◎ 某

先天不足，肝脾双亏，输运失司，气聚成痞，日积月累，营卫违和，往来寒热，停经不至，脉细无神，面浮腹膨，形消食减，种种见证，均非能宜。延恐来去，病及奇经，或带脉不束，痞散成臌，或冲气上逆，咳血成痨，倘二者有一，不可救药矣。勉拟丸药代煎服之，且观进退。

洋参　白芍　鸡金　当归　炙甘草　砂仁　广木香

苓　贼骨　於术　艾草　蟾皮　益母草

姜枣汤法丸[②]。

◎ 某

恙由血不濡木，胁胀气冲脘痛，呕吐不食已久，乃厥阴直犯阳明，一脏一腑相对，双关脉弦，肝木侮土，昭然彰者。本不易治，况经停瘕聚，更属堪虞，宜培中土以御肝侮也。此古人治厥阴不应当补阳明之意，即所谓胜其所侮也，拟方为丸，缓缓竟之。

潞党参　半夏　木瓜　陈皮　牡　於术　白芍　山药　当归　苓　木香　阿胶

制为末用。

---

① 牡：为牡蛎。

② 姜枣汤法丸：荫培本作“煎汁兑姜汁法丸”。

石斛　川椒　乌梅肉

煮取浓汁为丸。

◉ 保滑胎

◎ 孙

素本肝旺脾弱，热蒸积湿成痰，痰盛则中虚气馁，胃泛冲和，易于呕吐，肝旺则血虚生热，营阴不足，易于滑胎。用丸代煎，治在肝脾，脾健则食归正化，何痰之有？血足则肝木自荣，何热之有？无痰则呕止，无热则胎安，无痰可凝，有胎必育，庶免滑胎之虞。

洋参　归身　苓　生地　半夏　阿胶　橘皮　条芩　枣仁　於术　白芍　甘草

用桑叶汁一两、菊花一两、竹茹五钱[①]煮汁加蜜和丸。

◉ 产后调经

◎ 某

恙由产后冲任交亏，因而经行不调，又且过虑伤脾，中州滞钝，转运机迟，饮食不归正化，生痰者多，生血者少，血少则月信愆期，痰多则隧道壅塞。渐及气弱体丰，外实内虚，病状不一，手指常麻。延恐痰愈盛而体愈丰，经自停矣。暂拟归脾六君加减，疏补中州，佐化痰湿。

洋参　於术　苓　炙草　枣仁　橘皮　半夏　远志　天麻　六曲　荷叶[②]

◉ 产后腹痛

◎ 某

胚胎虽下，瘀尚未尽，遂又腹痛，痛甚则厥。下焦之阳痹阻，寒暑夹湿之邪未化，势属可虞，非温通不克公议，大温经汤加减，温阳定痛。

炒白芍　肉桂　当归　炙草　苓　炮姜　葱白　川椒炭

又

冲为血海，任主胞胎，痛在少腹，病在厥阴，寒暑瘀痹，夹杂之邪聚散不一。厥阴属肝，肝主疏泄，聚则不疏，痛势窘迫，散则开通，痛乃若失，昨晚痛势既减，今则薄味宜轻。

炒白芍　桂枝　当归　炙草　苓　炮姜　川椒炭[③]

又

三日以来，其痛按时而至，亦按时而止，厥阴肝、少阳胆，一脏一腑相为表里，若能由脏及腑化为寒热，邪秽向外，痛亦可止。公议理阴煎温养冲任，少加柴胡领邪外达，服之且观进退何为。

理阴煎加柴胡。

---

① 五钱：荫培本作“一两”。

② 荫培本处方缺枣仁，荷叶作“荷蒂”。

③ 荫培本处方无甘草，有半夏。

◉ 种子方

◎ 蕙伯亲家

胎孕之元乃禀乎乾道之阳，气合乎坤道之阴精而成。孕而不育者，是阴阳之气不充实也，尊夫人孕而不育，如夫人[①]亦孕而不育，其病在乾不在坤矣。所幸乾道虽亏，尚能成孕，惟阳气不充耳。今拟保元一方，取参芪助阳扶气，加温而不燥之苁蓉、枸杞，补而不腻山药、首乌，用血肉有情龟鹿二胶，佐强精固肾之杜仲、蒺藜，再入当归、茯苓配合成丸。早晚各服三钱，徐徐调补，二气充足自然孕而育，育而子矣。

高丽参　炙芪　制首乌　甘杞子　龟板胶　杜仲　山药　苓　蒺藜　苁蓉　鹿胶　归身

用胶蜜化为丸。

◉ 风邪遏肺

◎ 某

伤风食梨，致风邪郁闭在肺，气塞音哑，经云“金实则无音”是也。

射干　通草　桔　生草　牛子　杏　玉金　紫菀　荷蒂

◉ 金实无音

◎ 某

金实无音，麻杏石甘汤主之。

麻杏石甘汤。

◉ 咳嗽

◎ 朱

五脏六腑皆令人咳，非独肺也。今咳嗽抱首，面赤反食，此肺实兼胃热嗽也，俗谓“天吼”。方遵古训主之，以葶苈、大枣佐之以滑石、芦根泻之清之，开实导热，不治咳而咳自止矣。

葶苈　大枣　滑石　芦根

◉ 劳嗽

◎ 宣

先天不足，后天又亏，素患吐食，肝胃违和。近又呛咳无痰，曾带血迹二次，食懒神疲，形销脉弱，舌尖深红，营分有热，正值午火司权，湿土用事之顷，虽有丸药调治，慎防失血成劳。

方缺。

◉ 痰喘

◎ 宿哮有年，愈发愈勤，咳甚痰多，动则带喘，摄纳之权有失司之渐。肌肉消瘦，中土不振，金水二脏有不交之虞，岂可不慎！妄用景岳金水六君加减，纳气归肾，以丸代煎，出方

① 如夫人：指妾室。

呈政。

潞参　胡桃肉　归身　熟地　半夏　苓　橘皮　炙草　牛膝

◎ **步海师**

早年肾水先亏，脾阳不运，湿困三焦，化痰留饮。延今日久，坐卧稍安，行动则喘，显然肺气已伤，病紊人虚，碍难着手。补气则痰益固，利水则正不支，惟宜温和之品使离照当空，阴邪退避，庶乎壅滞之气可开矣！

苓姜术桂合小青龙汤。

◉ 呕咳

◎ **某**

肾之阴亏，肝之阳强，水不涵木，木不疏土，脾湿生痰，肝气上越，脾胃失降，呕咳兼见。经谓"乘其所肺胜，侮其所不胃胜"是也。肝病当先实脾，拟桑丹六君加减，益土生金，金能制木以御肝侮，古法有之。

桑叶　丹皮　洋参　於术　橘皮　石斛　半夏　苓　甘草　左金丸

◉ 呕恶

◎ **某**

病发时呕而胸满，胸为阳位，呕为阴邪，乃阳不治而阴乘之。用吴茱萸汤使胸中之阳足以御阴邪，不治呕而呕自止矣。

党参　吴萸　生姜　大枣

◉ 痰饮

◎ **李**

脉息沉弦，滞而不畅，缘于肝不疏，脾不运，木不疏土，土郁生湿，积而成饮，蓄于胃腑致胃阳不振，清不能升，浊不能降，天地不交，有似否象，故肠痹便秘，胸痞脘痛，病甚则吐，吐出痰水乃后安舒，此留饮伏饮证也。恙延已久，正气日衰，愈发愈勤，虚中犯实，碍难用药，必于补正之中佐以疏泄之品，方克有济。今立两法，一以《外台》茯苓饮加减疏补中州，一以五香二丑缓图伏饮。用丸代煎，十补一攻，轮流分服，养正驱邪，不治脘痛，痛自止矣，出方呈政。

茯苓　於术　人参　生姜　干姜　桂枝　郁李仁　枳壳　橘　半　大枣

煎汤打神曲糊丸，每服三钱①，五香丸姜汤下，间五日一服，每服一钱半②。

是方也，用《外台》茯苓饮，取枳实之通，宗仲圣理中法，去甘草之缓，参苓养胃，枳术开痞，陈皮理气，半夏通阳，桂枝土中泄木，姜枣调和营卫，郁李仁润达幽门，转输曲肠痹，大便不结，腑气自通，通则不痛。又丸方内香附五灵开气血之郁，黑白二丑逐留伏之饮，轮流分服，补泄兼施，缓缓图之，庶无偏胜之虞。

---

① 三钱：原书作"二两"，荫培本作"三钱"，据医理及文意，当作三钱合理。

② 一钱半：荫培本作"二钱半"。

◎ 许大人

贵恙由于烦虑太过，心之体用皆虚，心为土母，土湿木郁，郁生热，热生痰，痰生则脾不散精于肾，肾亏则水火不能相济，痰蕴于中，气失调达，肝脾不升，胆胃不降，此气痛不寐所由致也。脉弦数且滑，妄拟归脾温胆加减，输转中州，开豁湿痰，肝脾自升，胆胃自降，心肾自交矣。

参　苓　术　草　枳　橘　半　枣仁　远志　竹茹

连服归脾温胆四帖，夜寐渐安，胸次渐爽。既中机宜，更服少帖，恙非外感内伤，不必数数更方。

大人体丰多痰，痰何以多，气虚之故，气何以虚，脾弱之由。脾弱气虚，饮食不归正化，生气生血者少，生湿生痰者多，痰多则腑实，血少则脏虚，太阴不荣则痰自生，肾水不潮，心火自炽。食虽甘，寐不安，或头眩，或耳鸣，或手指觉麻，或腿足无力，或脘胁不爽，种种情形，难以名状，乃痰在上虚在下之明征。虑有类中痰厥之萌，不可不慎，但痰为致病之标，非致病之本，当究其所以生痰之源，痰不治而自治。用麻杏六君合归脾加减，益土生金，益金生水，水土平调，肝木自荣，以杜其弊。

桑叶　於术　小草　天麻　茯神　橘皮　洋参　枣仁　半夏　竹沥

连服麻杏六君，两三日来精神觉爽，能食能寐。药既有效，仍用原方，勿烦勿虑，庶无反复之虞。谬蒙藻鉴，能不尽心？但医鄙见太浅，学问未深，然区区一得之长，不得不从实申明。数日以来，屡诊脉象的系六阳，细揣病情，皆由木郁不达，土郁生湿生痰，痰热内扰，夜寐不沉，气机不畅，头目不清，因而病状轻重不一，遂而胆怯多疑。倘陷入魔，伤及厥阴，更生他变，则难奏捷，莫谓言不早矣。今仍拟桑麻归脾合温胆二陈加减，通补兼施，以丸代煎，循循调养，其忽有病，如浮云之过，太虚不可过虑，务乞怡悦以开怀，庶几乎勿药有喜。

参　苓　术　草　雅连　杏仁　远志　枳　橘　半　桑叶　天麻　竹茹　石斛

◎ 华

素患痰饮，肺气本虚，加以七情内伤，肝不疏，肾不化，升降之机失度，损及中州，饮食懒进，大便滑泄，精神疲倦，二气均亏。按脉弦细不调，切勿轻视，必须开达远烦，服药方克有济。

於术　广皮　茯苓　补骨脂　白芍土炒　菟丝饼　当归米炒　炙黑甘草　荷叶　老米

服四帖。

又

证由痰饮渐成内损，昨由归芍异功合补火生土法，今诊脉仍弦细，三五不调，已犯五行之忌，思虑伤脾，郁结伤肝，肝脾两伤，疏运失职。气聚似瘕，络痹而痛，痛在中脘，偏着于右，甚则牵引丹田，按之满腹不爽，食少神疲，食后觉胀，大便时泄，清浊混淆。正值春令，木旺土衰之顷，务望一毫烦虑不生，再酌药饵调摄，庶几转危为安，留方仍候高酌。

薤白　当归　醋炒柴胡　茯苓　炒白芍　半夏　制香附　橘皮　生姜片

◉ 湿痰

◎ 马

素患咳嗽，痰有窠囊，肺气本亏，金不生水，水不涵木，木不疏土，土郁生湿，中虚气馁，胃阳失和。此胸脘阻痛，呕吐痰水之所由生也。今见呕吐虽平，但胸痞气痹，寤不能寐，胃仍未和，尚属堪虞。公议温胆秫米略为加减，治在阳明，留方候酌。

枳实　神曲　建红[①]　半夏　竹茹　谷芽　茯神[②]　秫米

又

利气通阳以豁湿痰，阳通则胸痹自开，胃和则寤寐自安。

枳实　神曲　薤白　竹茹　半夏　生姜　炒瓜蒌　橘皮　茯苓

◎ 某

六脉模糊，舌腻罩黄，此内有湿痰，外受风寒，互相遏郁之证也。业经六日，机窍不灵，气阻谵妄，目直而黄，视人不识，大便二日未解，小便浑黄频短，三焦闭塞，亟宜开脱，否则内闭外脱不可救药矣。拟蒌贝二陈三香加牛黄丸治之。

◎ 朱

因郁生痰，因痰生疑，因疑生恐，别无所苦。千般勿虑勿谋，自然勿药有喜，倘入病魔，服药无益。

指迷丸早服三钱，开水送下。

◎ 许

贵恙起于惊恐，惊则气乱，恐则气下，心肾两伤，神无所倚，气无所归，虑无所定，渐及肝阳，痰热内扰不宁，是以头眩心悸，胆怯不寐，神烦多汗，种种见证，属痰属热，治之不当，疑劳疑怯，一味蛮补，病魔不已。幸更医转服清热平肝化痰等剂，诸恙悉退。因后感寒凉，兼停饮食，寒热如疟，又服疏解宣导，皆是法程。仆今接诊，寒热虽退，脉息未和，舌苔未净，大便未解，邪滞未清。公议原方略为增损，去邪务尽为要，使腑通邪尽，再定丸方。

黄芩　滑石　茯苓　杏仁　山栀　橘皮　贝母　梨皮

此剂服二帖。

服药两帖，脉息渐和，舌苔渐腐，知饥纳谷，惟大便未解，非胃不降，乃气液不足。太阴肺金，治节之令不行，阳明大肠，传导遂失其职，结在肠间，实非硝黄能攻，法当养胃生阴，津液疏通，自然润下。

沙参　麦冬　杏仁　石斛　知母　贝母　蔗浆　麻仁　谷芽

大便已解，客病清楚，宜定丸方以善其后。用十味温胆加减，益气养阴，交通心肾，和降脾胃，开豁热痰，勿入病魔。切嘱！切嘱！初二至初四日十味温脾汤加莲子心。

---

① 建红：即福建所产橘皮，称建橘皮，又称建皮，外色深红，皮质较厚，由红橘加工而成，故又称“建红”。

② 茯神：荫培本无茯神。

◎ 附：劝许七兄减烟信[①]

次欧七兄大人阁下：

日前在府，一切谢谢。弟由初四日午后开船行至瓦窑铺，风雨交加，势难前进，回住湾头，次早进壁虎桥，出六闸，一路至高邮、汜水、宝应各处，延至十五日抵淮安，寄信件面交，鹤生手收。

一别月余，谅阁下既脱病魔，饮食较增，烟不可减，起居如常否？念念。弟与令郎舅鹤生处，世交两代，不得不从实以事劝。阁下之烟未病时五钱之数，既病因虚加至一两五钱之多，其意在提精神。试问精神乃人身立命之本，岂可日日提而用之？愈提愈虚，自不待言。只是养精神之说，岂无提精神之理！凡吸烟者，无不羸瘦，无不空虚，无不迟睡迟眠，无不多饮多痰，纵有胖者，形有余而神不足，纵能食者，胃虽强而脾必虚，皆缘提之之过耳。况一昼夜十二时辰，由巳时起至子丑之交方息，此九个时辰尽彀[②]吸一两五钱之烟，用膳几乎无暇，宁无苦哉？苦则苦矣，而肺中至大之元气，心中至贵之元神，肾中至静之元精，何堪刻刻消磨！

望阅信后，务能立定主意，将烟日减。烟日减则饮食日增，则精神自然日振，若能减至五钱则大幸矣。烟减食增，生机勃勃，由壮而老，不亦快哉！弟素粗直，专此苦言奉劝。

千祈原宥，顺请升安。

愚弟何承宣

◎ 某

脉间歇止，三五不调，乃气血不足，水不涵木，土为木克，脾湿生痰，痰干滞而脉道不利，用归脾六君，益土生金，水土平调，肝木自荣，痰少气充，脉道自匀。

◎ 某

年逾六旬，内伤七情，五液均乏，木少滋荣，血燥化风，风淫末疾，此类中偏废之所由生也。两年以来，药饵调治，尚属平善。近因今岁风木司天，厥阳上冒，头眩耳鸣，心悬悸动，胸次不爽，难以名状，胃不和则卧不安，气液不足之中又兼痰热。公议十味温胆汤，服之以观进退何为。

十味温胆汤。

◎ 某

证由外感标病，遂动内伤本病，标病表里之邪与本病肝郁痰热，互结成痰，由寒热不一，渐至柔痉。痉后便解，标病虽退，本病未除，肝郁生热生痰，惊恐伤神伤志，心肾两虚，神无所倚，虑无所定，病情叠出，或心悸面赤，或眩晕头重，或咳或呕，胸次不爽，似痞非痞，似嘈非嘈，苔腻唇红，寐不成着，皆缘痰热内扰莫制。因疑益病，病本在肝，肝病则谋虑用事，胆虚则决断失司，七情内生之恙，药乃草木，何敢与之争胜？必待心有所主，决疑决虑，不动

① 此封书信内容收录于荫培本“许案”之后，为何承宣亲笔劝诫许七兄戒除鸦片之信，许七兄即前案的患者许某。该信内容翔实，反映了两次鸦片战争后，毒品给中国人民带来的深重伤害。故今特载于此，以作警示。

② 彀：吸吐。

肝郁，服药方克有济。

◎ 某大人

向服膏丸，温补胶固，本有肝郁痰热，因冒风寒，发散升阳，痰热由阳明上扰离宫，内乱神志，昼夜不寐，心烦兼躁，筋惕肉瞤，语言错乱，喜怒无因，咬牙欲痉，种种病状，郁痰化风。数日以来，公议越鞠、指迷、黄连温胆、滚痰丸、玉女煎等剂，大便畅解，小溲红浑，痰热渐次不行，诸症渐次减退，能食能寐，胃家有和降之机，顽藓复痒，气血有流行之意。恙愈之微，不待屡叙，务能振作精神，勿忧勿虑，用丸代煎，以善其后。虑绝，精神自当日臻康泰矣[①]！

云苓　蒌霜　芩　玉金　贝母　天竺黄　枳壳　夏　灯心炭　橘络　川连　风化硝

◉ 心肾两伤

◎ 某

贵恙由惊恐而得，心肾两伤，病状不一，疑而不决，谋药谋病，由心肾传入肝胆，即书所谓“子病及母，母病及子”是也。胆怯多疑，肝旺脾弱，性情内生之疾，药乃草木之力，何能与之争胜？务先脱去病魔，少佐药饵，调之自然无恙。倘不绝疑，徒治无益，用十味温胆作丸主之。

洋参　茯神　枳壳　远志　甘草　橘皮　枣仁　生地　半夏　姜汁炒竹茹

煎汁叠丸。

◉ 痰迷

◎ 王少勤二少君痰症验方

贵恙起于积郁积忧，七情结而化火，火炼津液成痰，痰蕴于中，扰乱神志，心藏神，肾藏志，心肾两伤，水火不济，遂历时而明，积日而昧。或怒或恐，静躁不齐，心火暴盛，肾水虚亏，乃阴阳胜复相乘，较之癫狂近是。屡诊脉息数多滑少，火重于痰，痰为致病之标，非致病之本，当究其所以生痰之原，痰不治而自治。数日以来，连服六味三才大补阴阳等剂，泻南补北，证渐霍然。既获效吉，略为增损，壮水之主以镇阳光，火降水升，肝木自然遂其条达，土得木疏，食归正化，何痰之有？用丸代煎，以善其后，出方呈政。

元参　天冬　熟地　黄柏　枣仁　白芍　茯苓　龙骨

麦冬　贝母　牡蛎　丹皮　知母　远志　灯心炭

此药依方制就，共为细末。用乌犀角片五钱、生龟板六两打碎、青果一斤捣碎，同煮浓汁，去渣再熬，量加白蜜收膏，和丸绿豆大，每早服三四钱，开水送下。

◉ 眩晕

◎ 徐

忽然眩晕，心悸欲吐，乃肝阳夹痰火上升。正值立春，天人换气，加意留神静养，勿烦，

① 虑绝……矣：何庄甫本无，据荫培本补。

切嘱。

洋参　桑叶　牡蛎　橘皮　茶乌[①]　茯神　半夏　黑芝麻

◉ 类中

◎ 某

类中已近三复，神志虽然清爽，右侧仍然未遂，痰热易清，虚恐难复，血虚不荣，气虚不用，经谓“肉苛”，难期速效。

生芪　玉竹　琥屑　橘皮　豨莶　桑枝　防风根　茯苓　当归　半夏　首乌藤　竹沥姜汁

◉ 怔忡

◎ 某

心过用则虚，虚则易于跳动，书谓“怔忡”。脉滑且数，有热有痰，此黄连温胆证也。

黄连温胆汤不加不减。

◉ 眩晕

◎ 某

诸风掉眩，皆属于肝，亦由于痰，痰火上升，化为眩晕，晕由动作，阴虚阳盛，自不待言。用六味滋阴，二陈豁痰，佐重镇以纳下，加风药以清上，水升火降，自然晕止。

山药　萸肉　泽泻　丹皮　熟地　生牡蛎　磁石　橘皮　半夏　杭菊花[②]

◉ 痉厥

◎ 某

贵少君之痉厥，其来虽暴，其由乃渐。有标有本，所谓本者，先天本弱而水亏，木少滋荣而肝旺，此小溲浑浊之明征也。所谓标者，有劳倦烦神而伤脾，饮食不节而伤胃，生湿生痰，在所不免，一遇风寒，标本内外相并，岂有不发痉厥之理乎？今拟膏方清痉后之余气，另服燕菜滋化源之柔金，金能生水，水能制火，又御炎暑。至秋湿生燥生，再拟培补法本之方。鄙意为斯，未识高明以为然否？

方失。

◉ 暑痫

◎ 某

暑热内伏，生风发痉，角弓反张，厥逆面赤如朱，名曰“暑痫”。人事不省，似有内闭之象，姑用万氏牛黄丸一粒，以薄荷尖一钱、六一散三钱，煎汤代水和丸，及犀角尖五分、羚羊角五分，磨汁徐徐灌之。

◉ 五脱

◎ 杨

忽然倾跌，人事不省，口开眼合，撒手遗尿，声如鼾呼，肤冷自汗，此五脱证也。俗传中

---

① 茶乌：即首乌。

② 荫培本处方多云苓一味。

脏阴阳离绝不可救药，勉议参附救逆，追散失之亡阳于无何有之乡，不言脉，岂人病脉不病耶？

高丽参五钱　熟附片三钱　左牡蛎一两　生龙骨一两

◉ 湿郁

◎ 周

腿膝痹痛，数日未愈，因痛伤胃，胃乏冲和，不食不饥，时吐痰水黏涎，舌苔浊腻，小便短少，湿郁不化。公议四妙二陈加减，治痹痛，和胃阳，并行不悖，此偶方也。

苍术　黄柏　牛膝　茯苓　苡仁　橘皮　夏曲

桑枝膏和入。

◉ 半身不遂

◎ 丁

血少肝虚，木不疏土，土郁生湿，湿郁生痰，痰盛气虚，血燥化风，风痰上壅，阻塞窍络，气行于左不行于右，忽然类中，人事不省，偏身不遂，此中血脉证也。幸服苏合丸，闭开神清，虽获效吉，但舌苔浊腻，大便未行，脏虚腑实，攻则伤气耗血，补恐助热生痰，均难着手，惟宜轻利清化开导，未识当否？仍候高酌。

天竺黄　胆星　橘　半　大贝　茯神　花粉[1]　竹沥　姜汁　荸荠　海蜇

又

血虚不能灌溉一身，气虚不能固行诸经，脾主四肢，其用左右，此类中偏废之所由生也。恙既属虚，非补不克，特恐补之未必即效，其间转折进退，良非易也。

党参　茯苓　黄芪　半夏　於术　归身　甘草　玉竹　橘皮

用老藕四两去皮节切片，煮汤代水煎药，煎成，加豨莶草膏、桑枝膏各一匙和服。

◉ 脾胃

◎ 杨

脾胃具坤顺之德而有乾健之运，脾升则健，胃降则和。每日伤中伤饱，致脾胃升降两失其常，饮食即不归正化，生湿生痰，自不待言。加以谋虑不决，木失条达，伤及厥阴，一遇恼怒，肝动则气逆，阻胃之降，此呕吐呃逆噫气之所由生也。吐出浊涎，色如豚肝，气病及血，恙深可知。至今服药虽愈，嗣后不改积习，必陷入魔，莫谓言之不早也！拟用香砂六君升脾降胃，大和中土，以丸代煎，循之调护，勿谋勿虑，勿伤中伤饱，自然勿药有善，却病延年。

香砂六君子汤。

◉ 脘腹痛

◎ 某

得食则痛缓，此中虚也，议当归建中汤，取甘药以补之。

---

① 花粉：荫培本作“瓜蒌霜”。

当归建中汤。

◉ 重病

◎ 丁老太太

十一月初五日诊

夙患痰饮历有年，所发则咳喘依息，肺家痰有窠囊。今岁由秋至冬，咳喘渐发，饮随气逆，卧难作枕，彻夜不寐，势觉少神。延至冬至，渐及面浮肢肿，诊脉寸关沉弦、尺濡弱无力，肾元本虚，水不生木，肝失所养，横制脾土，湿痰内滞，中阳不振，三阴结而为水。三阴者，手太阴肺，足太阴脾，二经交病，脾病则转输之官失职，肺病则治节之令不行，不能通调水道，下输膀胱，小溲短少，水饮溢于上下皮肤之间，遂成肿满。前服方药虽系法程，奈亏虚若此，调治不易，脉证合，忝药难杜患，恐有肿甚气馁衰脱之变，勉议一方，仍候高明教政。

潞参健[①]　於术健　苏子降　杏仁升　橘皮行　半夏燥　茯苓渗　炙草和　枇杷叶润

初六

由痰饮渐成肿满，卧则气逆不能着枕，动则气短难以接续，中土不振，金水不交，腰腿肿甚，虑成正水。昨日用苏杏六君平肺培土原是理路，恐急切难以济功，须佐肾气丸化肾气以利小便，庶克有济。公议煎丸并进，高明者以为然否？

今早[②]先服肾气丸三钱，红饭豆三钱[③]煎汤代水送下。

初七

原方加冬瓜皮[④]三钱。

初八

昨服肾气丸三补三泻，从阴引阳，从阳引阴，分头导纳，化肾气以利小便。今诊小便仍然未利，肿满从何而消？胫腿觉重，难于转侧，乃水饮着于皮肤，阻碍气血环周之路。脉息渐沉，正水已着，药难奏效，仍防水泛高原，有喘脱之患。恙非内伤外感，不必数数更方，早服肾气丸，晚进五苓散，兼开太阳以利小便，留方候酌。

於术　茯苓　猪苓　泽泻　桂枝　冬瓜皮　川椒目

初九

连进六君、肾气、五苓等剂，小水虽然较多，肿未见消，且痰阻气机，嗽不易出，咳则胸胁相引而痛，脾肺输化失司，肝肾摄纳无权，气机痹结于胸胁。暂拟薤白二陈加减，滑利气机，辛润通阳，再观进退。

薤白　橘　半夏　苓　杏　苏子　丝瓜络　鲜枇杷叶

初十

仍用原方。

---

① 本案小字为各药于方中之功用。

② 今早：荫培本作“早晚”。

③ 红饭豆三钱：荫培本作“用冬瓜皮、红饭豆各三钱”。

④ 冬瓜皮：荫培本作“冬瓜仁”。

十一日

服药虽获小效，肿满未见消退，咳喘倚息，痰不易出，此湿痰也。肺属金主天气，肾属水主地气，居金水之中者，脾，坤土也。凡肿满咳嗽喘喝危候，当以六君为主，盖土生金，益金生水，水土平调，肝木自荣，以杜侮脾之渐。

党参　於术　云苓　炙草　陈皮　半夏　青竹茹

十三日

诸湿肿满，皆属于脾，亦属于肾，脾肾阳虚乃患肿满，饮食难于下咽，盖痰阻于上，肺胃之气有升无降，小溲浑浊，化源不清。仍拟肾气丸为主，以防水泛，另用煎剂以清化源，并行不悖。

姜汁炒麦冬　白粳米

十四日

饮食难以下咽，乃痰气交阻之故，致溲之浑浊不利，是化源不清之征。大便欲解，解亦无多，系太阴治节不行，阳明传导机钝，致使肿势日增，正气日减。升降转输皆失常度。肺为气之主，肾为气之本，气难步息，肺肾交亏，虚脱之机已露，草木之力难胜，再勉拟方，多择高明。

洋参　肉桂　半夏　知母　黄柏　蜜

十五日

病虽见于当前，恙原起于曩昔，痰饮有年，肺气素虚，湿浊伤阳，坤土无权，自不待言。今冬忽然金水不交，肺之治节不行，肾之气化不行，太阳不开，小水短涩，水饮肆溢而成肤肿。肿经两旬，服药数帖，证未见减，且咳嗽气逆痰喘较甚，兼发支饮，饮虽外越，正气更虚，特恐由此变成喘脱，不可不慎！仍拟肾气丸，化肾气、利小便，以消肿满，佐以外台六君理太阴、和阳明，以豁湿痰，庶无偏胜之弊。

参　苓　术　草　橘　半　姜①

十六日

服原方。

十七日

饮食日减，生气日衰，此水泛高原之象。口唾清冷，气常作阻，乃肾阳不足，中无砥柱，浊阴上干之象。姑用真武法，温胃镇水，收摄阴气，补离中之火，运中州之土，未识有当，仍候高酌。

茯苓　於术　白芍　附片　生姜

此真武汤也。

十九日

此真正气中满也。缘于肝不疏，脾不运，肺不化，肾不纳，太阳不开，膀胱不能舍水，中

---

① 荫培本本案处方多枳壳一味。

土不能防水，水饮外溢于皮肤，浊阴上干于胸协，是以咳喘肿胀，卧难着枕，食难下咽，二便艰阻，危症悉具。连服六君子、肾气丸、五苓散、真武汤均未获效，及经所谓“热之不热，是无火也”。恙延至此，药饵难施，除补脾土，纳肾气，开太阳，温胃镇水摄阴外，别无法可施。因虚致病，补之不及，焉敢妄攻？转瞬大寒气运接续之交，天人一理，宜加意留神于其际，勿懈勿玩，仍用前定二方，早晚分服，尽人力耳，未识高明以为然否？

◉ 湿肿

◎ 某

痧后发肿，肿从面起，渐及于囊，即俗“风湿窜皮”是也。开鬼门，洁净府，上下分清，已服数帖，肿未见消，不饥不食，便亦欲解不解，此乃中阳不振，清不能升，浊无由降，遂成否而不泰之象。幸小便渐利，湿有出路，不至水泛高原。公议陈枳术二陈合荷米煎加减，理太阴、和阳明，升清降浊以振中土，未知当否？留方候酌。

枳术　二陈　荷米　赤苓

◉ 郁冒

◎ 何

产后百脉空虚，易感风寒，致寒热如疟，因而惊动厥阴遂成郁冒。痰热内扰，病状不一，延今半月有余，今竟化疟，寒由战起，热从汗解，按时而至，间日一行。脉细弦数，舌赤苔黄，胸次不爽，乃无形之邪热伏于少阳，有形之痰滞蓄于阳明，此小柴温胆证也。疏方候酌。

柴胡　黄芩　半夏　桑叶　丹皮　枳壳　茯神　琥珀　天水散　竹茹

产后二十余，朝服药二帖，疟虽止，舌苔未退，胸痞未开，不食不饥，大便常解，或稀或溏，腹痛不爽，此乃脾不升胃不降，裹滞不净，否而不泰。妄拟苦辛开痞，理太阴、和阳明，转输中州，古法有之，留方候酌。

麸炒枳实　土炒冬术　姜汁炒黄芩　半夏　橘皮　谷芽　茯苓　鲜荷叶

昨服药后能进稀糜，胸痞亦渐开，舌苔仍然未退，唇焦齿垢。据云下脘拒按，阳明胃腑尚有结粪，若单行攻夺，恐犯产后虚下之戒；若听其自解，又恐有耗液伤阴之患。惟遵古训，补泄兼而参黄并，参取乎洋，黄取乎制，减之又减，既可去实，又可防虚，庶几无误。

十三制大黄丸三钱　西洋参一钱，煎汤代水送丸

参黄并进，补泄兼施。服药后大解一次，色如败酱，宿垢虽下，恶露未净，络痹而痛，痛在少腹，左旁艰于转侧，幸二便已通，可免肠痈之虑，公议通络化瘀，仿南阳以浊攻浊法。

豭鼠矢即两头矢　归须　元胡　丹参　牛膝　桃仁　血珀　丹皮　韭叶

昨因络瘀痹痛，少腹拒按，内服煎剂，外用熨法，痛势大减。聚而能散，络痹可通，理应接服原方，但病延两旬之久，胃气已弱，煎剂多进，与胃不和。以丸代煎，既不碍中，又能通下，丸本缓也，用有形之药质，化有形之瘀滞，至稳至当。

归须　醋煮制大黄　茜草　桃仁　元胡　生地　丹皮　血珀　楂肉　香附　灵脂　牛膝

上药制成，共为细末。用制黄膏同益母膏和丸，每早服三钱，藕节汤送下。

又

病近两候，势虽缠绵，幸药有效，体质太弱，本不胜病，亦不胜药，至今灰腻之苔未退，沉数之脉未和，邪未尽而正已虚，虚不能补，实不耐攻，仍宜丸药缓缓图之。

原方。

又

连进丸药二服，得大便一次，结粪已下，饮食能进，灰腻之苔渐腐，沉数之脉渐静，胃气渐复，恙退之征。危病而安，乃天授非人力也，公议益胃加减，养胃生阴以善其后。

益胃汤。

又

大症新瘥，脾胃初振，尚未多食，已复发热。舌上新苔白而且腻，此余气未清，仍以膜原为巢穴，少阳为出路，膜原与胃相近，少食则养胃生阴，多食则助邪发热，药宜补正，食宜淡薄，此善后调理良法也。

生茶乌[①]　桑叶　洋参　丹皮　夏　大贝母　蜜水煮薄荷　小红枣

◎ 许大人

素本肾虚胆旺，今诊胃弱脾弱。治肝治肾，乙癸同源，非六味不克；治脾治胃，升降相依，又非六君不可。今用古方而不泥古方，加减尽善，脾胃双补，并行不悖。

洋参　苓　夏　生地　泽泻　橘　山药　荷叶　白梨　白芍　石斛　红枣

以蜜收膏，每服三钱或五钱。

◉ 脱营

◎ 某

年近七旬，忽然下红，有如崩漏，名曰“脱营”，皆缘烦虑伤脾，脾虚失统所致。非补不克，但肝强胃弱，难耐峻补，惟宜酸甘化阴，清固兼施，服数帖后，如不碍胃，再定丸方。

洋参　阿胶　茯神　白芍　枣仁　炙草　旱莲草　女贞子

◉ 缩脚肠痈

◎ 某

小便癃闭，大便秘结，七日始通，通后仍然阻痛，脐腹突胀，湿郁不化，瘀结成痈。当脐皮急光亮，内有脓象，偏于脐左，腿足屈不利，此肠痈症也。体质弱，恐难胜此大任，公议千金牡丹皮散加减。

牡丹皮　蒌仁　归尾　冬瓜仁　赤芍　桃仁泥　生苡仁　酒炒大黄

◉ 肺痈

◎ 陈

肝为起病之源，胃为传病之所。脉数且大，气逆而咳，咳则右肱隐痛，不能仰卧，卧则益

---

① 生茶乌：即生首乌。何承宣的同门刘金方在《临证经应录》“梁藩宪七少君”案中谓“君取茶乌，润血悦颜色”。与本方或可呼应。

甚，时吐粉红浊痰，气味微腥，肺虚肺热，痈将着，一吐脓血则难治矣。亟宜《千金》苇茎合甘桔汤减治之，清得一分肺热，存得一分肺气。

甘草　桔梗　银花　丝瓜络　桃仁　贝母　冬瓜仁　生苡仁　苇茎

又

连服清金保肺之剂二帖，今诊脉虽数而不大，热虽退而未净，咳仍倚息，不能着枕，痰水不清，尚带粉红，右肱隐隐牵痛，肺之孙络恐有壅滞，仍拟原方，略为增损。

原方去桃仁，加芙蓉花。

◉ 目中胬肉

◎ 徐

烦劳伤神，谋虑伤肝，脾胃素有积热，由来已久，忽加悲忧，伤及乎肺，七情之气郁结不散，兼之外感风邪皆从火化，勃然上腾，逼血上郁，灌注于目，遂生胬肉。遮蔽瞳子，满眶红色，黑白不分，加以上胞里面似有疙瘩，有碍目珠，疼痛难睁，右甚于左，虽属外障，实由内伤，右目恐难复明，头痛仍防发痉。

荆芥　当归　蒙花　茺蔚子　羚羊角　赤芍　酒黄芩

蔓荆　防风　车前子　石决明　夏枯草　血珀　钗石斛

煮汤代水。

◉ 耳聋

◎ 某

肾开窍于耳，心亦寄窍于耳，两耳失聪，心肾交亏，养心以慰之，养肾以涵之，加介类以潜之。

洋参　龟板　茯神　龙齿　远志　麦冬　生地　石菖蒲　沙苑　蒺藜[①]

◉ 肝气犯胃

◎ 张

木失条达，不能疏土，胃乏冲和，有升无降，食则气逆作阻，用仲圣大半夏汤，通养阳明以平胃气，此经方也。

半夏　洋参　白蜜

◉ 大小便闭

◎ 岳

大便秘结，欲解不解，宿粪壅塞直肠，蔽障膀胱下口以致小便不通，少腹胀痛与湿热癃闭有间，大便如通，小溲自利，痛在下，当治在上。

杏仁　桃仁　麻仁　蒌仁　郁李仁　滑石　牛膝　白蜜　水葱

---

① 蒺藜：荫培本作“沙参”。

◉ 便不按时

◎ 陆春江

每晨大解二三次或三四次不等，每解不畅不多，亦不泄不结，别无所苦，其由来者久矣。固属肺之治节不行，大肠传导失司，亦属肾虚气化不及。经谓“北方黑色入通于肾，开窍于二阴”，妄拟钱氏六味地黄加减为丸，化肾气，益肺气，兼通大肠之腑气，俾肾化有权，肺行治节，大肠传导自复其常，脾运主信，庶可一日一解，按时而下。

大熟地四两　枳壳五两　山药二两　北沙参五两　全当归一两　建泽泻一两五钱

大贝母一两　茯苓一两五钱　苦杏仁一两　大麻仁一两　晚蚕沙一两　皂角子一两

上药分别蒸晒炒烘，余另研二仁外，共研细末，用熟地膏同炼蜜丸为绿豆大，每晚服三四钱，淡盐汤送下。

是方也，地黄色黑入肾补水生精，沙参色白入肺益气生阴，泽泻滋阴开膀胱之气化，杏仁润肺宣大肠之气痹，山药味甘补土生金，茯苓味淡养胃通阳，少佐宽中下气之枳壳，开郁豁痰之贝母，下病治上，由上达下，古法有之，当归麻仁一辛一润，相辅而行。蚕沙者，取化浊中清气，大凡肉体，未有死而不腐者，蚕则僵而不腐，得清气之纯粹者也，故其粪不臭不变色，以蚕之纯清，虽走浊道而清气独全，既能下走少腹之浊部，又能化浊而使之归清，以己之正，正人之不正。皂角辛咸，性燥入肺与大肠，能通上下关窍，子更直达下焦，通大肠之虚闭合之。前药通补兼施，并行不悖。

◉ 肠痹

◎ 陈

夏秋患疟，入冬肠痹，便秘二十余日，魄门坠痛，阻胀虽安。服五仁、通幽、更衣等丸，又服大剂苁蓉沉香末二帖，均未见务。此津液不足，兼有湿热阻遏，治不可偏，宜重用增液汤增水行舟，少佐以硝黄寒咸泄热，再加当归、牛膝为引，取“辛以润之”之义。

元参　麦冬　生地　生军　芒硝　甘草　当归　牛膝

第二剂加黄芩。

第三剂加石膏、槐末。

又

服药三帖，大解三次，不复坠通，阻胀所解，俱系结粪，计有二十余截。内带冻迹水白，其津液不足，兼有湿热可知。用吴氏益胃汤和之。

益胃汤。

◉ 史国公药酒歌括

史国公酒用羌防，术归膝蘚仲皆良，松节虎首蚕沙共，再加鳖甲二两尝。

以上俱二两。

秦艽苍耳俱四两，枸杞五两茄根襄，茄根半斤为粗末，浸无灰酒卅斤。

煮熟退火毒服。

◉ 背疮

◎ 王二奶奶

五脏皆系于背，背部发疮，本非小恙，内脓未溃，外肤未脱，似发背而非发背，似流注而非流注，皆缘心火湿痰相煎而成其务。若清，恐背疮转为阴症；若温，又恐肝旺受成痰火；不能清不能温又不受补，能耐而不能耐药，延今三月有余。初起当有稀脓毒，稍外泄，饮食内能进，正气未败，渐及疮口下陷，毒致内攻，气液被劫，饮食大减，二便不通，蒸热渐甚，销灼肌肉，粗咳呛。由湿称燥，化柔成刚，始而湿则害其皮肉，继而燥则涸其肠胃，竟成亢害，莫制之症。交蒸必发，谨疏恙原，恭呈台鉴。

◉ 乳房痰核

◎ 吴制军夫人

贵恙由右腋下结核三载未消，去岁六月，左乳房又结一核。至今状如覆盂，坚硬微痛，皮色不变，漫肿不收，连及胸胁，肩膈肘臂等处皆缘肝气郁结，湿痰凝结所致，七情内伤已深，虑有乳岩石疽之渐。公拟香贝养荣汤加减疏郁消坚，王道务迟，虽期速效，谨疏恙原，恭呈均鉴。

香附　贝母　当归　茯苓　昆布　海藻　牡蛎　山慈姑　鸡血藤膏　嫩桑枝

再诊

连服香贝养荣汤三帖，虽见效机，但七情内伤已久，草木之劳恐难奏捷。多择明哲勿懈。

仍用原方。

三诊

服药以来胃气当振，寤寐亦安，大便带痰，小溲浑浊，结核稍松，乃痰湿渐运之象。惟肝脾不疏，气结痰凝，已非一日，现致获效，全消不易，似宗原法合散坚汤加减尽善，缓缓图之，若能由此日渐销进，庶可转安。

香附　大贝　党参　云苓　陈皮　当归　蛤粉　昆布　琥屑　荷叶

◉ 破伤风

◎ 某

破碎小恙，势属平常，卒遇风邪，受生恶候。即书所谓“破伤风”也，宜用玉真散。

白芥子　白附片　香白芷　乌鸦翎

◉ 茎肿

◎ 某

玉茎皮肿，不坠不痛，齿白淋漓者，多恙延一载有余，小便如常，诊脉甚弱。乃气阴两虚，湿热下注，非痟非淋，拟六味平补三阴，通利三阳以洁其流，佐用固本培养肺金，益气生阳以清其源，源流一清，恙自然愈，用丸代煎，徐徐图服。

生地　白芍　山药　丹皮　泽泻　茯苓　北沙参　天门冬　麦门冬　甘草　萆薢

炼蜜为丸。

何金扬先生医案

原著　清·何金扬
点校　李煜

◉ 时病

◎ 一诊

时病十天，舌赤欠津，谵语耳聋，慎防昏痉之变，用清宫汤主之。

玄参　连翘　蒌皮　麦冬　郁金　滑石　银花

大贝　犀角　嫩竹叶　万氏牛黄丸一粒，银花露送下

二诊

身热虽然渐减，未得凉汗，尚属可畏，防热生弊。

苏荷　银花　滑石　杏仁　连翘　通草　郁金　栀子　荷梗

又方

银花　知母　通草　连翘　大贝　杏仁　滑石　栀子　荷梗

三诊

表热既退，清养营阴。

玄参　谷芽　滑石　银花　栀子　钗石斛　连翘　嫩竹叶　荷梗

◉ 伏暑

◎ 身热已退，暑疡外发，此佳兆也。

玄参　大贝　丝瓜皮　银花　苓皮　白豆花　连翘　苡仁　天水散　荷叶边　西瓜翠衣

◉ 暑疡

◎ 银花　玄参　茯苓皮　连翘　大贝　苡仁　天水散

赤芍　木通　丝瓜皮　西瓜翠衣　白豆衣　冬瓜皮

又方

玄参　大贝　栀子　连翘　滑石　赤芍　银花　甘草　泽泻　白豆花

◉ 类中

◎ 一诊

将息失宜，五志可极，痰火上升，致成类中。是以左肢不遂，口眼㖞斜，舌强言謇，内风夹痰袭入经脉者，幸神识尚清。公议息风化痰，先治其标，扶过七天再议调补可也。

桑叶　天麻　炙姜蚕　杭菊　橘皮　白蒺藜　茯神

法夏　羚羊片　竹沥半杯，加姜汁一茶匙冲入

二诊

类中二天，昨服药后，今诊浮之脉未敛，头目未清，口角流涎，此内风痰热未平。仍用原方加减，望不由浅入深乃佳，留方候政。

羚羊片　蒺藜　半夏　桑叶　天虫　钩藤　杭菊　陈皮　茯神　竹沥姜汁冲入

◎ 一诊

年逾七旬，水血不足，肝失所养，土为木克，脾湿生痰，由来以久。加之忧愁思虑，五志

过极，心火暴盛，风阳上冒，痰热阻络，遂成类中。口㖞于左，偏枯于右，指臂不用，卫气不充，即《内经》所谓“卫气虚则不用”“意多忧愁则肢废”是也。脾虚不能荣养四末，肾虚不能灌溉一身，诊治理应滋肾之液以驱热，缓肝之急以息风，但头目不清，涎下不禁，胸次不爽，咳痰不利，肺气素虚，痰热在上，滋腻之品难投，未便施用。惟以桑麻六君加味，理太阴、和阳明，崇土养荣，和肝息风，引益肾水。

西洋参　橘皮　桑叶　冬术　法夏　黑芝麻　茯神

甘草　炙蚕　莶草　羊片[①]　竹沥　大红纬屑[②]

二诊

类中四天，昨进太阴阳明之剂，今诊大便虽解，脉仍未调，口歪舌强，言语謇涩，左肢不用，时有筋惕。此乃肝风心火均未见平，尚属可虑，统望肝风渐息，痰热平，水升火降，方可前图公议论，半夏泻心加减。

西洋参　法夏　枳壳　茯苓　川连　羊片　黄芩　橘皮　竹沥　姜汁　荷叶筋

三诊

类中六天，连服泻心汤三帖，降阳和阴，清心火以息风。两三日来，夜寐渐安，右肢抽动、口目牵引均平。此心火稍降，肝风渐息，既获小效，理应依方进步。但年高血液多亏，必得滋清并进，方克有济。

西洋参　橘络　鲜茶乌　麦冬　桑叶　钗石斛

茯苓　杭菊　牡蛎　川连　竹沥姜汁冲入　羊片

四诊

类中八天，根脚已定，手指渐动，言语渐爽，流涎已禁，口亦不㖞，势有转机，静养乃佳。阴平阳秘，水升火降，庶可渐愈，原方加川连可也，仍候高明酌服。浮泛之脉已敛，五志之火亦平，左侧渐遂，外卫之气渐复，腿足无力，内营之血难充。年逾古稀，培补不易，加之湿痰太重，脾肺均亏，肝肾不纳，卧则气逆阻胸，咳则痰哮带喘，碍难用药，惟仍宜崇土养荣，引益肾水，水升火降，肝木自平，庶可渐安。

原方加苏半夏[③]、莲子心、大麦冬。

五诊

崇土养荣，引益肾水，颇获效吉，纳谷甘美，大便自解，转输有权，渐入佳境。惟夜卧尚未甚安，咳则痰气上逆，乃肝肾之气不纳，脾肺之痰太重，治肾碍脾，治脾碍肾。拟十味温胆加味，滋阴不腻，祛痰不燥，当清肺胃以交心肾，服二三帖再议。

西洋参　枣仁　橘皮　细生地　远志　苏半夏

---

① 羊片：即羊角片。

② 大红纬屑：即新绛屑。后文纬屑、红绛屑同。

③ 苏半夏：即“苏制半夏”省称，又称宋半夏或京半夏，是将清半夏再用陈皮、苏子、青礞石等药物煎汁拌和，使之吸尽晒干入药，增强其降气化痰平喘之用，为苏州渡僧桥宋公祠的特色制品。

茯神　甘草　枳壳　石斛　羊片　莲子心　鲜竹茹

六诊

类中半月，诸恙已减，饮食如常，二便俱通，转机显见，但本质咳嗽气急，总觉不爽，卧则尤甚。此乃金水俱亏，不能相生，脾弱气虚，不归正化，生湿生痰，湿为痰之标，非为痰之本，当究其所以生痰之由，痰不治而自治。拟金水六君加减，益土生金，益金生水，饮食精神自然，生血生气，何痰之有？

西洋参　橘皮　茯苓　细生地　法夏　牡蛎　夜交藤　牛膝　胡桃肉　竹沥姜汁冲入

原方加荷叶筋、嫩桑枝。

七诊

案具前方，毋庸复述，仍以崇土养荣，和肝息风，兼化湿痰。

西洋参　橘皮　法夏　茯神　茶乌　桑叶　石斛　荷叶

◎ 类中之症，已过三复，口歪流涎、舌强头眩等恙皆减，惟左侧仍然未遂，肘臂能动而不能牵，腿足能立而不能履。此营卫交亏，营虚养血，卫虚补气，一定之理。欲补气，非四君不可，欲养血，非四物不可。但四物熟地之腻、白芍之涩、川芎之窜，恐非所宜。今拟四君之中加桑麻、二陈为末，四物之中取当归一味养血舒筋，以玉竹代熟地润肺补脾，养血益肾，以纬屑代白芍，乃乌梅糖霜、红花所染，亦系酸甘化阴养血之品，再加入清肺胃之石斛、羚羊，强筋骨之杜仲、牛膝，煎膏加丸，以丸代煎。阳者阳之，阴者阴之，血气双补，养正除疾，服过秋分，再议可也。

西洋参一两　真於术八钱　白茯苓一两　苏半夏五钱

甘草三钱　橘皮五钱　川连　丹参五钱　黑芝麻一两

上药制成，共为细末，用后数味煎膏和丸。

全当归五钱　玉竹三钱　红绛屑三钱　石斛八钱　羚羊片三钱

金毛狗脊一两　杜仲一两　牛膝一两　嫩桑枝一两

以长流水煮取浓汁去渣，加白蜜少许，收膏冷定，加入竹沥半茶杯、姜汁数匙搅匀，同前药末和丸如绿豆大。每早服三钱，开水送下，或晚服亦可。

◉ 腹痛

◎ 寒暑遏痧，停食腹痛，痛极肢冷，脉沉且伏，切勿轻视。

藿香　神曲　香附　苏梗　公丁香　云苓　川朴　蔻仁　乌扇

◉ 呕吐

◎ 暴呕吐逆，为寒所致。

藿梗　陈皮　神曲　苏梗　法夏　枳壳　砂仁　赤苓　生姜

◉ 便血

◎ 举发便血，延近一月，肝脾失统，面色萎黄，中土不振，虚人易感。昨见寒热头痛，今诊身热虽退未尽，头痛未止，外感风邪，兼有肝热，权以治标。

桑叶　杭菊　蒺藜　茯苓　蔓荆子　橘皮　法夏　荷叶

血藏于肝，实生于脾，肝脾失统，络血内溢，遂发便血，日下数行，延近一月，愈下愈多，乃肝经别络之血。因脾虚阳陷生湿，血亦就湿而下行，用仲圣黄土汤主之。

服药二帖，便血已止，惟头痛未减，痛甚则吐，乃虚中气馁，风阳扰胃，胃主肌肉，脾主四肢，血少荣养，血不周行，遍体板重，虑生他弊，治宜和肝息风，兼调营卫。

桑叶　牡蛎　木瓜　杭菊　法夏　橘皮　白芍　茯苓　石斛　煨姜　红枣　枇杷叶

◉ 头风

◎ 一诊

先天不足，肝少水血之涵养，后天又亏，脾受培植之不浮，便血虽止，头痛未已，痛甚则吐。中无砥柱，厥阴风木，内犯阳明，忽然昏厥，人事不省，六脉全无，药难奏捷，防脱，勉用吴茱萸汤挽之。

人参　南枣　吴萸　生姜

二诊

昨夜服吴茱萸汤二帖，今早诊视，厥回脉起，头痛吐逆均平，大便欲解不解，结粪蔽障膀胱下口，小便因之亦闭，乃胃气有下行之势，非逆候也。经云：不食不便，九窍不和，都属胃病。用仲圣大半夏汤通养阳明，兼镇卫气以润大便，大便通，小便自利。

昨服药后，二便已通，头痛亦减，吐亦未作，便血已止三日，昨晚又行一次，肝脾失统，血未归经，谷气不胜，恐难骤止。今拟归脾加减，斡于中土，以行春令，诸虚百损，脾胃为本，俾饮食渐进，虚可渐复，病自就痊。

归脾汤去芪，加白芍、侧柏叶。

三诊

归脾汤连服五帖，便红未作，血已归经，饮食渐进，头痛渐减，恙愈之征。仍当主以归脾，毋庸更改，大和中土，脾胃为资生化源之本，化日生之气，气血以奉生身之气，勿烦勿怒，自当日臻康泰矣。

归脾汤去侧柏叶，加荷叶。

四诊

恙原已具，前方毋庸复赘。现饮食虽然渐进，但头痛尚未清楚，其痛在左，缘于血少肝虚，肝木化风上窜，少阳胆络所虑，成偏头风症，煎剂仍宗归脾以善其后。另拟丸料以治头痛，并行不悖。

归脾汤去芪，加荷叶。

头痛丸方

桑叶　天麻　丹皮　蔓荆子　白蒺藜　苦丁茶　杭菊

上药制成，共为细末，用荷叶一团，同方内杭菊花煎水泛丸如绿豆大，每晚膳后开水送下一钱。方议头面之上为风为火可到。经云：治上焦如羽，非轻不举。宜用轻飘小药，取丁茶、菊花，微苦以清，蔓荆、蒺藜微辛以散之，桑麻息风，丹皮清火，用荷叶一元轻清象天，煮水泛丸，取其易散，每服少许，即七方之中小方，十剂之中小剂也耳。

五诊

昨晚忽又头痛，痛甚欲吐，肌肤觉麻，微寒微热，因感而发，头风已著，特恐愈发愈勤，痛极复蹈前辙。

醋炒柴胡　天麻　杭菊　蔓荆子　蒺藜　橘皮　桑叶　法夏　茯苓　苦丁茶

◎ **一诊**

外感头痛，常痛不休，内伤头痛，时作时止。症由便血之后，去血过多，肝失所养，厥阴化风，风入至高之分，串及少阳胆络，此偏头风所由生也。

生牡蛎　白芍　炙甘草　细生地　阿胶　麦冬　枣仁　云苓

用酸甘化阴、介类潜阳法，三四日来，痛势大减，谨遵古训，效不更方，但指日立冬，天人换气，加意留神。

二诊

服药以来，未尝无效，奈血亏已极，培补实难，况饮食不旺，血从何复？草木无情，急切难图。前次昏厥，因立冬天人换气，中无砥柱，气上冲心所致，在心病实脾，血脱益气，古圣良谋，非杜撰也。立方除归脾养心、育阴潜阳等剂，别无良法可施。鄙意如此，未识高明者以为然否？

厥回之后，肝木疏泄，少腹气由下至上，痛极左胁横阻，肺胃之间，肺不降则胸次痹结，胃不降则呕吐痰红。即经所谓“乘其所胜，侮其所不胜”是也，统属肝病，用仲圣乌梅丸主之。

乌梅丸二钱，开水送下。

乌梅丸现配不及，权以煎剂疏泄厥阴，导气定痛。

当归　青木香　云苓　茴香　川楝子　香附　吴萸　法夏　荔枝核

归脾丸方

高丽参一两　於术一两　云茯苓一两四钱　归身一两　枣仁一两

远志肉五钱　炙甘草五钱　黄芪一两　煨木香三钱

上药研成细末，用桂圆肉三十枚、南枣三枚、煨姜数片，煮汁加蜜收膏和丸，如绿豆大，每早晚二钱，开水送下。

滋荣养液膏[①]方全料

全料归脾丸，培养心脾，疏补中州，以治便血本病。

---

① 滋荣养液膏：为薛生白创制，由女贞子、旱莲草、黑芝麻、枸杞、竹叶、橘红、玉竹等药组成，具有滋养肝肾之功效，常用于中风后，内作乍定，痰壅已开而属肝肾不足者。

滋荣养液膏，养肝息风，育阴和阳，以治头痛标病。

◉ 咳嗽（附：失血）

◎ 咳嗽盗汗，痰微带血，恶寒发热，饮食减少，大便不调，项侧有疬，恙延已久，防成杂疾劳症。

紫菀　南沙参　牡蛎　茯苓　大白芍　穞豆衣　炙甘草　大贝　丹皮　浮小麦　红枣

◎ 客冬忽然吐血一次，成碗盈盂，乃胞中络热，随气上逆，由胃而出，此败血也。吐后因瘀而嗽，因嗽而呕，肺胃不和，较之劳伤咳嗽吐经血者有间，治宜平肝和胃为要。

橘皮　半夏　赤茯苓　金石斛　蛤壳　竹茹　枇杷叶

◎ 咳嗽失血二年之久，渐及形瘦，侧眠烧热，懒食，食摇于梦，汗出可寐，痨症已著，仙丹无济，正值立夏，昨又呛出血丝，此贵血也，午火司权。庄庄堪虞，仍恐咽痛、音哑、便泄等弊，勉用炙甘草汤。

北沙参　大生地　白芍　麦冬　枣仁　炙甘草　阿胶　川百合　大贝　大枣

◎ 先由伤风咳嗽，忽因惊吓，气乱火升，失血盈碗。现血虽止，咳仍未已，防成损症。

桑叶　蒌皮　苡仁　杏仁　麻仁　梨皮　大贝　冬瓜仁

◎ 阴虚烧热，肺虚咳嗽，络伤失血，脉息细数，劳损之派，交夏病恐加重。

紫菀　杏仁　大贝　桑叶　杭菊　丹皮　栀子　冬瓜子　苡仁　梨皮

◎ 阴分素虚，水不涵木，木火灼金，呛咳痰少，气逆上升，络血随之上溢。数年之间，涌吐数次，幸不烧热，庶可支持，所嫌者呛咳频仍不止，痰亦无多，恐肺金受伤，步入虚劳之境。法宜清平肝肺，俾咳势渐平，再拟丸方，养阴潜阳，以杜其渐可也。

蜜炙紫菀　蜜炙桑叶　大贝　杏仁　花粉　白芍　茜草　石斛　茯苓　梨皮　枇杷叶

复诊

原方加苏子霜、阿胶、甘麦冬。

◎ **一诊**

肝郁蓄瘀，气逆涌吐，盈碗成盆，此胃血也，急宜降气为先，宗古人法，气为血帅之旨。

紫苏子　郁金　茜草　紫降香　丹皮　栀子　丹参　牛膝　老藕汁

二诊

昨服药后，今诊虽未复吐，但自汗未敛，肢冷未转，中脘搅杂，难以名状，此厥阴内犯阳明，胃失和降，仍防涌吐之虞。原方加减，候高酌服。

紫苏子　郁金　丹皮　丹参　栀子　牛膝　钗石斛　枇杷叶　老藕

三诊

胃司纳谷，主乎通降，其所以不降，上逆而为呕，此皆由于肝气冲逆，阻胃之降而然也。昨午后复又吐瘀成碗，带有新血，乃阳明旺于未申之时也，肝木肆横，侮其不胜，脾虚失统，胃中之气有升无降，大属可虑。今仿仲圣三黄泻心法，和降阳明之气，清导胃底之瘀，瘀能下行，从后阴而出，即是转机。

西洋参　制军　川连　黄芩　白茯苓　钗石斛　参三七　牛膝　荷叶　老米　藕节

四诊

昨服三黄泻心汤一帖，大便虽解未畅，内滞蓄瘀无多，仍觉心烦不安，知饥尚不欲食，乃胃气尚未和降，幸自汗转敛，肢冷已转，依方进步，纳谷乃佳。

西洋参　制军　牛膝　茯神　川连　三七　钗石斛　黄芩　荷叶　丹参　老米　老藕

五诊

连进三黄泻心三帖，便解三次，二次色黑如胶，瘀已下行，思食欲餐，胃渐和降，危症向安，此乃天授，非人力也。

太子参　广皮　石斛　玄参　牛膝　苡仁　丹参　谷芽　血珀　天水散　老藕

◎ 吐血之后，人虚营阴不足，兼之风暑相搏，是以身热，权宜清解。

芥穗　杏仁　滑石　连翘　栀子　通草　扁豆衣　西瓜翠衣

二诊

内伤外感十三天，诸恙虽减，咳仍未已，痰仍带血。阴分未复，余热未清，尚属堪虞。

元参　丹皮　丹参　麦冬　大贝　花粉　冬瓜子　苡仁　芦根　羊片

三诊

原方加茜草、老藕。

◉ 水肿

◎ **一诊**

吐血之后，脾虚肝旺，土不生金，暑热伤气，气不化湿，清浊相混，是以肿胀腹痛，小水不利。服化气渗湿之剂，既获小效，依方进步，宣肺气以导浊，开膀胱以化湿，统望小水渐畅，肿胀渐消，方可前图。

赤苓　车前子　广皮　川朴　猪苓　泽泻　乌药　广木香　青皮　通草　滑石　水葱

二诊

昨服药后，小水稍畅，胀仍未消，大便欲解不解，乃气机痹结，湿浊郁闭，势非轻渺，恐有喘满之虞。

香附　砂仁　橘皮　川朴　赤苓　腹皮　猪苓

泽泻　滑石　生姜皮　通草　冬瓜皮　红饭豆

案：立前方五苓、五皮加减，此偶方也。

生冬术　云苓　广皮　猪苓　泽泻　官桂　通草　腹皮　飞滑石

川椒目　生姜皮　冬瓜皮　红饭豆　乌药散一钱，姜汤下

原方[①]加牛膝、车前子。

三诊

诸湿肿满，皆属于脾，亦属于肺。肺之痹，不能通调水道，下输膀胱，是以少腹肿胀，二便不畅。今拟下病治上法，开上痹以达膀胱，宣肺气以通大肠，应手为要。

紫菀　杏仁　蒌皮　白蔻仁　枳壳　薤白头　桔梗　滑石　苡仁　通草　黄郁金　鲜荷梗

四诊

昨日公议乌药散温化下焦湿浊，佐用三仁汤开达上焦清气，两三日来，颇获效机，大便较爽，小水渐畅，依方进步，略为加减，望不复反为佳。

紫菀　瓜蒌皮　苡仁　苦杏仁　白豆蔻　枳壳　桔梗　滑石　通草　郁金　荷梗

五诊

二便虽然较畅，肿胀腹大未消，下焦之阳不通，膀胱之气不化，尚属可虑，仍防喘满之渐，拟实脾饮加减，速望应手则吉。

云茯苓　冬术　宣木瓜　制半夏　干蟾　腹绒　猪苓　泽泻　牛膝　车前子　红豆饭

六诊

昨服实脾饮一帖，今诊外肿内胀，略减一二，微觉口渴心烦，乃肝刚旺，药难以骤进，转用薤白瓜蒌滑利气机，辛润通阳，服观后效何如。

薤白头　蒌皮　川楝子　赤苓皮　广皮　冬瓜皮　泽泻　猪苓　通草　红豆饭

七诊

缘于肝旺气逆吐血之后，去血过多，脾虚失统，木强侮土，土不防水，气不化湿，湿浊结聚，络脉瘀痹，由少腹疼痛，渐及肿胀，腹大气阻，二便难行。连服化气渗湿之剂，二便虽然较畅，肿胀仍然未消。胃弱懒食，脾虚不运，食后胀甚，入暮更剧，此脾肾之阳不足，湿浊之气不化，络脉瘀痹不通，年尊气血交亏，恐不能胜，延防肿满之虞，必得补命肾之元阳，化日生之气血，养正除疾，方克有济。奈肝旺不受辛热，胃弱难投滋腻，惟宜抑木扶土，通肝络以和瘀，疏肝气以泄浊，服一二帖，观其进退，再议可也。

川楝子　冬瓜子　苓皮　归尾　牛膝　柏子霜

桃仁　橘皮　青木香　红饭豆　韭菜汁　两头尖

八诊

案具前方，业已注明，毋庸复赘。

原方加木防己、萆薢。

---

① 原方：原书前文处方不止一首，据四诊“公议”等语，盖本案或为会诊案，故每诊或有多首方。

九诊

肿胀仍然未消，虑有中满之渐，非温不可。

於术 炒白芍 木瓜 川朴 苓皮 陈皮 草豆蔻

陈香橼 制附片 冬瓜皮 生姜皮 红饭豆

十诊

《内经》云：诸湿肿满，皆属于脾。皆缘土败木贼，湿留气滞为病，脾土之阳受伤，转运之官失司，胃虽能纳，脾不运化。故阳自升，阴自降，乃成天地不交之丕象，湿浊相混，隧道壅郁而不行，气滞血涩，湿气内停，遂成胀满。服药以来，未尝无效。奈气血均亏，碍难用药，受补则中焦易钝，克伐恐泄其真，久则湿郁化热，惟宜中满分消，补泻兼施，取苦以降之，辛以通之，非取黄连之寒、干姜之热耳。是否？候灼。

太子参 枳实 於术 川朴 橘皮 法夏 黄芩 苓皮

猪苓 川连 泽泻 姜黄 知母 砂仁 干姜

十一诊

两三日来，诸恙稍平，小水渐长，颇获效机，昨因误食蒸而不熟之西瓜，脾阳受伤，大便泄泻，权宜胃苓汤加减以治其标。

茅术 新会皮 赤苓[①]

◉ 七情病

◎ 数日以来，考脉论证，的系胆怯多疑，谋虑不决。恙因惊恐而起，惊则气乱，伤于心也；恐则气下，伤于肾也。心肾两伤，神无所倚，虑无所定，日积月累，由来以久，久则气郁生痰，痰为怪病，病状不一，渐及疑而不决，数月之间，所服药饵，甚是法程，但或不效何也？皆缘七情内生之恙，药乃草木之功，难与性情争胜故也。若能从此放胆宽心，打破疑固，脱去病魔，振作精神。心有所主，勿思勿虑，气机清顺，津液流通，何病之有？今拟两法，一法煎剂，主以归芍为君，益气豁痰，疏补中州，诸虚□损，脾胃为本；一法膏滋[②]，滋荣养液，培水生木，乙癸同源，治肾即是治肝。间日轮服，养正除疾，王道功迟，徐徐图之，方克有济。其或有浮云之过太虑，切勿见病治病。鄙意如斯，未识高明者以为然否？

年长念一尚未完姻，君火相火不宁，遂生遗滑，速宜完姻，庶无此弊。

六味地黄丸。

水不养肝，肝肾不足，筋骨疼痛，肌肉消瘦，时有眩晕，防其昏厥。

桑叶 女贞子 牡蛎 杭菊 沙蒺藜 白芍 制首乌 云苓

◉ 虚劳

◎ 症由季夏之候失血，咳嗽不止，火来刑金，脉息不静，慎防涌吐成劳，咽痛音哑之变。

蜜炙紫菀 大贝 丹皮 南沙参 桑叶 白芍 甘草 阿胶

---

① 本案处方不全。

② 本案未见煎剂及膏方，原书处方为六味地黄丸。

◎ 病后失调，肝脾不舒，湿郁不化，气聚成痞，痞散大肠，病在脏腑外廓，恙延已久，肌肉消瘦，面色不泽，足跗微肿，按脉弦细，右甚于左，木乘土位，虑有单胀之渐，拟方获效乃佳。

於术　赤苓　香附　川朴　砂仁　陈香橼　鸡内金　炒白芍　木瓜　姜皮

另服小温中丸二钱，开水送下。

汪筱川夫子临证录

原著　民国·汪筱川
点校　伏海顺

校记

《汪筱川夫子临证录》一册，约清末民初抄本。汪筱川（1871—1947 年），名九成，字仪廷，一字筱川，清末淮安府山阳县（今属江苏省淮安市淮安区）人，太学生，候选江宁布政使司理问，补用州同知。汪筱川出身淮安河下汪氏世医，其家族原籍徽州府休宁县竹林村。自清初康熙年间，汪氏第八十七世汪文益以家族字号“洪德旗”业盐于淮上，遂隶籍山阳。汪文益，字舜臣，一字谦莽，休宁拔贡，喜搜罗古今医籍、民间验方，精于医学。虽业盐务，但常为贫困者送诊，并自配丸散膏丹施与，均分文不取。汪筱川即汪文益六世孙，初习举业，后秉承家学，弃儒习医，尤以中医外科见长，兼精时疫杂症与内、妇、儿科，为山阳医派杰出代表人物。

汪筱川“知中医私自传授者不合于时”，为传承发展中医，于民国元年（1912 年）兴办“山阳医学校”，校址设于城内三条营巷射阳书院旧址，经费以公助为主，聘请龚镜清担任校长，自己教授中医外科，何干臣讲《内经》，杨式如讲《难经》，应金台讲《本草经》。汪筱川更为加强、团结中医力量，开展学术研究，组织山阳县中医界成立“山阳医学研究会”，淮城、河下各设分会，汪筱川被推举为总会长。

汪筱川涉猎广泛，著述颇丰，有《医学细菌解》《汪氏外科秘方》《三世临证奇异录》《李厚坤〈温病条辨赋〉修整》等，其《河下大事记》对地方掌故有所贡献，晚年又著有《医案印存》，辑《梅竹山房诗剩》《菜香书屋诗剩》等。嫡孙汪继先还整理出其遗稿《三世医方录》《汪氏秘方》，辑录《山阳汪氏五世诗存》等。上述典籍或已被汪继先献给淮安卫生部门，或散失于动荡年代。淮安市淮安区施河镇卫生院中医科主任伏海顺医师经过广泛的史料整理、调研访谈而撰《汪筱川先生年谱约编》，详载汪筱川生平，见于淮安市淮安区政协委员会《文史淮安》2021 年第四期（总第 26 期）《山阳医派专刊》（2021 年 12 月 15 日刊）。其父伏俊生师从于汪筱川再传弟子谭健民。

《汪筱川夫子临证录》为汪筱川门人抄录医案，所载皆外科医案，辨证精当，进退有度，更不乏内外同治之案。该书现存孤本，由伏海顺医师提供并点校，并按外证所发之部对医案重新分类排序，以便研阅。

◉ 头项部

◎ 潘小

鳝拱头，时鼓时消。气体虚弱，延久防正不胜邪致变。

黄芪　防风　赤芍　忍冬藤　连翘壳　白术　归身　丹皮　益元散　西瓜翠

◎ 翟幼

暑天疡疖两处，谨防再起及内陷等变。

藿香　广皮　归尾　冬藤　赤芍　秫秫叶[①]　厚朴　益元散　丹皮　连翘　西瓜翠

◎ 玉枕疽，漫肿坚硬，苔白，脉浮，症重，防延溃致变。

羌活　防风　赤芍　冬藤　甘草节　白芷　归尾　丹皮　花粉　桔梗

◎ 胡右

初诊

对口，五天，顶平根散。症重，防外靡内攻等变。

羌活　防风　川芎　桂枝　甘草　桔梗　白芷　当归　丹参　白芍　冬藤

二诊

对口，根盘稍定，仍防内攻致变。

当归　丹参　花粉　制乳没　桔梗　川芎　冬藤　草节　粉丹皮

◎ 陈老

对口，根盘散大，防内攻致变。

羌活　防风　川芎　麻黄　甘草　鹿角霜　白芷　当归　丹参　熟地　桔梗

◎ 张叟

初诊

对口，溃后，腐肉虽脱，新肉不生。高年气血两虚，加以饮食减少，症势重险，谨防正不胜邪致变。

潞党参　冬术　白芍　广皮白[②]　香谷麦芽熬水

红枣　炙黄芪　归身　冬藤　怀山药　西藏珀

二诊

对口，腐虽脱，新未生。年高气血虚弱，谨防延久正不胜邪致变。

党参　冬藤　归身　玉竹　冬瓜仁蜜炙　粟壳一钱熬水

炙芪　於术　会皮　山药　西藏珀　小红枣

三诊

对口，服药后正气稍壮，胃口渐开，仍用补气助血化毒法，望应手不生枝叶[③]乃佳。

---

① 秫秫叶：即高粱叶。

② 广皮白：即陈皮。

③ 应手不生枝叶：希望病能应手而愈，不生变端。

党参　炙芪　於术　熟地　当归　白芍　冬藤　会皮　玉竹　龙眼肉　香谷麦芽

◎ 脑疽偏右，顶不高，根不束，血多脓少。苔白，寒热，症防延溃及内攻等变。

桂枝　甘草　川芎　滴乳香　桔梗　白芍　归须　丹参　明没药　毛珀

◎ 失荣重症，已数月之久，烧热不退，饮食不香，时而恶寒。酿脓未透，症防内陷，昏糊喘变。

党参　白术　白芍　香附　远志　夏枯草　黄芪　归身　皮白　贝母　枣仁

◉ 面部

◎ 时疫溜肿，红晕不止，谨防内攻致变。

普济消毒饮。

◎ **林姬**

时疫溜肿头部，由左窜右。苔白，寒热，症重，防内攻生变。

荆芥　防风　干葛　蒺藜　白芷　独活　牛蒡　桔梗　通草　荷叶

◉ 眼部

◎ **高小**

勇疽肿硬，苔白，身热，人小，防凝结酿脓为患。

苏梗　防风　玉金　归须　元胡　薄荷　橘红　法夏　香附　荷梗

◎ **赵小**

疮患日久，毒结双眼皮，塌皮溃烂，时出脓水。症防延久肤肿喘变。

白术　山药　冬瓜仁　川黄连　粉丹皮　云苓　苡仁　忍冬藤　连翘壳　小红枣

◉ 耳部

◎ **童左**

肝胆风热，夹湿上行，耳窍浸脓，耳轮漫肿，苔白，寒热，痛连头顶。症重，谨防缠绵。

柴胡　牛蒡子　赤芍　山栀　花粉　桔梗　黄芩　归尾　丹皮　生地　草节

◎ 耳痔。

用逍遥丸三钱、苦丁茶一钱半，煎水送下。

◎ 耳后发。

二陈汤加苏、薄、柴、昆、归、芎、夏枯草。

◉ 口鼻部

◎ **周幼**

胎毒外发，鼻窍生疮，口唇皱裂，股部塌皮，症难收功。

孩儿参一钱　生地　熟膏[①]　丹皮　绿豆三钱　大麦冬　胡连　漂中黄[②]　紫草

◎ 疮毒归肝，鼻衄身热，咳嗽不畅，气息不平，饮食不香，苔白，脉浮兼芤，症防大喘致变。

苏梗　桑叶　冬瓜仁　青皮　枇杷叶　杏仁　丝瓜络　青防风　赤苓　老藕节

◉ 牙部

◎ 牙龈肿痛，延防酿脓成痈。

荆芥　防风　生草　鲜石斛　升麻　独活　熟膏　知母　桔梗　芦根

外敷壬癸丹去多肉。

◎ 宋右

阳明风热上攻，牙龈肿痛，谨防酿脓成痈。

藿香　防风　细辛　熟石膏　京赤芍　薄荷　升麻　栀子　生甘草　鲜荷叶

◎ 朱左

阳明风热上攻，牙龈肿痛出血，延防成疳。

藿香　防风　甘草　板蓝根　花粉　金钗石斛　薄荷　石膏　知母　十三制军　芦根

◎ 许小

牙痈肿痛，谨防酿脓及攻咽等变。

用泻黄散治之。

◎ 高右

牙痈溃后，脓出未透，内生多骨，延防外溃。

阳和汤加僵蚕、桔梗、广陈皮。

◎ 穿腮发，红肿作痛，谨防酿脓溃破成漏。

藿香　栀子　知母　赤芍　桔梗　薄荷　熟石膏　甘草生　丹皮　荷叶

◎ 沈左

穿腮发，业已酿脓，势难消化。

炒白芍　忍冬藤　生黄芪　当归　白芷　甘草　花粉　乳香　没药　皂刺

◎ 高右

牙痈穿腮，势欲外溃，酿脓未透，法宜补托。

生芪　炒术　青防风　归身　川芎　白芷　乳香　草节　皂角刺

◎ 郭小

疟后牙疳，业已唇破。人小，谨防穿腮、落齿、攻咽等变。

① 熟膏：即熟石膏。

② 漂中黄：即人中黄，因制作过程中，需将之浸于流水中漂洗故名。

生地　栀子　五谷虫　煅石膏　十三制军　丹皮　漂中黄　煅中白　板蓝根　白芦根

◎ 走马牙疳，右腮起斑，龈肉腐秽出血，由于疹后毒火上攻故也。

银柴胡　薄荷　蓝根　赤芍　元参　白芦根　鲜芦荟　生地　丹皮　制军　犀角镑

◎ 钻骨牙疳，牙龈红肿，时而出脓。人小延久，防生多骨。

生地　山栀　生甘草　花粉　石斛　丹皮　熟石膏　知母　桔梗　芦根

◎ 钻骨牙疳，已经多日，牙龈肿痛。此系阴虚胃热为病，延防落齿破烂等变。

六味地黄加石膏、石斛、花粉、芦根。

◎ 书云：齿乃骨之余、肾之标。阳明脉络环绕牙龈，颊车隐痛，开合不便，用补肾治本法。

六味地黄加补骨脂三钱、制全蝎一个、僵蚕一钱半、胡桃肉三钱。

◉ 咽喉部

◎ 高左

由三月寒热多日，咳嗽两月余，近加喉疳月余，颏下生核，时而呕吐，苔花，脉细，此虚损派也，勿轻视之。

银柴胡　甘菊花　川贝母　乌扇　蜜蜂房　南青蒿

山豆根　黄玉金　丝瓜络　蜜炙枇杷叶

◎ 肝阳上升，咽关作痛，口干作燥，症重，防破烂成疳。

元参　生地　石膏　石斛　郁金　鲜青果　麦冬　花粉　豆根　射干　枇杷叶

◉ 肩臑臂部

◎ 李右

过肩疽，漫肿酸痛，皮色如常。苔白，寒热，症重，防凝结酿脓之患。

秦艽　桂枝　川芎　橘络　藏红花　独活　当归　木瓜　仙藤　片姜黄

◎ 臑痈七天，漫肿作痛且酸。苔白，寒热，症重，谨防酿脓为患。

秦艽　桂枝　川芎　乌药　香附　独活　当归　木瓜　元胡　片姜黄

◎ 朱幼

瘀血凝筋，左肩臂肿痛，举动不便。症重，防延溃致变。

当归　川芎　红花藏　大腹皮　广橘皮　五加皮　防己　赤苓　苡仁　片姜黄

◎ 李右

由抖颤后，湿热注于左手臂，漫肿酸痛，连接左腿。此系湿痰来派[1]，谨防再起。

秦艽　桂枝　苡仁　藏红花　天仙藤　嫩桑枝　独活　赤苓　防己　广橘络　片姜黄

◎ 韩左

疽毒凝结右肘臂，漫肿酸痛，皮色如常。

党参　白术　陈皮　白芥子　炙升麻　乳没　炙芪

归身　炙草　青木香　水炒柴胡　松节五钱，熬水

◎ 许左

抱肘湿热，由寒热抖颤而得，已经旬日，右肘肿痛，连及肩背。苔白，寒热，饮食不香，症重防糜烂致变。

防己　藿梗　川芎　广皮　合欢皮三钱　片姜黄　苡仁　归须　腹皮　六曲　藏红花

◉ 手部

◎ 端女

鹅掌风，起颗塌皮潮烂，法宜祛风清热渗湿为是。

苍术炭　生苡仁　白鲜皮　胡麻　苍耳子　川黄柏　北苦参　蝉衣　连翘　石斛　浮萍

◎ 王右

鹅掌风，业已多日，时痛时痒，症属绵缠，拟方缓图。

豨莶　蒺藜　鲜皮　防风　地肤子　苍耳子　苦参　胡麻　蝉衣　浮萍

◎ 王左

鹅掌风症，业已多日，延防晕及周身要紧。

当归　丹参　胡麻　地肤子　白鲜皮　川芎　蝉衣　丹皮　嫩紫草　片姜黄

◉ 胸腋部

◎ 朱左

缺盆疽，漫肿坚硬，根盘散大。症重，防溃脓成漏要紧。

太子参　炙黄芪　炒白术　制香附　大贝母　炙甘草　远志肉　炒枣仁　全当归　鹿角霜

◎ 腋疽肿硬，寒热往来，治宜消化。

秦艽　桂枝　防己　元胡　归须　独活　赤苓　乌药　木香　姜黄

◉ 肠腹部

◎ 周右

毒流肠间，时而举发绞痛，症已四年，延久防痈脓致变。

金铃巴豆七粒同炒黄，去豆　乌药　佛手片　沉水香

---

① 来派：淮安方言，表示某原因引起的结果。后同。

川青皮　元胡　木香　海南子　黄玉金　川椒目

外[①]，犀黄丸。

◎ 结肠[②]时发，脾土虚弱，用东垣先生升清降浊法治之。

补中益气加冬藤、槐米、炙粟壳三钱。

◉ 背腰部

◎ 朱左

上发偏右，已经旬日，顶不高，根不束，由于气血两虚。书云：气盛兮，顶自高而突起；血盛兮，根脚束而无疑。症属半阴半阳，防成七恶致变。

黄芪　防风　当归　冬藤　草节　炙粟壳　白术　熟地　丹参　白芍　藏珀

◎ 曹左

中发，顶虽高，根盘散漫，酿脓未透。苔白，寒热，症重，防内攻致变。

炙芪　青防　白芍　熟地五钱，麻黄五分同捣烂　草节

炒术　归身　丹参　冬藤　鹿角霜五钱，熬水煎药

◎ 马男

搭手，红肿有头，谨防延溃。

羌活　防风　赤芍　冬藤　栀子　白芷　归尾　丹皮　连翘　草节

◎ 陈右

上搭手症，已经十余天，根盘散大，谨防内攻致变。

归须　白芍　花粉　乳没　蜜炙粟壳　川芎　冬藤　甘草　远志

◎ 中搭手症，顶平根散，症重，防内攻要紧。

羌活　防风　白芷　冬藤　草节　当归　川芎　丹参　花粉　炙粟壳

◎ 韦右

下搭手症，虽经溃破，根硬未化，仍望小心，不生枝叶为佳。

补中益气汤加忍冬藤、冬瓜皮、小红枣。

◎ 陈男

腰疽，防酿脓为患。

当归　香附　广皮　木香　炒元胡　川芎　法夏　乌药　槟榔　荷梗

◎ 张右

腰左侧生疽，漫肿作痛，业已四天，苔白，寒热。此腰疽症也，防酿脓延溃致变。

羌活　防风　川芎　冬藤　草节　杜仲　白芷　当归　丹参　花粉　藏珀　葱管

---

① 外：本书中非“外用”，乃指“另外、额外”之意，后同。

② 结肠：病名，指肠道气机阻滞、传导失常引起的疾病。

◎ 沈童

腰疽，业已溃破，由于痢后脾土虚弱，风湿窜皮，周身浮肿，腹膨且大。人小，症难收功，能于转机，再图前进可也。

党参　白术　冬瓜皮　赤苓　鸡肫皮　黄芪　腹皮　福橘皮　苡仁　生姜皮

◉ 前阴部

◎ 高左

绣球风，业已多日，延防破烂致变。

茅苍术　广皮　猪苓　丹皮　木通　鲜皮　厚朴　赤苓　泽泻　栀子　苦参　六一散

洗方

蛇床子　砂仁壳　灵仙　苦参　菖蒲根　胆矾

◎ 顾左

囊痈溃破，肿硬不化，苔白，寒热间作。症重，防皮脱子溃。

生地　赤芍　丹皮　苡仁　连翘　归尾　赤苓　栀子　冬藤

天水散三钱，加琥珀二分，重研和服

◎ 张左

素本嗜酒，酿生肝肾湿热，下注囊部，漫肿坠痛，苔腻，脉沉。已经多日，望应手消化，不溃为妙。

醋炒柴胡　青木香　炒茴香　川楝子　苡仁　琥珀

天水散　蜜炙升麻　木防已　青橘核　赤苓　葱管

◎ 本有疝气旧恙，近因湿热归囊，睾左子坠痛，业已半月。苔厚腻，脉沉细，延防溃破致变。

补中益气加青木香、两头尖。

◎ 李左

气疝多日，睾丸偏左肿大，两腿筋络时痛，苔白，脉细。气体虚弱，延防有虚损之虞，补中益气汤治之。

外，济生橘核丸、补中益气丸拌匀，每早用黑料豆、淡盐水煮汁送服。

◎ 管左

内疝年余，或轻或重，少腹块硬作痛，延防内攻要紧。

川楝　茴香　橼核　吴萸　海藻　两头尖　元胡　橘核　荔核　昆布　韭白汁

◎ 朱左

下疳已经一月，破烂不堪，症重，防毒内攻要紧。

银柴胡　归尾　丹皮　胡连　毛珀　灯心　鲜芦荟　赤芍　连翘　木通　草梢

二诊

下疳破烂不堪，谨防延久生变。

银柴胡　胡连　栀子　胆草　草梢　鲜芦荟　丹皮　木通　制军　淡竹叶

三诊

下疳未愈，毒火上攻，咽关作痛，腿夹生核。症已多日，延防破烂。

玄参　生地　豆根　银花　花粉　青果　麦冬　遗粮　乌扇　连翘　鲜钗石斛

◎ 王左

感邪夹湿二十天，玉茎破烂浸水，症重，防黡致变。

萆薢　胆草　黄芩　碧玉散　丹皮　淡竹叶　苡仁　生地　连翘　黑山栀　制军　莲子心

◎ 乔左

湿热下注，玉茎红肿塌皮，症重，谨防内攻致变。

防己　连翘　猪苓　碧玉散　冬藤　苡仁　赤苓　泽泻　丹皮　莲子心

◎ 邵左

火伤玉茎肿痛，谨防火毒内攻要紧。

银花　丹皮　赤芍　草梢　滑石　绿豆　连翘　制军　黄芩　花粉　灯心

◎ 孙左

初诊

下淋六七天，小溲作勒，睾丸作坠，症重防癃闭要紧。

萆薢　菖蒲　泽泻　升麻　茴香　盘龙草　益智　赤苓　乌药　柴胡　车前子

二诊

心热移于小肠，湿邪不化，小便淋沥作痛，法宜通利。

萆薢　菖蒲　车前　瞿麦　碧玉散　十三制军　智仁　寄奴　萹蓄　木通　灯心

◎ 血淋，小便瘀块，大便脱肛，气体日渐虚弱，饮食日渐减少，苔腻，脉细。清浊混淆，症难收功，姑拟一方，能于转机，再图前进。

犀角镑　赤芍　参三七　茜草　栀子　藕节　粉丹皮　生地　制军　小蓟　血余炭

◎ 李左

心火移于小肠，暑湿蕴于大肠，血淋成块，小便勒痛，大便带血，两尺脉数。症重，防癃闭要紧。

小蓟饮子加血余炭、地榆、槐米、藕汁一杯、毛珀二分。

◎ 孙左

咳嗽在先，继以下痢红白，小便淋沥作痛，溲出红白。此系肺与大肠表里并病，牵连小肠，苔腻脉细，延防怯变。

紫菀　丝瓜络　黄芩　白芍　血余炭　琥珀　天水散

杏仁　冬葵子　赤芍　小蓟　地榆炭　红白茶　豆花[①]

◎ 心热移于小肠，湿浊不化，从精窍而出，精窍原根于心。书云：心火一动，相火随之，相火一动，十二经络之火皆从之。法宜先泻心火，心火降，不治浊而浊自止矣。刘寄奴散合五心饮，另有丸方。

元参心　连翘心　丹皮　刘寄奴　炒白术　淡竹叶

麦冬心　碧玉散　木通　车前子　海金沙

外用

虎杖汤：麝香五厘、土牛膝根一两，捣汁和麝香温服。

◎ 淋浊日久，气体渐虚，自汗常出，下部坠痛，小溲不畅，连及臀部筋络作痛，苔腻，脉细。症势重，要延防正不胜邪。

蜜炙升麻　川萆薢　炙黄芪　车前子　知母　莲子心廿粒

水炒柴胡　炒白术　忍冬藤　琥珀　天水散　黄柏

熏方熥腰

大黄　生柏叶　葱皮一握　冬藤　艾叶一两　马齿苋一握

共熬水熏洗患处。

◎ **常左**

初诊

先浊后淋名曰“膏”，小便不畅勒痛，日轻夜重，此系少阴厥阴并病，延防癃闭。

刘寄奴　炒白术　京菖蒲　苦杏仁　路路通　朱染灯心

车前子　川萆薢　紫菀茸　甘草梢　琥珀

二诊

淋浊不分，小便不畅，症防癃闭腹胀等变。

川萆薢　台乌药　海金沙　萹蓄　木通　京菖蒲　车前子　碧玉散　瞿麦　盘龙草

◎ 膏淋带血，已经月余。小溲不畅，咳嗽身热，苔腻，脉细，症防癃闭要紧。

刘寄奴　炒术　寒水石　海金沙　毛珀　陈麦秸　车前子　滑石　石膏　川萆薢　路路通

◉ 后阴部

◎ 夏幼

肛门后塌皮破烂，时出寸白虫，症已多日，延防成漏。

槐花　菊花　鲜皮　胡黄连　黑山栀　银花　苦参　连翘　川楝皮　樗根白皮

① 红白茶豆花：即紫红色、白色的扁豆花。

洗方

百部根　菖蒲根　明矾　川楝　槐花　苦参

熬水洗患处。

◎ **范左**

气虚脱肛，加以疟后虚而又虚，清气下降，用东垣先生法治之。

补中益气汤。

◎ 内痔两月余，延防成漏。

槐花　菊花　生苡仁　赤芍　连翘　银花　生地榆　生槐米　丹皮　木耳

◎ **车右**

初诊

内痔两月余，延防成漏。

槐花　菊花　丹皮　生地榆　木耳　银花　赤芍　连翘　生苡仁

二诊

内痔内溃。

生地榆　生苡仁　黄芩　丹皮　制军　生槐米　黄柏　黄连　栀子　木耳

◎ 大肠湿热下注，肛门生痔，谨防溃破生管成漏。

槐花　菊花　元明粉一钱半　生地榆　苡仁米　银花　黄芩　生大黄三钱　生柏叶　木耳

洗方

五倍子　皮硝　瓦松　甘草　大黄　槐花

◎ **何左**

由小肠湿热移于大肠，痔漏肿痛，症重，防延溃致变。

生槐米　黄芩　黄连另煎　生大黄　木耳　生地榆　黄柏　元明粉　黑山栀

◎ **王左**

初诊

悬痈十余天，漫肿坚硬作痛，势难消化，溃防不敛，成海底漏为患，慎之。

大生地　黄柏　赤芍　冬藤　山栀　路路通　知母　归尾　丹皮　萆薢　天水散　盘龙草

二诊

悬痈溃后，据云换方。

党参　白术　白芍　冬藤　甘草节　黄芪　当归身　生地　花粉　小红枣

◎ 肛门痈，溃后破烂不堪，日久，防生管成漏要紧。

党参　白术　熟地　槐花　甘草　八宝丹　上黄芪

归身　白芍　冬藤　象牙屑五分，熬水煎药

◎ 陈左

偷粪鼠，红肿作痛，用消化法治之。

槐花　菊花　赤芍　黄芩　连翘　银花　归尾　丹皮　制军　木耳一钱

◎ 黄左

初诊

偷粪鼠，漫肿作痛，治以消化，应手为佳。

秦艽　防己　赤芍　赤苓　泽泻　木耳　独活　归尾　丹参　猪苓　生槐米

二诊

偷粪鼠，表热虽退，势难消化，溃防成漏。

生槐米　条黄芩　丹皮　大黄　甘草　生地榆　赤芍　木通　芒硝　木耳

◉ 股部

◎ 包左

横痃疽，结核肿痛，治以消化。

柴胡　苏梗　元明粉　当归　香附　荷梗　藿梗　酒炒箱黄　黑山栀　川芎　葱管

◎ 李左

初诊

横痃疽症，漫肿坚硬，势难消化，用升清降浊法治之。

补中益气加青木香、干荷梗、葱管。

二诊

横痃疽症，服药渐松，仍用原法进步。

党参　炒术　柴胡炒　乳香　冬藤　炙芪　炙升麻　归身　没药　荷梗

◎ 横痃疽，肿硬不化，用阳和法治之。

阳和汤加陈皮、青木香。

◎ 王左

初诊

腿夹左右结核，致成鱼口便毒，漫肿坚硬，势难消化，溃防不敛要紧。

党参　白术　陈皮　升麻　木香　炙黄芪　归身　炙草　柴胡　两头尖

二诊

鱼口便毒，左右均溃，肿势中虽消，根盘未化，仍望应手不糜烂为佳。

党参　炙草　川芎　冬藤　赤芍　红枣　黄芪　当归　丹参　花粉　藏珀

◎ 洛左

鱼口便毒，左右核硬，症重，防溃烂致变。

苏梗　白术　香橼核　归尾　丹皮　荷梗　厚朴　青橘核　荔枝核　赤芍　葱管

◎ **骆左**

鱼口便毒，核硬不化，气虚清浊混淆，延防正不胜邪致变。

党参　白术　升麻　炙草　青木香　黄芪　当归　银柴胡　川楝　红枣

◎ **朱左**

便毒溃后，多日未收，气体虚弱，延防成漏致变。

补中益气加冬藤、象牙屑五分。

◎ **解左**

两腿夹结核，漫肿作痛，苔白，寒热，消化为宜。

秦艽　防风　乌药　青橘核　荔枝核　干荷梗　独活　前胡　木香　香橼核　青葱管

◎ 右腿伤筋，筋屈不能伸，左胯红肿，防再起流注致变。

首乌　川芎　天麻　藏红花　续断　川牛膝　当归　羌活　木瓜　菟丝子　伸筋草

◎ **丁小**

湿痰起于左胯，漫肿酸痛，治宜消化，谨防再起。

苏梗　广皮　藿香　槟榔　青皮　厚朴　半夏　赤苓　木香　荷梗

◎ **孙右**

附骨疽症，已经多日，不消不溃，苔腻，脉细，症防延久内滃[①]。

二妙地黄加牛膝、松节、寄生、五加皮。

外，阳和丸。

◎ 咬骨疽，漫肿作痛，苔白，寒热，治以消化。

苏梗　广皮　当归　香附　荷梗　厚朴　青皮　川芎　赤苓

◎ **徐女**

初诊

咬骨疽，漫肿作痛，苔白，寒热，治以消化。

苏梗　青皮　川芎　橘皮福　荷梗　厚朴　当归　香附　赤苓

二诊

咬骨疽，漫肿作痛，寒热似疟，症重，防延绵生变。

柴胡　青皮　陈皮　厚朴　香附　黄芩　法夏　赤苓　枳壳　荷梗

三诊

咬骨疽，肿势稍退，疟邪未明，仍用原法加减。

---

① 滃：淮安方言词，表示侵彻。

柴胡　法夏　六曲　焦楂　生姜　黄芩　青皮　枳壳　赤苓

◎ 寒湿凝结，漫肿作痛，筋屈难伸。此咬骨疽派也，谨防酿脓为患。

独活寄生汤加藏红花、荷筋、五行散、芙蓉散敷。

◎ **曹左**

股阴疽，作重六天，漫肿酸痛，皮色如常。苔白，寒热，脉沉，用阳和法治之。

阳和汤加归、芎、橘络、牛膝、荷梗。

◎ **杨左**

臀部生痈，红肿作痛，势难消化，谨防溃靥致变。

归尾　丹皮　花粉　远志　贝母　赤芍　冬藤　草节　连翘　皂角刺

◎ **李男**

环跳疽，漫肿酸痛，皮色如常。此属阴象，以阳和法治之。

熟地　川芎　甘草　麻黄　橘络　当归　干姜　官桂　芥子　鹿角霜

◎ **乔童**

初诊

环跳疽症，已经月余，漫肿酸痛，皮色如常，用阳和法治之。

阳和汤加当归、川芎。

二诊

环跳疽，服阳和法，肿痛渐松，仍望消化，不酿脓为佳。

当归　白芷　法夏　元胡　青皮络　油松节三钱　川芎　芥子　广皮　青木香　鹿角霜

◎ 伏兔疽症，已经半月，漫肿酸痛，皮色如常，苔白，脉沉。症重，延防溃烂致变。

阳和汤加福橘皮、川牛膝。

◎ **郑男**

伏兔疽，漫肿酸痛，治以消化。

秦艽　桂枝　川芎　橘络　细辛　独活　当归　木瓜　蚕沙　牛膝

◉ 膝胫部

◎ 鹤膝风，已经半月余，人小，症防延绵。

独活寄生汤加油松节。

◎ **王右**

初诊

鹤膝风，漫肿酸痛，加以产后百脉空虚，谨防溃脓致变。

首乌　川芎　天麻　橘络　蚕沙　油松节　当归　羌活　木瓜　红花　牛膝

熥方

艾叶一两 桂枝一钱 独活五钱 当归三钱 丁香一钱 葱皮一握

上药共处，加小麦麸一合炒透，酒醋烹，布包熨患处。

二诊

加川芎、防风。

三诊

鹤膝风，服药渐松，仍用昨法进步。

首乌 川芎 橘络 续断 海桐皮 油松节 当归 红花 羌活 川膝 五加皮 垂桑枝

四诊

鹤膝风症，症势渐松，仍望应手不反复为佳。

炙芪 防风 当归 红花 海桐皮 松节 炒术 首乌 木瓜 牛膝 晚蚕沙 鹿角霜

◎ **于左**

初诊

膝眼风症，相近一月，漫肿酸痛，皮色如常，举动不便，苔腻脉细。症防连绵，内外窜溃，致变要紧。

秦艽 桂枝 川芎 桑寄生 广橘络 油松节 独活 当归 细辛 晚蚕沙 川牛膝

熨方

艾叶 当归 桂枝 生香附 独活 葱皮

上药共处，加小麦麸一合炒透，酒醋烹，布包，熨患处。

二诊

膝眼风症，服药后汗仅中上二焦，患处毫无，苔腻，脉细。形势较昨稍松，仍用原法进步，望应手不穿溃为佳。

当归 木瓜 红花 秦艽 橘络 松节 川芎 灵仙 细辛 蚕沙 牛膝

◎ **袁左**

左委中结核作痛，谨防酿脓为患。

柴胡 川芎 蚕沙 广皮 半夏 当归 橘络 仙藤 赤苓 牛膝

◎ **张老**

委中毒，漫肿作痛，症防凝结，酿脓为患。

苍术 苡仁 川芎 防己 青皮络 桑枝 黄柏 当归 木瓜 橘络 松节 荷叶筋

◉ 足部

◎ 两足色黑，青紫，此脱疽症也。望应手速退为佳，应防落趾糜烂等变。

银花 山栀 赤芍 板蓝根三钱 黄芩 淡竹叶三钱

连翘 归尾 丹皮 紫地丁三钱 明雄末五分和入

◎ **朱左**

左踝疽，漫肿酸痛，症防窜溃致变。

苍术　苏梗　木香　蚕沙　牛膝　附片　槟榔　腹皮　续断　松节

◎ 风热内蕴，由牙龈肿痛下窜右足面，症重，防成足发。

桑叶　蒺藜　赤芍　赤苓　福橘皮　菊花　归尾　丹皮　防己

◉ 发无定处

◎ **王女**

湿痰窜痛，苔白，寒热，症重，防再起延溃致变。

苏梗　广皮　乌药　青皮络　宣木瓜　荷筋　厚朴　法夏　元胡　藏红花　桑枝

◎ **张左**

四足风来派，近因感寒，引动湿热，寒热抖颤，苔白，脉浮，症重，防内陷喘变。

秦艽　桂枝　防风　广橘络　宣木瓜　嫩桑枝　独活　赤苓　苡仁　天仙藤　藏红花

◎ **徐左**

初诊

历节风症。

首乌　川芎　天麻　天仙藤　藏红花　伸筋草　当归　羌活　木瓜　广橘络　油松节

二诊

历节风症多日，时好时歹，症属绵缠，难以奏效。

秦艽　桂枝　川芎　续断　海桐皮　嫩桑枝　独活　当归　木瓜　蚕沙　油松节

熨方

艾叶　当归　丁香　桂枝　独活　葱皮

上药共处，加小麦麸一合炒透，酒醋烹，布包，熨患处。

◎ **朱男**

初诊

左膝两踝漫肿酸痛，此历节风症，谨防延绵生变。

独活寄生汤加油松节、藏红花。

二诊

历节风症，服药渐松，仍希应手不生枝叶乃佳。

制首乌　川芎　独活　藏红花　橘络　牛膝　全当归　寄生

续断　海桐皮　松节五钱，熬水　五行散葱汁，黄酒，醋

◎ **朱男**

大麻风症，业已成形，如再失治，必有落眉脱发肤烂等变，慎之！

首乌　川芎　天麻　藏红花　苍耳子　当归　羌活　蚕沙　制全蝎　紫浮萍

◎ 紫癜风。

生地　栀子　赤芍　紫地丁　胡麻　丹皮　归尾　连翘　苍耳子　浮萍

◎ **邱女**

痦瘤周身，起片作痒，症防内攻。

荆芥　防风　楂肉　葛根　通草　独活　牛蒡　蝉衣　桔梗　浮萍

◎ 漆疮周身，起颗作痒，塌皮浸水，谨防内攻致变。

除湿胃苓加丹皮、栀子、木通、六一散、藿香、杉木皮。

◎ **靳男**

湿疮，起颗作痒塌皮，防受风肤肿喘变。

银花　连翘　栀子　苦参　鲜皮　蝉衣　黄连　黄芩　黄柏　淡竹叶

◎ **杨小**

浸淫疮症，延漫不寒，防肤肿喘变。

银花　栀子　菊花　川连　黄芩　连翘　桑叶　蝉衣　川柏　淡竹叶

◎ **施女**

浸淫疮症，起颗浸水，延蔓成片，治宜祛风清热渗湿法。

银花　桑叶　苦参　苡仁　制军　连翘　蒺藜　鲜皮　黄芩　淡竹叶

◎ **乐幼**

浸淫疮，起颗浸水，怕惹风肤肿、攻喘等弊。

桑叶　蒺藜　连翘　丹皮　制军　菊花　鲜皮　蝉衣　紫草　芦根

◎ **宋幼**

浸淫疮，本非大恙，若受风邪，肤肿喘陷，宜慎防之。

银花　栀子　云苓　苡仁　冬瓜仁　莲子心十五粒　连翘　炒白术　山药　丹皮　地肤子

◎ 血风疮症。

生地　紫草　鲜皮　黄芩　川柏　淡竹叶　丹皮　苦参　蝉衣　胡连　芜荑

◎ **马男**

脾土虚弱，疮患日甚，谨防喘变。

炙芪　青防　黄芩　冬藤　苡仁米　炒术　川连　丹皮　冬瓜仁　小红枣

◎ **周右**

疮患月余，脾土渐虚，防受风肤肿及归内等变。

土炒白术　怀山药　苡仁　丹皮　连翘　云茯苓　冬藤　川连　紫草　红枣

◎ 外患多日，酿脓未透，法宜补托。

党参　白术　当归　炙草　川芎　杜仲　黄芪　熟地　白芍　云苓　肉桂　红枣

◎ **杨小**

下痢后脾土虚弱，暑湿内蕴，致成天疱疮症。塌皮潮烂，加以疡疖混集，人小症重，谨防内陷搐喘等变。

土炒冬术　云茯苓　怀山药　益元散　冬瓜仁

广皮白　忍冬藤　川黄连　连翘壳　小红枣

◎ **高右**

火丹疮，生于右小腹，起疱，筋络窜痛，延及周身，症重，防攻生变。

用龙胆泻肝汤全剂。

◎ **王右**

火丹疮，症由左乳房窜及背部，症防内攻致变。

生地　栀子　胆草　赤苓　连翘　鲜竹叶十片　丹皮　制军　银花　泽泻　琥珀天水散和

◎ **张右**

缠腰火丹虽愈，余毒未尽，遂致腰部左侧微肿作痛，苔白，脉沉，延防成疽。

苍术　厚朴　陈皮　赤苓　猪苓　泽泻　丹皮　栀子　藿梗　葱管　荷梗

◎ **郑女**

湿热丹毒，左小腿红肿，治以消化。

苍术　苡仁　赤芍　紫地丁　冬瓜皮　黄柏　归尾　丹皮　忍冬藤　川牛膝

◎ 赤游丹毒，由上至下，人小，谨防内攻致变。

银花　栀子　川连　十三制军　淡竹叶　连翘　木通　丹皮　益元散

◎ **蒋左**

结毒溃烂，已经多日，症防内攻致变。

玄武板酥炙，朱拌　遗粮　丹皮　淡黄芩　木瓜

绿豆壳　石决明醋煅，朱拌　胡连　山栀　冬藤　苡仁

◎ **芮左**

湿毒凝结，窜入筋络，左腿弯弯上窜溃，屈伸不便，症属缠绵。

元武板　仙遗粮　川芎　橘络　仙藤　石决明　当归　木瓜　红花　桑枝

◎ 枯筋箭，时出血，症防血涌、暴脱致变。

柴胡　白芍　当归　栀子　苦丁茶　黄芩　白术　甘草　丹皮　薄荷

汤烫[①]

银花　栀子　制军　黄芩　绿豆　连翘　丹皮　川连　苡仁

---

① 汤烫：即煎水外洗。

◎ 张左

翻花疮，业已三年，日渐其重，时流臭水。症属缠绵，拟方缓图可也。

党参　炒术　贝母　冬藤　云苓　淡竹叶　炙芪　归身　花粉　黄连　山栀

◉ 杂病部

◎ 秦小

破伤风后，余氛未尽，手脚时而乱动，周身作痒，延防化痫。

桑叶　蒺藜　白附子　蝉衣　地肤子　菊花　天麻　嫩钩藤　玉金　荷梗

◎ 李左

破后惹风，风窜筋络，周身皮肤时若虫行。症势非轻，延防疠风为患。

豨莶　蒺藜　蚕沙　蝉衣　胡麻　藏红花　苍耳　天麻　防风　独活　浮萍

◎ 破后惹风，谨防痉厥致变。

羌活　白芷　白附子　川芎　桑沥汁[1]一茶匙冲入　防风　明麻　全当归　制全蝎　制南星

◎ 居左

破后惹风，引动湿热，周身窜痛，加以湿痰之处漫肿坚硬，舌边红，口干。症重，延防痉厥等变。

防己　冬瓜仁炒　芥子八分　蚕沙　红花　荷筋

苡仁生　法夏　秦艽　橘络　桑枝嫩，熬水

◎ 因牛角触落右睾丸一子，虽生肌未敛，四围作痒。此系风毒窜皮，谨防传经致变。

炙芪　青防　当归　冬藤　炙甘草　炒术　丹参　川芎　蝉衣　红枣

◉ 有方无案两则

◎ 王左

制蜈蚣　白僵蚕　生大黄　仙遗粮　淡竹叶　制全蝎　元明粉　生石膏　金银花

◎ 刘右

治宜清热化毒法。

银花　生地　川连　仙遗粮　十三制军　绿豆　连翘　鲜皮　丹皮　鲜钗　石斛　黑山栀

① 桑沥汁：又名“桑油”。桑枝烧灼后，沥出的液体呈淡黄色黏稠状，功能祛风止痉。

淮安应氏痘疹幼科全书

原著　民国·应金台　应春台
点校　王露凝　范茜茜

校记

《淮安应氏痘疹幼科全书》一册，不分卷，系山阳医派名家应金台、应春台之幼科医案集。应金台(1873—1930年)，淮安人，施医以大方脉著称，尤精治湿温病。民国初期知名度极高，常被美国教会医院邀请会诊，常赴扬州、海州(今属连云港)等地出诊。应氏世居淮安城内小鱼市口东街，与上坂街水洞巷刘氏世医渊源颇深。应金台师从刘小泉，而后又教授刘小泉之侄刘树农及应春台、宋坦如、应茀庭(应金台之子)、周肃襄、韩玉甫等。

该书内容包含惊风、锁口风、虚风内动、慢惊、疳疾、眼疳、口糜、虫积、儿疝、鸡痫、天疱疮、胎毒、喉痈、时疫喉痧、牛痘后、风湿颗点、痧麻疹、疹毒攻肺、痨痘、逆痘、天花共二十一个病种，其中天花篇幅最多，约占总篇幅的一半。且天花病案多为连续诊案，疾病进展转归情况朗若列眉。

该书成书年代不详，内容跨度较大，且多处残损。有明确时间的医案分别为光绪十三年(1887年)腊月廿五，以及一个“壬戌年”的应春台诊案。据其师生关系与活跃时间来看，此壬戌年应是光绪之后的1922年，即该书内容的时间跨度至少35年。此外，书衣题有“淮安应氏痘疹内科全书”“民国三十八年”以及抄藏者“李相国”署名，可知该书或抄成于民国三十八年(1949年)前后。该书或为李氏抄录应氏数位医家的儿科医案集。其卷端题有“养气室医案”，此当应氏医室名。又开篇有“儿童痘疹门”，笔者推断该书当是应氏世医《养气室医案》中有关小儿及痘疹部分的节录。应氏完整的《养气室医案》今已不见，偶得此吉光片羽，藏私无益，理当公诸同道。

该书今存民国抄本一册，为私人藏书，今即据此点校。水平所限，错漏难免，请诸方家，候高明正。

养气室医案

儿童痘疹门

◉ 惊风

◎ 恙由去秋惊风后，四肢不能持物，不时跌仆，久久，防成痼疾。

归须二钱　制南星八分　小刀夏一钱半　防风一钱半　炒栀子一钱半　赤芍一钱半

嫩钩藤一钱半　白附子八分　桑叶二钱　干竹茹一钱　明天麻煨八分　消橘红一钱半

云白神三钱　丹皮一钱半　石决明三钱　煅浮石三钱　生甘草五分　广全蝎去毒，一个

◎ 惊风夹闭，时轻时重，延绵廿余天，防痉闭不回。

霜桑叶二钱　黄郁金咀，二钱　嫩钩藤一钱半　荷筋三钱　明天麻煨八分　赤茯苓三钱

石决明三钱　全蝎去毒，二个　白蒺藜去刺，三钱　消橘红一钱　法半夏一钱半

◎ 暑感惊风七天，身热咳嗽，湿痰流注数处，目泛上视，肢动口札，呕泻兼作，防肢冷痉闭。

薄荷尖一钱　煨天麻一钱　黄芩一钱半　泽泻一钱半　炒桑叶三钱

嫩勾藤一钱半　黄郁金一钱半　益元散三钱　车前子三钱　白蒺藜三钱

苦杏仁二钱　连翘一钱半　消橘红一钱半　赤芍一钱半　荷筋二钱

另，冲和膏三钱，鸡子清敷。

◎ 惊吓跌仆，肝胆不宁化风，口㖞，语言不出，右肢不遂，今第三天，防闭厥喘变。

桑叶三钱　粉丹皮一钱半　枳壳一钱半　消橘红一钱半　嫩钩藤二钱

天麻一钱　黑山栀一钱半　竹茹一钱　法半夏一钱半　广全蝎去钩，二个

白天虫去丝炒，二钱　京菖蒲四分　石决明三钱　台乌药咀，一钱半

二诊

服前药，右肢较遂，语言能出，当仿原意进步。

桑叶一钱半　山栀一钱半　钩藤二钱　姜半夏一钱半　杭菊去蒂，一钱

乌药一钱半　消橘红一钱半　干竹茹一钱　丹皮一钱半

白天虫二钱　京菖蒲五分　石决明三钱　荷叶一角

◎ 肝木本旺，生痰，痰化火，火生风，发痉不时举发，法宜化痰平肝。

炒桑叶一钱半　炒贝母一钱半　制南星八分　甘蔗一段　甘菊炭去蒂，一钱半

福橘红一钱　生甘草五分　白蒺藜去刺，三钱　金石斛一钱半　大荸荠洗，二个

◉ 锁口风

◎ 锁口风不得开张，今第七天，咽痛脉滑，热痰涎壅遏，防喘。

薄荷一钱半　天麻煨，一钱　枳壳一钱半　防风一钱半　消橘红一钱半　杏仁研，二钱

牛子炒，三钱　土牛膝二钱　石膏三钱，布包　升麻五分　赤芍一钱半　姜蚕去丝炒，一钱半

白芷一钱半　赤苓三钱　甘菊炒，一钱半　干竹茹一钱　全蝎去钩，二个　荷叶一角

◎ 锁口风十一天，服前药开张稍宽，目眩头昏，咽肿风热，痰涎尚重，应治无弊乃佳。

薄荷一钱半　升麻五分　全蝎二个　菊花一钱半　怀牛膝二钱

杏仁二钱　石膏布包，三钱　竹茹一钱　赤芍一钱半　生甘草五分

白芷一钱　僵蚕二钱　枳壳炒，一钱半　牛子三钱　荷边三钱

◉ 虚风内动内传附

◎ 复感夹惊，身热，暂以疏解，否防搐闭。

薄荷一钱半　杏仁研，二钱　牛子三钱　郁金一钱半　通草五分　六一散三钱，布包　荷蒂二个

二诊

复感得汗而退，肢时颤动，乃病后体虚未原，防闭喘。

白芍二钱　云苓三钱　蒺藜去刺，三钱　钩藤二钱

炙草五分　橘红一钱半　麦芽炒，三钱　荷筋三钱

三诊

复表后虚风鼓动，肢颤目泛，内传之派，上气云弊，切慎。

桑叶二钱　蒺藜去刺，三钱　茯神三钱　白芍二钱　阿胶珠二钱

橘红一钱半　法半夏一钱半　全虫二个　毛珀二分，研冲

四诊

复病后虚热内扰，肢动时剧时平，人小恐难抵敌。

条沙参二钱　橘红二两　赤苓三钱　赤白芍二两二钱

蒺藜去刺，鸡子油炒，三钱　粉甘草五分　冬瓜子三钱

五诊

育阴潜阳，冀其风平，惊动止耳。

白芍三钱　阿胶珠三钱　左牡蛎蛤粉炒，五钱，先煎

淡菜去沙，三钱　茯神三钱　蒺藜去刺，鸡子油炒，三钱

六诊

加龟板三钱。

七诊

人事稍明，肢蠕未平，汗多形羸，梓幼难任。

八诊

加煅龙齿三钱。

九诊

连进大定风珠，动平窍开，仍当慎调。

牡蛎五钱　白芍土炒，三钱　鸡子黄冲入，一个　龟板三钱

阿胶珠三钱　鳖甲炙，三钱　青龙齿三钱

◎ **初诊**

风寒乳内伏，抽搐二次，速止为要，人小防再搐。

苏梗一钱半　桔梗二两　全蝎去钩，二个　毛珀二分，冲入　杏仁二钱　蒺藜去刺，三钱

天麻煨二钱　荷筋醋炒　蝉蜕去足，五分　郁金咀，一钱　楂肉打，三钱

二诊

风寒夹乳未清，奈本素肝旺脾弱，抽搐未止，乃阴不潜阳，暂拟加减定风珠治之。

牡蛎五钱　茯神三钱　煅龙齿三钱　法半夏二两　龟板三钱

枣仁三钱　阿胶鸡子油炒，三钱　鳖甲三钱　白芍二钱　广皮一钱半

三诊

昨进潜阳定风之剂，病仍未退，仍宗前治加减。

太子参二钱　白芍二钱　橘红一钱半　阿胶三钱　茯神三钱　枣仁三钱

半夏一钱半　鸡子黄一个，冲入　木瓜二钱　沙苑子三钱　青龙齿二钱

四诊

素本禀赋不足，木无所养，抽搐不止，形色不变，声嘶，症乃虚惊也。惟宜补火生土以运中阳，培水涵木以安刚脏，立苏汤治之。

党参二钱　米炒归身二钱　山萸肉二钱　破故纸二钱　胡桃仁二钱

炙黄芪二钱　土炒白芍二钱　沙苑子三钱　油肉桂三分

土炒白术一钱　水炒甘草五分　大熟地三分　制附片八分

◎ 肝风肢动，每于夜重，今第四天，本有虫积腹痛，势防大搐闭喘。

苏梗一钱半　钩藤二钱　石决明二钱　消橘红一钱半　僵蚕二钱　天麻一钱

全蝎二个　枳实一钱　赤苓三钱　青皮络一钱半　蒺藜三钱　郁金一钱

竹茹一钱　半夏一钱半　防风一钱半　归须一钱半　赤芍一钱半　丹皮一钱半

◎ 由感化温十二天，身热不一，咳嗽气粗，弄舌头勾，舌腻纹暗，啼哭不扬。内传之派，防搐闭大喘。

桑叶二钱　钩藤二钱　僵蚕二钱　黄芩炒，一钱　丝瓜络一钱　天麻一钱

石决明三钱　甘草五分　甘菊去蒂炒，一钱半　荷筋三钱　杏仁研，二钱
全蝎二个　制南星八分　橘红一钱半　回春丸去壳，一颗，和入

◎ **初诊**

春感三天，身热有惊，舌腻纹暗，口干恶心，涕泪俱少，肤现瘢迹。防搐喘、疹痘、喉破之变。

薄荷一钱半　牛子炒，三钱　前胡一钱　青陈皮各一钱　通草五分　杏仁研，二钱
桔梗一钱半　楂肉三钱　嫩钩藤二钱　蒺藜去刺，三钱　枳壳一钱半　蝉衣五分　赤芍一钱半

二诊

春感四天，肤现瘢迹，身热，舌黄头勾，口干腹膨，便解不彻，涕泪俱少，挫齿弄舌，肢动。内传之派，防搐闭喘。

薄荷一钱半　牛子炒，三钱　丹皮一钱半　天水散三钱，布包　紫血丹三分，和入　杏仁研，二钱
郁金咀，一钱　栀子一钱半　紫花地三钱　赤芍一钱　桑叶二钱　黄芩一钱半　忍冬藤二钱

◎ **初诊**

感邪七天，身热不一，舌腻纹暗，涕泪少有，腹膨胀大。内传来派，防搐喘。

紫菀一钱　赤苓三钱　黄郁金一钱半　大腹皮一钱半　杏仁研，二钱　广皮一钱半
枳壳炒，一钱半　青皮络一钱半　通草五分　蒺藜去刺，三钱　楂肉打碎，三钱　荷梗三钱

◉ 慢惊

◎ 肝强土弱，时有惊乍，掠舌纹青，内慢之渐，刻值木旺，谨防搐闭。

西党参二钱　炙甘草五分　白蒺藜三钱　黄芪皮二钱　云茯苓三钱　土炒白芍一钱半
枣仁炒，二钱　煨姜一片　於术一钱　归身二钱　青小草一钱　红枣一个

二诊

前案已经载明，此症最属缠要，急切难图。

真潞参三钱　野於术一钱　归身二钱　枣仁炒，三钱　红枣二个　黄芪皮三钱
炙甘草五分　阿胶三钱　远志一钱　云茯苓三钱　炒白芍三钱　蒺藜三钱　煨姜一片

三诊

内慢已着，襁褓十月，势恐难挽，仍防大搐闭喘，拟以原方出入，以观进退。

潞党参三钱　甘草炙，五分　沙苑子三钱　附片六分　云茯苓三钱　干地黄二钱
广皮一钱半　姜一片　枣二个　土炒白术一钱　牡蛎蛤粉炒，三钱　丁香二粒

四诊

案立前方。

潞党参三钱　甘草五分　归身二钱　沙苑子三钱　云茯苓三钱
阿胶三钱　杭芍三钱　广皮一钱半　野於术一钱半　蒺藜去刺，三钱

枣仁三钱　公丁香九粒　青小草二钱　蛤粉炒牡蛎三钱

五诊

太子参二钱　橘红一钱半　归身三钱　阿胶三钱　蛤粉炒牡蛎三钱

云茯苓三钱　半夏一钱半　杭芍三钱　枣仁三钱　生白术一钱半

炙甘草五分　蒺藜去刺，三钱　远志一钱

六诊

虚风已平，中土未振，内慢之恙，急切难图。

野於术一钱半　干地黄三钱　甘草水炒，五分　沙蒺藜三钱

茯苓神各三钱　土炒白芍三钱　冬瓜仁三钱　煨姜一片

七诊

内慢之质，复加外表身热，热极化风，抽搐一次，舌腻纹暗，正弱邪强，有防再搐闭喘。

姜梗一钱半　蒺藜去刺，三钱　橘红一钱半　荷筋三钱　杏仁三钱

全虫一个　通草五分　天麻一钱　赤苓三钱　薄荷一钱半

八诊

内慢惊是其本症，外感标病二日，身热汗少，惊动数次，口干纹暗，人小症重，防再搐闭喘。

芥穗一钱半　桔梗一钱半　蒺藜去刺，三钱　荷筋三钱　薄荷一钱半

橘红一钱半　全虫二个　牛子三钱　赤苓三钱　赤芍一钱半

九诊

内慢加以外表，表热渐平，风势未息，撩舌肢动，症险，仍防闭厥不回。

薄荷一钱半　赤芍一钱半　通草五分　正杏仁三钱　橘红一钱半

全虫二个　蒺藜去刺，三钱　郁金一钱　荷筋三钱

十诊

外表渐平，虚热化风，撩舌，舌薄欠津，仍治其本。

玄参二钱　白芍三钱　鸡子黄一枚，冲入　陈龟板三钱

蒺藜去刺，三钱　炒阿胶三钱　童便一杯，冲

十一诊

表热平之未尽，内风未息，小溲短少，暂拟通利小便，佐以息风为法。

赤芍一钱半　猪苓一钱　车前子二钱　通草五分　茯苓三钱　泽泻一钱　杏仁三钱　盘龙草三钱

十二诊

昨药后小溲虽行不多，大便未解，腹膨肢痉，慎防再搐。

泽泻一钱　赤芍一钱半　牛子炒，三钱　赤苓三钱　通草五分

猪苓一钱　蒺藜三钱　桔梗一钱半　杏仁二钱

十三诊

小便较多，大便亦解，肌热不靖，内风未息，势属纠缠。

赤芍一钱半　蒺藜去刺，三钱　赤苓三钱　通草五分

甘草五分　泽泻一钱　桔梗一钱半　荷梗三钱

十四诊

昨又肢动且颤，目泛燎舌，所谓“风为百病之长，善行而数变”，今仿“治风先治血，血行风自灭”之义，服观进退。

干地黄三钱　阿胶三钱　东海夫人[①]三钱　白芍三钱　泽泻一钱　麦冬一钱　茯神二钱

十五诊

风势稍定，当进一步。

原方加龟板三钱。

十六诊

案立前方。

白茯神　干地黄　车前子　鸡子黄　青小草[②]

阿胶珠　石决明　淡菜　杭白芍　泽泻　金石斛

十七诊

风动稍平，仍望应治。

条沙参　茯神　干地黄　蒺藜鸡子油炒　生於术　青小草

阿胶珠　杭白芍　肉桂炒　枣仁炒　左牡蛎

十八诊

加土炒术，去白芍。

十九诊

仍仿原意。

条沙参橘红四分，另煎冲　白芍土炒　远志　茯神　蒺藜鸡子油炒

土炒白术　干地黄　枣仁炒　牡蛎蛤粉炒

二十诊

原方加赤茯苓。

二十一诊

诸恙悉退，仍当慎调，以免滋蔓。

条沙参　赤苓　青小草　土炒杭芍　橘红

白蒺藜鸡子油炒　土炒白术　枣仁　生牡蛎蛤粉炒

---

① 东海夫人：即淡菜。

② 青小草：即远志。

二十二诊

清涤余氛。

茯神　土炒白芍　鸡子油炒蒺藜　枣仁炒　土炒白术　远志　蛤粉炒牡蛎

二十三诊

原方加阿胶珠。

◎ 周子禀赋薄弱，解㑊筋露，吐乳肢蠕，睡中惊动不宁，势成内慢，难以收功，最虑大搐闭喘。

归须　青龙齿　山萸肉　党参　蒺藜鸡子油炒　白芍　大熟地　焦白术　黄芪　生姜

茯神　上肉桂　水炒甘草　破故纸　胡桃仁　枣仁　附片　甘杞　阿胶珠　灶心土

◎ 初诊

时行吐乳，便青，延有疳慢之虞。

白胡椒五粒　炮姜五分　上肉桂五分　灶心土一两　公丁香五粒　秫秫米三钱

二诊

吐乳便青均减，仍仿原意进步。

太子参八分　白胡椒五粒　丁香五分　消橘红四分　上肉桂五分

秫秫米三钱　白茯苓三钱　炮姜五分　灶心土一两

◎ 初诊

慢惊，抽搐四次，谨防闭厥不回。

大熟地五钱　枣仁一钱半　肉桂五分　灶心土一两　条沙参一钱半

当归一钱半　萸肉三钱　生姜一片　甜冬术一钱半　丁香五分

黄芪皮一钱半　红枣二枚　炮姜八分　附片二分　五味子三分　胡桃仁三钱

◉ 疳疾

◎ 暑湿食伤脾，大便不调，形瘦口干，腹胀皮黄，舌薄脉弱，防成疳蛊肿之变。

土防风根　煨葛根　赤白芍　广皮　砂仁壳　土炒冬术　南苡仁　香谷芽

佩兰　头黄连酒炒　范志曲　乌梅炭　赤茯苓　煨木香　扁豆衣

◎ 胎疳，肌瘦肢凉，人小症险。

太子参　炙甘草　炮姜　白茯苓　广皮　佳白术　煨木香

◎ 病人渐成疳蛊，蒸热腹膨，筋露脐凸，作重两月有余，势属难治，姑用一方以尽人力。

青蒿梗　益元散　黄郁金　广藿梗　荷叶　大贝母　连皮苓

省头草　粉砂仁　淡黄芩　大腹皮　使君肉　生苡仁

◎ **初诊**

素本肝旺脾弱，时寒时热，腹膨筋露且有痞块，项核磊磊，咳嗽气粗，疳蛊之派，谨防绝谷大肿喘变。

青蒿梗　益元散　赤苓皮　金铃子　白豆皮　大贝母　生苡仁

大腹皮　新会皮　生姜皮　水炒枯芩　冬瓜仁　使君肉　省头草

二诊

服前药寒热似疟较平，项核块硬未除，皮黄形瘦，咳嗽气粗，势成疳蛊，防绝谷喘变。

川楝子　开口花椒　酒炒胡连　冬瓜皮　槟榔炭　使君仁　青蒿梗

生苡仁　干佩兰　黄芩　乌梅炭　大贝母　扁豆衣　新会皮　碧玉散

◎ 肝旺脾弱之质，近加湿郁不化，浊气在上，䐜胀胀大如臌，按之板硬，筋露脐凸，蒸热，形瘦皮黄，疳蛊之派，防肿喘吐蛔。

川楝皮　香附　使君肉　炒茅术　猪苓　干蟾皮　粉砂仁　茯苓块

川朴　广木香　延胡　鸡内金　草豆蔻　泽泻　省头草

◎ 病久渐成疳蛊蒸热，腹膨筋露作重两月有余，势属难治，姑用一方以尽人力。

土炒白芍　益元散　黄郁金　广藿梗　荷叶　大贝母　连皮苓

省头草　粉砂仁　淡黄芩　大腹皮　使君仁　生苡仁

◎ 胎疳，肌瘦，腹痛肢凉，人小，有惊防变，切慎。

太子参　炙甘草　炮姜　白茯苓　广皮　焦白术　煨木香

◎ 素本肝旺脾弱，肝气窜络，肢麻抽搐，数次连进化痰平肝之剂未效。书云：治风先治血之血行风自灭。

当归　白芍　枣仁炒　木瓜　橘红　骨乌藤　茯神　郁金　沙苑子

服此方五帖而愈。

◎ 疳慢已著，势属难治，姑用一方挽之。

杭白芍　牡蛎　干地黄　阿胶　淡菜　白茯神　龟板

炒枣仁　麦冬　青小草　鳖甲　白蒺藜　青龙齿

◎ **初诊**

伏邪月许，加以暑湿，虫滞伤脾，大便不调，形瘦口干，腹膨，蒸热无汗，二目有翳，视物不明，渐成肝经疳疾，延有肿胀绝谷之虞。

煨葛根八分　茯苓块三钱　扁豆衣四钱　开口花椒七粒　土炒白芍三钱

生苡仁三钱　东波叶一张　香谷芽荷叶包扎　土炒白术三钱　土炒泽泻二两

二诊

加减：去葛，加冬瓜仁三钱。

三诊

加减：去冬瓜子，加淡竹叶

四诊

日来目患蒸热均减，便溏亦转，时夹冻迹，腹膨舌薄，仍在疳慢之途。

米炒北沙参二钱　省头草二两　芡实米三钱　醋当归二钱　煨姜一片

白茯神三钱　土炒广皮一钱　土炒泽泻二两　土炒白芍二钱　秫秫米三钱

甜冬术二钱　益智仁煨，一钱　醋炒川芎三分　制茅术八分　黄沙土一两

另服鸡肝散。

五诊

连服前药，蒸热便溏均减，目亦能睁，仍望应手乃吉。

醋炒当归二钱　冬术一钱　煨益智仁一钱　醋炒川芎四分　土炒白芍二钱

北沙参三钱　干佩兰二两　茅术二两　茯苓块三钱　土炒广皮二两

芡实米一钱　炒泽泻二两　秫秫米三钱　黄沙土五钱

六诊

加太子参二两，去北沙参。

七诊

目翳渐褪，日昨复感身热，大解稀溏连次，腹膨舌皙，拟疏化。

苏小梗二两　香谷芽三钱　桔梗一钱　秫秫米三钱　广皮二两　生苡仁三钱

茅术一钱　荷叶一角　连皮苓三钱　扁豆衣三钱　川朴八分

八诊

原方前立。

肝旺脾弱，右关细软弦旺，足少阴不能养肝，时咳，耳聋，舌苦，刻现黄白兼腻，内伏暑湿，法以六味加减，佐以清化暑湿。

北沙参　扁豆衣　广皮白　炒玉竹　淮山药　冬瓜仁　生苡仁　锅底焦

◉ 眼疳

◎ **初诊**

眼疳已著，羞明不睁，饮食懒进，形瘦口干，寒热无汗，防绝谷。

米炒归身　酒炒头黄连　乌梅炭　土炒冬术　扁豆衣　土炒白芍　白茯苓
开口花椒　冬瓜仁　水炒甘草　生苡仁　土炒泽泻　生谷芽

二诊

案志昨章。

青蒿梗　土炒冬术　乌梅炭　扁豆衣　白茯苓　炒贝母　土炒白芍
川椒炭　生谷芽　米炒归身　头黄连　冬瓜仁　生苡仁

三诊

目能稍睁，食能稍增，寒热稍淡，口干稍平，诸恙既见稍退，再稍佐以鸡肝散，稍稍图治。

霜桑叶　乌扇片　淡竹叶　干枇杷叶　煨天麻　大贝母
生苡仁　金梅叶　连皮苓　黄郁金　新会皮

◎ 痘后失调，脾亏日久，烧热口干，肌瘦懒食，大便不调，目红羞明，症成眼疳，防失明。

炒桑叶　赤苓　蒙花　头黄连　甘菊炭　广皮
谷精珠　乌梅炭　沙苑子　贝母　生谷芽　陈老米

◎ 惊后气弱脾虚，腹膨胀大，眼患白膜遮睛，此肝经疳疾也。

北沙参　沙苑子　川木瓜　土炒白芍　怀山药　香谷芽　白茯苓　广月砂

◎ 太阴腹满，咎由脾失健运之常。经云：浊气在上，则生䐜胀。腹左有块，按之板硬，形瘦皮黄，脉弱，日晡蒸热，疳尽之渐，最虑增肿难疗。

枳实炒　於术二味同磨　延胡　使君肉　省头草　厚朴花　连皮苓
大腹皮　木猪苓　青蒿梗　金铃皮　新会皮　鸡内金　扁豆衣

二诊

蒸热腹胀均减，神情亦爽，仍依原意进步。

广木香　川楝皮　广皮　使君肉　内金　厚朴花　炒枳实
金铃皮　元胡　苡仁　砂仁花　於术二味同磨　槟榔片　青蒿梗

三诊

病延三月有奇，渐成疳蛊，腹胀筋露，睾丸偏坠于左，蒸热每于夜甚。瞬交夏令，湿土用事，虑增肿胀，拟抑木扶土化浊法图治。

白芍　连皮苓　大腹皮　元胡　姜皮　於术　新会皮
广木香　猪苓　枳实八个　厚朴花　金铃皮　扁豆衣

◎ 能食不为肌肤，形销，脉弦，身温不静，延绵三载，统系脾弱湿甚，食不正化所致。拟用建中法以万物资生于坤元也。

於术　苡仁　甘草　冬瓜仁　茯苓　土炒白芍　谷芽　秫秫米　新会皮　省头草　扁豆衣

二诊

药后诸恙未见进退。

土炒白芍　广皮　炒苡仁　冬瓜仁　生谷芽　炙甘草

土炒於术　赤白茯苓　省头草　扁豆衣　鸡内金　荷叶

◎ 恙由去冬痘后余毒留于阳明经络，龈腐且秽，齿落形销，懒进饮食，势属牙疳，防肿甚绝谷。

玄参　贝母　丹皮　川莲　银花　赤芍　当归　石膏　连翘　甘草　升麻　细生地

◎ 牙疳多日，齿落一枚，秽味略淡，形瘦懒食，大便自解稀溏，仍防肿喘绝谷。

干地黄　川连　当归　甘草　太子参　石膏　赤芍　石决明　升麻　丹皮　淡竹叶　荷叶

◉ 口糜

◎ 疹回，身热不退，咳嗽气粗，咽肿口糜重甚，防成牙疳。

银花　炒栀子　黄芩　生石膏　白芦根　连翘　丹皮

滑石　川黄连　赤芍　牛子　人中黄　鲜枇杷叶

二诊

疹毒留于肺胃，口糜重甚，渐攻咽喉，破烂数处，身热，咳嗽气粗，种种败象悉具，势难收功，始用一方挽之。

玄参　生石膏　银花　丹皮　川连　甘草　肥知母

连翘　黄芩　芦根　鲜竹叶　粳米　炒栀子　滑石

◉ 虫积

◎ 湿食结聚生虫，不时腹痛，法宜化积安虫。

香附米　鹤虱　川朴　焦楂　砂仁壳　陈皮　六曲　使君肉　川楝子　赤苓

另，山道年①二粒。

◉ 儿疝

◎ 寒乳相持，腹痛，呕恶，人小速止为要，否防生变。

藿梗　砂仁　川朴　荷梗　苏梗　赤苓　六曲　香附　青陈皮　炒麦芽

二诊

服药后痛势未住，腹胀如鼓，小便短少，加以睾丸坠下，啼哭不止。

香铃子　赤苓　泽泻　淡吴萸　广木香　小茴香　橘核　猪苓　熟附片　半夏　官桂

---

① 山道年：即山道年蒿，为菊科绢蒿属植物蛔蒿[*Seriphidium cinum*（Berg. ex Poljak.）]的花蕾。味苦、辛，性平。功专驱蛔。

表热虽退，停乳蓄滞，便行白色稠黏，肚痛日久，本质气弱，肝强，先天不足，疝气时坠，肿大作痛，昨增呕吐，肝阳扰胃之象。

三诊

撩舌，频哭无泪，肝慢根萌，防搐。

桂枝　赤苓　广皮　六曲　荔枝核　白芍　甘草　苏麦粉　炒谷芽

四诊

呕恶腹痛稍减，肢动未平，睾九坠大，仍然防搐。

嫩钩藤　白芍　广木香　当归　荔枝核　白茯神　炙草　延胡索　法半夏

五诊

晚诊，肢动未平。

当归　枣仁　青龙齿　茯神　阿胶　白芍　甘草　沙苑子　牡蛎

◉ 鸡痫

◎ 恙由去秋惊风后肢动不能持物，跌仆久久，防成痫疾。

归须　制南星　小刀夏　防风　栀子　赤芍　嫩钩藤　白附子　桑叶　竹茹炒

明天麻　消橘红　白茯神　丹皮　石决明　煅浮石　生甘草　全蝎

◎ 肝阳痰热化风，发则头眩目晕，如立舟车之上，搐搦头斜如鸡，病防闭厥不回。

桑叶　石决明　法半夏　归须　甘草　天麻　煅浮石　陈胆星

白芍　僵蚕　丹皮　消橘红　白茯神　郁金　鲜二青竹茹

◎ **初诊**　肝旺热重，夜分汗多，形瘦热蒸，脉细，童损来派，勿可轻视。

青蒿梗　冬瓜仁　橘皮　炙桂枝　大贝母　穞豆衣

甘草　浮小麦　生苡仁　赤苓　石斛　鲜荷叶

二诊

肝旺脾弱，湿聚成水，水饮时泛，肢体酸困，蒸热，脉细数，夜寐不沉，亦由胃不和降，症延多日，急切难图。

青蒿梗　甘草　茯苓神　熟半夏　夜交藤　大贝母　白芍　石斛

穞豆衣　省头草　水炒黄芩　苡仁　新会皮　合欢皮　秫米

三诊

夜寐较沉，兼蒸热未止，苔脉如昨，仍守原拟。

当归　远志肉　夜合花　霍石斛　秦艽　白芍　夜交藤　广皮

大贝母　佩兰　苡仁　甘草　枯芩[1]　鲜荷梗　秫米　法夏

① 枯芩：指生长年限较长的黄芩，因生长时间长而导致其根部的内部腐烂发黑。

四诊

日来夜寐沉，蒸热减，水饮未泛，咳痰颇易，诸弊虽然均见较减，仍宜善自调摄为要。

当归　茯苓神　苡仁　夜交藤　枯芩炙　白芍　橘红络　霍石斛

夜合花　冬瓜仁　青小草　法半夏　省头草　川贝母　秫米

◎ **初诊**

似疟，温邪泻痢多日，便冻未净。烧热不退，口生糜点，胸痞恶心，防搐喘攻咽。

青蒿梗　六一散　枳壳　川黄连　酒炒黄芩　大贝母

神曲　灯草　酒炒赤芍　细木通　焦楂

二诊

久疟之后，腹胀且痛，是为脾弱湿甚，久延非宜。

广皮　建曲　冬瓜仁　川朴　炙内金　炙蟾皮　赤苓　益智仁　佩兰叶

◎ 似疟，温邪多日，烧热不退，肌瘦，口干，二目羞明，渐成眼疳，防搐。

薄荷　蒺藜　赤苓　冬瓜仁　桑叶　草决明

广皮　陈老米荷叶包扎　甘菊　谷精珠　六曲

二诊

疟延日久，烧热，口干，二目翳膜已成眼疳。

昨方去薄荷，加水炒黄连二分、乌梅炭一枚。

三诊

疟邪转感传惊，人小症险。

薄荷　消橘红　枳壳　赤苓　明天麻　法半夏

杏仁　通草　白蒺藜　黄郁金　桔梗　荷筋

◎ 疟邪转感传惊，人小防变。

桔梗　蒺藜　半夏　郁金　枣仁　白芍　陈皮　川朴　茯苓　阿胶

◎ **初诊**

疟邪日久，虚发肿，症险防喘。

赤苓皮　新会皮　白蔻皮　苡仁　五加皮　冬瓜皮

青皮　省头草　大腹皮　炒桑叶　姜皮

二诊

加北沙参、土炒白术、土炒白芍。

◎ 痉邪复返，夹以惊，感寒热，汗退，神志不清，甚则目泛上视，脉息弦细且滑，今第五天，防内传搐闭喘变。

薄荷　全蝎　僵蚕　钩藤　白豆花　杏仁　郁金

桑叶　琥珀　天水散　天麻　消橘红　丹皮　荷筋

痉邪复感，夹以惊，感六天寒热，午后较重，肢动鏖人[①]，神志半明半昧，势属极险，仍防闭厥不回。

桑叶　栀子　琥珀　天水散　姜炒竹茹　郁金　杭菊　丹皮

抱木茯神　明天麻　连翘　赤芍　炒枳壳　羚羊角三分，磨冲

三诊

原方加煅浮石、石决明，二和加蒌仁、贝母。

◎ 疟邪转痢，便冻虽止，形瘦腹膨，舌苔白腻，寒热不一，饮食懒进，延绵四月有余，渐成疳蛊，难治，防绝谷喘变，姑用一方挽之。

乌梅炭一钱　砂仁五分　川朴八分　海南炭一钱　开口花椒十一粒　肉桂子八分

木香八分　煨草果五分　武彝茶一钱　香附米一钱　干姜五分　川楝子三钱　知母一钱半

◎ 痧后惹风湿窜皮面，皮浮肢肿，腹痛，舌白，今第三天，防喘。

青防风　前胡　通草　蝉衣　木防己　桔梗

楂肉　蒺藜　苦杏仁　枳壳　青陈皮　浮萍

◎ 喉痧后，复又惹风，面浮肢肿，腹膨，咳嗽气粗，寒热汗少，防大肿喘变。

杏仁　冬瓜皮仁　石膏　连皮苓　蒺藜　苡仁　炙麻黄

通草　新会皮　泽泻　猪苓　木防己　腹皮　生姜皮

◉ 天疱疮

◎ 天疱疮窜及周身，塌破流水，相近二月，拟清皮肤之血热，祛脾肺之风湿。

防风　赤芍　蚕沙　地肤子　滑石　丹皮　葛根　甘草

白鲜皮　连皮苓　当归　升麻　连翘　紫地丁

另，六一散扑患处。

◉ 胎毒

◎ 胎毒重甚，发于皮肤溃烂数处，身热咳嗽恶心，防搐喘。

薄荷　甘草　蝉衣　杏仁　牛子　桔梗　赤芍　蒺藜　郁金

另，玉红膏、五福化毒丹调匀搽患处。

---

① 鏖（áo，音熬）人：“鏖”本义指铜瓮，古时炖肉的炊具，此处引申为身热蕴蒸，煎熬。

二诊

皮肤溃烂数处，胎毒为患，客邪已退，拟用清化，否恐内攻。

忍冬花　丹皮　蝉衣　连翘壳　赤芍　蒺藜　炒栀子　甘草　炒黄芩

另，松花粉、五福化毒丹调匀敷黄连膏。

◎ 胎毒重甚，口舌火疮磊磊，臀部红晕，防成赤游丹症。

薄荷　栀子　贝母　滑石　连翘　黄芩　木通　灯心　赤芍　丹皮　防风　荷叶

另，五福化毒丹、绿袍散调匀。

◉ 喉痈

◎ 垫舌喉痈夹感，身热，大便未解，舌黄脉数，今第六天，势防痉呃。

桑叶　乌扇片　丹皮　糖瓜蒌八钱　滑石　杏仁　大贝母

白天虫　炒枳实　鲜枇杷叶　薄荷　炒栀子　赤芍　黄芩

◎ 瘟后余毒未尽，复加托腮，喉痈肿硬，今第六天，身热不退，防结溃喉破。

薄荷　板蓝根　贝母　银花　郁金　杏仁　大力子　栀子

生枳壳　甘草　连翘　乌扇　赤芍　马勃　楂肉

另，蟾酥丸。

◉ 时疫喉痧

◎ 时疫喉痧，色艳神烦，口干身热，咽肿白破，托腮肿硬，今第八天，防闭陷、痉闭、喘变。

薄荷　丹皮　土牛膝　黄芩　连翘　山栀　白僵虫　天水散

赤芍　银花　肥知母　马勃　乌扇　芦尖　枇杷叶

◉ 牛痘后

◎ 牛痘后，湿颗未散，塌破多许，治宜清化。

忍冬花　赤芍　丹皮　淡竹叶　白鲜皮　连翘壳　人中黄　紫草

连皮苓　紫地丁　炒栀子　五谷虫　滑石　地肤子　蚕沙

◉ 风湿颗点

◎ 风湿颗点发于面部，塌破许多，肤肿红晕，脉息弦数，今第五天，治宜清降，防攻喘。

薄荷　黄芩　牛子　银花　浮萍　连翘　防风　栀子　滑石　赤芍　甘草　丹皮　紫地丁

◉ 痧麻疹

◎ 时邪九天，痧麻疹兼出，身热不退，咳嗽气粗，咽肿，大便稀溏。素本肝旺脾弱，防内传喉破。

鸡苏散　硬白前　赤芍　丝瓜络　苦杏仁　黄郁金

钩藤　枇杷叶　炒苏子　大力子　炒桑叶

◉ 疹毒攻肺

◎ 疹回毒重，身热不退，咳嗽气粗，喑哽，舌黄，口干，大便未解，防攻肺大喘。

薄荷　栀子　炒牛子　瓜蒌皮　桑叶　银花　丹皮　冬瓜仁

益元散　枇杷叶　连翘　赤芍　丝瓜络　炒黄芩　白芦根

◎ 疹后复感五天，身热咳嗽，气粗，防化温攻肺。

薄荷　桔梗　银花　蒺藜　牛子　杏仁　枳壳　连翘

豆豉　天水散　通草　郁金　赤芍　栀子　荷叶

◉ 疠痘

◎ 疠痘三天，颗点细碎，陷而不起，色滞且暗，身热汗稀，大便自解，息粗音哽，防瘢陷喘变。

芥穗　甘草　牛子　蝉衣　水杨柳　葛根　连翘　楂肉　前胡　赤芍　桔梗　青皮　通草

◉ 逆痘

◎ 逆痘四日，密如蚕子，薄如麸片，瘢迹磊磊，呛咳气粗，身热唇焦，神烦，时邪毒火交炽，难治之症，防闭喘。

芥穗　葛根　板蓝根　甘草　连翘　蝉衣　牛子　楂肉　赤芍　桔梗　丹皮　白芦尖

◉ 天花

天花四朝，昨进芳香搜毒，时邪难解，毒火潜伏，气阴两虚，颗粒焦干退缩，人事昏沉，苔灰较白，势属难挽，拟一方补助气血领毒。

潞党参　当归酒炒　炙草　姜蚕　苇尖[①]　生黄芪　熟地　大力子　紫茸[②]　笋尖

◎ 天花八朝，颗粒细碎，不匀，浆来清稀，平扁，倒靥[③]，咳嗽气粗，音哽，痘属下险，防痒塌攻喘。

西党参　甘枸杞　肥玉竹　熟地　上白米[④]　炙黄芪

补骨脂　大白芍　萸肉　白归身　阿胶珠　红枣　炙草

◎ 光绪十三年十二月廿五日，系刘君佩金应君洛阳，于夫子同诊。

喜花初朝，面部细碎，颗粒大小不匀，顶平根滞。系毒火潜伏，痘属中下，仍宜升透，防半闭瘢喘，以时痧渐畅。

芥穗　蝉衣　桔梗　青皮磨冲　牛子　赤芍　楂肉

---

① 苇尖：即苇茎尖。
② 紫茸：即紫草茸。
③ 倒靥：指痘疮不能结痂的现象。
④ 上白米：指白粱米。

灯草　通草　羚羊角　炒枳实　观音柳

午后公订，加连翘、红花。

喜花二朝，先见时痧，颗粒渐放，但四肢细碎，血热太甚，拟凉血活血之剂。

当归　红花　桔梗　羚羊角　赤芍　甘草　牛子　白芦根　连翘　丹皮　小生地

午后公订，加北沙参、生芪皮、楂肉。

喜花三朝，颗粒渐齐，尾苗未畅，面部渐起，气血渐充。时邪毒重，仍宜助气活血来浆。

潞党参　连翘　紫草　牛子　芦尖　白归身　丹皮　僵蚕　桔梗　笋尖

午后公订，加丹参、花粉。

喜花四朝，颗粒渐放，天庭渐起，惟四肢光亮，乃气血均虚。仍宜助气活血，长浆。

太子参　丹皮　僵蚕　芦尖　炙黄芪　紫草茸　花粉　笋尖　白归身　牛子　口蘑

喜花五朝，面部已有清浆，但四肢未得饱满，形平色嫩，乃气弱热盛，仍拟助气长浆。

西洋参　归身　连翘　冬虫草　白天虫　芦尖

炙黄芪　牛子　元参　天花粉　口蘑　笋尖

喜花六朝，浆行饮满，血热未化，拟凉血扶气。

北沙参　炙黄芪　牛蒡子　白僵虫　润元参　淡黄芩

冬虫草　白芦尖　粉丹皮　紫草茸　苦桔梗

喜花七朝，清热凉血，大便四日未解，乃气弱火甚，拟养浆凉血。

北沙参　黄芩　霍石斛　银花　玄参　丹皮　连翘　芦根　大麦冬　贝母　花粉　灯心

喜花八朝，颗粒渐苍，气弱热甚，仍用清热凉血。

忍冬花　玄参　花粉　贝母　丹皮　连翘　麦冬

黄芩　鲜石斛　茯苓　苡仁　芦尖　灯心

喜花九朝，痘已痂，药宜清热凉血，小心为妙。

银花　元参　花粉　贝母　条参　连翘　麦冬

黄芪　栀子　桔梗　鲜石斛　白芦根　灯心

喜花十朝，清热凉血。

北沙参　连翘　五谷虫　石斛　玄参　黄芩　天花粉　苡仁　银花　猪苓　桔梗　芦根

喜花十一朝，周身颗粒渐苍，毒火化而未尽，仍拟清热凉血，败毒为主。

制首乌　黄芩　玄参　胡桃肉　白茯苓　桔梗　苡仁　连翘壳　贝母　鲜石斛

喜花全福。

银花　麦冬　谷虫　石斛　连翘　黄芩　人中黄　苡仁　茯苓　陈皮　桔梗　芦根

刻又劳神，心悸不宁，痘后气虚未复，防生枝节。

北沙参　茯神　陈老米　广皮　青小草　白蒺藜　枣仁

加白芍、白术。

◎ 痘后余热未化。

北沙参　茯神　陈老米　广皮　青小草　粉丹皮　连翘　贝母　谷虫　人中黄　白芦根

◎ 痘后清热化毒。

忍冬花　连翘　茯苓　谷虫　金石斛　黄芩　丹皮　制首乌　人中黄　芦根

◎ 痘后余热外发，以致肋下疙瘩，速宜清化。

忍冬藤　丹皮　苓皮　黄芩　连翘　甘草　苡仁　陈皮　首乌　蚕沙　谷虫　芦根

◎ 痘后气虚未复，脾胃未振，仍拟调气扶脾。

白茯苓　陈皮　土炒白术　扁豆衣　荷蒂　制首乌　苡仁　土炒白芍　生谷芽

◎ 痘后十二朝，余热余毒虽清不尽，惟气阴两虚，脾弱肝旺，心跳不适，牙若浮虚，手肢时凉，少腹时坠，乃余邪未尽。

生茶乌　扁豆衣　茯苓神　谷芽　北沙参　佩兰草　五谷虫　炒苡仁

◎ 清涤余氛。

丹参　茯神　赤芍　谷虫　丹皮　北沙参　石斛　首乌　麦冬　莲子心

◎ 天花初朝，颗粒细碎不匀，两颧不分，色艳，神烦，身热，头昏，大便未解，防塌陷攻喘。

芥穗　连翘　甘草　通草　水杨柳　葛根　丹皮　熟军　前胡　赤芍　木通　桔梗　牛子

天花二朝，粒细色艳，神烦，时邪毒火交重，防痒塌，攻喘生变。

当归　甘草　通草　赤芍　桔梗　楂肉　细生地　牛子　红花

天花三朝，粒细顶平，色嫩，症属下险，七九单朝，痒塌生变。

丹参　甘草　紫草　黄芪皮　水炒笋尖　当归　桔梗

天虫　原红花　赤芍　牛子　银条参　白芦尖

◎ 天花初朝，颗粒不匀，身热神烦，口干，本有疮患未痊，防塌陷，攻喘生变。

芥穗　蝉衣　甘草　楂肉　葛根　桔梗　木通　水杨柳　赤芍　牛子　枳壳

天花三朝，浆势渐化，顶平色嫩，大便自解，气虚毒火甚重，症属下险，防五七单朝，痒塌生变。

丹参　甘草　紫草　白芦尖　当归　桔梗　僵虫　赤芍　牛子　红花

天花四五朝，浆水渐苍，法宜养血助胃。

方失。

天花六朝，浆未清稀，塌破许多，肢背亮壳，无浆形平，目开，势属不治，姑用一方挽之。

党参　熟地　破故纸　炙甘草　龙服肉　黄芪　甘枸杞　菟丝子

土炒冬术　南枣　归身　山萸肉　阿胶珠　煨木香　上洋米

天花八朝，无浆塌痒，饮食懒进，气虚热重，刻防大喘。

太子参　炙甘草　山萸肉　上洋米　绵黄芪　甘枸杞

阿胶珠　小红枣　白归身　米炒玉竹　土炒冬术

◎ 感邪身热，舌白纹紫，皮肤不清，法宜疏托。

芥穗一钱　防风一钱　牛蒡子三钱　通草一钱　葛根八分　蝉衣一钱

南山楂三钱　水杨柳二钱　赤芍一钱半　桔梗一钱　青皮一钱

◎ 天花见点，细碎隐隐，色滞且暗。身热，神烦，脘闷，法宜升托。

炙炒升麻四分　甘草五分　桔梗一钱　青皮一枚，磨　煨葛根八分　荆芥一钱

桔梗　楂肉三钱　水杨柳二钱　赤芍一钱　前胡一钱　牛子三钱　通草一钱

◎ 天花初朝，颗粒细碎不匀，形色滞艳，大解未得，身热神烦，体困。时邪毒火潜伏之象，势属险要，防塌陷喘变，多择高明。

芥穗一钱半　赤芍一钱　牛蒡子三钱　通草一钱　连翘一钱　甘草五分

熟大黄一钱半　楂肉三钱　葛根五分　桔梗一钱　蝉衣一钱　水杨柳二钱

天花二朝，粒细不匀，色滞且暗，身热肢凉，便解稀溏，谵言口干，舌黄尖赤。时邪毒火潜伏，颇属险要，防塌陷攻喘。

芥穗一钱　赤芍一钱半　熟大黄酒炒，三钱　羚羊角八分，磨冲　连翘二钱　丹皮一钱半

细木通八分　白芦尖三枚　细生地五钱，冷泡，捣冲　牛子三钱　粉甘草五分　楂肉三钱

亥刻方[①]

细生地八分，用冷水泡，捣汁冲　石膏煅，八分　连翘二钱　羚羊角八分，磨冲　粉丹皮一钱半

生甘草八分　牛子三钱　白芦尖三枚　苏荷八分　酒制大黄二钱　赤芍一钱半

天花三朝，粒苗细碎，肢背陷其瘢迹，手指时凉，身热神烦，谵言，舌黄，口干，便解稀溏不彻，唇焦齿垢，毒火邪滞交炽，是以色艳根血不活。痘属下险，防塌破攻喘、衄血诸弊。多择高明。

玄参二钱　生石膏一两　鲜竹叶十一片　黄连酒炒，四分，另煎冲　连翘二钱　粉甘草五分

① 该案系多医会诊。

白芦根五钱　粳米炒，三钱　生地八分，取汁冲　牛蒡子三钱　羚羊角八分，磨冲

天花四朝，粒苗渐放，色艳且暗且滞，顶焦根血不活，瘢迹略退，复又现痧，便解不彻，肢凉已转。势属极险，防塌陷攻喘生变。

玄参二钱　赤芍一钱半　连翘二钱　川连三分，另煎　芦尖三钱　丹参二钱　甘草五分

牛子三钱　熟军一钱半　丹皮一钱半　细生地五钱，取汁冲　生熟石膏五钱　羚羊角五分，磨冲

天花五朝，浆色紫艳，根滞不活，大便屡解，稀溏，唇焦齿垢渐退，血热太甚，喜食冷物，最虑陷喘。

玄参二钱　赤芍一钱半　连翘一钱半　生熟石膏三钱　丹参三钱

丹皮一钱半　甘草五分　芦尖三枚　大生地三钱　红花四分　草茸一钱

天花六朝，瘢痧之迹均退，浆势仍紫，手指酸楚，大便未解，血热太重，阳明宿垢尚存，仍防昏陷。

丹参二钱　桃仁一钱　赤芍一钱半　甘草五分　生地四钱，后下

红花八分　紫草一钱半　连翘一钱半　芦尖三个

七朝，加生茶乌三钱，丹参改一钱半。

天花八朝，浆回痂结未齐，吐蛔一条，大解颇畅，仍望接退为顺。

生茶乌三钱　金石斛二钱　丹皮一钱半　杭白芍三钱　冬瓜仁三钱

贝母二钱　忍冬藤一钱半　天花粉一钱半　芦根三钱

九朝，加生苡仁三钱，后下、火麻仁三钱、广皮一钱。

天花十朝，紫浆已靥，疤瘢消薄，饮食懒进，清热助胃。

银花藤一钱半　冬瓜仁三钱　火麻仁三钱　白芦根三钱　南苡仁三钱

扁豆衣三钱　大贝母一钱半　人中甘草五分　广皮一钱　瓜蒌仁三钱

天花十一天，浆回结靥，蒸热，懒食，舌苔消白，今大解一次，颇畅，体虚邪留，防生枝叶。

银花藤一钱半　须谷芽三钱　广皮一钱　晚蚕沙三钱　人中黄五分

扁豆衣三钱　苡仁三钱　金石斛二钱　冬瓜仁三钱　连皮苓三钱

天花全朝，结靥痂，疤嫩薄，湿热熏蒸，体瘦，舌白，暂以清达。

银花藤三钱　五谷虫二钱　连皮苓四钱　白芦根三钱　净连翘一钱半

南苡仁四钱　广皮一钱　人中黄五分　淡竹叶一钱半　冬瓜仁二钱

胸现银疹，原方加滑石三钱、通草一钱。

◎ 痘后余毒未尽，胸腹白痦磊磊，肢体困倦，今大便续解一次，舌腻未化，仍望应治乃佳。

生苡仁四钱，后下　银花一钱半　通草一钱　淡竹叶一钱半

人中黄五分　连皮苓三钱　飞滑石三钱　连翘一钱　芦尖三钱

复诊

蒸热较平，白㾦出之颇畅，大便未解，湿痰夹滞未化，望不增弊为顺。

瓜蒌仁三钱　连皮苓三钱　大腹皮一钱半　生苡仁四钱　广皮一钱半

鲜佩兰一钱半　冬瓜仁三钱　须谷芽三钱　鲜荷叶一角

十九日复诊

原方加范志曲三钱、荷梗二钱。

◎ 蒸退里通，腹次时膨，腿酸，宜和脾化湿。

南苡仁四钱　须谷芽三钱　腹皮一钱半　冬瓜仁四钱　范志曲三钱　陈皮一钱半

当归一钱半　连皮苓三钱　原红花五分　鲜佩兰七片　鲜荷梗一钱半

复诊

原方加酒炒蒿梗一钱、蚕沙二钱、鸡内金(炙)一钱。

◎ 赤苓皮三钱　范志曲三钱　佛手花八分　蚕沙三钱，布包　生苡仁三钱

当归一钱半　大腹皮一钱半　陈皮一钱　香谷芽三钱　元胡索一钱半[①]

◎ 当归一钱　槟榔炭一钱　橘皮一钱半　佛手花八分　元胡一钱

莱菔子一钱　范志曲三钱　连皮苓三钱　晚蚕沙二钱　须谷芽三钱

又方

煨木香八分　赤苓三钱　范志曲三钱　川朴一钱　砂仁研，五分　广皮一钱半

须谷芽三钱　川楝子一钱　使君肉三钱　省头草一钱半　制茅术一钱　姜皮八分

◎ 制茅术一钱　腹皮一钱半　广皮一钱半　干佩兰一钱半　川朴一钱　煨木香八分

范志曲三钱　生姜皮八分　连皮苓三钱　砂仁壳八分　乌谷芽三钱

又诊

南沙参一钱半　广皮一钱　云苓三钱　姜枣　黄芪皮一钱半

扁豆皮四钱　冬瓜仁一钱　当归一钱　生谷芽三钱　炙甘草五分

以后，每早服肥儿丸一粒。

◎ 壬戌[②]春王月[③]十八日，应春台先生诊

身热二日，面现颗苗，颈顶较多，神烦，口干，气粗，苔腻，里滞未解，时邪蕴毒均重，

① 原书缺案，仅存处方。后同。

② 壬戌：即1922年。

③ 春王月：即正月。

半出半闭之痘，恐有化瘫、陷喘、衄血等变。

炙升麻　甘草　牛子　水杨柳　煨葛根　蝉衣　熟军片　赤芍　桔梗　青皮

天花见点，面部细碎，大便略解，苔色薄腻，时邪毒火均重，势防化瘫，攻喘生变。

粉葛根　甘草　桔梗　前胡　制军　赤芍　蝉衣　牛子　青皮　水杨柳

天花初朝，面部粒颗蒙茸，嚏喷已住，里又二日未解，下险之痘，最怕痒塌攻喘。

甘草　牛子　青皮　前胡　赤芍　桔梗　楂肉　芦尖　制军　蝉衣　通草

天花二朝，面部密如稠星，里分三日未解，时邪火毒无从排泄，以致饮食懒进，最虑七九单朝，塌陷攻喘生变。

丹参　桔梗　酒炒红花　酒炒紫草　当归　牛子

桃仁泥　酒炒生地　赤芍　天虫　甘草　活水芦根

天花三朝，颗粒渐放，形平色艳，饮食懒进。焦毒重气，虚势难顾，长防痒塌攻喘生变。

酒炒当归　酒炒丹参　牛蒡子　甘草　酒炒赤芍　原红花

黄芪皮　芦尖　北沙参　桃仁泥　白僵蚕　笋尖

天花四朝，面部浆势渐化，周身颗粒略放，颜色紫艳。今拟熔毒化浆，扶气活血并进，冀其毒从浆化，最怕七九窜朝，陷喘生变。

北沙参　生地炭　白僵虫　笋尖　黄芪皮　粉甘草

原红花　口蘑　白归身　桔梗　阿胶珠

天花五朝，面部浆势虽化，抓破许多，里分自解。药宜益气顾血，熔毒成浆，七九单扶过，方可向安，刻防陷喘，谨宜谨慎。

太子参　大熟地　肥玉竹　广皮　笋尖　嫩黄芪　甘枸杞

阿胶珠　红枣　白归身　山萸肉　炙甘草　口蘑

天花六朝，面部浆势十有七八，周身颗苗尚未满灌。此气不血药，宜平补营卫，熔毒成浆，否有痒陷塌喘之变。

太子参　大熟地　肥玉竹　广皮　嫩黄芪　甘枸杞

阿胶珠　红枣　白归身　山萸肉　炙甘草

天花七朝，原方加白芍、胡桃肉。

天花九朝，结痂嫩薄，周身未靥，毒重气虚，恐有喘满之虞。

太子参　甘枸杞　阿胶珠　大熟地　肥玉竹　嫩黄芪

白归身　胡桃仁　大白芍　山萸肉　焦白术　红枣

天花十一朝，结痂嫩薄，仍防攻喘。

太子参　嫩黄芪　於术　红枣　白芍　熟地　肥玉竹　白归身　炙草　广皮　茯苓

◎ 天花初朝，细碎稠密，面部不分攒簇，嚏喷，人小痘多，症属下下险，切防陷塌瘫喘。

荆芥　蝉衣　连翘　通草　葛根　桔梗　楂肉　观音柳　赤芍　牛子　前胡

天花二朝，颗粒细碎，形平色嫩，人小症险，恐难支持塌陷、瘢喘，刻刻宜慎。

当归　细生地　桔梗　楂肉　赤芍　粉丹皮　牛子　僵蚕　北沙参　连翘　黄芪　芦根

天花三朝，细碎不分，形平色嫩，人小痘多，恐难行浆，以致痒塌攻喘。

西洋参　大生地　桔梗　红花　生黄芪　连翘　牛子　芦尖　当归　丹皮　僵虫　笋尖

天花四朝，形平色嫩，浆势未行，咳嗽，恶心。毒重气虚，恐难顾长痒塌攻喘，宜慎，法宜助气养血以壮行浆之势。

制茅术　熟大黄　冬虫夏草　口蘑　炙黄芪　炒枸杞　笋尖　当归　白僵蚕　芦尖

天花五朝，面部虽化，周身未行，细碎色嫩，平扁不起，呛咳恶心，便溏自利，人小气虚，恐难胜任变症，宜防看守勿懈。

党参　归身　炙甘草　破故纸　甘杞子　炙黄芪　熟地

山萸肉　菟丝子　僵蚕　鹿茸片　大枣　口蘑　老米

天花六朝，加阿胶珠、上洋米。

天花七朝，浆行嫩薄，天庭塌破，四肢亮壳，呛咳，便稀，毒重气虚，人小，恐难支持，应手不生，枝蔓为顺。

党参　炙甘草　霍石斛　老陈米　归身　广皮　肥玉竹　萸肉　丹皮　红枣

天花八朝，浆未充足，面部渐回，尚有五分余毒无从发泄，慎防内攻，治宜扶气败毒。

沙参　归身　山药　广皮　陈米　米炒玉竹　茯苓　扁豆　霍石斛　红枣

天花九朝，原方加制首乌、贝母、五谷虫。

天花十朝，薄浆已回，呛咳音嗄，气血均虚，毒邪未尽，仍防攻喘。

沙参　冬瓜仁　炒麦冬　山药　老米　玉竹　大贝母　炒扁豆

苡仁　霍石斛　制首乌　白茯苓　广皮白　谷虫　胡桃肉

天花十一朝，周身结痂，呛咳不止，余邪留恋，治宜清涤。

沙参　五谷虫　丝瓜络　茯苓　芦根尖　麦冬　广皮

生苡仁　霍石斛　制首乌　贝母　冬瓜仁　胡桃仁

天花全朝，呛咳不止，仍有余邪未尽，治宜清涤余氛。

条沙参[①]　麦冬　扁豆　鲜石斛　贝母　冬瓜仁　芦根

茯苓　山药　橘白　五谷虫　苡仁　丝瓜络

◎ 天花初朝，颗粒细碎不匀，色嫩神烦，身热不退不彻，防闭向化瘢。

芥穗　蝉衣　甘草　青皮　葛根　桔梗　楂肉　通草　赤芍　牛子　前胡　水杨柳

天花二朝，细碎不匀，色艳神烦，身热未退，大便未解，时邪毒火交重，防内陷攻喘。

芥穗　牛子　红花　羚羊[②]　连翘　甘草　楂肉　木通　蝉衣　桔梗　熟军　苇尖

---

① 条沙参：指北沙参。

② 羚羊：此处指羚羊角，下同。

天花三朝，形细攒簇不匀，色艳神烦，大便未解，气虚毒重，痘属下险，防七九单痒塌，攻喘生变。

丹参　细生地　牛子　木通　芦尖　当归　甘草

丹皮　红花　笋尖　赤芍　桔梗　紫草　桃仁焯

天花四天，形平色嫩，皮薄根血平铺，大便未解，气虚毒重，慎防痒塌攻喘。

北沙参　甘草　天虫　丹参　黄芪皮　桔梗　红花　芦尖　白归身　紫草　川芎　笋尖

天花五朝，浆虽渐化，清稀不浓，顶饱满，气血两虚，热象又重，防塌陷，看守勿懈为要。

太子参　甘草　阿胶珠　冬虫夏草　生黄芪　桔梗

山萸肉　口蘑　米炒当归　姜虫　甘枸杞　上洋米

天花六朝，浆未清稀，形平白扁，纳谷不多，气虚毒重，不生枝节为要。

太子参　玉竹　山萸肉　上洋米　生黄芪　冬虫草

阿胶珠　红枣　白归身　甘枸杞　苦桔梗　龙眼肉

天花七朝，浆未充足，面部塌破许多，大便自解，最虑攻喘。

太子参　肥玉竹　扁豆衣　土炒泽泻　红枣　生黄芪　天花粉

焦谷芽　白术炭　米炒归身　苡仁米　冬瓜仁　上白米

天花九朝，浆势面部欲回，呛咳，便溏，懒食，夜半寒战，一次上气云弊，切慎。

太子参　白术炭　花粉　土炒白芍　红枣　白茯苓　肥玉竹

土炒泽泻　苡仁米　首乌藤　扁豆衣　炒冬瓜仁　老仓米

天花十朝，薄浆，面部渐苍，谵语烦躁，口干，恶心，大便自解，防内攻。

北沙参　橘白　花粉　甘草　老仓米　白茯苓　扁豆衣

土炒白芍　首乌藤　冬瓜子　桔梗　土炒泽泻

天花十一朝，浆回结靥未齐，昨药后纳谷较增，大便自解，日来热甚，防内攻。

北沙参　橘皮　忍冬藤　泽泻　生茶乌　扁豆衣

冬瓜子　桔梗　南花粉　土炒白芍　白茯苓

天花全福，加连翘、人中黄。

身热，肤现颗点，天喜之形，法宜疏托。

芥穗　赤芍　牛子　前胡　防风　蝉衣　楂肉　通草　葛根　桔梗　青皮　水杨柳

天花见点，细碎陷陷，出之未齐，身热便稀，防瘢陷。

芥穗　蝉衣　甘草　炒牛子　水杨柳　葛根

桔梗　楂肉　前胡　赤芍　防风　青皮　通草

◎ 天花初朝，颗粒细碎不匀，大便未解，身热稍平，人小痘多。俗云：船小载重。防痒塌陷攻喘。

芥穗　连翘　赤芍　甘草　桔梗　牛子　羚羊角　楂肉　芦尖

天花二朝，形细不分，根滞平铺，大解自便，防陷喘。

当归　甘草　姜蚕　芦尖　赤芍　蝉衣　生地炭　连翘　紫草　牛子炒

天花三朝，形平色嫩，皮薄，浆来清稀，便解稀溏，防痒塌。

丹参　桔梗　生地炭　当归　甘草　北沙参　黄芪皮　僵蚕

天花四朝，浆行嫩薄，神烦，口干，防痒塌攻喘。

北沙参　归身　甘枸杞　上洋米　红枣　生黄芪　炙甘草　阿胶珠　山萸肉

天花五朝，浆势虽来，肢背亮壳太多，大便稀溏，法宜扶气补血，防痒塌攻喘。

太子参　熟地炭　炙甘草　桔梗　生黄芪　甘枸杞

阿胶珠　红枣　米炒归身　山萸肉　上洋米

天花六朝，浆化渐浓，目封蒸热，肢背亮壳，气虚热重，防攻喘。

北沙参　炙甘草　米炒归身　苡仁　肥玉竹　扁豆衣

甘枸杞　土炒白芍　白茯苓　上洋米　山萸肉

天花七朝，浆回大半，身热较平，大便自解，防内攻。

北沙参　炙甘草　煨木香　茯苓　广皮　苡仁　土炒冬术　扁豆衣　陈米

天花八朝，原方加焦谷芽、泽泻、煨姜、老米。

天花九朝，浆回结痂，便稀，口干，防攻喘。

北沙参　广皮　扁豆衣　云茯苓　苡仁　冬瓜仁　银花炭　泽泻

天花十朝，加花粉、炒麦芽。

天花十一朝，结痂已齐，法宜清热助胃。

炒银花　甘草　花粉　冬瓜仁　生谷芽　首乌藤　赤芍　连皮苓　扁豆衣

◎ 天花初朝，颗粒蒙茸，顶平色艳，舌黄，口干，大便三日未解。时邪毒火交重，症属下险，痒塌攻喘宜慎。

芥穗　蝉衣　甘草　酒炒丹皮　连翘　桔梗　熟军　细生地　赤芍　牛子　木通　芦根

天花二朝，大便五日未解，苔满腻，尖赤，面部稠粒渐放，形平色艳，痘属下险，谨防七九单朝，痒塌攻喘生变。

丹参　大力子　小生地　笋尖　归身　桔梗　白天虫　赤芍　甘草　紫草

天花四朝，加川芎、北沙参，土炒生地、紫草。

天花五朝，浆势虽化，颜色板滞不宣，饮食懒进，法宜助气活血养胃，熔毒成浆。

北沙参　大力子　赤芍　桔梗　黄芪皮　白归身　玉竹　川芎　白天虫　陈米　口蘑

天花六朝，加霍石斛、首乌藤、土炒口蘑。

天花八朝，结痂嫩薄，抓落许多，气虚毒重，仍恐淤结内攻。

北沙参　连翘　苡仁　红枣　首乌藤　人中黄　赤苓　胡桃肉　忍冬藤　五谷虫　猪苓

天花十朝，痂落未齐，气虚毒重，仍恐内攻。

忍冬藤 白茯苓 扁豆衣 霍石斛 连翘 广皮白 人中黄 太子参 生白芍 五谷虫

天花全福。

忍冬藤 人中黄 泽泻 广皮 芦根 首乌藤 五谷虫

猪苓 苡仁 连翘 霍石斛 滑石 茯苓

◎ 天花初朝，身热未退，便解不透，颗粒细碎，治宜松肌宣里，痘属下险，防瘢闷。

荆芥 连翘 牛子 羚羊尖 葛根 蝉衣 楂肉

通草 水杨柳 赤芍 桔梗 青皮 大黄

天花二朝，颗苗细碎不匀，色艳滞不鲜。表里均解，奈气血两虚，毒火炽甚，防痒塌攻喘。

当归 生地 天虫 熟地 赤芍 牛子 紫草 连翘 桔梗 羚羊 笋尖

天花三朝，面部细碎，顶平色嫩，恶心懒食。气虚毒重，恐难顾毒成浆，深属可虑。

丹参 赤芍 丹皮 天虫 笋尖 生黄芪 生地 牛子 连翘 当归 川芎 紫草 芦尖

晚诊，加北沙参、桔梗。

天花四朝，浆势面部稍化，顶平色嫩，皮薄娇红，饮食懒进，中无抵柱，故难领毒化脓，防痒塌攻喘，看守勿懈。

西洋参 熟地 紫草茸 桔梗 糯米 炙黄芪 炙草

牛子 毛燕① 白归身 甘杞子 天虫 口蘑

天花五朝，面化浆意，无如顶平色嫩，书云：有浆亦系清稀，法宜助气补血，领毒外出。

党参 熟地 阿胶 天虫 红枣 炙芪 萸肉

甘枸杞 毛燕 归身 菟丝子 炙甘草 上白米

天花六朝，加破故纸。

天花七朝，顶陷浆稀，间有错齿，得汗无多，所幸饮食较增，有外燎之象。

北沙参 冬虫草 草茸 上白米 白归身 大力子

枸杞 红枣 米炒玉竹 白天虫 萸肉

天花八朝，加扁豆、陈米、石斛、土炒萸肉、白米。

天花九朝，薄浆欲回，子痘无多，咳嗽，恶心，乃毒灼肺胃，防喘。

沙参 归身 米炒玉竹 花粉 川贝母 首乌藤 炒白芍 石斛 扁豆衣

天花十朝，加连翘、忍冬藤，土炒沙参、归身。

天花十一朝，浆回结痂，消嫩，毒邪未能尽出，防内攻。

银花 首乌藤 黄芩 川贝母 人中黄 连翘 炒栀子 赤芍 五谷虫 花粉 芦根

---

① 毛燕：即燕窝。

天花十二朝，加冬瓜仁、石斛，土炒赤芍。

天花十三朝，痂疤次第结成，毒邪逼遛肺胃，是以咳嗽、恶心，法宜清化，庶免攻喘之虞。

忍冬花　人中黄　石斛　冬瓜仁　元参　谷芽

连翘　大贝母　五谷虫　丝瓜络　花粉　芦根

天花十四朝，加麦冬、茯苓，土炒丝瓜络。

天花十五朝，加苡仁、栀子仁。

天花全福。

玄参　花粉　五谷虫　麦冬　忍冬花　贝母　冬瓜仁　芦根　连翘　人中黄　生苡仁

◎ 天花一朝，细碎未齐，形色滞艳，便解不彻，人小痘多，慎防瘫闷喘变。

荆芥　连翘　赤芍　十三制军　水杨柳　防风　蝉衣

牛子　羚羊角磨冲　葛根　桔梗　楂肉　通草

天花二朝，面部不分，细碎，色艳，大便解仍不彻，人小症属下险，仍防瘫陷。

芥穗一钱半　丹皮一钱半　牛子炒，三钱　制军三钱　连翘二钱　赤芍一钱半

紫草一钱半　羚羊角磨冲，八分　生地八钱　桔梗一钱　楂肉三钱　芦尖三枚

天花三朝，细碎，色艳，形平不起，仍防塌陷喘变。

丹参三钱　赤芍一钱半　连翘一钱半　天虫一钱半　黄芪二钱　生地五钱

桔梗一钱　芦尖五钱　当归三钱　丹皮一钱半　紫草一钱半　口蘑三钱

天花四朝，细碎，色艳，浆势未行，防痒塌攻喘。

北沙参三钱　小生地五钱　桔梗一钱　丹参三钱　占米五钱　生黄芪三钱　丹皮一钱半

紫草一钱　口蘑三钱　当归三钱　连翘一钱半　天虫一钱半　芦尖五钱

天花六朝，加炙黄芪二钱、甘草五分。

天花七朝，浆行不足，面部欲回，天庭摸破，今加恶心，便稀，痘属险要，仍防攻喘。

党参三钱　广皮一钱半　炒冬瓜仁三钱　南枣三钱　丹参三钱

炒山药三钱　云茯苓三钱　归身三钱　炒扁豆五钱　老米五钱

天花八朝，加米炒沙参、土炒党参。

天花十朝，痂疤嫩薄，大便稀溏，毒重气虚，仍防攻喘。

米炒沙参三钱　茯苓三钱　炒山药三钱　炒冬瓜仁五钱　陈米三钱

忍冬花三钱　广皮一钱半　五谷虫三钱　土炒泽泻一钱半

◎ 天花一朝，出之不快，颗粒细碎，形色滞艳，神烦不安，至夜谵语，大便黄水，遍数不多，防昏陷瘫喘。

芥穗一钱半　升麻八分　牛子三钱　青皮一钱半　防风一钱半　蝉衣一钱

赤芍一钱半　水杨柳三钱　葛根一钱　桔梗一钱半　楂肉三钱

天花二朝，形色滞艳，板滞不起，便稀虽减，毒火炽甚，痘属下下，仍防昏陷喘变。

芥穗一钱半　赤芍一钱半　牛子炒，三钱　羚羊片八分　葛根一钱半　丹皮一钱半

甘草五分　白芦尖三个　连翘二钱　桔梗一钱　楂肉三钱　水杨柳三钱

天花三朝，细碎色艳，板滞不宣，恶心懒食，仍防瘫喘。

当归三钱　丹皮一钱半　牛子炒，三钱　丹参三钱　赤芍一钱半

连翘二钱　紫草一钱　芦尖五钱　生地五钱　桔梗一钱　天虫一钱

天花四朝，颗粒细碎，形平紫艳，平扁不起，板滞不宣，毒重气虚，防塌陷攻喘。

紫丹参三钱　当归三钱　连翘二钱　草茸一钱半　芦尖五钱　西洋参一钱　大生地五钱

桔梗一钱　天虫一钱　生黄芪三钱　丹皮一钱半　牛子炒，三钱　口蘑三钱

天花五朝，加甘草八分、冬虫草一钱，土炒连翘。

天花六朝，面部虽化，周身未行，毒重气虚。

北沙参三钱　酒炒大生地五钱　紫草一钱　甘草五分　上白米五钱

丹参三钱　酒炒丹皮一钱半　桔梗一钱　芦尖三钱

生黄芪三钱　米炒归身三钱　天虫一钱　口蘑三钱

天花七朝，据云后背四肢俱已塌破，口干恶心，均属非宜，防塌陷攻喘。

沙参三钱　玄参三钱　归身二钱，三味同米炒　玉竹二钱　花粉三钱　贝母二钱，三味同米炒

广皮白一钱半　霍石斛三钱　制首乌三钱　老米四钱　芦根四钱

天花十一朝，浆行未足，塌破太多，呛咳，恶心，口干，谵言，寒战，症极险，谨防十三五朝，攻喘。

天花十三朝，浆行未足，周身倒靥，烦躁，谵言，恶心，口干，上气之弊宜慎。

玄参二钱　连翘二钱　贝母二钱　煅石膏三钱　麦冬三钱　赤芍一钱半

人中黄一钱半　羚羊角八分　银花二钱　花粉二钱　五谷虫二钱　白芦根五钱

◎ 外感二日，身热不退，皮肤红点，速宜透托。

芥穗一钱半　赤芍一钱半　牛子三钱　通草一钱　防风一钱　蝉衣一钱

楂肉三钱　观音柳三钱　葛根一钱　桔梗一钱　青皮一钱半

外感三天，热重不退，烦躁不安，面部皮肤陷陷，半出半闭之象，仍宜重托当要。

芥穗一钱半　葛根一钱　桔梗一钱　青皮一钱半　通草一钱　防风一钱　赤芍一钱半

牛子三钱　甘草五分　水杨柳三钱　升麻八分　蝉衣一钱　楂肉三钱　荷梗一钱

晚诊大便未解，烦躁较甚，仍宗原法加减。

去青皮，加制军三钱，和冲。

◎ 天花初朝，颗粒细碎，身热较平，大便虽解许多，烦躁稍平，防化瘫。

芥穗一钱半　赤芍一钱半　牛子三钱　十三制军三钱　防风一钱　蝉衣一钱

牛子炒，三钱　楂肉三钱　葛根一钱　桔梗一钱　甘草八分　水杨柳三钱

天花二朝，身热已平，颗苗细碎，便解不彻，仍属下险。

小生地三钱　赤芍一钱半　楂肉三钱　十三制军三钱和入　粉丹皮一钱半

连翘二钱　紫草一钱　白芦尖五钱　桔梗一钱　牛子三钱　甘草五分

天花三朝，颗苗虽放，浆势未行，毒重气虚。

当归三钱　连翘三钱　紫草一钱　生黄芪三钱　赤芍一钱半　生地三钱

白天虫一钱　口蘑一钱　丹皮一钱半　桔梗一钱　丹参三钱　芦尖三钱

天花四天，浆虽行不多，饮食懒进，仍属气虚毒重。

党参三钱　大生地三钱　白天虫一钱　口蘑三钱　炙黄芪三钱

天花五朝，浆势虽来，肢背亮壳太多，大便稀溏，法宜扶气补血，防痒塌攻喘。

太子参　归身　甘枸杞　炙甘草　上洋米　生黄芪

熟地炭　山萸肉　阿胶珠　桔梗　小红枣

天花六朝，浆化渐浓，目封蒸热，肢背亮壳，气虚热重，防攻喘。

北沙参　炙甘草　米炒归身　生苡仁　肥玉竹　扁豆衣

甘枸杞　土炒白芍　白茯苓　上洋米　山萸肉

天花七朝，浆回大半，身热较平，大便自解，防内攻。

炒忍冬花　甘草　花粉　冬瓜仁　生谷芽　首乌藤　赤芍　连皮苓　扁豆衣

◎ 丹参三钱　紫草一钱　占米三钱　米炒归身三钱　枸杞三钱　连翘二钱　芦尖三钱[①]

天花五朝，加炙甘草五分、上白米，土炒占米、芦尖。

天花六朝，浆行不充，饮食稍进，便行冻迹，势属可畏。

党参三钱　米炒当归三钱　炙甘草八分　天虫一钱　上白米三钱

炙黄芪三钱　熟地三钱　紫丹参三钱　萸肉三钱

天花七朝，便冻均下四五十行，饮食懒进，切防绝谷。

太子参三钱　炙甘草八分　煨木香一钱　云茯苓三钱　土炒当归三钱

红枣三个　土炒白芍三钱　广皮一钱　煨姜一片

天花八朝，便沫红白，腹痛不止，饮食懒进。

太子参三钱　云茯苓三钱　土炒白芍一钱　甘草八分　土炒当归三钱

五谷虫一钱半　冬瓜仁二钱　广皮一钱半　煨木香一钱　煨姜一片

天花九朝，服昨药后，便沫已减，饮食稍香，浆来八九似有回意，仍望应手乃祥。

太子参三钱　甘草八分　扁豆三钱　老米三钱，布包　云茯苓三钱

---

① 本方原书缺案。

广皮一钱　五谷虫一钱半　土炒白芍三钱　山药三钱　土炒归一钱半

天花十朝，浆势渐回，饮食不畅，原方加苡仁四钱、冬瓜子二钱、土炒归身。

十一二朝，浆势渐回，碍难近药，公议住药为佳。

◎ 痘后毒邪上攻，二目有翳红肿，连进桑菊饮、银花、连翘、羚羊角数剂，乃愈。

◎ 天花初朝，细碎色艳，未解大便，症属下险[1]。

① 原书缺方。